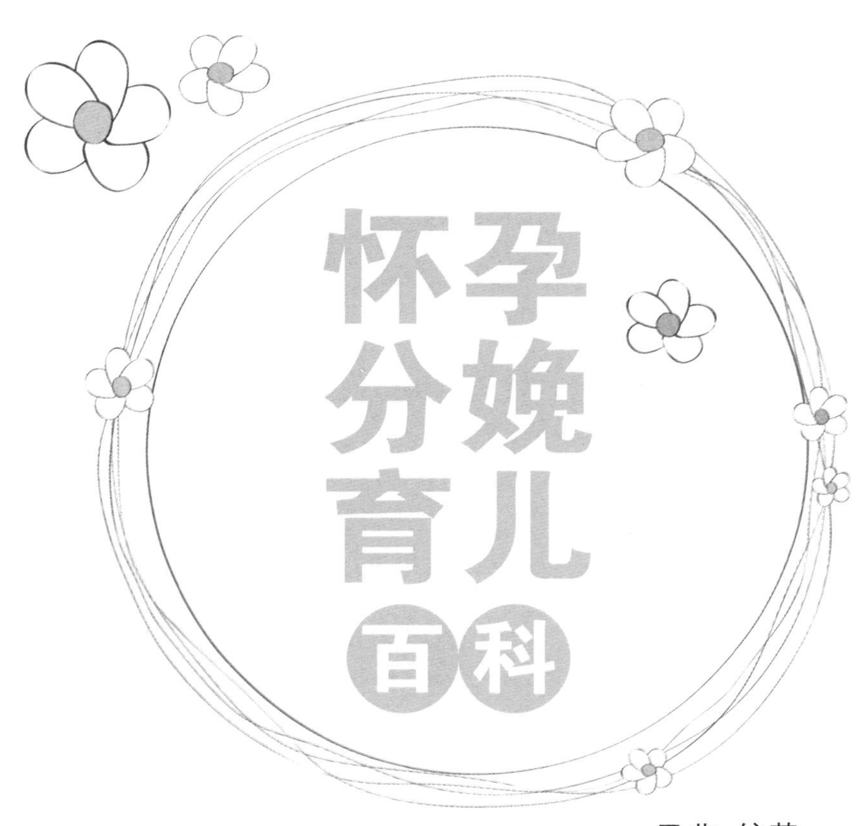

孟斐 编著

天津出版传媒集团
天津科学技术出版社

图书在版编目（CIP）数据

怀孕　分娩　育儿百科 / 孟斐编著 .— 天津：天津科学技术出版社，2014.7（2022.5 重印）

ISBN 978-7-5308-8715-8

Ⅰ．①怀…　Ⅱ．①孟…　Ⅲ．①妊娠期—妇幼保健—基本知识②分娩—基本知识③婴幼儿—哺育—基本知识　Ⅳ．① R715.3 ② R714.3 ③ R174

中国版本图书馆 CIP 数据核字（2014）第 170099 号

怀孕　分娩　育儿百科

HUAIYUN FENMIAN YUER BAIKE

策划编辑：刘丽燕　张　萍

责任编辑：孟祥刚

责任印制：兰　毅

出　　版：天津出版传媒集团 / 天津科学技术出版社

地　　址：天津市西康路 35 号

邮　　编：300051

电　　话：（022）23332490

网　　址：www.tjkjcbs.com.cn

发　　行：新华书店经销

印　　刷：三河市华成印务有限公司

开本 720×1 020　1/16　印张 28　字数 450 000

2022 年 5 月第 1 版第 2 次印刷

定价：68.00 元

前言

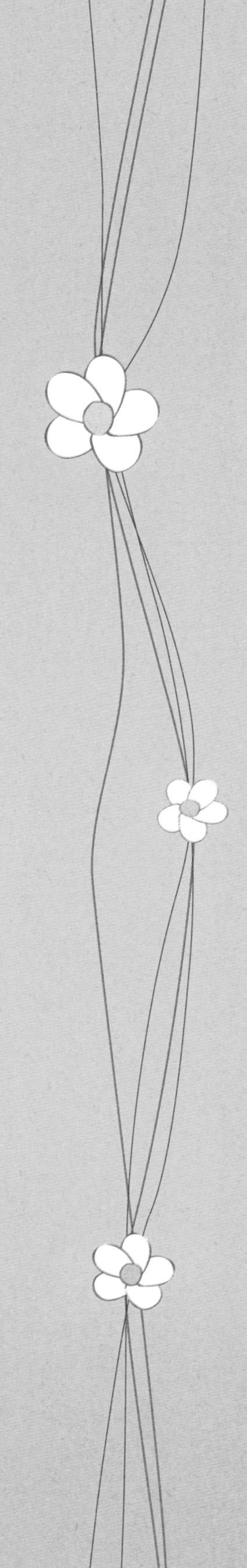

从准备怀孕，到十月怀胎一朝分娩，再到养育孩子，这一过程中，每一个家庭，每一对父母都倾注了无尽的心血：孕前要做各种优生检测，孕期要做各种检查，听各种孕期讲座，进行胎教，分娩后更是积极地参加育儿指导学习、阅读图书、上各大育儿网站交流经验，恨不能成为一个既懂得孕产保健、优生知识，又懂得儿童保健、早期教育等知识的全能型专家，真的做到了“一切为了孩子，为了孩子的一切”。

古人云：生子不易，养子难。对于年轻父母来说，都是第一次做父母，没有育儿经验，心理期望值又高，因而在孕产期和育儿过程中，内心常常会不停地交织着焦虑感和紧张感：既怕孕期营养不够又怕把胎宝宝补得过于肥胖，给腹中宝宝做胎教的频率不知够不够，从新生宝宝的哭声中判断不准宝宝的需求，发愁怎么制订喂奶时间表，拿不准究竟要给新生儿穿多少衣服，整天盯着孩子拉什么样的大便，为孩子发热是自己处理还是立即去医院犹豫不决，既害怕用抗生素又害怕孩子受病痛折磨，孩子出牙比别人晚、说话比别人迟便急得像热锅上的蚂蚁……对于上一辈人的老经验，年轻父母们总担心过时了或者不科学，从网上书上看来的经验有时又感觉不完全实用，也不可能大事小事全都跑去找专家咨询……

为帮助年轻父母轻松顺利地度过孕产过程，解决育儿难题，我们编写了这部《怀孕 分娩 育儿

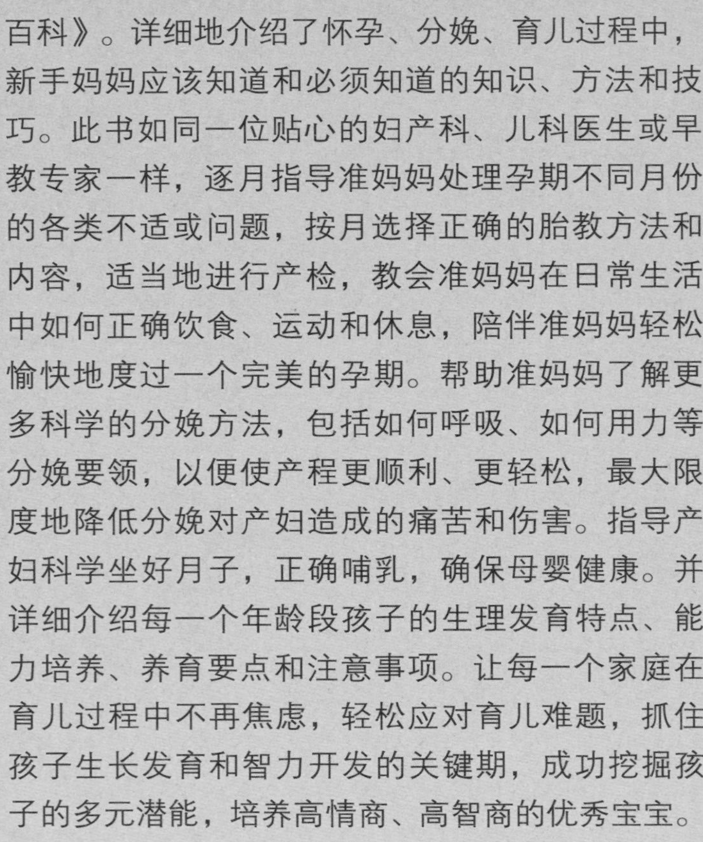

百科》。详细地介绍了怀孕、分娩、育儿过程中，新手妈妈应该知道和必须知道的知识、方法和技巧。此书如同一位贴心的妇产科、儿科医生或早教专家一样，逐月指导准妈妈处理孕期不同月份的各类不适或问题，按月选择正确的胎教方法和内容，适当地进行产检，教会准妈妈在日常生活中如何正确饮食、运动和休息，陪伴准妈妈轻松愉快地度过一个完美的孕期。帮助准妈妈了解更多科学的分娩方法，包括如何呼吸、如何用力等分娩要领，以便使产程更顺利、更轻松，最大限度地降低分娩对产妇造成的痛苦和伤害。指导产妇科学坐好月子，正确哺乳，确保母婴健康。并详细介绍每一个年龄段孩子的生理发育特点、能力培养、养育要点和注意事项。让每一个家庭在育儿过程中不再焦虑，轻松应对育儿难题，抓住孩子生长发育和智力开发的关键期，成功挖掘孩子的多元潜能，培养高情商、高智商的优秀宝宝。

本书内容丰富，涵盖面广，讲解详细，科学实用。将此书放在枕头案边，随时翻阅，随时可以获得科学的孕产育儿指导，获得实用有效的建议，全程为年轻父母解答疑惑，贴心指导新手爸妈解决孕产育儿过程中的各类问题，培养出优秀宝宝。

目录

第一章　怀孕，你准备好了吗

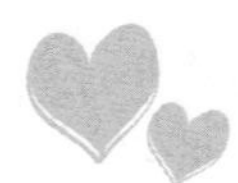

第二章 孕早期，“袋鼠”妈妈的生活开始了

9周 胚胎期的结束 66

10周 度过流产危险期 72

11周 能摸到子宫了 76

31周 宝宝的房子变小了 204

32周 不能翻跟头了 210

33周 胎头开始下降 216

第五章 分娩，其实并不可怕

第六章　坐月子，马虎不得

第七章 诞生至28天新生儿养育

第八章 1～12个月婴儿养育

第九章 1～3岁幼儿养育

第十章 婴幼儿安全与健康

附录：家庭问题

第一章 怀孕，你准备好了吗

对于女性来说，孕育新生命是人生中最重要、最光辉的时刻。面对母亲的角色，你是不是既兴奋又紧张，既快乐又困惑呢？孕前准备是优孕和优生的坚实基础，孕前 6 个月开始做好身体、心理、生活环境、知识储备等多方面的准备，有备而孕，才能全方位地保证孕育出最优秀的宝贝。

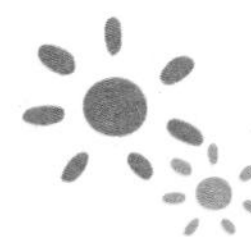

孕前心理准备

我要准备当妈妈了

在怀孕和生产过程中，作为一名母亲，会遇到各种问题和挑战，比如要适应来自生理和心理的多重转变，要承受孕期之苦、分娩之痛等，有疑虑、恐慌和困惑是在所难免的事。因此，在孕前做好充分的怀孕心理准备是十分有必要的。

首先，从准备怀孕那天起就意味着责任的到来，孩子的孕育和培养都要由准妈妈和准爸爸来承担，这是一项伟大的创造人类的工程，应将其视为一件神圣而愉悦的事情。

其次，让自己从备孕时期开始，就充满幸福、自信和自豪感，不遗余力地为怀孕这件事奉献精力、情感和创造力，做好融入妈妈角色的准备，创造良好的心理孕育条件。

第三，多和准爸爸以及有过分娩经验的好朋友进行交流和分享，怀孕不只是女性一个人的事，还有家人和朋友作为你坚强的后盾。

调整好观念和心态

优孕是人人都应具备的生育观念，即从精子和卵子结合那一刻前的6个月起，就应该开始做好孕育准备，以求结合出最优秀的宝宝。这其中，先调适好自己的心态，并开始储备各类孕育知识，是十分有必要的。

1 消除顾虑，防止妊娠焦虑症。很多女性都害怕怀孕会影响自己的体型，担心自己难以承受分娩痛苦，恐惧孕产过程中会遇到的各类问题，以及担心自己分娩后不会养育孩子。其实，这些顾虑是完全没有必要的。只要坚持在产前和产后进行锻炼，身体素质和体型不仅会很快恢复，还会有所增强。分娩时的痛楚只是暂时的，会很快过去，分娩是一个自然的过程，不必害怕。怀孕的过程看似艰辛，其实只要遵照医嘱，护理得当，完全可以顺利而快乐地度过这段时期。至于养育宝宝的任务，是需要夫妻双方共同承担的，多了解育儿知识，多向有经验的人士请教，你会发现，有了宝宝的新生活，其实是特别圆满和幸福的。

2 树立生男生女都一样的观念。对于这一点，不仅准妈妈要有正确的认识，而且应成为家庭所有成员的共识，以解除准妈妈的后顾之忧。

3 放松心情，注重科学备孕，不要轻信怀孕偏方或传说，以免对备孕时期的心态造成影响。

4 调节好工作情绪和工作压力，不要将它们带到生活中，避免产生对性生活的心理障碍，或导致生殖系统出现问题，从而致使生育能力下降。

5 多学习和掌握一些关于妊娠、分娩和育儿的知识，如胎儿在宫内的生长发育阶段、妊娠反应、新生儿常见病防治等，做好这些知识储备，让自己变成“业内”人士，从中获得更大的信心和鼓励。

事实证明，调整好观念和心态的备孕女性与没有者相比，怀孕后前者的孕期生活要顺利从容得多，妊娠反应也轻得多。有了这样的孕前准备，准妈妈孕前孕后的生活是轻松愉快的，家庭也充满幸福、安宁和温馨，还能使胎儿在优良的环境中健康成长。

别让紧张情绪影响受孕

只要放松，就能怀孕，这一说法已经得到了科学证明。女性排卵受到精神因素影响，一旦情绪过度紧张或焦虑，就会导致内分泌失调，阻碍排卵，从而对受孕造成极大影响。

因此在备孕期间，准妈妈一定要消除紧张，放松精神，保持舒畅的好心情，顺其自然，不过度关注自己是否怀孕，受孕率自然就能够明显增加。

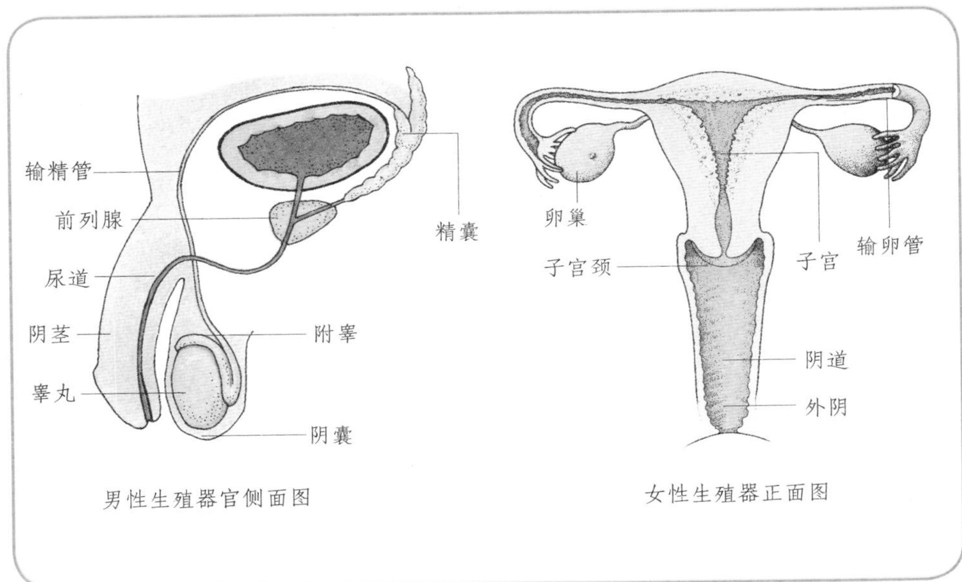

男性生殖器官侧面图

女性生殖器正面图

怀孕不会对工作产生影响

怀孕不会让女性失去原有的职位，也不会影响未来的事业发展，很多女性都能够很好地兼顾孕育宝宝和事业发展，并且在产后复出工作时取得比以前更大的成就。女性怀孕生产享有很多受到法律保护的权益，在《中华人民共和国妇女权益保障法》《中华人民共和国劳动法》以及《女职工劳动保护条例》中有明确规定：

1 女性在怀孕、分娩、哺乳期间享有不被辞退、不被降低工资的权利；

2 女性在怀孕期间享有合理规避危险工作的权利；

3 女性在怀孕期间享有不得被延长劳动时间的权利；

4 女性在怀孕期间享有产前检查算为劳动时间的权利，用人单位不得将其按照病假、事假、旷工处理。

备孕性生活应具备的心态

将良好的心理状态与和谐的性生活相结合，是实现健康受孕和优生的重要条件之一。因此在备孕性生活中，夫妻双方应做好这样的心理准备：

1 做爱时，夫妻双方要高度集中注意力，摒除杂念的干扰；

2 夫妻双方都有做爱要求，而不仅是某一方有要求，或者有某一方将其视为负担和痛苦；

3 夫妻双方都有正常的性欲望和性冲动，而不仅仅是一方具有；

4 夫妻双方应能在高度兴奋、愉悦、舒适、满足的情绪中完成性行为，而不是感到乏味；

5 夫妻双方要为性生活创造良好舒适的环境，排除不良情绪的干扰，提高性生活满意度，避免心理上的性功能障碍，才能使性生活保持在最佳状态，从而顺利受孕。

当妈妈好处多

10 年免疫力。临床实践证明，一次完整的孕育过程可以为女性提供长达10年的免疫力，而这种免疫力更多地体现在妇科肿瘤上。未生育的女性易发生激素依赖性疾病，如子宫肌瘤、子宫内膜异位症等；此外，未生育女性卵巢良性肿瘤及卵巢癌的发生率也高于生育过的女性。

治愈旧疾。一次完整的孕育过程通常可以帮助女性治愈某些相伴多年的疾病。其实这就相当于给女性的身体一次“重启”的机会，使身体的各项功能得到一次锻炼、整合与提高，帮助身体排出“病物”，很多病症都会在这时得到治愈，如痛经、久咳、鼻炎、失眠、手脚冰凉等多种久病难愈的病症。

推迟更年期。在妊娠期和哺乳期，由于激素的作用，女性的卵巢停止排卵，至哺乳期的第四至六个月才会恢复，卵巢推迟了排卵，因而生育过的女性的更年期可能被推迟。

孕前身体准备

孕前6个月停止服用避孕药

对于有服用避孕药习惯的女性，应保证在受孕前6个月开始停止服用，即停用6个月以上才能受孕，停用期要改用避孕套、宫颈帽、阴道隔膜等方法进行避孕。这是因为口服避孕药的吸收代谢时间较长，停用6个月后才能将其全部成分排出体外。因此在停用后的6个月内，尽管体内药物浓度已不能产生避孕作用，但对胎儿仍有不良影响。

把体重调整到最佳状态

准备怀孕的女性若过胖或过瘦，都不利于受孕，还会增加婴儿出生后第一年内患呼吸道疾病或腹泻的概率。过胖的女性雌激素变化紊乱，容易导致月经不规律，使受孕的概率大大降低，且怀孕后易患妊娠高血压综合征、胎盘早剥、难产、胎死宫内等病症，十分危险。过瘦的女性同样易导致月经失调，量少而稀，通常都是因营养缺乏而导致。因此在孕前准备阶段，过胖的女性要控制热量的摄入，少吃甜食及油炸食品，进行适量的身体锻炼，接近或达到标准体重再怀孕；过瘦的女性要注意营养补充，多摄取富含优质蛋白质和脂肪的食物，如瘦肉、鸡蛋、鱼类等，避免节食，并适当增加食量，以达到标准体重。准妈妈可以利用标准体重及体重指数的计算公式来衡量自己的体重是否超标。

标准体重计算公式：

身高 >160 厘米时，标准体重（千克）= 身高（厘米）— 105

身高 <160 厘米时，标准体重（千克）= 身高（厘米）— 100

体重指数的计算公式：

体重指数 = 体重（千克）÷ 身高的平方（米^2）

你是否吸烟或饮酒

如果准爸妈一方或双方有长期抽烟和饮酒的习惯，那么在受孕前6个月必须戒烟和戒酒。准爸妈如果吸烟，会影响精子的活力，导致畸形精子增多；或者破坏卵巢功能，使卵巢早衰，影响卵子质量，从而导致不孕。即使怀孕，也易出现流产、早产和死胎现象。准爸妈如果饮酒，易导致不孕或异常受精，影响受精卵的顺利着床和发育，从而出现流产，或者使胎儿发育缓慢，如肢体短小、体重轻、反应迟钝、智力低下等。因此，必须从孕前6个月开始戒烟和戒酒，才能使精子和卵子的质量恢复正常。

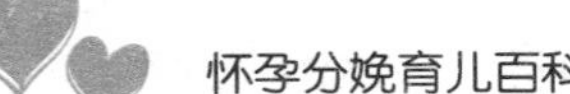

注重健身，孕前动起来

实践表明，孕前6个月开始进行科学的有规律的运动健身活动，不仅可以降低孕妈妈在孕早期的流产率，还能促进胎儿发育，使出生后的宝宝肢体更灵活，同时减少孕期并发症的出现，减轻孕妈妈分娩时的痛苦。准爸爸的孕前健身则能够确保精子的质量，与准妈妈一同锻炼，可以起到相互督促和鼓励的效果。因此，准爸妈从现在起就坚持每天锻炼身体吧，只有提高了身体素质，才能孕育出优质的宝贝。

准爸妈最好制订一个每日健身计划，每天可选择不同的运动项目，每天的锻炼时间应不少于30分钟，节假日还可适当增加运动的强度和时间。

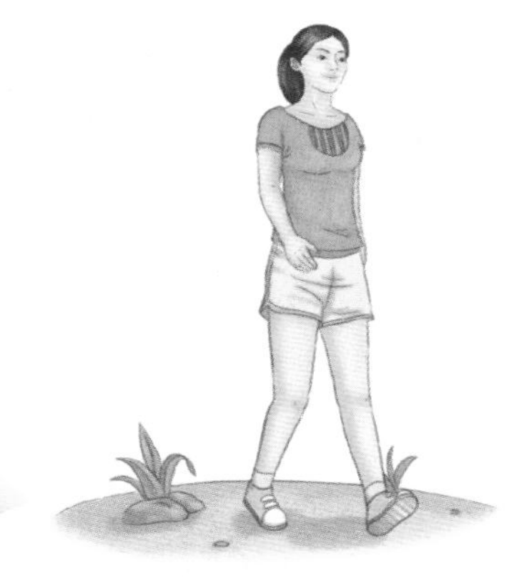

1. 散步。三餐饭后均宜散步。准爸妈最好选择树木较多、较空旷的地区结伴而行，避免噪声和尾气污染，适当加快步伐，每次30~60分钟即可。

2. 跳绳。可以循序渐进地进行，逐步增加每日的运动量，如开始时每日跳300~500下，以后逐渐增加至每日500~1000下，但要以身体不过分劳累为准。也可夫妻二人进行双人跳绳，既可增强运动的趣味性，还能促进夫妻感情的和谐。

3. 慢跑。也可循序渐进地进行，可以每隔一天跑一次，但注意不要过度锻炼。最好是夫妻二人一起慢跑，准爸爸要迁就准妈妈的步速，不要让准妈妈过度劳累，以不感到难受、不喘粗气、不面红耳赤为宜。

4. 双人瑜伽。帮助准爸妈驱赶身体疲劳，通过双方的共同协作，达到精神和肉体的高度协调统一，不仅能够增加准爸妈之间的感情，还能够通过特殊的PC肌群锻炼，提高性生活质量，有利受孕。

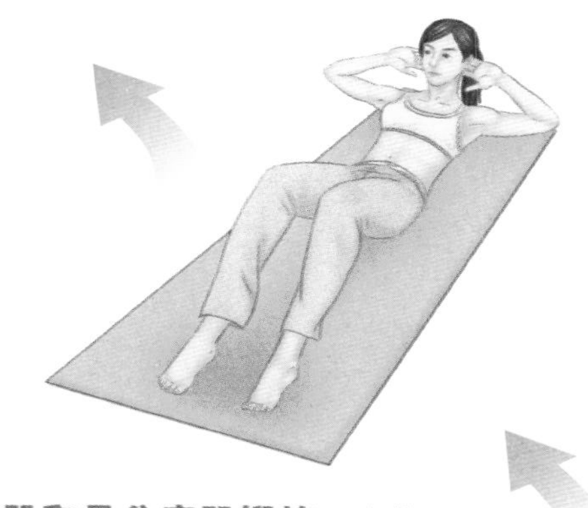

9. 按摩腹股沟。这是准爸爸要做的练习。腹股沟是下腹部两侧的三角区域。准爸爸保持平躺姿势，自下而上以中等力度按摩30~50次，感觉腹股沟区域稍稍发热为止，每周进行3~5次。正确地按摩腹股沟，能够促进精子的蠕动，对提高精子的活力和质量有一定的帮助。

8. 腹肌和骨盆底肌锻炼。这是准妈妈要做的肌肉锻炼，如果腹肌和骨盆底肌不够有力，会导致子宫位置不正，影响分娩。准妈妈可以通过仰卧起坐以及提肛运动进行锻炼。

7. 爬楼梯。可以每天上下6层楼3次，既可消耗较大的能量，又能使全身的肌肉、关节和韧带都得到锻炼。

6. 羽毛球。可每2~3天穿插进行一次，保持一定的运动强度，每次以30~60分钟为宜。羽毛球是一种全身性的运动，可以拉动全身的肌肉，使身体功能保持在最佳状态。

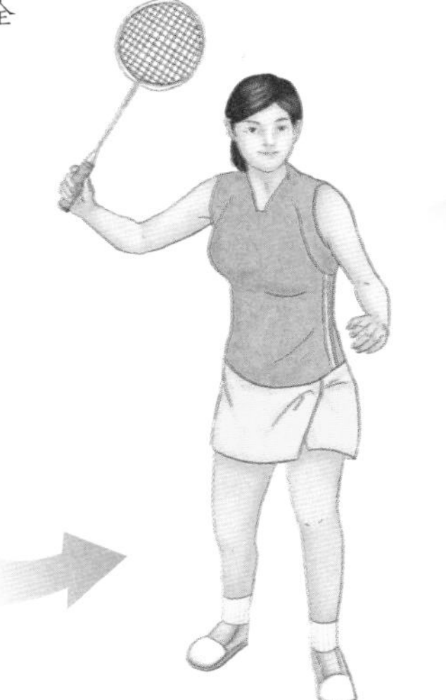

5. 游泳。游泳是一种很好的全身性运动，能够有效提高心肺功能，可以消耗很大的能量，每次游30分钟即可。

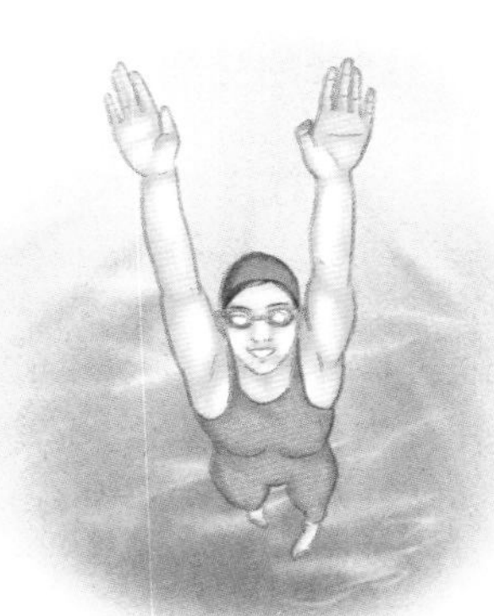

孕前要治愈的疾病

准爸妈在孕前如果不治愈自身携带的某些疾病，就有可能对宝宝产生严重的不良影响，导致胎儿畸形、流产、发育不全、先天遗传性疾病等可怕的后果。因此，准爸妈一定要严格把握好疾病关，先治愈以下疾病，再怀孕。

准妈妈要治愈的疾病

泌尿系统感染、外阴瘙痒、阴道炎、宫颈糜烂、盆腔炎、子宫内膜炎、子宫内膜异位症、附件炎、乳腺疾病、腹腔疾病、心脏病、结核病、肝炎、肾炎、贫血、高血压、糖尿病、甲亢、哮喘、继发性癫痫、精神病、肿瘤，以及艾滋病、淋病、梅毒、生殖器疱疹、尖锐湿疣、非淋菌性尿道炎、软下疳等性病。

准爸爸要治愈的疾病

前列腺炎、精子质量异常、腹腔疾病、肝炎，以及艾滋病、淋病、梅毒、生殖器疱疹、尖锐湿疣、非淋菌性尿道炎、软下疳等性病。

准爸妈孕前不可随意用药

在备孕期准爸妈就要开始注意避免使用一些药物，因为这些药物在体内停留和发生作用的时间较长，会对孕后胎儿的生长产生不利影响。因此准爸妈至少应在孕前3个月开始停用或慎用某些药物，以避免意外怀孕前后服药对胎儿造成影响。在此期间，准爸妈用药要了解药物在体内作用的时间，以及是否会对成功受孕以及孕后胎儿的发育造成阻碍，要咨询医生后遵照医嘱用药。准爸妈应禁服的药物包括安眠药、激素类药物、抗高血压药、抗生素类药、部分感冒药、精神神经安定药、避孕药，以及过度服用会导致胎儿畸形的药物，如维生素A、维生素D等。

哪些情况和人群要慎重对待怀孕

在这些情况下不要立即受孕

新婚后、旅行中、酒后、身心俱疲时以及一个月之内接受过X射线照射者。在这些情况下受孕，会影响精子和卵子的质量，造成受精卵发育不健全或先天畸形。

与药物有关的受孕

长期服用药物的女性不能立即怀孕，否则会使卵子受到药物的影响，降低胚胎质量。长期服药者一定要遵照医嘱，一般至少要在停药一个月后才能受孕。

采取避孕措施后的受孕

除服用避孕药须在停药6个月后才能怀孕外，使用过避孕环的女性也不宜在摘掉后立即怀孕。避孕环作为异物放置在子宫内，会对子宫内膜组织产生损害和影响，若立即怀孕，会造成胎儿先天性的缺陷。因此，应在摘掉避孕环6个月后再怀孕较为合适。此外，对于口服避孕药避孕失败或停用避孕药不足6个月而导致的妊娠，其胎儿先天畸形的发生率较高，应及时进行人工流产手术，不要抱有侥幸心理。

非正常妊娠者的受孕

葡萄胎妊娠者要在治愈两年后再怀孕，宫外孕患者要在治愈半年后再怀孕，否则很有可能再次发生同样的非正常妊娠，或对胎儿造成不良影响。

多次流产者的受孕

做过多次人工流产手术的女性，通常会造成一定程度的子宫损伤，对再次受孕造成很大阻碍，因此要在准备怀孕前做详细的身体检查，以确定是否能够或适合再次怀孕。对于患有习惯性流产的女性，要通过检查找出流产原因，有可能患有子宫肌瘤、子宫畸形、双子宫、黄体功能不全等疾病，要及早进行对症治疗，才能再次怀孕；若是夫妻双方染色体异常造成的习惯性流产，则不能怀孕，如已经受孕，要立即给胎儿进行全面检查，若有异常必须终止妊娠。

女性患有这些疾病不能怀孕

严重贫血、严重高血压、严重心脏病、慢性哮喘、原发性癫痫、系统性红斑狼疮。这些疾病通常是无法彻底治愈的，有些疾病即使能够治愈，也不宜怀孕，否则会对孕妇和胎儿造成极其严重的后果，甚至危及生命。

准爸妈要注重私处的卫生

如果准爸妈在日常不注重私处的清洁和卫生，就有可能导致准妈妈患上泌尿生殖系统疾病，从而影响生育能力，或导致流产、早产、先天性缺陷等严重后果。为了能创造出高质量的宝宝，准爸妈一定要注意加强性生活前后对生殖器官的清洁工作，注重个人卫生。准妈妈要注意清洗大小阴唇以及阴道，准爸爸要注意清洗阴茎、阴囊以及包皮，一旦生殖器官感到不适，要马上就医，以免耽误治疗。

流产和剖宫产者的再孕身体准备

进行过剖宫产和流产手术的女性，需要给身体一个适当的恢复过程，使卵巢和子宫等生殖器官进行必要的休整后，才能再次受孕。通常来说，流产过的女性至少需要半年的时间进行身体恢复，而进行过剖宫产手术者则需要长达两年的恢复期。在这段时间，要做好避孕措施，避免意外怀孕，同时要注重饮食的均衡摄入，保护生殖系统的健康。切不可在恢复期未满时怀孕，否则会造成胎儿发育不全，导致自然性流产的发生。

大龄女性备孕应注意的问题

超过 35 岁的准妈妈备孕被称为“高龄妊娠”。高龄妊娠与适龄妊娠相比，存在着更多的风险，如容易导致不孕症、自然流产、早产、难产、妊娠高血压综合征、妊娠糖尿病、妊娠忧郁症、乳腺癌、产后恢复较慢、宝宝患有先天性疾病等。因此，对于大龄准妈妈，要如何做好孕前的身体准备工作，以减少上述风险，顺利地娩出健康的宝宝呢?

首先，要坚持每天进行适当的体育锻炼，坚持良好的生活习惯，不抽烟，不喝酒，作息及饮食要规律，保证营养的全面供应，将健康水平调理到最佳状态，给宝宝创造一个较好的生长环境。再有就是要进行全面的孕前身体检查以及疾病的排查，不要敷衍了事，要彻底治愈存在的疾病。在这样的条件下，尽早让自己受孕，年龄越大妊娠的风险就越高。最后，要保持乐观积极的备孕心态，勇敢地面对怀孕分娩过程中可能会出现的问题。

服避孕药或带环怀孕的宝宝能要吗

口服避孕药的主要成分为人工合成的孕激素衍生物，如果准妈妈在服药期间怀孕，且怀孕后又继续服药，会使胎宝宝很大程度上受到合成孕激素的影响，发生宫内畸形、性别异常、出生后癌变等情况，后果十分严重。此类情况多数应尽快选择流产，以保证孕育出一个健康的孩子。

戴节育环怀孕多半会发生流产、早产、死胎或发育畸形等情况，因此通常情况下应尽快流产。但若节育环已脱落或位于胎囊外，则可继续妊娠，并定期做 B 超检查以确定节育环的位置。

孕前经济上的准备

生个宝宝需要多少钱

准备怀孕的爸妈要提前做好孕前的经济准备，为怀孕和分娩过程中的花费做好充足的准备。那么从怀孕到娩出这段时期究竟有哪些项目需要有支出呢?

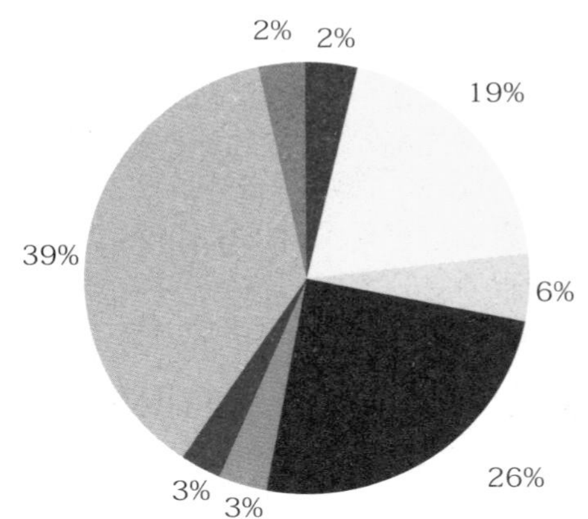

首先，怀孕期间最重要的支出是孕妈妈的饮食支出。从孕前调养到孕期结束，孕妈妈都需要摄入足够的营养，注重各种营养物质的均衡搭配，只有孕妈妈吃够了，宝宝才能“吃得饱”。其次，就是在孕期以及宝宝出生后的各项定期检查中的支出。为保证胎宝宝和孕妈妈的安全和健康，为使孕妈妈能够顺利地分娩，为保证宝宝出生后各项指标显示正常，能够顺利健康地成长，这些检查是必不可少的。第三是分娩手术以及住院所产生的费用，这也是不小的一笔开支。最后是孕妈妈在孕期以及宝宝出生后所需的各种生活用品、服装的开支，如孕妈妈要穿孕妇装，要使用托腹带，宝宝出生后要有足够的婴儿服装，要用奶瓶，要喝奶粉等，而且这些服装以及日用品还要保证舒适性和使用安全。经过专家的测算，从妊娠开始到宝宝出生后1岁左右，至少要花费上万元。因此，孕前做好充分的经济准备是保证母婴生活质量的重要前提。

制订孕期家庭费用支出计划表

制订详细周全的孕期家庭费用支出表，将孕前准备直到宝宝出生后一年内的全部所需费用列成清单，可以督促准爸妈提前准备好资金，或提早开始节省日常开支，做好每一项费用的支出准备。此外，准爸妈还应准备一定的应急资金，如宝宝生病、交通费用等开销，尽量多一些，以备不时之需。

项目	费用（元）
孕前夫妻双方体检	500~800
补充叶酸（6个月）	100~700
孕前及孕期营养额外补充	4000以上
母婴服装（托腹带）	1000以上
分娩及住院	5000以上

项目	费用（元）
坐月子营养补充	500以上
请保姆	每月1000~3000
婴儿用品	1000以上
婴儿奶粉	每月500~1000

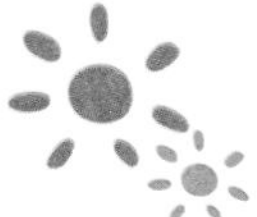

孕前营养准备

准妈妈的营养要保证均衡全面

从受孕前半年开始，准爸妈就应该加强营养的补充，如果准妈妈存在营养不良、贫血等状况，就会对将来的怀孕和分娩造成不良影响。

保证热量的充足供应。准妈妈最好将每天摄入的热量标准提高到2500千卡（10460千焦）左右，以供给性生活的消耗，这样才能实现精壮卵肥，孕育出优质的胎宝宝。当然，准妈妈也不必担心超重问题，每天坚持进行适度的体育锻炼就可以保证体重的正常。

保证优质脂肪的摄入。脂肪所含的脂肪酸是构成人体细胞组织必不可少的物质。适当地增加优质脂肪的摄入量，可以提高受孕概率。

保证维生素的合理供给。维生素可以促进精子、卵子以及受精卵的形成与发育，可以从新鲜的蔬菜和水果中摄取维生素，也可适当食用维生素制剂进行补充，但要注意不可超标。

保证优质蛋白质的适当摄取。准妈妈要多从肉禽蛋类、豆制品、牛奶中摄取优质蛋白质，帮助调节生理功能。如果准妈妈在孕前摄取的蛋白质不足，就容易导致孕期胎儿内脏及大脑发育迟缓，甚至流产。

保证丰富矿物质的均衡摄入。如果准妈妈在孕前摄入矿物质不足，就会导致胎儿生长发育缓慢或发育障碍。因此准妈妈在孕前准备阶段应多吃紫菜、海蜇等富含碘的食物，牡蛎、鸡肉、牛肉、羊肉等富含锌、铜的食物，芝麻、猪肝、芹菜等富含铁的食物，以及牛奶、豆腐、排骨、芝麻、虾皮等富含钙的食物。

准妈妈备孕每日营养摄入量参考表

食物	摄入量
主食	200~400克
蔬菜	500~600克
水果	100~200克
鸡蛋	1~2个
肉类	50~100克
豆制品	50~100克
牛奶	400~500毫升
坚果类食物	30~50克
植物油	20克

纠正不良饮食习惯

准爸妈在日常生活中因为工作需要、爱美或个人饮食偏好等问题，而长期维持着错误的饮食习惯，造成营养失衡，这样很容易导致不孕，或影响胎儿的发育。因此从孕前6个月开始，准爸妈要逐渐改变不良的饮食习惯。

×准妈妈不吃高热量或含有脂肪的食物。这种饮食习惯虽然造就了准妈妈苗条的身材，但是也很容易导致营养不良、贫血或低蛋白血症，从而影响了卵子的活动能力，导致不孕。

×准妈妈把水果当饭吃。有的准妈妈认为不吃饭光吃水果，既能减肥又能补充丰富的维生素，美容肌肤。其实这是很不科学的。大部分水果的含糖量都很高，过多摄入不仅容易引发受孕后的妊娠糖尿病，还会影响其他营养素的摄入，而且更加不利于维持体重。

×准爸爸只爱吃肉。过多摄入含有高蛋白的肉类食物，会导致维生素摄入的不足，使精子质量受到影响。

“房子”

子宫是孕育宝宝的地方，如果希望胎宝宝能够有个温暖的“家”，那么准妈妈就要在孕前好好保养子宫，为胎宝宝搭建一处健康舒适的好“房子”。

宫寒是现代女性最常见的子宫疾病，而多次妊娠、多次流产、私自堕胎、性生活不洁等则会加重对子宫的危害，均可导致不孕、流产、胎儿发育缓慢等状况的发生。因此，准妈妈在备孕阶段一定要将子宫调养到最佳状态。

注意保暖。准妈妈在寒冷季节一定要注意保暖，“美丽冻人”的做法早已不可取。

多晒太阳。绝大多数的准妈妈都是上班族，因此要尽可能地在午休时间多去户外晒晒太阳，条件允许的话尽量调换到有阳光的办公室办公。

积极健身。通过每天的锻炼提高自身体内的阳气。

忌吃生冷食物。宫寒的准妈妈要尽量少吃寒凉生冷的食物，如冰激凌、冰镇饮料、西瓜、生鱼片、梨等食物，多吃阳性的温补食物，如韭菜、羊肉、狗肉、红枣、桂圆、花生、核桃、黑木耳等。

艾灸按摩。准妈妈可定期到医院进行穴位艾灸治疗，长期坚持可以帮助治愈宫寒。

叶酸至关重要

叶酸对胎宝宝的发育起着至关重要的作用，它是少数已知的能够预防神经管畸形的营养物质之一。如果准妈妈在孕前没有补充足够的叶酸，很容易影响胎儿大脑和神经系统的正常发育，严重者会出现无脑儿和脊柱闭合不全等先天性畸形，还可能因胎盘发育不良而造成流产和早产。

因此准妈妈至少应从孕前 3 个月开始坚持补充叶酸，可以食补，也可以通过叶酸制剂补充。尤其是高龄准妈妈，应重点补充叶酸。在食用叶酸制剂时，要避免和维生素 C、维生素 B_2、维生素 B_6 制剂片一同服用，否则会影响叶酸的稳定和吸收率，最好间隔 1 小时以上。绿叶蔬菜中普遍含有叶酸，但是叶酸遇光和热时极易流失，因此最好现吃现买，烹饪时间也不宜过长。如果准妈妈此时正在服用其他药物，应咨询医生该如何服用叶酸，避免药物影响叶酸的吸收。准妈妈还要注意避免过量摄入叶酸，防止因食用一些含有叶酸的营养制剂或奶粉而重复补充，否则会增加某些未知的胎儿神经损害的风险。此外，长期服用叶酸会导致锌元素摄入不足，也会影响胎儿发育，因此准妈妈在补充叶酸的同时，也要注意适当补锌，多吃牡蛎、鲜鱼、牛肉、羊肉、黄豆、麦芽等富含锌的食物。

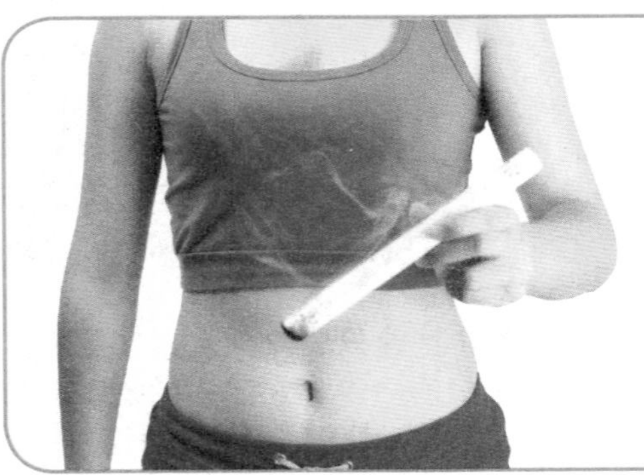

用艾灸在肚脐下三寸的关元穴、肚脐处的神阙穴，以及第二腰椎与第三腰椎棘突之间的背部命门穴三处进行熏烤，能够有效治疗女性体弱畏寒、阴阳失调、宫寒、月经不调、习惯性流产等症。

增强性功能的食物可适当多吃

在备孕期准爸妈因为较频繁的性生活肯定会感到疲惫，这时可适当补充一些能够增强性功能的食物，以提高受孕概率。如枸杞、羊肾、桑葚、鹌鹑、鸽肉、海参、淡菜、海虾、泥鳅、韭菜、核桃、栗子以及小麦、玉米、小米、坚果等富含维生素 E 的食物。

食物类别	富含叶酸的食物
蔬菜类	西蓝花、小白菜、油菜、芦笋、莴笋、生菜、甜菜、龙须菜、番茄、扁豆等；
水果类	柑橘类、香蕉、葡萄、草莓、樱桃、桃、李子、杏、杨梅、海棠、酸枣、山楂、石榴等；
坚果类	葵花子、核桃、腰果、杏仁、松子、栗子等；
肉类	动物肝脏、动物肾脏、禽畜肉、蛋类、鱼肉等；
谷物类	糙米、大麦、小麦胚芽、燕麦、酵母、麸皮面包等；
豆类	黄豆、豆腐、豆浆、腐竹、豆腐干、豆腐皮等。

孕前要少吃和忌吃什么

准妈妈在孕前应减少或避免食用一些阻碍受孕、对胚胎发育造成不良影响以及易导致疾病的食物。

准妈妈孕前要少吃影响卵巢黄体素合成的胡萝卜，易使宝宝先天畸形或弱智的烤肉，影响营养物质摄入的菠菜、降低生育能力的高纤维食物，易导致胎儿发育异常的油条等食物。

准爸妈孕前都应禁止食用的食物包括高糖食物，辛辣食物，咖啡、可可、可乐、茶叶等含有大量咖啡因的食物，腌制食品，生的水产品，快餐，罐头食品，方便面等，这些食物都会对受孕以及胎儿的生长发育造成一定的不良影响。

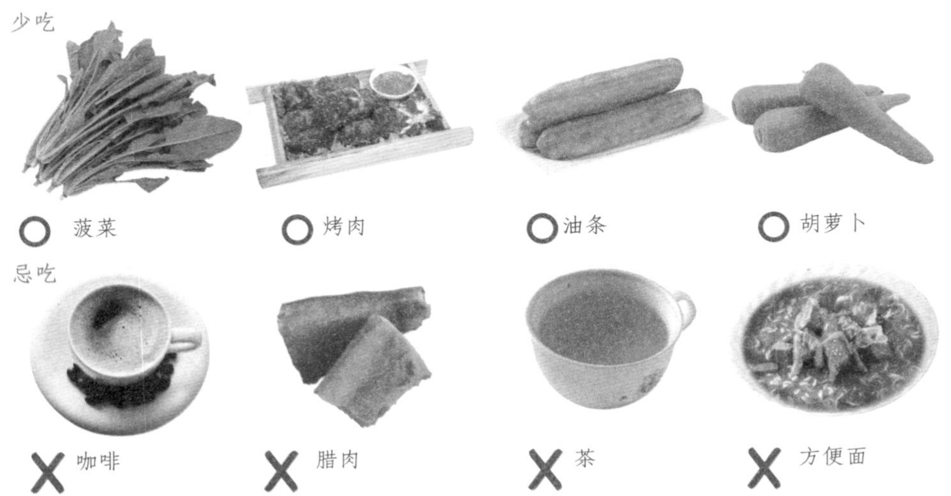

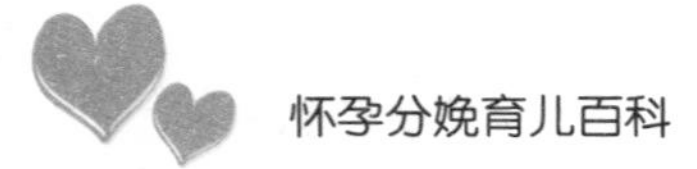

怀孕时间的选择

最佳受孕时机

年龄。生理学家认为，最佳的受孕年龄在24~29岁，女性在这段时期身体功能处于最佳状态，精力最为旺盛，卵巢功能最活跃，排出的卵子质量最高，这时受孕，可使母婴发生各种疾病和危险的概率最小，产后恢复也最快。

季节。孕产专家指出，在每年的秋初受孕是最为合理的，即8~9月份，这时的精子活动能力最强，准爸妈的性激素分泌增多，性欲旺盛，还能减少孕早期的致畸因素。

时刻。人体的生理功能状态在一天24小时之中是在不断变化的。13~14时是人体功能最低的时刻，21~22时是最高的时刻。但是根据最新的研究数据表明，受孕的最佳时刻应在17~19时，此时男性精液数量最多，女性的排卵也大多集中在这段时刻。

最佳受孕体位

合适的性交体位不仅能够诱发准妈妈的性高潮，而且还能够提升准妈妈的怀孕概率，而不合适的体位则会影响受孕。最适合受孕的性交体位是男上女下仰卧位，准妈妈双腿弯曲，可使阴道缩短，并与子宫成一直线，射精后可使精液不易外流，并迅速进入子宫颈，十分有利怀孕。若同房后保持仰卧姿势不动30分钟，则受孕成功率更大。还有一种体位可使精液最大限度地接近子宫，就是后位式，但要注意，当准爸爸射精完毕后，准妈妈要迅速躺下，避免精液流出。

四月出生的孩子发育好

国外的一项调查显示，每年4月份出生的孩子的身高，比同等孕育条件下其他月份出生的孩子要高，尤其是与在每年10~12月出生的孩子相比，最多可高出4厘米，同时，这时出生的孩子各方面的身体功能也最优秀。这是因为，怀孕最初的3个月是胎儿发育最关键的时期，需要营养、气候、环境等诸多条件的配合。而4月出生的孩子意味着妈妈是在前一年的7月底至8月初受孕的。这时受孕正好可使孕早期的3个月处在既不太冷又不太热的秋季，避免妈妈和胎宝宝因温度的过冷或过热而受到不良影响。另外，此时又正是“贴秋膘”的时期，蔬菜瓜果品种丰富，妈妈食欲旺盛，可为胎宝宝提供更多的营养物质，促进孕早期胎儿的快速发育。而到了孕晚期，是胎宝宝发育的另一个关键时期，此时正值春季来临、春暖花开之时，良好的气候条件不仅能够促进胎宝宝的生长，还能提供最佳的胎教环境。因此，4月出生的孩子发育好并不是一种迷信，那么准爸妈就快行动起来吧，计算好排卵期，争取赶上每年7月底至8月初这段受孕的黄金时期吧。

隔日同房最科学

长久以来，对于同房次数与受孕概率关系的说法不一。有的人认为，在准妈妈排卵期到来之前的几天，准爸爸应当禁欲，使精子的数目得以累积，以便在排卵期多释放出一些。这种说法是不科学的，因为性生活在某段时间内过少时，不利于精子的活性，阻碍了与卵子的相遇。同时也有人认为，同房的次数越多，“中奖”的概率就越大。这也是不对的，如果每日同房，甚至每日多次同房，就会降低精子的数量、密度和质量，同样也降低了精子的活性，不利于受孕，即使成功受孕，也会降低胚胎质量。事实上，真正科学的同房频率应为每隔一日同房一次。这样不仅可使准爸妈不至过于劳累，给精子的活性和质量一个缓冲提升的时间，又能保持一定的同房频率，可大大增加受孕概率。

我能影响宝宝的性别吗

生男生女都一样，重要的是要做到优生优孕，娩出一个健康的宝宝。重男轻女的结果只会造成我国人口男女比例失调，导致严重的后果。但是有些遗传病与性别相关，为了避免遗传病的发生，有必要对性别进行选择。那么到底能不能由父母来决定宝宝的性别呢，研究证明，通过一些较为科学方法，即根据决定胎儿性别的带有X、Y性染色体的精子特性，控制它们的活性、生存环境以及进入子宫的速度，确实能够对宝宝的性别产生一些影响。

1 饮食调控

通过饮食，可以从微观上改变准妈妈体内的酸碱度，创造出适宜X精子或Y精子生存的环境，X精子喜欢酸性环境，Y精子喜欢碱性环境。如果准爸妈想生女孩，可以让准妈妈多吃酸性食物或富含钙、镁的食物，如不含盐的牛奶、鸡蛋、奶制品、牛肉、五谷杂粮、花生、核桃、杏仁、水产品等食物；如果准爸妈想生男孩，可以让准妈妈多吃碱性食物或富含钾、钠的食物，如偏咸的食物，白薯、土豆等根茎类食物，各种果汁等。饮食调控的措施要从孕前3个月开始进行。

2 依据排卵期同房

研究指出，Y精子的游动速度比X精子要快，但存活时间比X精子短。因此准爸妈如果在最易受孕的排卵日同房，则会增加怀男孩的概率；如果在排卵日前3天同房，则会增加生女孩的概率。

3 控制阴道酸碱度

这个方法同样利用了创造适宜X、Y精子生存环境的原理。若想增加生女孩的概率，准妈妈可在同房前用30%~50%的食醋冲洗阴道；若想增加生男孩的概率，可用2%~2.5%的苏打水冲洗阴道。

4 控制性高潮的时间

如果准爸爸在准妈妈达到性高潮时射精，则可增加生男孩的概率，如果射精之后准妈妈才达到性高潮或没有性高潮，则会增加生女孩的概率。这也是依据X、Y精子的游动速度得出的方法。

性生活不宜在经期进行

临床研究证明，绝大部分在经期进行的性生活，都会导致不同程度的不良后果。比如，细菌会进入只有在经期才会微微张开的子宫颈，导致子宫内膜炎；还会阻碍月经血的流出，使其伴随脱落的子宫内膜碎片，一同倒流到腹腔或输卵管里，从而造成子宫内膜异位症；还会因精子的侵入而使准妈妈体内产生精子抗体，不利于日后的受孕。

润滑的阴道有助受孕

在性生活中，准爸爸应尽量使准妈妈产生更多的性兴奋，使其阴道产生大量的分泌液，这样能帮助精子更快地游动，从而增加受孕概率。准爸爸可以使用爱抚的方式来刺激准妈妈，让她在最短的时间内产生性兴奋，这样产生的阴道分泌液最多。但是使用人造润滑剂替代自然分泌液的做法是不可取的，因为某些润滑剂具有杀菌的功能，会将精子也一并杀死。

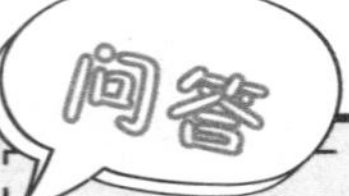

Q：民间关于生男生女的那些说法可信吗？

A：对于孕妈妈腹中胎儿性别的猜测自古以来在民间流传着不同的说法。

1. 肚形说，若肚形尖凸，可能是男孩，若肚形浑圆，可能是女孩；

2. 孕妈妈美丑说，若孕妈妈变漂亮，皮肤变得光滑，可能是女孩，反之，容貌变丑，皮肤粗糙，甚至长满痤疮，则可能是男孩；

3. 酸儿辣女说，若孕妈妈在孕期喜欢吃酸味食物，则可能是男孩，若喜欢吃辛辣食物，则可能是女孩；

4. 妊娠反应说，如果反应较重，可能是女孩，反之，可能是男孩；

5. 食量说，如果孕妈妈饮食量较大，可能是男孩，反之，可能是女孩。

实践证明，上述民间流传的说法都是不科学、不可信的，准爸妈不可一味地相信这些不实之说，以免影响准妈妈孕期以及产后情绪，对胎儿和宝宝的成长造成不利影响。

生活方式与工作的调整

保证良好的生活方式与优质的睡眠

准妈妈在孕前一定要长期保持良好的生活方式，为孕期的规律生活打下坚实基础，才能保证胎儿在妈妈腹中的健康成长。首先，一定要坚持规律的作息方式，让身心都得到充分的休养，避免熬夜和过于频繁热闹的夜生活；其次，要坚持身体锻炼，每周至少进行2~3次，每次30分钟以上的有氧运动，增强准爸妈的体魄；第三，储备更多的孕育知识，多与有经验的人士进行交流；第四，尽量避免有电磁污染和噪声污染的环境，少看电视，少听音响，少用电脑、手机、微波炉等设备，远离过于吵闹的街道和商场；第五，定时、定量进餐，保证饮食的健康和营养。

此外，准妈妈一定要尽量保证高质量的规律睡眠，才能在孕期使胎宝宝也养成规律的作息习惯，提高宝宝的身体功能水平。高质量的睡眠需要准妈妈在每晚10~11时入睡，早上6~8时起床，睡前2小时要停止进食，并且在睡眠过程中能一直保持深度睡眠状态，梦少，不起夜。为了增强睡眠质量，准妈妈应选择较硬的床垫，10~15厘米高的枕头，还可在睡前泡澡或泡脚，使疲惫的身心放松下来，喷少许薰衣草精油在床的周围，营造舒适、恬静的睡眠氛围。

准妈妈不宜用化妆品

绝大部分化妆品都含有较多化学成分，如铅、汞、砷等，会将细菌、致畸物等危险因子带入胎宝宝体内，造成胎宝宝患上发育畸形、贫血、智力低下、多动症等疾病。因此准妈妈在孕前3个月要开始停用化妆品，尤其是彩妆用品以及具有美白功能的护肤品。在备孕期间，准妈妈要尽量选择知名的放心的护肤品牌，以保湿护肤为主即可，千万不能化妆，也不要过多使用具有特殊护理作用的产品，如抗皱、除斑、焕肤等。

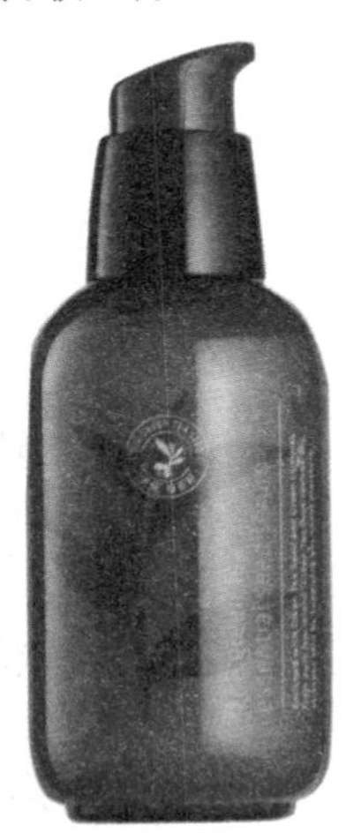

准妈妈可以选择以植物萃取物为主要成分的植物护肤品。

准妈妈慎用洗涤剂

准妈妈在备孕期以及孕期要停止使用洗衣粉、洗衣液等洗涤剂，避免这些用品中的有害化学物质通过输卵管对卵子或刚刚受精的卵子产生影响，造成受精卵的死亡，或引起不孕。

改变久坐习惯

大部分的上班族准妈妈都因工作需要必须久坐，这样很容易导致血液循环不畅、头晕、乏力、失眠、便秘，并引发多种妇科疾病，甚至导致不孕症。因此久坐的准妈妈在工作中要注

意休息，最好每过1小时站起来走动一下，做一做伸展运动或椅子操，如果太忙没有时间进行，至少也要每2~3小时保持5~10分钟的站姿，这期间准妈妈可以站着办公。

远离家庭宠物

准爸妈在备孕及孕期要远离猫、狗、鸟等宠物，最好将家中饲养的宠物送人，以避免弓形虫病和衣原体感染，减少胎儿感染的机会，避免出现流产、畸形、死胎等严重后果。准爸妈应在孕前至少3个月远离家庭宠物，一旦接触，也要马上洗手或清洗衣物；若是养过宠物的准爸妈，应先到医院进行检查，若证实已感染，一定要治愈后再怀孕。

创造舒适卫生的居室环境

良好的家居环境对准爸妈的备孕生活非常重要，诸多的居室环境因素影响着准爸妈身体以及情绪的健康，会对精子和卵子的健康以及它们的成功结合产生不小的作用。

室内光线。准爸妈的卧室和客厅最好能有充足的阳光，夜间灯光的亮度要适中、柔和。床要摆放在远离窗户的地方，避免受凉或受到太阳的照射影响睡眠。

室内通风和温湿度。准爸妈要注意室内的空气流通，定期开窗换气，将室温控制在20~22℃，湿度在50%左右，如果温湿度不达标，可以食用电暖气、加湿器、空调等设备进行增温增湿。

居室颜色。家中墙壁和地板的颜色要与家具的颜色协调，家中的主色调或占据较大面积的颜色应该是柔和宁静的，可选择白色、淡蓝色、淡粉色、淡黄色、淡绿色、淡紫色等颜色，可有助调节准爸妈的心情，消除疲惫感。还可适当搭配一些色彩鲜艳的装饰品，如相框、壁画等，但要注意不要对准妈妈的感官形成压迫感。

定期清扫消毒。准爸妈要保证居室的整洁、卫生和舒适，最好每天进行清扫，每周进行一次大扫除，对卫生间、厨房等容易滋生较多细菌的地方进行消毒，保持室内地面、墙面、家具、床上用品的卫生，定期清洗和晾晒衣物和被褥，驱除螨虫和蟑螂。

消除不安全因素。室内家具的摆放要合理，要相对宽敞，为准妈妈怀孕后腾出更多的活动空间，消除尖锐锋利物、易碎物、湿滑物、障碍物等不安全因素可能对准妈妈造成的伤害，如磕碰、扎伤、滑倒、绊倒等。

严防装修污染

准爸妈在备孕期一定要避免入住刚装修不久的房子，否则很快会出现头痛、头晕、失眠、关节疼痛、流眼泪、起风疹、心慌意乱、食欲不振、情绪不佳、记忆力减退等不良反应，更严重的是，还会导致不孕症、胎儿致畸率高、患有先天性疾病等严重后果。

对此，准爸妈要将刚装修好的房子进行全面的通风，打开家里所有的柜门以及室内所有的窗户，至少放置1个月再入住，遇到狂风暴雨的天气可以暂时关闭窗户。在选购装修材料时，一定要选择含量较低或不含甲醛、苯等有毒物质的材料，无论是油漆、涂料、板材、零件等均应注意。此外，在家具的选择上，准爸妈最好购买真正的实木家具，减少家具产生的污染，否则会使放入柜中的衣物、被褥吸附大量甲醛。如若只能购买人造板材家具，应将衣物、被褥充分晾晒后再穿着使用。

若在入住后准爸妈还是能闻到装修气味，可在家中摆放一些安全合理的绿色植物，如吊兰、橡皮树、绿萝、文竹、万年青、仙人掌、常春藤、滴水观音、发财树、月季、海棠等，不宜摆放松柏类花木、丁香类花卉以及有毒性的花卉。还可借助空气净化器改善室内的空气质量，过滤尘埃、细菌和有害气体。

和有害工作说拜拜

准备怀孕的妈妈至少要在孕前 3 个月开始远离某些会对身体造成危害的工作，切断有害工作对身体的持续影响，为优孕和优生打下良好的基础，否则极易造成畸形、死胎、胎儿智力低下等严重后果。有害工作包括医务工作者、接触电磁辐射、接触放射线、接触化学物质、接触噪声污染以及从事高温作业、振动作业等工作，处在这些工种和岗位上的准妈妈要尽快办理调离、辞职或停薪留职，以免因病毒感染、电磁辐射、放射线、化学有毒有害物质、高温污染、噪声污染、剧烈振动等因素对准妈妈以及胎儿造成无法挽回的严重影响。

重新审视办公桌

作为备孕的准妈妈，一定要格外留心身边的每个细节。比如你每天都在使用的办公桌，它真的像看上去那么干净吗？要知道，办公桌上每一平方厘米就有 3000 多个细菌！因此孕妈妈要养成每天擦洗和整理桌子的好习惯，以防在自己已经怀孕的情况下，受到细菌感染，对胎宝宝造成威胁。除此之外，孕妈妈还要注意避免这些不良办公习惯，如在办公桌上吃饭、工作中用手揉眼睛和接触嘴周部位等，避免造成细菌繁殖，从而减少细菌对自身的侵害。

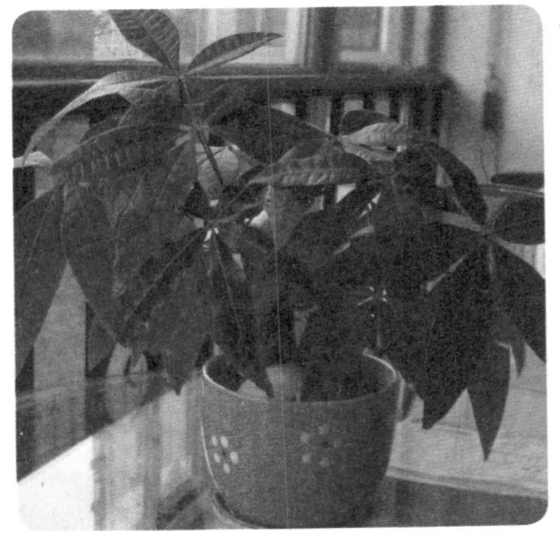

发财树

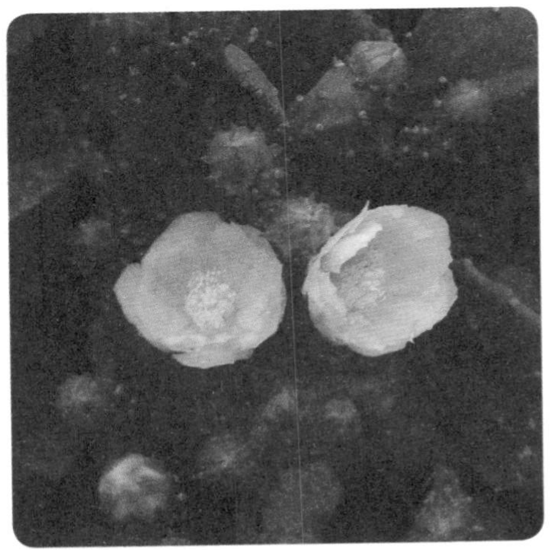

仙人掌

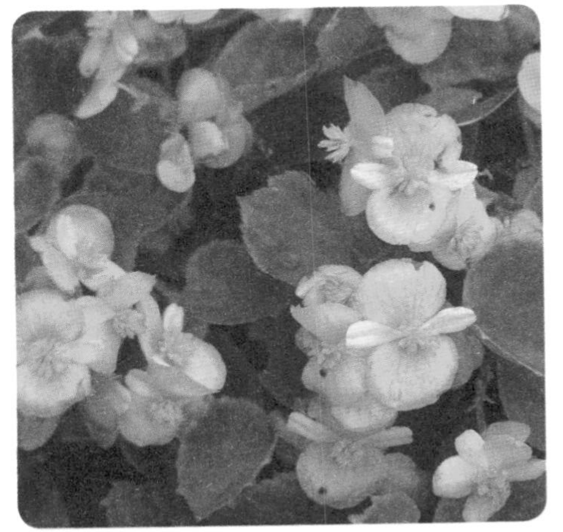

四季海棠

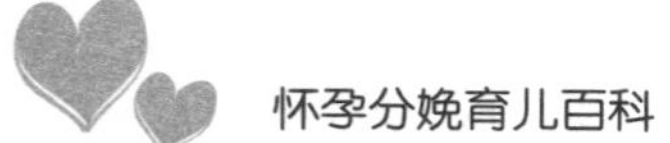

关于遗传，你最关心的问题

爸妈遗传给了孩子什么

爸爸妈妈在精卵结合、分化成长的孕育过程中到底遗传给了胎儿什么，哪些地方应该像自己，哪些地方最好不像，这是许多准爸妈最关心的问题。事实上，无论准爸妈愿意与否，除了相貌和身形，表情、动作、智力水平、寿命的长短、血压水平、血型、红细胞数量、部分疾病、抵抗力等，都会遗传。但是，遗传只是先天的方面，很多因素还会经过后天的影响得以改变，如身高、寿命、体型、智力等，可以通过后天的喂养、锻炼和学习得到改善或变得恶化。疾病的遗传需要受到父母的特别注意，如果能及时发现父母具有遗传病的遗传倾向，就可以降低子女患遗传病的概率。

父母血型与孩子血型的关系

父母血型	孩子可能的血型	孩子不可能的血型
A+ A	A、O	B、AB
A+ B	A、B、AB、O	无
A+ AB	A、B、AB	O
A+O	A、O	B、AB
B+ B	B、O	A、AB
B+ AB	A、B、AB	O
B+ O	B、O	A、AB
AB+ AB	A、B、AB	O
AB+ O	A、B	AB、O
O+ O	O	A、B、AB

绝对遗传与相对遗传

绝对遗传是指父母中只要一方具备的特征，孩子就会接近百分之百地得到遗传，如肤色、下颌、双眼皮、大眼睛、大耳垂、高鼻梁、长睫毛等。相对遗传又分概率较高及概率较低两种遗传，如身高、智力、秃顶、青春痘、肥胖、腿形、脾气与性格等属于概率较高的遗传，而少白头、声音、饮食偏好等则属于概率较低的遗传。

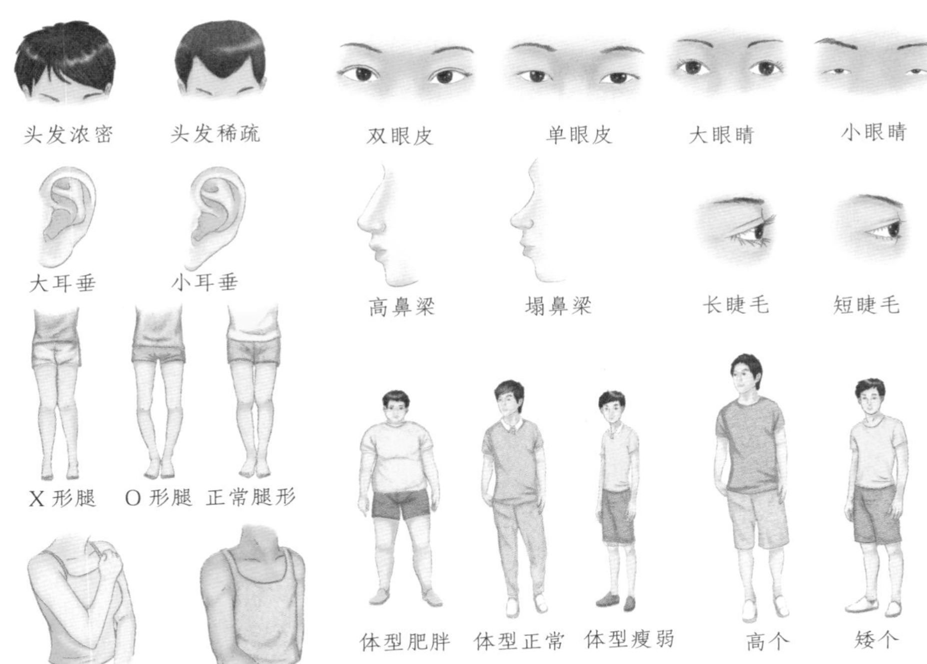

遗传、孕期疾病与孩子智力

孩子的智力发育水平与先天遗传、孕期疾病、孕期护理、胎教、后天培养这几方面因素密不可分，缺一不可，并不仅仅依靠父母的遗传。并非智商高的爸妈所生的孩子就一定聪明过人，若不注重对孩子从胎教开始的每一个成长阶段的教育，那么即使孩子遗传了爸妈的高智商基因，也会因后天的疏于调动和培养而丧失殆尽。疾病的遗传也是影响孩子智力的重要因素，如唐氏综合征的遗传，胎儿属于先天性大脑发育不全，常伴有其他先天畸形，出生后易感染疾病和死亡。此外，若妈妈在孕期患病，如患风疹、水痘、妊娠毒血症等，均会导致胎儿大脑发育障碍。孕期如果抽烟、酗酒，所生的孩子多数会出现反应迟钝、智力障碍等症。但是，如果在孕期坚持做好胎教工作，从备孕阶段就维持良好的生活习惯，孕期护理得当，孩子出生后在新生儿期、幼儿期，坚持对其进行巩固胎教和智力早教，就能保证孩子的智力水平至少在一般水平以上，甚至可能培养出天才儿童。

你有生出遗传病后代的风险吗

遗传病是指由于遗传物质的改变，如基因突变或染色体畸变而导致的疾病。遗传病主要表现为发育迟缓或头部、五官、颈部、躯干、四肢、皮肤、外生殖器、肛门等处的发育异常，具体表现为小头、巨头、斜视、白内障、唇裂、短颈、鸡胸、乳房发育异常、多指（趾）、鱼鳞状皮肤、肤色异常、隐睾、肛门闭锁等病状。

据遗传学专家的统计，有部分爸妈具有生出患有严重遗传病后代的风险，因此，这些爸妈一定要做好孕前

筛查和产前检查，以及孕前、孕中、分娩时的护理，一旦发现较为严重的情况，就要立即终止妊娠，或选择不怀孕。因此，以下人群中的准爸妈对待怀孕要格外慎重：

35 岁以上的高龄初孕者。随着女性年龄的增长，其体内的卵子也在相应老化，发生染色体错误的概率也在不断增加，有可能生出染色体异常的孩子，患有愚钝综合征等先天疾病。

有习惯性流产史的女性。这样的夫妻可能双方都患有染色体异常，可使生出的孩子患遗传病的可能性比正常孩子增大一倍。

已生育过遗传病患儿的妈妈。这样的妈妈生出的下一个孩子很有可能继续患有先天疾病，如唐氏综合征、先天性聋哑儿、侏儒、白化病等。

经常接触放射线或化学药剂的爸爸或妈妈。长期从事这样的工作，很有可能已经导致精子或卵子异常，这样的准爸妈一定要做好孕期前后的检查。

双方均为高度近视的爸妈。600 度以上的近视称为高度近视。如果夫妻双方均为高度近视，则孩子患有遗传病的概率会大大增加。

哪些准爸妈需要进行遗传咨询

遗传咨询就是通过准爸妈与咨询师的交谈，对准爸妈自身是否会造成遗传病疑问的解答。通过咨询，咨询师会收集准爸妈双方的病史资料，结合体检结果，做出全面的分析判断，进行预测和诊断。遗传咨询可在婚前、孕前及孕早期进行，有时需要综合进行，总原则是宜早不宜迟。

具有下列情况之一的准爸妈（一方或双方）一定要进行遗传咨询。

1 确诊患有遗传病或遗传病基因携带者，或家庭成员中有遗传病患者及其基因携带者，或家族中有遗传病史；

2 家中有连续发生不明原因疾病的多个家庭成员；

3 直系或旁系家属中有过先天性畸形患儿；

4 确诊为染色体畸变、染色体结构或功能异常、平衡易位染色体携带者；

5 曾生育过遗传病儿者，如先天性愚型儿、无脑儿、脊柱裂、畸形、智力低下等；

6 夫妻或家族中曾有非妇科性反复流产、习惯性流产史、不明原因的死胎史以及不孕症；

7 有致畸物质和放射物质接触史；

8 35 岁以上的高龄孕妇和 45 岁以上的高龄男性；

9 近亲结婚，即夫妻双方在三代以内拥有同一个祖先；

10 有先天缺陷，如智力低下等；

11 羊水多、胎儿宫内发育迟缓者；

12 夫妻或家族中有性器官发育异常者；

13 孕早期（10 周内）患风疹、发生高热、服药、照射 X 线者。

对准爸爸说几句

准爸爸的情绪不能忽视

情绪因素对准爸爸精子的形成、成熟和活性具有一定程度的影响。如果准爸爸因为社会压力、工作压力、家庭矛盾等因素造成心态不平和、情绪不稳定，如忧愁、抑郁、烦躁、疲惫等，这种不良的精神状态很有可能影响到准爸爸的神经系统和内分泌功能，使睾丸生精功能发生紊乱，不利于精子存活，大大降低了受孕概率，还可导致阳痿、早泄等，严重者甚至可能患上不孕症。

不吃有“杀精”作用的食物

准爸爸应少吃或不吃的食物	原因和易产生的影响
不吃长得又肥又大的茄子	属激素催肥食物，导致精子数量和质量下降
不吃用泡沫塑料饭盒盛装的热食	产生有毒物质，导致精子数量和质量下降
不喝咖啡，不吃巧克力	咖啡因降低精子质量
不喝茶	农药超标，导致精子数量和质量下降
不吃加工肉制品	导致精子数量和质量下降
少吃高脂肪乳制品	导致精子数量和质量下降
少吃油条	导致不孕症
少吃动物内脏	金属镉可导致精子数量、质量和活力的下降
不吃水果皮	农药含量高，导致精子数量和质量下降
不喝可乐	导致精子受损
少吃油炸烧烤食物	导致精子数量和质量下降
少吃含反式脂肪酸的食物，如奶茶、饼干、沙拉酱、奶油蛋糕等	降低精子活性
少吃大豆及其制品	不利精子生成
少吃芹菜	减少精子数量

准爸爸应多吃什么食物

1 赖氨酸食物提高精子质量。如鳝鱼、鱿鱼、带鱼、鳗鱼、海参、墨鱼、山药、银杏等。

2 补锌提高性能力。如牡蛎、鸡肉、鸡蛋、鸡肝、花生、猪肉、南瓜子等。

3 全面补充维生素，提高生殖能力。维生素A能使精子的活动能力增强，B族维生素能够促进男性睾丸的健康，维生素C能减少精子受损的风险，维生素D能提高男性的生育能力，维生素E可提高性欲、促进精子生成。

4 优质蛋白质和钙质提高精子数量、质量和活性。如奶类、禽畜肉类、蛋类、鱼肉类等。

5 补铁保证精子健康。如黑米、猪血、黑木耳、芝麻、小白菜、大头菜、核桃仁、红枣、海带等。

6 补镁增强精子活性，补气壮阳。如土豆、燕麦、香蕉、绿叶蔬菜和海产品等。

7 含碘、硒的排毒食物。如动物血、鲜果蔬汁、海藻类、豆芽、海鱼等。

8 温热助阳食物补肾虚。如羊肉、麻雀肉、虾、橘子、大枣、柿子以及动物鞭等。

准爸爸也要补充叶酸

在准妈妈积极补充叶酸的同时，准爸爸在备孕期也不能忽视对叶酸的摄取。根据研究显示，准爸爸精液浓度降低、精子活动能力弱、精子染色体受损，都与叶酸的缺乏有关，若准爸爸体内过度缺乏叶酸，还会加大胎儿出现染色体缺陷的概率，增加孩子长大后患癌症的风险。因此准爸爸也要注意每日补充叶酸，多吃生菜、菠菜、龙须菜、芦笋、柑橘、苹果、橙子等食物。

孕前6个月开始不挑食

男性通常都有不爱吃水果和新鲜蔬菜的挑食习惯，或不吃一些对备孕营养补充或生精有帮助的食物，而这些蔬果等食物中的营养物质是男性生殖生理活动所必需的。因此准爸爸在备孕期，一定要改善挑食的毛病，无论多么“难吃”，哪怕像喝药一样地灌下肚，都要尽可能地均衡膳食，避免因营养缺乏而导致精子数量和质量降低以及不孕症的发生。

穿裤子要讲究

准爸爸从妻子怀孕前6个月起就应该坚持穿纯棉内裤，不穿紧身裤。这是因为，非纯棉材质如聚酯、混纺以及紧身裤，是导致准爸爸患上少精子症、精液不液化、性功能障碍等症，甚至导致准妈妈流产的可怕元凶。科学家认为，聚酯、混纺等材质有暂时性抑制精子生成、使性功能减退的作用；而过于紧身的牛仔裤等裤子，则会使阴囊的散热机制被破坏，阻碍精子的生成。

远离高温“污染”

实验表明，使睾丸长期处在高于35℃的高温环境中，会影响精子的生成，易导致精子数量减少、产生畸形、成活率低。在生活中，准爸爸们身旁的高温“污染源”有很多，如过热的洗澡水、桑拿浴、电热毯、睡觉趴着睡、放在腿上使用笔记本电脑等，以及处在某些职业中的准爸爸，如厨师、司机、锅炉工人、炼钢工人等，准爸爸要暂时远离这些“污染源”，或暂时调离原来的工作岗位。

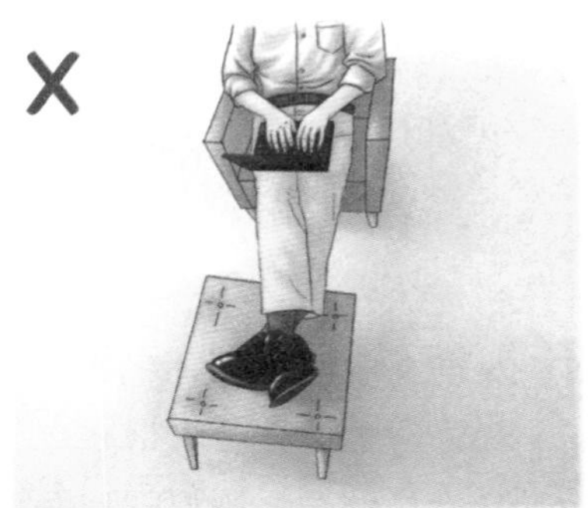

将电脑放在腿上使用

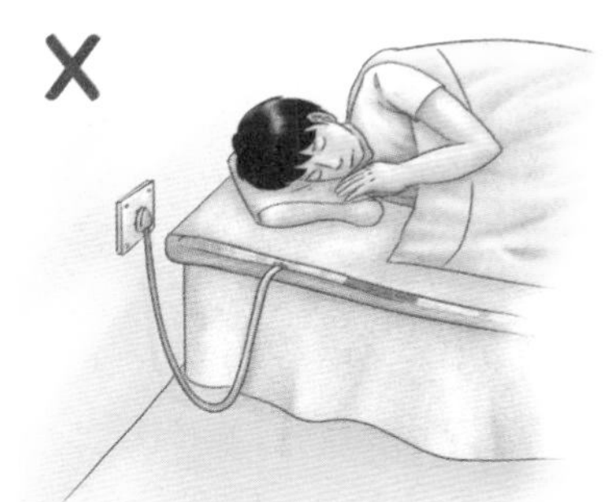

睡觉时使用电热毯

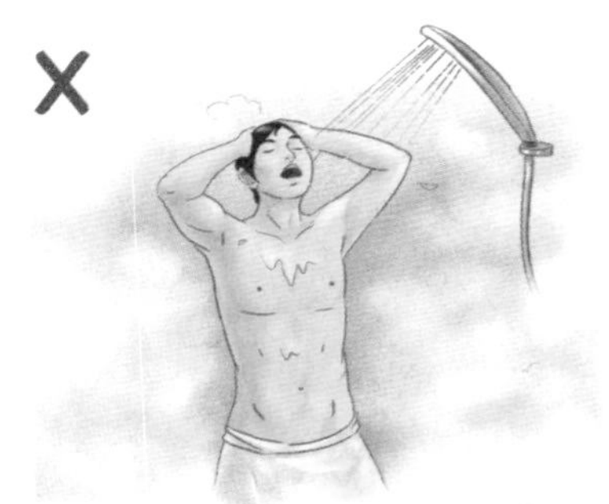

用过热的水洗澡

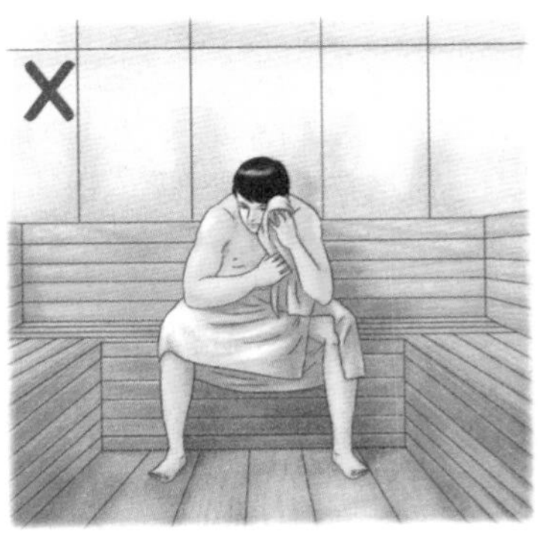

洗桑拿浴

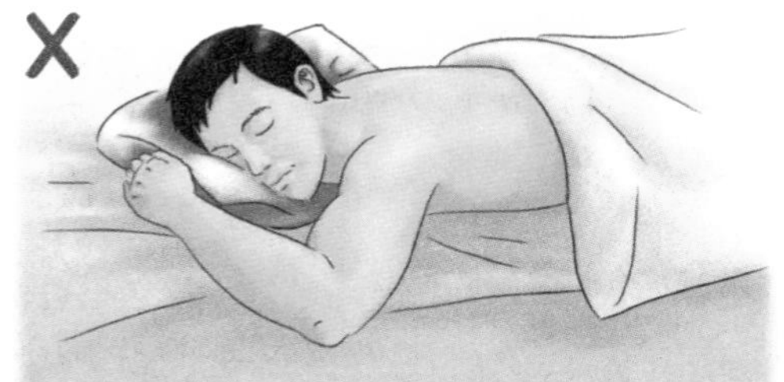

趴着睡觉

出行尽量不骑车

准爸爸在备孕期若过多地骑车，会让睾丸、前列腺因紧贴坐垫而受到挤压，导致慢性劳损和充血，长期骑车，会严重影响精子的生成以及前列腺液和精液的正常分泌，还会因颠簸和震动导致阴囊受损，同样会阻碍精子的生成，甚至患上不育症。

孕前体检及相关知识

孕前体检的重要性

准爸妈在准备怀孕时，就应该及时到医院进行孕前体检，并不能因为参加了普通的身体检查或婚前身体检查，而认为自己可以不必再进行孕前检查。孕前检查以检测生殖器官以及相关免疫系统、遗传病史等为主，通过检查，可以帮助准爸妈排查不宜怀孕或需要推迟怀孕的各种不利因素，还能帮助准爸妈将身体调整到最佳状态下再怀孕。为了实现优生优孕，为了保证将来胎儿的健康，使其不存在生理缺陷和遗传病，可见准爸妈的孕前体检是必不可少的。

孕前体检的准备

1 准爸妈体检当天早晨不要进食和饮水，保持空腹状态，待检查完毕后再用餐；

2 准爸妈可以事先收集体检当天的第一次排尿，装入干净、无菌的小瓶中。这是因为晨起的尿液较浓，有助化验的准确性；

3 准妈妈在体检当天和前一天晚上最好不要清洁阴道，否则易影响检查的准确性；

4 体检前一天准妈妈应避免剧烈运动以及性生活，准爸爸应在体检前 3~7 天停止性生活，以便进行精液常规检查；

5 准妈妈的体检要避开月经期；

6 体检当天准爸妈要避免佩戴首饰，避免穿着有金属装饰品的衣服；

7 体检前一天准爸妈要避免过晚吃晚餐，保证充足的睡眠。

去什么医院做孕前体检

准妈妈和准爸爸可以根据自己所在地的情况，选择正规的医院进行体检。通常来说，妇幼产科医院和中型规模以上的综合医院，都提供孕前体检服务。也可选中一家地理位置、收费、医疗水平、设备条件、服务都较为满意的医院，将孕前体检、孕期体检、生产都安排在这里。当然，前提是准妈妈和准爸爸要进行多方调研，对目标医院的具体条件进行深入考察。此外，不同的医院对孕前体检所在的科系设置有所不同，有的在妇产科，有的在内科，还有的专门设置了孕前体检门诊，孕妈妈和准爸爸一定要事先咨询清楚。

准妈妈的孕前检查

准妈妈要进行的孕前重点检查项目有：染色体检查、性病检测、ABO溶血检查、性激素六项检查（月经不调者）、糖尿病筛查、脱畸全套检查、生殖系统检查、妇科内分泌检查、乳腺检查、遗传病检查、肝功能检查等。

准妈妈要进行的孕前常规检查项目有：尿常规检查、血常规检查、大便常规检查、口腔检查、内科检查、胸部透视、超生心动检查等一般体检项目。

准妈妈生殖系统健康的标准

1 外阴没有任何不适感和不适症状。
2 常规妇科检查未发现异常。
3 白带清洁度处于 2 度及以下。
4 白带分泌物未发现滴虫、霉菌等病原菌。
5 艾滋病病毒、梅毒血清检查、单纯疱疹病毒检查呈阴性。
6 乳腺检查未发现异常。
7 宫颈防癌涂片未发现异常。
8 B 超检查未发现异常。
9 优生优育筛查未发现异常。
10 性生活正常。

准爸爸的孕前检查

准爸爸要进行的孕前重点检查项目有：性病检查、染色体检查、泌尿生殖系统检查、遗传病检查、精液检查、肝功能检查。

准爸爸要进行的孕前常规检查项目有：尿常规检查、血常规检查、大便常规检查、口腔检查、内科检查、胸部透视、超生心动检查等一般体检项目。

准爸爸生殖系统健康的标准

1 生殖器没有不适感和不适症状。
2 精液检查未发现异常。
3 艾滋病病毒、梅毒血清检查呈阴性。
4 其余泌尿生殖系统检查未发现异常。
5 优生优育筛查未发现异常。
6 性生活正常。

你对风疹有免疫力吗

如果准妈妈在妊娠期间感染风疹，会对胎儿发育造成极大的伤害，引起严重缺陷，或导致流产和死胎。准妈妈若在孕早期感染风疹病毒，需要及时进行人工流产手术。目前，世界上对风疹病毒还不具备有效的治疗药物，主要是以改善症状和减轻痛苦为主。因此，接种风疹疫苗对准妈妈是必不可少的保护措施，意义重大。准妈妈应至少在孕前 6 个月接种风疹疫苗，使身体有足够的时间消除病毒的危害和产生抗体。风疹疫苗具有一次接种终身免疫的特点，有效率高达 98%，但是一定要在孕前进行接种。

你处于性传播疾病的风险中吗

衣原体疾病也是最常见的一种性传播疾病，但是它却并未被列入孕前的常规检查项目中。大部分感染衣原体疾病的患者都没有明显症状，因此更容易被准妈妈忽视。如果准妈妈感染了衣原体疾病，又没有及时治疗，

它就会被传播到胎儿体内，可增加流产、早产、羊膜腔感染、产褥期感染及胎儿发育异常的概率。因此准妈妈要在孕前检查中要求增加衣原体感染检查。

传染病的预防很重要

备孕期准爸妈要加强对传染病的预防意识，避免对胎儿的生长发育造成不可挽回的影响，要重点预防风疹病毒感染、巨细胞病毒感染、水痘病毒感染、单纯疱疹病毒感染、弓形虫病毒感染、疟疾、乙肝、淋病、生殖器疱疹、结核病等传染病。阻断传染源的方法除在孕前检查中及时发现并进行治疗，以及接种疫苗外，准爸妈还应避免经常到拥挤嘈杂的公共场合活动，避免接触传染病患者；加强体育锻炼，合理膳食，增强抵抗力；注意饮食和环境的安全卫生，生食和熟食要分开烹调，避免蚊虫叮咬；避免接触和饲养宠物；注重个人卫生和生活用品卫生，不相互使用毛巾、贴身衣物等，不使用不洁马桶，避免不洁性生活。

准妈妈孕前口腔检查的必要性

准妈妈通常容易忽视口腔疾病和口腔检查。事实上，怀孕期间许多疾病的发生都和口腔疾病不无关系，如因牙周炎、牙石、牙垢等因素而形成的妊娠期口腔瘤，或因牙周炎、牙龈炎病菌侵入血液，导致宫内感染、早产、动脉硬化、心脏病、新生儿体重过轻、新生儿患先天性心脏病等诸多严重问题。因此，准妈妈一定要在孕前做一次全面的口腔检查。

1. 牙周炎。牙齿的周围支持组织遭到破坏，包括牙龈、牙周膜、牙槽骨和牙骨质，是一种慢性感染性疾病，引发牙周支持组织发炎和病变。表现为牙龈炎、牙龈出血、牙周袋形成、牙槽骨吸收、牙齿松动移位、咀嚼无力、牙齿自行脱落等症状。

2. 牙龈炎。牙龈的急慢性炎症，表现为牙龈肿痛、牙龈出血等症状，严重时还可导致牙周炎。由于孕期人体激素水平的变化，还可加重原有的慢性牙龈炎，使牙龈发生肿胀或瘤变。

3. 龋齿。俗称“蛀牙”，是蔗糖等糖类食物进入口腔后，在牙菌斑内发酵，产生一种酸性物质，这种物质进入牙齿，破坏了牙齿中的无机物而产生的。表现为龋洞、牙体松软、对冷热刺激敏感等症状。

4. 智齿。也即口腔内最靠近咽喉的上下左右四颗第三磨牙。智齿可引起龋齿、牙周炎、牙髓炎、牙痛、牙列不齐等症状。

理性对待检查结果

在拿到孕前体检报告后，准爸妈要客观、理性地对待检查结果。在检查报告中，对于每一项检查，都设有一个正常范围的参考值，如果你的检测结果超出了这个范围，并不一定就说明你的身体绝对有问题。有时，因为特殊情况，如准妈妈意外怀孕等，会影响检测结果，这个时候不要武断和紧张，应详细咨询医生，由医生进行判断。

如果确实有一些数值显示在不正常范围内，此时也要考虑是否并非存在单一指向性的疾病，要进行全面和总体的分析和排查，看看是否还存在其他的疾病。

此外，对于不同的医院，由于使用的检测方法和化验试剂的不同，其参考值范围是存在差异的。因此准爸妈不要使用其他医院的参考值范围来对比在本院的检查结果，以免被误导。

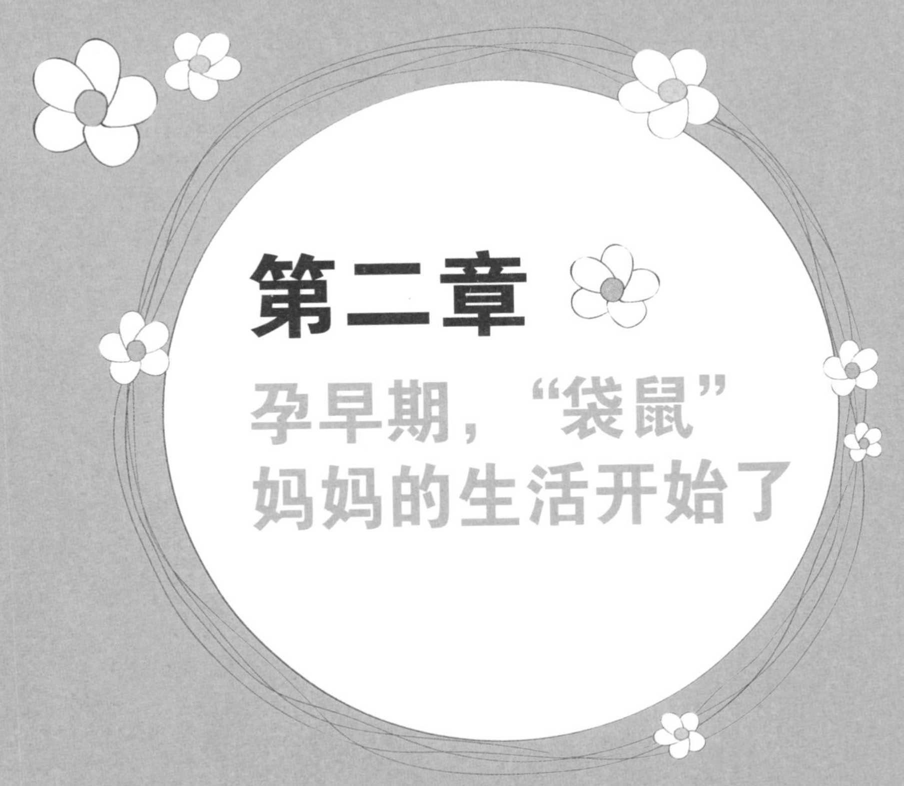

第二章

孕早期，“袋鼠”妈妈的生活开始了

准妈妈终于升格成为真正的孕妈妈了！实在是可喜可贺。妊娠最初的12周通常被称为孕早期。在这段时期，身形依旧苗条的孕妈妈要开始承受早孕反应了，孕吐、尿频、疲倦等不适纷纷袭来，角色的转换就是如此之快，如此使人痛并快乐着，“怀揣”着自己的心肝宝贝，好好享受这伟大的孕育过程吧！

1～2周

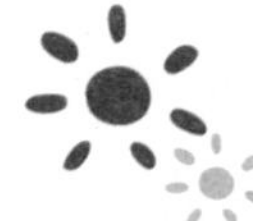

还不是真正的孕妈妈

胎宝宝的生长发育

妊娠周期是从准妈妈孕前最后一次月经来潮期开始计算的，最后一次月经的第 1 天即为妊娠第 1 日。而排卵期通常为从月经来潮第 1 日算起的第 12~17 天。由此可见，在孕 1~2 周，主要是等待释放卵子、等待卵子与精子相遇并受精的时期。大部分准妈妈在这时还在备孕状态，还不是孕妈妈。

卵子在卵巢中成熟后便会被释放出来，被输卵管末端的输卵管伞抓住，并收入输卵管内。此时卵子可以在输卵管中存活 48 小时，等待与精子的相遇，如果没有受精，它会在下一次月经时和子宫内膜一起被排出。

精子在被射出后，要先穿过子宫颈分泌的黏液，再穿过子宫进入输卵管，与卵子会合。若此时卵子尚未排出，精子最长可以存活 72 小时。

也就是说，在排卵日前 3 天到后 2 天这段时期内同房，受孕概率较大。

准妈妈的身体变化

准妈妈此时的身体并不存在任何变化，只要放松心情，耐心等待，小生命就会如期降临。

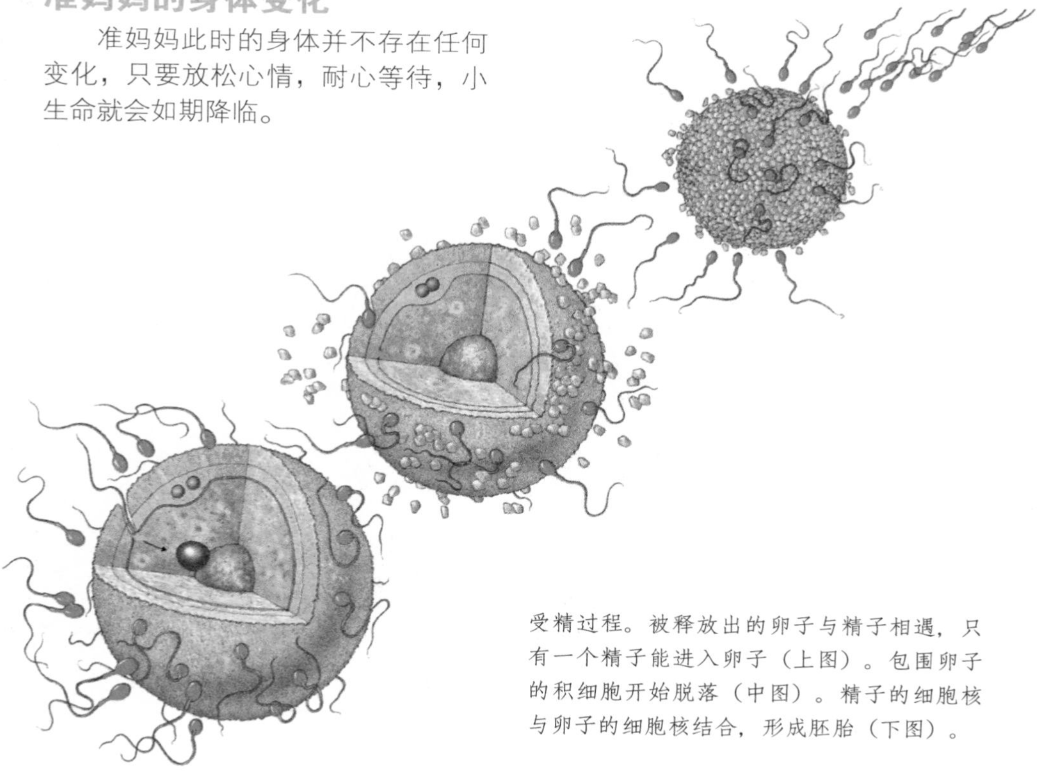

受精过程。被释放出的卵子与精子相遇，只有一个精子能进入卵子（上图）。包围卵子的积细胞开始脱落（中图）。精子的细胞核与卵子的细胞核结合，形成胚胎（下图）。

营养与饮食

多喝水

对即将怀孕的准妈妈来说，良好的体液环境是孕育出健康胎宝宝的必要保障。因此准妈妈在孕前与孕后都要适当地多喝水，但要注意千万不要等口渴了才喝，在条件允许的情况下要坚持喝白开水。准妈妈要保持每天1500毫升左右的饮水量，这其中包括从饮食中摄取到的水分。准妈妈最好选择在最佳的饮水时间进行饮水，即每天晨起喝一次，白天每隔1~2小时喝一次，晚饭后尽量少饮水，遵循这样的饮水原则，可以充分改善准妈妈的内分泌，提高腑脏的功能，增强免疫力，对健康受孕极为有利。

几种不能喝的水

1 没有烧开的水。这种水中含有致癌物，严重威胁准妈妈的健康。

2 陈水。在空气中暴露4小时以上以及在暖瓶中储存超过24小时的水，不仅水的活性大大丧失，还会滋生多种细菌，生成致癌物亚硝酸盐。

3 反复煮沸的水。这种水中含有大量的钙、镁等金属物质，会使人产生腹胀、腹泻等症状，还会生成致癌物亚硝酸盐。

4 纯净水。纯净水虽无杂质，但却也不含矿物质，长期饮用会导致营养失衡和抵抗力下降。

问答

Q: 月经周期不规律，怎样才能确定排卵日？

A: 有三种方法。第一，可用优生检测镜检测。每天清晨滴一滴唾液在检测镜片上，将其风干或烤干，如果看到“羊齿状”的图像，则说明到了排卵日。第二，观察阴道黏液的变化，在排卵日前1~2天，阴道分泌物增多，呈清澈透明状，用指尖触摸能拉出很长的细丝，出现这样的白带说明马上要排卵了。第三，按照基础体温的变化进行判断，排卵前1~2天和排卵当天，是月经周期中基础体温最低的日子。若能将以上三种方法结合进行判断，可增强结果的准确性。

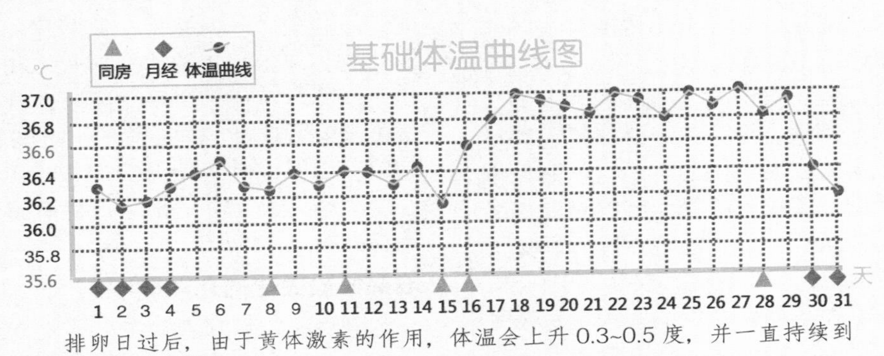

排卵日过后，由于黄体激素的作用，体温会上升0.3~0.5度，并一直持续到整个月经周期结束。

多吃防辐射的食物

电器所产生的辐射会对准妈妈的健康受孕产生不利的影响，因此准妈妈除了要尽量远离辐射源，还要多吃一些能够对抗辐射的食物，这类食物富含优质的蛋白质、磷脂以及维生素A、维生素K、维生素E和B族维生素，能够保护生殖器官的功能，如牛奶、鸡蛋、肝脏类、菜花、圆白菜、茄子、扁豆、萝卜、胡萝卜、黄瓜、番茄、油菜、芥菜、香蕉、苹果等食物。

孕妈妈食谱推荐

红枣山药汤

材料：山药200克，桂圆肉5克，红枣4颗，冰糖12克。

做法：❶ 将山药去皮洗净切块；桂圆肉、红枣洗净，浸泡备用。

❷ 净锅上火倒入水，下入山药、桂圆肉、红枣、冰糖煲至熟即可。

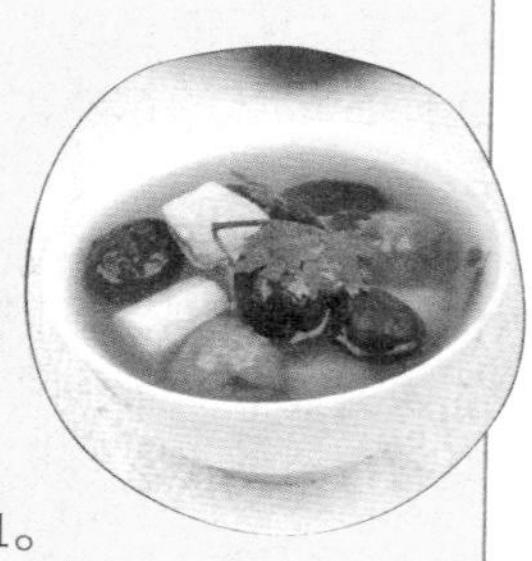

推荐理由：调养身体，预防和治疗贫血。

羊肉生姜粥

材料：羊肉片100克，姜丝10克，大米80克，葱花3克，盐2克，鸡精1克，胡椒粉适量。

做法：❶ 姜丝洗净；羊肉片洗净；大米淘净，备用。

❷ 大米入锅，加适量清水，旺火煮沸，下入羊肉片、姜丝，中火煮至米粒开花。改小火熬至粥熟，调入盐、鸡精、胡椒粉，撒入葱花即可。

推荐理由：散寒暖身，为受孕做好充足准备。

环境与孕期护理

张贴婴幼儿海报

据说，准妈妈在怀孕时期多看带有自己喜欢的漂亮宝贝的图片，就能让自己也生出那么漂亮、可爱的宝宝，而且还能让自己的宝宝与图片上的宝贝十分相像。无论这种说法是否有科学依据，在准妈妈的房间内张贴大幅的婴幼儿海报，的确能够起到改善准妈妈情绪的作用，能够让准妈妈每天保持愉悦的心情，这不仅有助于怀孕，还能够在孕期使腹中的胎宝宝也感受到妈妈的快乐情绪，从而健康快乐地成长。

远离化学物质和有毒气体

准妈妈应远离镉、铬、镍、钼、铅、砷、苯等化学物质以及农药，还应远离二氧化硫、一氧化碳、氮氧化物、氯化物、浮尘和焦油等有毒气体和物质，以免影响受孕或对胎宝宝造成不良影响。因此准妈妈应避开油烟味重的厨房以及吸烟者所处的地方，还要注意装修污染，并远离会产生有毒有害物质的工作场所。

准妈妈最关注的几项数字

准妈妈一直在为怀孕做着不懈的努力，期待着有一天能够受孕成功，成为孕妈妈。因此，准妈妈有必要提前掌握一些关于孕期时间、频率的数字，以便对整个孕期有一个更加清楚的宏观认识，帮助准妈妈更理智、更从容地等待角色的转换。

266 天。理论上讲，自受孕之日起到分娩之日，胎宝宝在母体内的生长时间为 266 天。

280 天和 40 周。妊娠周期的计算，是从孕前最后一次月经的第 1 天开始的，到分娩之日，一共是 280 天，即 40 周。

28 天。女性的月经周期是 28 天为 1 个周期，因此妊娠月份的计算也是以 4 周、28 天为 1 个月进行计算的。

日加 7，月加 9。预产期的计算方法，是先确定孕前最后一次月经的首日日期，再在这个日期的基础上，日子加 7，月份加 9 或减 3，即为预产期的日期。

头 3 个月，中 4 个月，后 3 个月。分别代表孕期三个重要阶段的时长，即孕早期、孕中期、孕晚期。

40 天。妊娠反应大约在停经 40 天左右出现。

第 12 周。妊娠反应大约在妊娠第 12 周左右消失。

每 12 小时 30~40 次。这是胎动的正常次数，最低应不低于 15 次。

妊娠第 28~37 周。这是早产发生的时间。

每分钟 120~160 次。这是胎心音的正常次数。

超过预产期 14 天。这是过期妊娠的标志。

12~16 小时或 6~8 小时。这是产妇的产程，初产妇的产程要长一些。

准爸爸的贴心守护

创造浪漫的性生活

排卵期是至关重要的时期，准爸爸很有可能马上就能实现做爸爸的梦想了。这两周准妈妈可能会有焦虑的情绪，准爸爸要为准妈妈营造浪漫幸福的生活氛围，让准妈妈彻底放松下来，带着愉悦的心情进行性生活。在性生活中，准爸爸要加强前戏的时间，充分调动准妈妈的性兴奋，不能一味地为了使准妈妈受孕，而不顾及准妈妈的感受，只有完美的性爱才能造就优秀的胎宝宝。

平躺有利于受孕

同房过后，准妈妈不要立刻清洁阴道，而是应该在床上静卧半小时，同时在臀部下方垫一个靠垫或枕头，防止精液过早流出阴道，还能帮助精子更快更好地向子宫游动，增加受孕机会。

将臀部高高垫起，可防止精液过早流出阴道。准妈妈需保持这个姿势 30 分钟以上。

胎教方案

胎教是什么

胎教就是孕妈妈有意识地采取的对胎宝宝进行积极影响的方法。胎教有广义和狭义之分。广义的胎教主要指准妈妈在饮食、情绪、环境等护理中所采取的措施，包括营养胎教、环境胎教、情绪胎教等。狭义的胎教是最为人们所熟知的胎教方法，主要通过直接的方式促进胎宝宝大脑和感官的发育，如音乐胎教、语言胎教、抚摸胎教、美术胎教、冥想胎教、运动胎教、光照胎教等。广义和狭义的胎教应该是同时进行的，不可仅倾向于其一。科学研究证明，胎宝宝还在胚胎期就已经具备了很出色的大脑，并且胎宝宝在妈妈腹中就具有了记忆系统，这为胎教的可行性奠定了可信的科学基础。

胎教能起到什么效果

胎教是否真的有用呢？接受过胎教的宝宝是否真的比没有接受过胎教的宝宝更具备先天的优势呢？临床实践表明，充分接受过胎教的宝宝，在出生后比没有接受过胎教的宝宝更容易照顾，如不爱哭，在饥饿、尿湿等不适得到满足之后便会停止啼哭等；此外，接受过胎教的宝宝能够更早地与父母进行“语言”互动，能够用自己独特的“婴语”与父母进行交流，还能够更早地理解和辨认父母的语言以及一些常见事物，并能较早地学会一些基础语音的发音方式，能够比没受过胎教的宝宝更早地学会说话。

勿入胎教误区

胎宝宝在妈妈腹中的大部分时间都处在睡眠状态，若随时随地进行胎教，很有可能影响胎宝宝的睡眠，易导致胎宝宝发育不全，或出生后患上小儿多动症。但是也不能一听到有胎动，就进行胎教，偶尔的胎动只表示胎宝宝在睡眠中进行了翻动，并不表示他处在清醒的状态。所以妈妈要遵循胎宝宝的胎动规律，在其清醒状态下进行胎教，且每次胎教的时间不要过长，以20分钟左右为宜，使胎宝宝和妈妈都不会过分劳累。若在孕早期还没有出现胎动时，准妈妈可以自行定时进行胎教，控制好每天胎教的次数和时间，以免影响到胎宝宝的休息和发育。

问答

Q：胎教应该从什么时候开始？

A：从严格意义上讲，在受孕那一刻之前的至少三个月，就应该开始实施广义上的胎教了，即从优孕观念出发，打造优身、优时、优境的最佳状态，让最健康最富活力的精子和卵子结合，让父母的精良基因在受精卵中高度重新组合，从而实现优生。通常来说，从受孕那一日起，就可以开始实施狭义上的胎教了，可以主要进行语言胎教、冥想胎教和艺术胎教。当胎宝宝的感觉器官发育成熟，能够接收并反馈外界所传达的信息时，可以加强语言胎教、音乐胎教、抚摸胎教和光照胎教的力度。总之，分娩前任何阶段所进行的胎教都为时不晚。

孕早期应做的检查

选择一家好医院以及你信赖的产科医生

孕早期是指怀孕的最初 3 个月。在孕早期，孕妈妈要尽早得知自己怀孕，可以自行通过早孕试纸检测得知，然后尽快调整生活方式和饮食，以免在不知情的情况下对妊娠造成不良影响。在妊娠的第 8~12 周左右，也就是孕妈妈停经超过 28 天以上的时候，孕妈妈要到医院进行第一次检查，确认怀孕，筛查是否有宫外孕的情况发生。若无宫外孕，孕妈妈再根据自己的健康状况、经济条件以及居住地点、医院医疗水平等情况，选定一家医院作为自己此后检查和分娩的定点医院，建立孕期保健档案。孕妈妈一定要选择正规的大型医院或妇产专科医院建档，并选定一位能让自己信赖的产科医生，作为整个孕期自己去做检查和咨询的医生，直至分娩。

第一次产前检查都查什么

首先，医生会询问一些过往的月经、妊娠、病史等方面的情况，包括：

1 月经周期的天数，最后一次月经的首日日期，以及停经后出现了哪些特殊情况；

2 曾经妊娠过几次，流产和分娩过几次，其中自然流产和人工流产的次数；

3 有过哪些病史、手术史以及过敏史；

4 丈夫的健康情况；

5 有无家族遗传病史。

然后，会要求孕妈妈进行下列项目的检查：

检查类别	具体项目
常规检查	测量身高、体重、视力、血压，检查心脏、乳房情况
怀孕确诊检查	B 超（超声波）检查，子宫和生殖器官的检查
辅助检查	血常规、血型、尿常规、乙肝五项、肝肾功能、母血甲胎蛋白、人免疫缺陷病毒、巨细胞病毒、风疹病毒、梅毒、弓形虫、绒毛细胞检查等

多久做一次产前检查

除去孕早期的第一次产前检查，从妊娠第 13 周开始，孕妈妈需要每 4 周进行一次产前检查，第 28 周开始到第 36 周，检查时间缩短为每 2 周一次，到了第 36 周，则变为每 1 周进行一次，直至分娩。具体来说，孕妈妈在孕期的第 16、20、24、28、30、32、34、36、37、38、39、40 周都要进行产前检查。

3～4周 小生命降临了

胎宝宝的生长发育

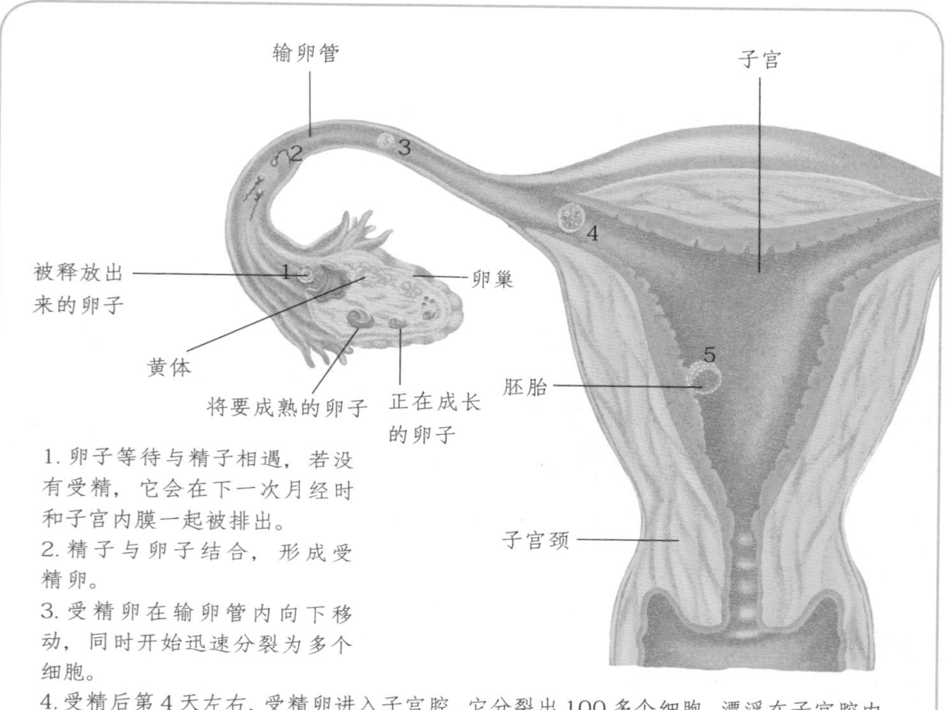

1. 卵子等待与精子相遇，若没有受精，它会在下一次月经时和子宫内膜一起被排出。
2. 精子与卵子结合，形成受精卵。
3. 受精卵在输卵管内向下移动，同时开始迅速分裂为多个细胞。
4. 受精后第4天左右，受精卵进入子宫腔，它分裂出100多个细胞，漂浮在子宫腔内。
5. 受精3周后，受精卵开始着床，它将自己牢固地植入柔软厚实的子宫内膜之上，至此完成受孕。

最具活力、跑得最快的那颗精子，终于“翻山越岭”与卵子会合了，它奋力钻入卵子中，受精卵就此形成。它只有大约0.2毫米大小，重1.505微克。这两周受精卵将实现从受精到着床的全过程。准妈妈成了真正的孕妈妈，神奇的孕育之旅从此开始。

从受精卵形成的那一刻起，胎宝宝的性别就已经被决定了。此后，这颗受精卵将通过输卵管进入子宫着床，在这个过程中它将迅速由一个细胞分裂成多个细胞，成为一个总体积不变的实心细胞团，又名“胚泡”。经过3周左右的时间，受精卵进入子宫腔并埋入子宫内膜中，这意味着它已经“着床”了。此时的受精卵被称为“囊胚”。此后，着床的受精卵开始慢慢长大，到孕1月结束时，它已经长约5毫米，变成一个椭圆形的小物体。其隆起部分便是心脏原基，它虽不具有心脏的形状，却已经有了活力。早期提供给胎儿营养的胎盘、绒毛和脐带在这时候也开始了它们的使命。

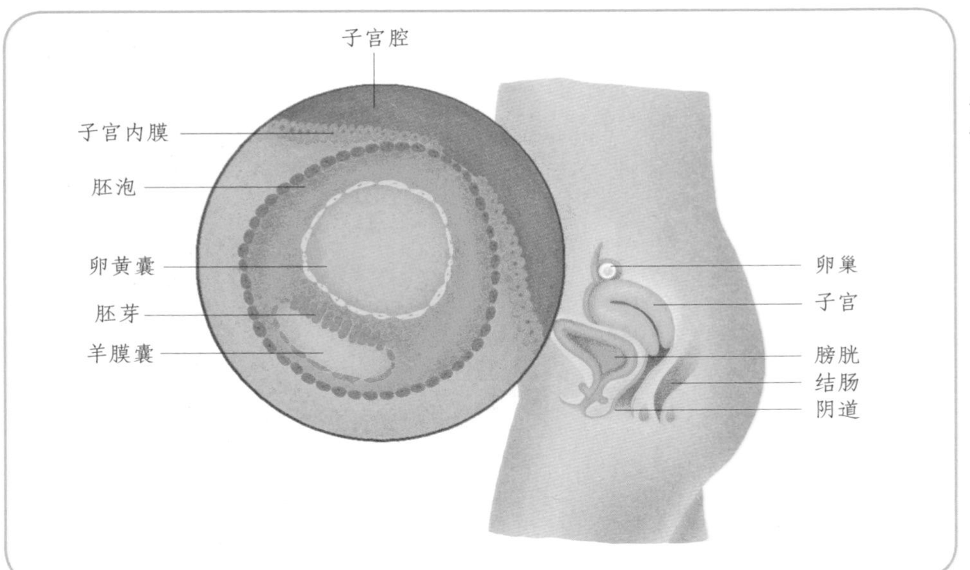

孕妈妈的身体变化

这两周期间准妈妈的身体看起来不会有任何变化，准妈妈自己可能也没有什么感觉，但是在体内却进行着一场生命的创造和革命。此时黄体激素开始分泌，使子宫变得柔软，阻止排卵和月经来潮，同时子宫颈黏液会开始变得更加黏稠，使子宫封闭起来，起到保护胎宝宝的作用。

某些敏感的准妈妈这时候可能会稍感到疲倦，或下腹部有胀闷的感觉，甚至会有少量出血的情况。此时准妈妈通过早孕试纸已经可以证实自己怀孕，要及时到正规大医院或专科医院进行确认，并根据健康状况、经济条件、居住地点、医院医疗水平选择孕期保健和分娩的定点医院，建立孕产期健康档案。

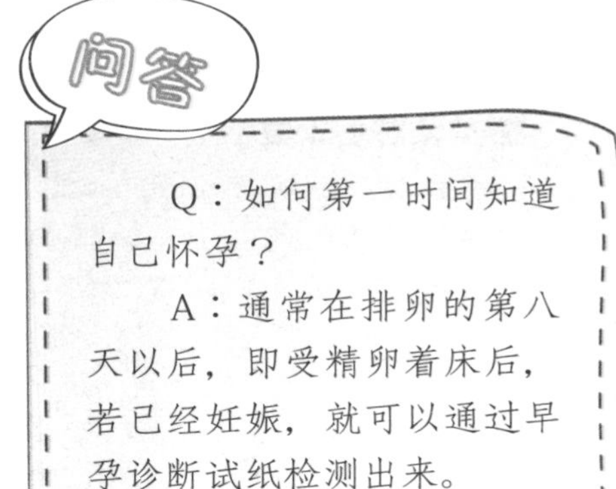

Q：如何第一时间知道自己怀孕？

A：通常在排卵的第八天以后，即受精卵着床后，若已经妊娠，就可以通过早孕诊断试纸检测出来。

营养与饮食

坚持服用叶酸

孕期前三个月是胎宝宝神经管发育的关键时期，准妈妈要继续备孕期每日补充叶酸的好习惯，服用方法和用量一般应保持不变。在服用叶酸制剂片的同时，也要注意补充富含叶酸的食物，如深绿色蔬菜、动物肝脏、谷物类食物、豆类、坚果类食物、新鲜水果等。

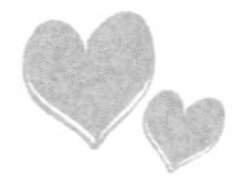

孕妈妈食谱推荐

西蓝花双菇

材料：草菇100克，水发香菇10朵，西蓝花1个，胡萝卜1根，盐、鸡精各3克，白糖、水淀粉各10克，花生油适量。

做法：❶所有原材料洗净，胡萝卜切片。

❷锅加适量水烧开，将胡萝卜、草菇、西蓝花分别放入汆水。

❸锅烧热，放入花生油，放香菇、胡萝卜片、草菇、西蓝花炒匀，加少许清水，加盖焖煮至所有材料熟，加盐、鸡精、白糖调味，以水淀粉勾薄芡，炒匀即可。

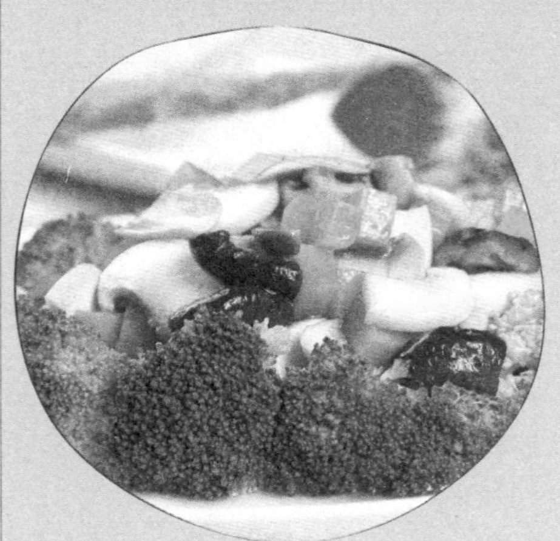

推荐理由：西蓝花具有促进胎儿骨骼生长的作用，与蘑菇、胡萝卜一同食用，还能够缓解食欲不振，预防癌症，提高孕妈妈的抗病能力。

菠菜猪肝煲木耳

材料：猪肝300克，菠菜100克，木耳50克，花生油30克，精盐适量，味精3克，葱、姜各8克。

做法：❶将猪肝洗净切片焯水，菠菜洗净切段，木耳洗净备用。

❷锅上火倒入花生油，葱、姜煸香，倒入水，下入猪肝、菠菜、木耳，调入精盐、味精煲至熟即可。

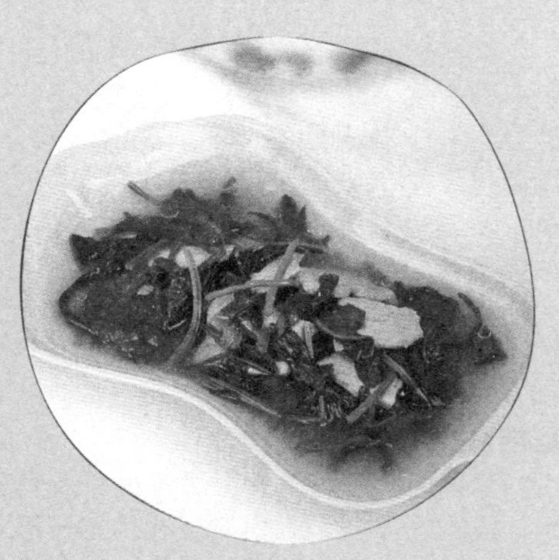

推荐理由：木耳能够促进大脑发育，猪肝和菠菜能够补血养血，将二者炖汤食用，能够对孕妈妈和胎宝宝起到很好的保健食疗作用。

不是所有的酸味食物都能吃

孕妈妈在孕期口味开始转变，多数喜爱吃偏酸的食物。在孕期适当多吃一些酸味食品，能够刺激胃液分泌，提升食欲，促进消化，改善早孕呕吐等妊娠反应带来的胃口和消化功能不佳，而且酸味食物还能提高孕妈妈对钙、铁、维生素等营养成分的吸收率，有助于胎宝宝的生长发育。但是，并不是所有的酸味食物都适合孕期食用，如经过腌制的酸菜和泡菜，其中含有大量的致癌物亚硝酸盐，并且其中的养分已经被破坏殆尽；再如山楂，虽然含有丰富的维生素C，但是却同时具有刺激子宫收缩、引发流产和早产的成分，尤其对于处在孕早期的孕妈妈，更不可轻易食用。孕妈妈可以选择那些较为安全的酸性食物，如橘子、葡萄、苹果、石榴、番茄等。

环境与孕期护理

远离皮肤致敏源

孕妈妈在怀孕期间由于激素的急剧变化，尤其是动情激素和黄体激素这两种女性激素大量增加，或多或少会对皮肤产生一定影响，使其越发敏感。因此孕妈妈在孕期一定要注意远离皮肤致敏源，如防腐剂、芳香化合物、色素、毛料材质衣物等，极易引起孕妈妈的皮肤过敏反应，导致如荨麻疹、湿疹、接触性皮肤炎、药物疹、干性皮肤炎、疥疮感染等症，严重危害母婴安全和健康。在冬天，容易皮肤干燥的准妈妈可以适当涂抹一些安全的润肤油保护肌肤，夏天则要穿着宽松透气的服装，保持肌肤干爽。

孕妈妈洗澡有讲究

1 **改变沐浴方式。**进入孕期的孕妈妈要逐渐调整沐浴方式，不能再泡澡，而要变为淋浴的方式，直至分娩。这是因为孕期孕妈妈的阴道抵抗力减弱，更容易受到外来病菌的侵袭，引起宫颈炎、附件炎、子宫感染等症，不仅增加了胎宝宝患先天病和畸形的危险，还有可能导致早产。

2 **控制好沐浴时间。**孕妈妈的洗澡时间不宜太长，以不超过15分钟为宜。洗澡时间过长容易造成胎宝宝缺氧，影响胎宝宝神经系统的正常发育，同时孕妈妈也会因为长时间站立在封闭闷热的沐浴室内，而导致缺氧和腿部乏力，容易造成滑倒和摔伤。

3 **控制好水温。**孕妈妈不能用温度过高的热水洗澡，否则会破坏羊水的恒温，损坏胎宝宝的脑细胞。水温一般应保持在比体温略高的37~38℃间。这样也不会使沐浴室的室温过高，避免造成胎宝宝宫内缺氧，导致发育不良。

孕早期要停止性生活

严格意义上讲，从受孕之日起，到孕初的12周内，应该严格禁止房事。孕初期是胎宝宝“牢牢扎根”的最关键时期，此时胎盘还尚未形成，胎宝宝与母体之间的连系并不牢靠，随时都有意外流产的可能。如果在这时同房，孕妈妈因性兴奋和性高潮引起子宫收缩，加上精液中前列腺素对子宫的刺激作用，强烈的宫缩很容易导致流产。尤其对于有过流产史、习惯性流产、宫颈闭锁不全、早产、羊膜早破、阴道炎、重大内科疾病、胎盘前置等病症的孕妈妈，应绝对禁止同房。

高龄孕妈妈要注意的问题

35岁以上的高龄孕妈妈，卵子逐渐老化，容易受到各种环境因素的影响，导致染色体变异，形成不正常的受精卵，发生流产、死胎、难产、妊娠高血压综合征、畸形儿、遗传性疾病儿、先天疾病儿的概率比一般孕妇要高出2~4倍。因此高龄孕妈妈要加强产前检查，应从确认怀孕之日起，每半个月进行一次常规检查，第8个月起每周进行一次常规检查；第4个月起开始每周一次的宫内检查，及时发现各种症状和问题，以便尽早采取措施。此外，高龄孕妈妈，特别是高龄初次怀孕的妈妈，一定要特别注意孕期的心情调适，尽量消除紧张和焦虑情绪，以免给胎儿生长造成多一重的影响，要相信自己能够顺利度过孕期，产出健康活泼的宝贝。

把紧身衣收起来

孕妈妈从现在起要改穿宽松舒适的衣服，把紧身的小尺寸衣服收起来吧。孕妈妈的身材在孕期会逐渐变得圆润丰满起来，小尺寸的衣服不仅不能适应孕妈妈身材的变化，还会影响孕妈妈的呼吸和血液循环，甚至引发腿部的静脉曲张，不仅妈妈感到憋闷，还会限制胎宝宝的活动和舒适性。孕妈妈可以购买专门的孕妇服装，也可选择不束腰、胸部宽大、下摆宽大、裤腰宽松的服装穿着，以透气、保暖、宽松、舒适为原则，材质尽量选择纯棉质地。

计算预产期的方法

前面提到过孕妈妈的妊娠周期和实际怀孕日期分别为280天和266天。那么如何利用公式简便计算出自己的预产期呢？只要孕妈妈对自己最后一次月经的首日日期做过记录，就可以用这个公式轻松算出预产期：最后一次月经首日日期的月份加9，日子加7等于预产期的日期。这种算法会有1~2天的误差，这是因为每个月的天数不同。因此在计算结果的基础上，最后一次月经日期月份在3、5、12月的，将计算结果减去2天，在4、7、10、11月的，将计算结果减去1天，在1、2、6、8、9月的，则可以保持不变。

这个计算方法只适用于月经周期较为规律的孕妈妈，即28天为一个月经周期。如果孕妈妈的月经周期大于或者小于28天几日，则应在预产期计算结果的日期上，加上或者减去这几日，即为最终计算结果。

准爸爸的贴心守护

做好家务的分配

在孕早期，孕妈妈的妊娠不适反应正在陆续出现，但这并不意味着孕妈妈不能做家务活，定期适当地做一些对身心有帮助的轻量家务劳动，能够让孕妈妈的身体得到舒展和锻炼，促进血液的流通，长期养成固定的生活习惯，还能为将来的顺利生产打下良好的基础。因此在家庭生活中，准爸爸要分清哪些家务活对孕妈妈来说有益无害，哪些家务活必须由自己全权承担。较为轻松的家务劳动如用温水手洗小件衣物、叠衣服等可以坐着干的家务活，擦桌子、整理房间、蒸米饭、浇花等时间较短的家务活，以及去超市购买少量日用品等轻松的家务活，可以让孕妈妈自己完成。至于做饭、洗衣服、晾晒衣物、拖地等较重的，需要久站、弯腰、下蹲的家务活，还是应由准爸爸来承担。

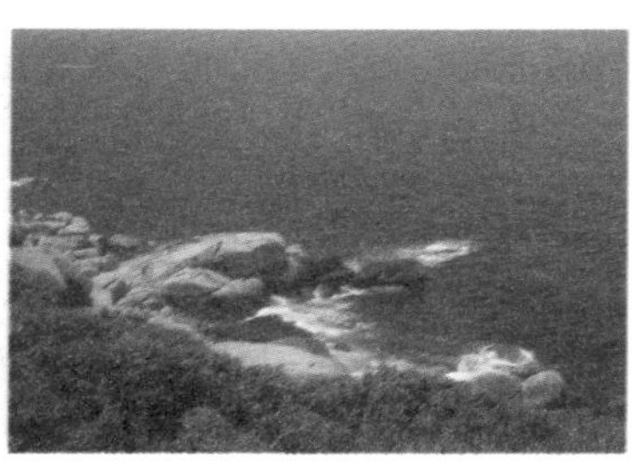

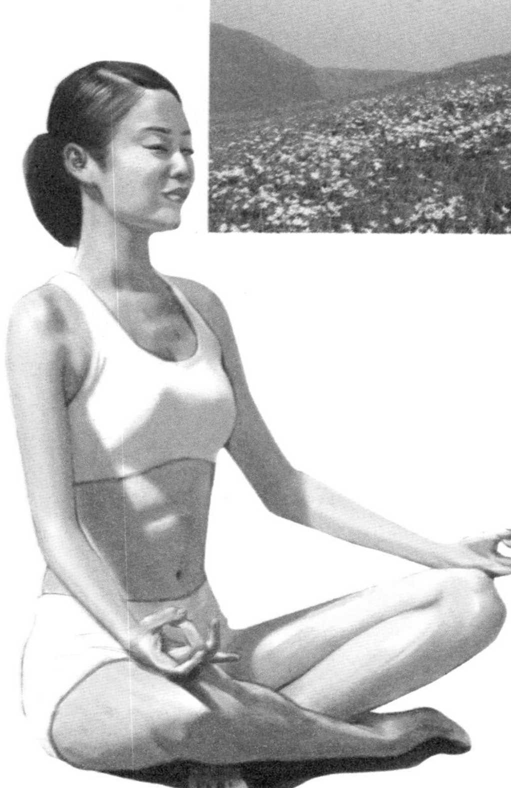

冥想时盘腿而坐，放松身心，尽量让舒适自然的画面占据自己的思维空间，达到愉悦的胎教效果。

胎教方案

冥想胎教：保持孕妈妈的愉悦心情

冥想胎教可以帮助孕妈妈放松心情，解除压力，缓解不适，使孕妈妈保持愉悦的好心情。冥想胎教不是随时随地都能进行的，最好选择一个固定的时间和场所，如黎明或黄昏，在安静的房间仰卧或者盘腿而坐。这时要彻底放松全身，调整呼吸，摒除杂念，专注地展开想象，想象最能让自己感到放松和惬意的画面，如碧蓝的海湾、幽静的树林等，渐渐地，远处传来孩子悦耳的笑声，让你情不自禁地微笑起来，仔细体会和感受自己在冥想中所感知的快乐；此外，也可以想象一下腹中胎宝宝的模样，有研究显示，这种冥想可能有助于胎宝宝朝着妈妈的意愿去塑造自己。

语言胎教：宝宝，你终于来了

怀孕成功了！开始试着对肚子里小小的胎宝宝说几句开场白吧：

我最亲爱的小宝贝，你现在好吗？等待了这么久，你终于来和爸爸妈妈见面了！你知道吗，爸爸妈妈正在为你的悄然而至激动不已，我们的三口之家正式成立了。现在的你是不是只有小苹果子那么大呢，你一定要乖乖地茁壮成长，爸爸妈妈会给你你所需要的一切，就这么静静地守护、陪伴着你，我们三个将一同度过很多的美好时光，爸妈要见证你成长中的每一个瞬间。从现在起，让我们一起开始这快乐的“捉迷藏”生活吧！

音乐胎教：给宝宝唱几首快乐的歌

虽然现在胎宝宝还很小，最大不过5毫米，但是准妈妈可以开始用唱歌的方式进行音乐胎教了。唱几首自己小时候最喜欢的儿歌，或者较为欢快的流行歌曲，也可以自编自唱，只要怀着愉悦的心情，就能对胎宝宝的成长产生积极的影响。

语言胎教：准爸爸的参与不能少

虽然孕妈妈走到哪里都能随时随地对胎宝宝进行胎教，但是来自孕妈妈一人的胎教并不能构成胎教的全部，准爸爸的参与也是必不可少的，而且准爸爸的声音更容易清晰地透过腹壁传达给胎宝宝，使胎宝宝更早地熟悉爸爸的声音，产生一种信赖感。在孕早期，准爸爸可以对话胎教为主，声情并茂地讲述每日生活中的见闻和趣事，或者是幽默故事以及笑话，最好能让孕妈妈愿意参与到准爸爸的讲述中，并感到兴奋和愉快，准妈妈被调动的情绪越愉悦，胎教效果就越好。

孕1月常见不适

疲倦和嗜睡

妊娠反应在怀孕第一个月才刚刚开始，并不严重，有的孕妈妈并没有产生任何不适，甚至还不知道自己已经怀孕。但是一些较为敏感的孕妈妈此时已经开始出现轻微的疲倦感，并且感到自己有些嗜睡，这都是正常的妊娠最初期的反应，孕妈妈不必烦恼和惊慌，只要坚持规律的作息方式，保证营养，不从事压力过大的工作，多进行穿插休息，就能应对轻微的不适感。此时妊娠反应才初露端倪，真正难熬的日子还在后面，孕妈妈要做好足够的心理准备，鼓足勇气迎接身体的挑战。

尿频

尿频通常是怀孕的一个标志。在孕早期，由于子宫的不断增大而占据了部分盆腔空间，使膀胱受到挤压和刺激，而出现尿频，这是正常的妊娠反应之一。孕妈妈如果出现尿频，可以注意控制每日的饮水量，不要过大，但也不能因为害怕尿频就不喝水或者憋尿，否则会对自身及胎宝宝都产生不利影响。此外，孕妈妈要注意在每晚7点以后尽量不喝水，晚餐不吃利尿的食物，如西瓜、冬瓜、薏米、萝卜等。在孕早期结束之后，尿频也会自行消退。但是，如果尿频同时伴有尿急、尿痛、血尿等症状，就不一定是单纯的妊娠反应了，有可能已经发生了尿路结石、膀胱炎、妊娠糖尿病等疾病，要及时到医院检查。

警惕宫外孕

宫外孕是指受精卵在子宫之外的地方，如输卵管、卵巢、盆腔、腹腔等处着床的妊娠，被称为“子宫外孕”，简称“宫外孕”，又称为“异位妊娠”。这种异位妊娠使受精卵无法正常发育，必然导致流产，严重者还会危及孕妇生命，要提早预防，及早发现，及时进行人工流产手术。

如果孕妈妈在怀孕后出现下腹部

突然的剧烈疼痛或绞痛、刺痛，阴道出血，或严重的恶心、呕吐、眩晕等症状，很有可能是宫外孕的征兆，要及时就医，避免导致大出血而危及生命。在备孕期间，准妈妈一定要检查是否患有急慢性输卵管炎、子宫内膜异位症、卵巢囊肿、子宫肌瘤、输卵管发育不良等妇科疾病，一旦发现要进行全面彻底的治疗，康复后再选择最佳的受孕时机进行受孕。

妊娠抑郁症

妊娠抑郁症在孕期的每个阶段都有可能出现。有的孕妈妈可能会因为孕期自己的身材和样貌严重走形，担心孕后无法恢复；或者因为孕期出现了诸多不适或病症，担心无法顺利完成妊娠和分娩；又或者因为妊娠环境、家庭因素、经济压力等方面的问题，而感到发愁、焦虑或恐惧，如此种种，都有可能造成孕妈妈一定的心理负担，而诱发妊娠抑郁症。

如果孕妈妈发生了诸如注意力无法集中、记忆力减退、频繁的焦虑感、暴躁、易怒、睡眠质量差、失眠、多梦、极易疲劳、食欲过旺、无食欲、厌世、无精打采、情绪持续低落、悲伤、哭泣等症状，若同时有5种以上的症状存在，就很有可能是患上了妊娠抑郁症。如果孕妈妈没有足够的重视和及时进行缓解、治疗措施，就很容易对胎儿的身体发育造成影响，出现畸形、智力发育不足等身体缺陷，还会导致妊娠高血压综合征、产后抑郁等严重后果。

所以一旦怀疑或确诊自己换上了妊娠抑郁症，孕妈妈就要积极进行自我调整，尽量放松心情，多做自己喜欢做的事情，转移焦虑情绪，多和准爸爸以及自己信任的医生、朋友交流、倾诉，多去户外走动，可适当参加一些聚会，多结交朋友；如果抑郁症较为严重，孕妈妈产生了伤害自己或他人的意图和冲动，就要及时寻求心理医生的帮助，以免延误病情。

问答

Q：孕早期能接触X射线吗？

A：不能。X射线是一种波长很短，穿透能力极强的电磁波，人体如果被X射线照射过多，可能产生放射反应，甚至受到一定程度的放射伤害，伤害程度与接受辐射的时间、剂量、射线与人体的作用方式、外界环境和个体差异等因素有关。用于医疗诊断的X射线照射剂量有严格的控制，接受一次正规的X射线检查对于一般成人的影响极小。但是，对孕妈妈来说，如果在怀孕期间，尤其是怀孕早期接受X射线照射，一旦超过胎宝宝的承受极限，很有可能导致胎宝宝死亡，或发生畸形、脑部发育不良、宫内停止发育等严重后果，还有可能增加流产的概率以及孕妈妈日后患癌症的风险。此外，据调查显示，出生前受到过X射线照射的孩子在出生后患白血病的概率也会增加。因此为了胎宝宝的安全和健康，孕妈妈在孕期应避免接受X射线照射。如果确有需要，孕妈妈要在正规医院的医生指导下做相应检查，同时须将怀孕的情况详细告知医生。

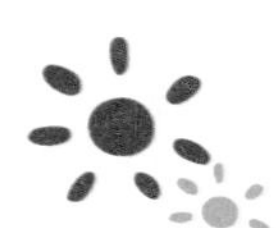

5周 主要器官开始生长

胎宝宝的生长发育

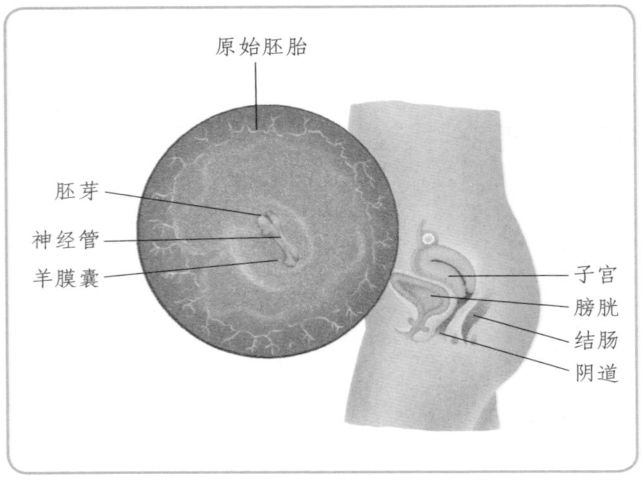

·身长约0.6厘米，重约1克；

·在子宫中扎根的胚囊此时已升级为胚胎，看上去很像一只微型的小海马；

·胚胎不断分化出了三个胚层，即外胚层、中胚层和内胚层，每一个胚层中的细胞都将形成胎宝宝身体的不同器官。外胚层将分化为神经系统、眼睛和内耳组织、皮肤表层组织、毛发和指（趾）甲等；中胚层将分化为骨骼、肌肉、结缔组织、循环系统、泌尿系统等；内胚层将分化成消化系统和呼吸系统的上皮组织，膀胱以及阴道的部分组织。自此，胚胎的主要器官开始逐渐出现和生长。在这其中，外胚层的神经系统和中胚层的循环系统最先开始分化，这就是为什么孕早期要每天坚持补充叶酸，旨在预防胎宝宝神经管发育不全；

·本周是胎宝宝先天性疾病的高发期，孕妈妈此时一定要注意避免接触致畸物，避免感冒和服药，维护好自身的健康。

孕妈妈的身体变化

孕妈妈的子宫内膜开始变得越来越柔软，但是恼人的恶心和呕吐也在这时开始逐渐出现，有部分孕妈妈甚至出现了乳房敏感、胀痛以及乳头触痛等症状，这些都是正常现象。

营养与饮食

饮食以清淡开胃为主

孕妈妈的恶心开始了，有时还伴随呕吐，使得孕妈妈的胃口越来越差，此时不必强求补充过多营养，尽量食用一些较为清淡和开胃的食物，只要能够被消化，就能将营养输送给胎宝宝。在食量方面孕妈妈也不用强迫自己，能吃多少就吃多少，但也不要不进食，只要保证热量和蛋白质的合理供应即可。孕妈妈可以选择粥、汤羹、凉拌小菜、豆制品、馅饼、苹果、鸭蛋、番茄、红枣以及用鱼香、茄汁、醋熘等烹调手法烹制的菜肴。

少吃猪肝

猪肝含有丰富的维生素A，能够

减少胎宝宝畸形的风险，但是如果孕妈妈摄入过量的维生素A，同样会导致胎宝宝的先天性发育不全。孕妈妈每周最多只能吃1~2次猪肝，每次不得超过50克，否则就有可能导致维生素A摄入过量。建议孕妈妈可以用胡萝卜、橘子等食物代替猪肝进行维生素A的补充，较容易掌握摄入量。

孕早期不用喝孕妇奶粉

孕妇奶粉比一般奶粉多添加了多种孕期所需要的营养物质，如叶酸、铁、钙、DHA等，能够满足孕妈妈的营养所需。但是在目前的孕早期，孕妈妈还不需要大量的热量和营养物质，只要保证日常的饮食均衡即可，况且处在恶心、呕吐等早孕反应中的孕妈妈，也会对奶粉产生抗拒。等到了孕中期和孕晚期，早孕反应消退，孕妈妈的营养摄取不能满足胎宝宝的快速成长时，再进行补充。

孕妈妈食谱推荐

木瓜煲鲈鱼

材料： 鲈鱼1条，木瓜125克，精盐5克。

做法： ❶将鲈鱼洗净斩块；木瓜去皮、子洗净，切方块备用。

❷净锅上火倒入水，调入精盐，下入鲈鱼、木瓜煲至熟即可。

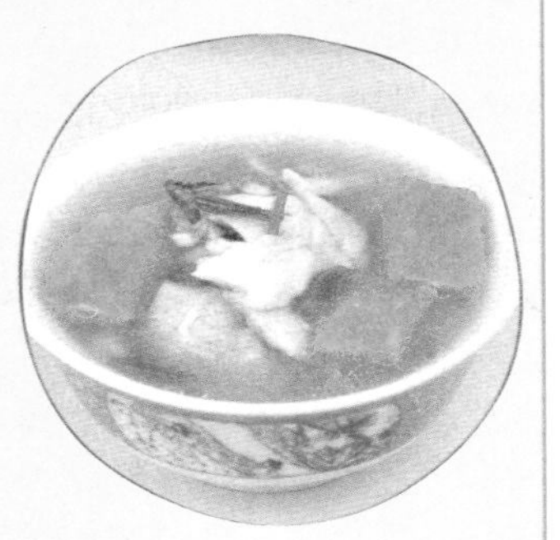

推荐理由： 此款鱼汤能够开胃、止孕吐、补虚强身，非常适合处在早孕反应中的孕妈妈食用。

环境与孕期护理

精挑细选床上用品

孕妈妈在孕期的休息和睡眠至关重要，如果孕妈妈长期休息不好，很可能会影响到胎宝宝的发育，造成先天性的发育不全等症。因此孕妈妈的床上用品应尽量选择舒适、软硬适中的材质。

1 材质。准妈妈的床单、被罩、枕套、枕巾应选择纯棉质地，避免使用化纤或混纺材质。被子尽量不要选择羽绒被，否则会影响孕妈妈的呼吸系统健康。可多准备几套床单、被罩、枕套和枕巾，方便及时换洗和晾晒。

2 高度。枕头的高度以10厘米左右为宜，过高的枕头会压迫颈动脉，使大脑供血不足，引起脑缺氧；过低的枕头容易使孕妈妈颈部酸痛、落枕、口干舌燥、易打鼾。

3 软硬度。床垫的软硬度应以适中偏硬为准，也可较硬，但不宜过软。孕妈妈睡过软的床垫，容易导致身体疲惫，造成慢性腰肌劳损，床垫过硬则会导致孕妈妈在睡眠中频繁翻身，多梦易醒。如果孕妈妈睡的是硬板床，就要铺上 10 厘米左右厚度的棉垫，或者重量为 4 千克以上的棉被褥。

不用室内芳香剂

室内芳香剂的使用原理是用一种更强烈的香气掩盖和干扰另一种难闻的气味。室内芳香剂中含有较多化学成分，当它们挥发到空气中并被孕妈妈吸入体内后，有可能会对胎儿的生长造成不利的影响，同时孕妈妈也可能会发生头晕、头疼、心情烦闷等不适感。因此，孕妈妈所生活的居室中一定要定期开窗通风，让孕妈妈多吸入新鲜的空气，避免使用室内芳香剂。

选择鞋跟为 2 厘米高的鞋

一旦确认怀孕，孕妈妈就要告别以往使自己变得婀娜多姿的高跟鞋了。如果孕妈妈穿高跟鞋出行，很容易因孕期身体的变化导致重心不稳而摔倒，尤其是在孕早期，很容易使孕妈妈流产。那么孕妈妈就要穿平底鞋了吗？不是的。因为若鞋底过平，没有后跟，会使孕妈妈的身体重量过多地作用于脚后跟，很容易产生疲倦感。因此孕妈妈应穿带有 2 厘米左右鞋跟的鞋，这样的鞋最适合孕妈妈的体型，能更好地平衡足部的受力，保持身体平衡，利于孕妈妈出行。

这些化妆用品也不能用

说到化妆品，孕妈妈第一时间想到的应该是护肤品、唇膏、粉底、眼影、睫毛膏等，而染发剂、烫发剂、脱毛剂、指甲油、香水、香薰精油等较为周边的化妆用品，往往容易被孕妈妈所忽视。事实上，这些用品也是不能在孕期使用的。如染发剂和烫发剂容易致癌，导致胎宝宝畸形；香水、指甲油和香薰精油易导致孕妈妈流产和胎儿畸形，或使孩子长大后患上不孕症等。因此孕妈妈要提高对化妆用品的警惕性，不烫发，不染发，保持身体和指（趾）甲的干净整洁，勤换洗衣物，拒绝使用上述化妆用品。

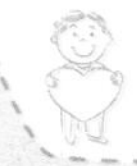

准爸爸的贴心守护

你的孕期角色扮演好了吗

在孕期，准爸爸也要扮演好孕期角色，帮助孕妈妈排忧解难，消除各种障碍和顾虑，对孕妈妈和胎宝宝各项生理指标进行监控，保证孕妈妈生活的安全和健康，查缺补漏，时刻陪伴在孕妈妈左右。准爸爸要扮演的是一个护航者以及“全陪型保姆”的角色，大到产前检查，小到洗碗、擦地，准爸爸都应陪伴在侧，亲力亲为，尤其在孕妈妈情绪不稳定、任性、易怒的时候，准爸爸一定要耐住性子加以开导和缓解，做一名称职的准爸爸。

问答

Q：床的高度应该怎么把握呢？

A：床放上床垫的总高度应以45~50厘米为宜，过低的床容易使孕妈妈身体受潮，吸入过多的灰尘和细菌，增加肺部压力；过高的床则会给孕妈妈上下床造成不便，还容易影响睡眠质量。

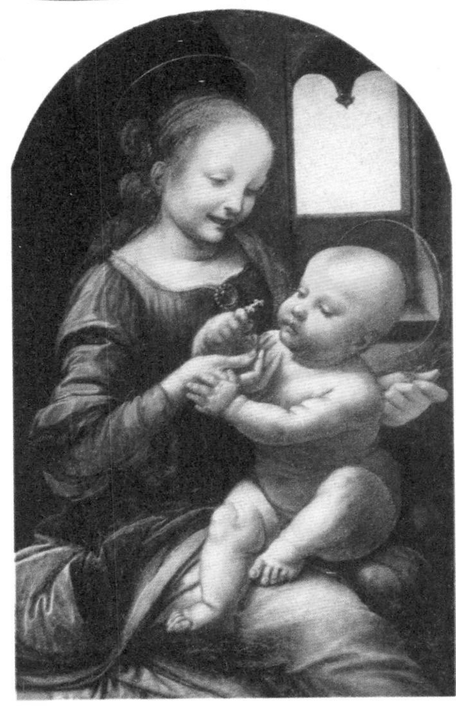

《圣母与圣婴》　达·芬奇　意大利

这幅画是达·芬奇艺术创作走向成熟的标志，它宣扬了人的无上精神力量，展示了自然界的美丽，主张人们应当用积极的态度去面对生活。因此，这虽是一幅宗教题材的画，但达·芬奇在处理人物形象和情节时，完全排除了宗教气息，使整幅画面充满着浓厚的人情味。年轻的圣母拿着花逗着婴儿，实在不亚于一幅人间慈母戏子图。

胎教方案

运动胎教：去户外感知大自然的一切

倘若此时天气条件允许，准爸爸应多带孕妈妈到山清水秀的户外散步，多呼吸清新自然的空气，感受大自然的博大、宽广和包容，那种美妙的自然之美也会浸润胎宝宝的心灵，促进胎宝宝大脑的发育。孕妈妈还可以一边散步，一边告诉胎宝宝什么是小草、树木、天空、房屋、汽车等，把看到和听到的美好事物都讲给宝宝听，这种方法能够建立最初的亲子关系，增进亲子感情。

美术胎教：欣赏名画中的母与子

此时的孕妈妈还不能感受到腹中胎宝宝的律动，还没有那么深切的做母亲的感受。这时可以欣赏一些围绕亲子关系创作的世界名画。如著名画家达·芬奇所创作的《圣母与圣婴》，描绘了圣母玛利亚拿着花朵逗弄耶稣的场面。画中圣母神态安详，还是婴儿的耶稣憨态可掬，洋溢着温暖动人的母子情，颇能使人产生共鸣。欣赏这样的画作，有助于帮助孕妈妈更快地适应母亲的角色，更早地建立与腹中宝宝的情感联系，并在潜移默化中对胎宝宝的生长发育产生积极的影响。

胎教策略：胎教不是负担

有部分极度认真的孕妈妈，从得知自己怀孕那刻起，就开始搜集各种童话故事书、胎教教材、胎教音乐、图画、动画片等素材，将每天的胎教生活安排得像课程表一样满满当当，这样做不仅自己疲于奔命、负担过重，还会打扰到胎宝宝的休息和成长，有害而无利。胎教应当在合适的时间、合适的场地、良好的体力和情绪下进行，以每天2~3次，每次20分钟左右为宜。孕妈妈应针对不同的妊娠阶段，制订有针对性的胎教方案，既给予自己和胎宝宝充足的休息时间，同时也让胎宝宝从中受益。

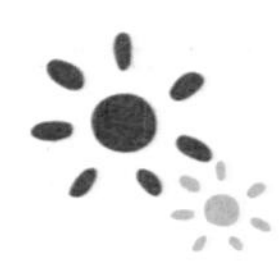

6 周 开始有心跳了

胎宝宝的生长发育

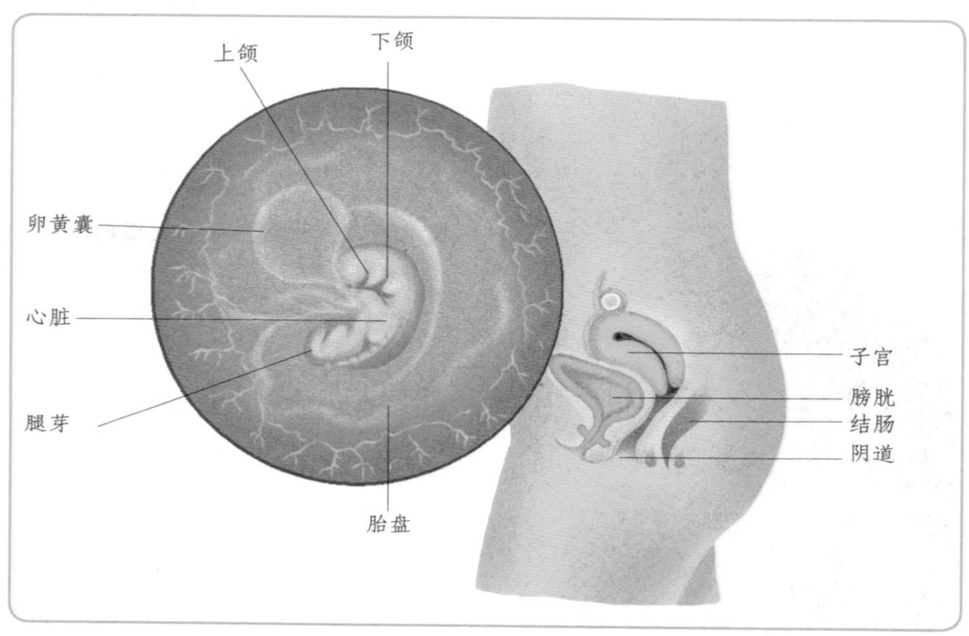

- 身长约 0.6 厘米；
- 本周胚胎继续不断成长，细胞还在迅速分裂，神经管开始连接大脑和脊髓；
- 心脏开始跳动了，尽管只有一个心室，但是它已经能够进行有规律的自主跳动；
- 各种器官均已出现，血液开始在血管里循环；
- 胎宝宝已经有了面部特征，出现了鼻孔；
- 四肢也开始逐渐萌发，蜷缩的身体看上去由小海马变成了一个“C”字，整个胚胎看上去有一个松子仁那么大。

孕妈妈的身体变化

本周孕妈妈的身体外观依然没有变化，但子宫已经悄然长大，大概有一个小橙子那么大了。同时，早孕反应在不断加强，除食欲不佳、恶心、呕吐外，可能还会出现下腹部疼痛、子宫收缩、白带增多、乳房敏感、慵懒困倦、情绪低落等症状，这是因为胎宝宝消耗了孕妈妈太多的能量，而孕妈妈还不能适应这种消耗的缘故。在这段时期，孕妈妈要多休息，避免长途旅行，尽量让自己舒适和放松。

营养与饮食

全面对抗早孕反应的饮食方案

恶心、呕吐等早孕反应在本周开始加重，孕妈妈可以遵循这样的饮食方案，来有效缓解难过的感觉。

1 远离恶心的气味。孕妈妈会因人而异地对厨房油烟、汽车尾气、肉味等气味产生反感，甚至会加重头晕、恶心、呕吐等不适，因此孕妈妈要远离容易让自己感到恶心的气味。

2 多吃能调味的食物。孕妈妈可以依照自己的喜好，多吃一些具有提味效果或特殊味道的食物，以增强食欲，如榨菜、牛肉干、柑橘、酸梅、酸奶、凉粉、凉拌黄瓜等食物。

3 遵循少食多餐的原则。孕妈妈一次不要进食太多食物，否则很容易因胃部胀满而更易引发呕吐。因此孕妈妈可以遵循少食多餐的原则，在三餐中进行加餐，可以每2~3小时少量进食一次，如吃些苏打饼干、面包、瓜子、奶制品等。

4 适当多吃液体食物。频繁呕吐的孕妈妈要适时补充水分，可以在饮食中多喝一些粥类、鲜榨水果汁、新鲜水果等食物，以补充身体流失掉的大量水分。

问答

A：怎么才能怀上长得一模一样的双胞胎宝宝？

Q：双胞胎基因多是家族遗传性质的，也就是说如果在你的家族中有过生育双胞胎的历史，你生出双胞胎的可能性就比较大，否则无法确保能够怀上双胞胎。如果人为地服用一些排卵药或激素，虽然能够增加怀双胞胎的概率，但是也会对母婴的健康造成很大的隐患。双胞胎又分长相相似和不相似两类，相似的叫单卵双生，是由同一个受精卵分裂成两个相同的受精卵；不相似的叫双卵双生，是两个独立的卵子分别由两个精子受精形成的受精卵。因此如果是双卵双生子，两个孩子之间并不比其他兄弟姐妹更为相似，而且还很有可能是人们常说的龙凤胎。所以不必强求一定能怀上双胞胎，更不必强求能怀上长得一模一样的单卵双生子，况且双胞胎甚至多胞胎会给父母带来一定的经济压力和教育压力，迫使父母必须要花费更多的金钱和时间来照顾孩子，有的父母甚至为此变成了专职爸爸和专职妈妈。

让药膳帮你止吐

除了食用酸性食物等较能开胃的食物来对抗孕吐外，孕妈妈还可以正面出击，食用或服用一些能够有效止吐的药膳来缓解早孕反应。具有止吐功效的食材包括生姜、蜂蜜、甘蔗、柚子皮、米醋、花椒、大料、韭菜、佛手、小米、砂仁、扁豆、莲藕、香菜、小茴香、丁香、豆蔻、刀豆、槟榔、柠檬等，可以反复利用这些食材，做出一些能够止吐的汤羹或菜肴，如姜汁枇杷露、姜汁甘蔗露、蜂蜜小米粥、椒面羹、扁豆粥、凉拌藕片、茴香蒸鲫鱼、丁香小茴香汤、韭菜姜汁、冰糖刀豆、刀豆散、丁香雪梨汁、柠檬汁等。

一定要保证孕期早餐

孕妈妈一定要保证孕期早餐，无论孕吐与否。怀孕后，孕妈妈的身体负担越来越大，不吃早餐很容易使孕妈妈低血糖，导致头晕，降低体力，还会使胎宝宝受到这种不规律饮食的影响。为了能够使胎宝宝的发育不受到影响，为了能够顺利分娩，孕妈妈一定要在孕早期就养成良好的早餐习惯。孕妈妈不仅要吃早餐，还要保证一定的早餐质量，避免吃油条、油饼等含有明矾的食物，否则会影响胎宝宝的智力发育，应多吃一些温胃食物，如燕麦粥、牛奶、豆浆、面汤、馒头、杂粮粥、鸡蛋等。如果一开始不习惯在早餐吃很多食物，或者因为孕吐而没有胃口，可以吃一些清淡小菜，或者苏打饼干等食物，逐渐打开胃口，再适当多吃一些营养丰富的食物。

孕妈妈食谱推荐

椒丝圆白菜

材料： 圆白菜 350 克，红椒 50 克，姜 20 克，盐 3 克，鸡精 1 克。

做法： ❶将圆白菜洗净，切长条；红椒洗净，切丝；姜去皮，洗净，切丝。

❷炒锅注油烧热，放入姜丝煸香，倒入圆白菜翻炒，再加入红椒丝同炒均匀。

❸加盐和鸡精调味，起锅装盘即可。

推荐理由： 圆白菜能够帮助孕妈妈和胎宝宝补充维生素 A、维生素 C 和叶酸，红椒则能够补肝养肾、补血，增强孕妈妈的体魄。

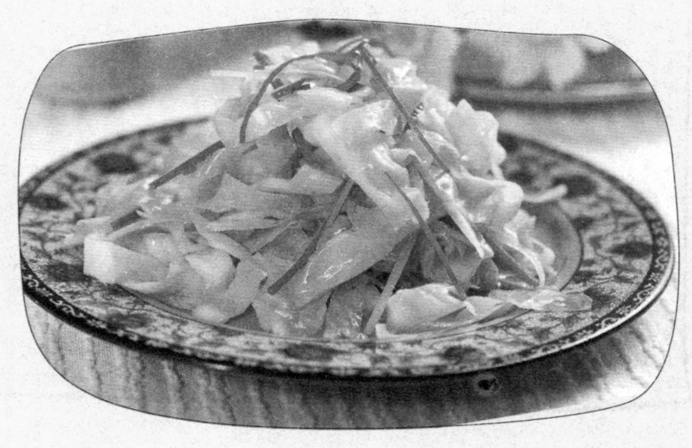

甜豆炒莲藕

材料：莲藕、甜豆、鸡腿菇、滑子菇、腰果、花生、西芹、木耳各适量。

做法：❶莲藕去皮洗净，切成薄片；木耳泡发，洗净，撕成小朵；鸡腿菇洗净，切成片；滑子菇洗净；甜豆、西芹洗净，切成段。

❷将腰果、花生分别洗净后，下入油锅中炸至香脆后捞出。

❸油锅烧热，下入备好的材料一起炒至熟透，加盐、味精调味即可。

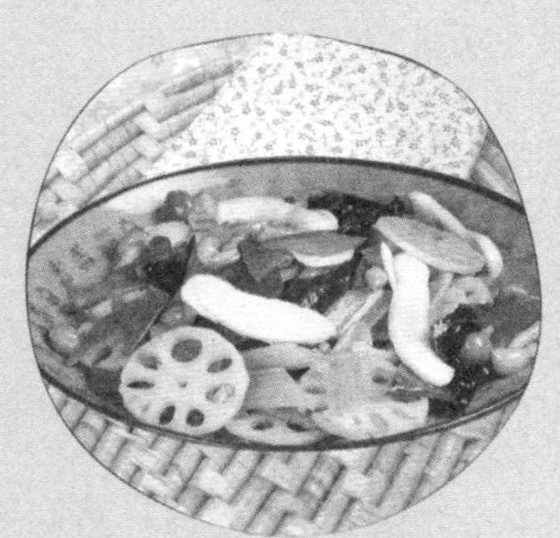

推荐理由：莲藕能够提供给孕妈妈和胎宝宝丰富的维生素C以及矿物质，能够促进安胎，防止流产，还能够使处在孕吐中的孕妈妈振奋食欲。

环境与孕期护理

出行慢半拍

在怀孕的前三个月内，胎宝宝的“扎根”并不牢靠，孕妈妈出行要注意慢半拍，不要做大幅度、突然、剧烈的动作，以免引起流产等危险情况的发生。在运动方面，孕妈妈可以选择缓慢步行的方式锻炼身体，以每次30分钟左右为宜，避免使身体受到较强振动。备孕期的一些运动方式，如慢跑、跳绳、瑜伽、爬楼梯等在此时一定要绝对禁止，可以适当进行游泳和体操运动，但要注意运动量、运动时间和幅度。

不宜摆放在卧室的几种植物

在室内摆放一些能够释放氧气、吸收有毒有害物质的花草，对孕妈妈的健康十分有益，还能使孕妈妈保持好心情。但是有部分种类的花草是禁止摆放在孕妈妈家中的，否则会对孕妈妈和胎宝宝造成刺激，引发皮肤过敏、食欲下降、头疼、恶心、呕吐、抑制胎儿生长等不良影响，危害母婴安全和健康。不宜摆放在孕妈妈家中的植物有：

1 **具有特殊气味的植物。**如松柏类、玉丁香、接骨木、百合、风信子、茉莉等，过浓的气味易使孕妈妈感到胸闷烦躁，不思饮食，还会导致失眠。

2 **消耗氧气的植物。**如夜来香、丁香等花卉，会在进行光合作用时消耗掉大量氧气。

3 **易使人过敏和中毒的植物。**如五色梅、天竺葵、水仙、郁金香、黄杜娟、一品红、含羞草、月季、兰花等，长时间接触，容易使孕妈妈皮肤过敏，或发生中毒反应，十分危险。

穴位按摩法的神奇止吐功效

孕妈妈从本周开始将承受剧烈的孕吐反应，直至孕早期的结束。在这期间，孕妈妈可以选择穴位按摩的简便疗法，帮助缓解孕吐。孕妈妈每天用手指交替按摩自己的双侧内关穴和双侧足三里穴，共20~30分钟即可。内关穴位于前臂正中，腕横纹上三指的位置；足三里穴位于用大拇指按住同侧膝盖髌骨上缘、其余四指向下时，中指指尖所处的位置。

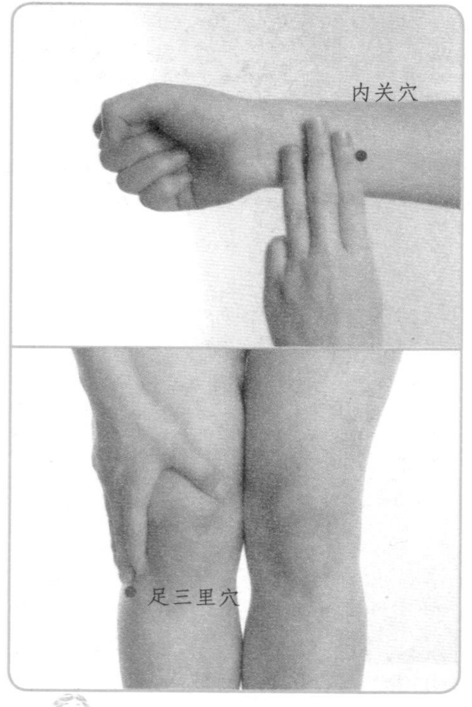

拒绝风油精、樟脑丸和精油

谨慎起见，孕妈妈在孕早期要避免接触和使用风油精、樟脑丸和精油，这些物质极具挥发性，会很快穿过母体和胎盘进入羊膜腔作用于胎宝宝，易对胎宝宝产生不良影响。孕妈妈在孕中期和孕晚期也最好不用这些用品，以免产生不良影响。

关注白带变化

孕期孕妈妈的阴道分泌物会不断增多，这是正常现象，但若白带颜色不正常，出现黄色、绿色，且质地黏稠或呈豆腐渣状，通常还伴有难闻的气味，或者阴部发生瘙痒、疼痛、灼烧感，在这些情况下，孕妈妈都要及时就医，很有可能已经造成了阴道感染，若不及时治疗，细菌就会侵袭胎宝宝，造成流产。孕妈妈在日常生活中一定要选择纯棉质地的较宽大的内裤，透气性好，颜色不要过深，以方便观察白带变化。

孕妈妈患病要注意用药安全

孕期患病孕妈妈一定要严格遵照医嘱，按照标准剂量和疗程进行用药，切不可私自随意用药。若患病较轻如感冒、轻度腹泻等，可以用食物疗法自行治疗，如多吃富含维生素C的食物，多喝水，或食用一些具有止泻功效的食材，尽量少用药，不用药，以保证胎宝宝的安全。

准爸爸的贴心守护

控制胎教时间

粗心的孕妈妈经常会将胎教时间进行得比较长，或者忘记计算胎教时间，容易使胎宝宝过于劳累，睡眠受到较长时间的干扰，从而占用了他生长发育的时间，影响生长状况。因此准爸爸要做好胎教时间的监控工作，提醒孕妈妈要适可而止，不要恋战，尽快告一段落，隔一段时间再继续进行。

胎教方案

情绪胎教：带着宝宝听广播

每天锁定一个你喜欢的电台广播，可以是轻松风趣型的，也可以是故事型的，不要使用耳机，将广播放出声音来，和胎宝宝一起听，虽然现在的胎宝宝还不能听到声音，但是你的舒适与惬意一定能够影响他。

意念胎教：让宝宝和你有一样的爱好

根据科学家的研究表明，妈妈的兴趣爱好可以通过一定的方式遗传给宝宝。因此孕妈妈一定不要因为怀孕就放弃自己曾经的爱好，只要这种爱好不会对孕期安全造成影响，孕妈妈就应努力坚持，如绘画、音乐、天文、历史、地理、数学等，只要孕妈妈在孕期一直保持自己的爱好，经常做与爱好有关的有意义的事情，就有可能对胎宝宝产生影响，在宝宝出生后妈妈还要继续自己的爱好，将胎教时期的影响延续，就很有可能培养出和自己具有相同爱好的宝宝。

胎教策略：制订每天的胎教时间表

制订有规律的胎教时间计划，能够保证胎宝宝在妈妈腹中的睡眠不受到打扰，提高胎教效果，还能帮助胎宝宝养成规律的作息时间。在孕早期，每日不用花太多的时间在胎教上，以免打扰胎宝宝的休息，可以每日清晨跟胎宝宝进行3~5分钟的晨起互动，中午在公司的午休时间读一读自己喜欢的书，晚上利用20分钟左右的时间，集中进行胎教。在孕中期和孕晚期，则可以适当增加胎教次数，以每日3~5次为宜，要更加注意时间的规律性，并且在孕中晚期，根据胎宝宝的发育状况，可以使用更多样的胎教形式。

胎教时间表

时间	事件	胎教内容	胎教方式
7:30	刚刚睡醒	开始与宝宝一天的对话，跟他/她打个招呼，问声好。	语言胎教
7:30-7:40	闭目养神	进行冥想胎教，想象一下任何美好的事物，或者是宝宝的模样。	冥想胎教
7:40-8:00	洗漱、护肤	在洗漱、护肤的同时放一点儿轻柔舒缓的音乐，给自己和宝宝一个好心情。	音乐胎教
8:00-8:30	吃早饭	告诉宝宝一日三餐最重要的就是早餐，妈妈会尽量多吃一些。	语言胎教
9:00-10:00	朗读	给宝宝读几篇小说、儿童故事或散文，读时尽量声情并茂，富于感情。	语言胎教
12:00-12:30	吃午饭	边吃边想象一下宝宝吃饭的样子，并督促自己不要挑食。	冥想胎教
12:30-13:00	散步	带着宝宝到户外晒晒太阳，呼吸一下新鲜空气。	运动胎教
15:00-16:00	听音乐	听听莫扎特或贝多芬的钢琴曲，放松身心。	音乐胎教
16:00-17:00	欣赏名画	阅读世界名画图册，选出自己喜欢的作品，仔细品味画中细节。	美术胎教
17:00-17:30	吃晚饭	让宝宝听爸爸讲述一天的趣事，或是讲几个能让妈妈开怀大笑的笑话。	语言胎教
19:00-20:00	做运动	进行一些有氧运动，如孕妇瑜伽操、健身操等。	运动胎教
20:30-21:00	光照互动	用手电照射自己的肚子，告诉宝宝一天的活动结束了，该睡觉了。	光照胎教

7 周 呕吐恶心，早孕反应在加重

胎宝宝的生长发育

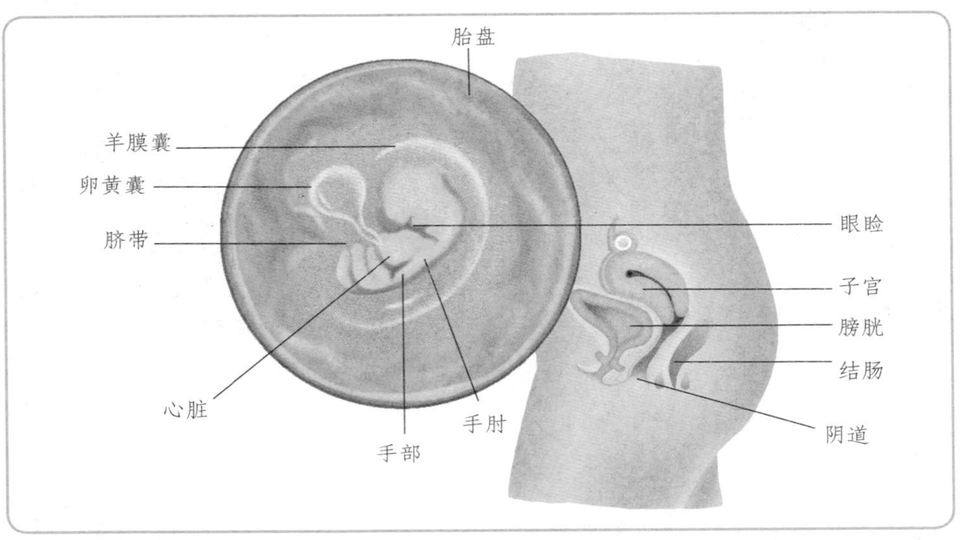

- 身长 1.2~2.5 厘米，体重约 4 克；
- 到了本周，胎宝宝已经有如一颗蚕豆般大小了，并可能会出现他有生以来的首次肢体动作；
- 长有一个与身体不成比例的大脑袋，大脑高速发展，平均每分钟有 10000 个脑神经细胞诞生；
- 大脑发育为前脑、中脑、后脑三个部分，大脑皮质也已清晰可见；
- 脑垂体和肌肉纤维开始生长；
- 面部有两个黑色的小点，那是眼睛，眼睑也出现了；
- 鼻孔、颚部和耳朵的位置越来越明显；
- 胳膊和腿还在不断生长，已经能分辨出小手和小脚丫的位置了，手指和脚趾也开始发育；
- 心脏完全成形，划分出了左心房和右心室，心脏的跳动速度是孕妈妈的两倍。

孕妈妈的身体变化

孕妈妈的情绪波动越来越大，也感到越来越困倦，有时容易饥饿，有时又容易反胃，这时孕妈妈要控制好自己的情绪，避免因情绪过度烦躁而导致胎宝宝腭裂或唇裂的发生。早孕反应在不断加重，孕妈妈要正确对待这些不适，渐渐适应带有早孕反应的生活，就不会再那么难熬了。

营养与饮食

健康吃鱼，促进宝宝大脑发育

孕妈妈多吃鱼，能够促进胎宝宝大脑的发育，这是因为鱼肉中含有大量的DHA和蛋白质，多吃鱼还能够增加孕妈妈足月生产的概率。但是并不是所有的鱼都适合孕妈妈食用。由于环境污染，可能会有很多有毒物质在鱼体内蓄积，因此孕妈妈在买鱼时，除了要注意鱼本身是否新鲜外，还要尽量避免够买那些有毒的鱼。有毒的鱼包括被酚、重金属或农药污染的鱼，以及体内含有生物毒素的鱼等。

1 汞含量超标的鱼，如鲨鱼、旗鱼、鲭鱼、方头鱼、鲈鱼、鳟鱼等，汞进入孕妈妈体内后，会破坏胎宝宝的中枢神经系统，影响胎宝宝的大脑发育。

2 某些深海鱼体内可能带有寄生虫菌，要在处理时彻底洗净，在烹调中煮熟煮透。

3 鱼虾带有浓重煤油味是酚污染的结果，不能食用。

4 咸鱼、熏鱼、鱼干等加工腌制品含有亚硝胺类致癌物质，孕妈妈尽量不要食用，而煎炸特别是烧焦的鱼肉中含强致癌物杂环胺，也不能食用。

5 长相畸形的鱼以及死鱼体内很有可能已经发生了病变，孕妈妈千万不要食用。

6 罐装鱼孕妈妈也要少吃，尽量食用新鲜宰杀的鱼，以防止过量摄入有害物质。

在保证食用安全的基础上，孕妈妈可以多吃鲫鱼、鲤鱼、鲢鱼、草鱼、墨鱼、青鱼等鱼类，能够补脾益肾，养血通经，十分有利于安胎。

少吃含有较多草酸的食物

菠菜、竹笋、茭白等蔬菜虽然营养丰富，有的还含有孕妈妈所必需的叶酸，但是这些食物中均含有较多的草酸。草酸会破坏人体对蛋白质、钙、铁、锌等营养物质的吸收，长期食用会导致胎宝宝生长缓慢或发育不良。但是这些食物也不是不能食用，孕妈妈可以定期少量进食，在烹调时一定要先用开水焯一下，再进行后续烹制，以去掉大部分的草酸，并避免营养物质的流失。

孕早期警惕易导致流产的食物

孕妈妈一定要注意自身的饮食安全，尤其是在容易发生流产的孕早期，一定要谨慎食用一些容易导致滑胎流产的食物。

导致流产的原因	食物举例
活血化瘀、通经络、助产	螃蟹、甲鱼、黑木耳、萝卜、猕猴桃
兴奋子宫平滑肌、促使宫缩	薏苡仁、马齿苋、山楂
燥热助火、动胎动血	桂圆、人参、鹿茸、荔枝、杏、杏仁
毒素刺激	芦荟

警惕致畸食物

很多孕妈妈对孕期饮食禁忌不够重视，不知道胎儿畸形多半是“祸从口入”。其实，科学家们已经证实，某些食物确实具有致畸作用。如长期大量食用酸性食物，会造成孕妈妈情绪不佳，加速孕妈妈体内有毒物质的分泌，从而导致胎宝宝发育畸形；而含有弓形虫的食物，如禽、畜肉类等，一旦被孕妈妈食用，弓形虫就会迅速使胎宝宝感染，导致胎宝宝畸形，甚至流产；此外，发芽的土豆含有非常多的生物碱，这种物质也会造成胎宝宝畸形；而含铅量超标的水、餐具、食物，也是导致胎宝宝畸形元凶之一；一些受到农药污染、水体污染等的食物，同样会造成严重的胎儿畸形。

问答

Q：如果不小心食用了易导致流产的食物该怎么办？

A：若食用量较小，孕妈妈不必惊慌，一般不会有危险；若食用量很大，或者已经产生身体不适，就要及时就医检查，尽快采取有效保胎措施。

颜色助你选对食物

在孕期，面对种类繁多的各种营养食材，孕妈妈通常会无从下手，不知如何搭配才能吃得最健康，这时不妨从食物的颜色入手，尽量保证每日摄取食物的颜色齐全，就能轻松做到营养的均衡摄入。食物的主要颜色通常分为红色、黄色、绿色、黑色、紫色、白色六种。红色食物通常富含胡萝卜素和维生素C，主要可以保护眼睛、减轻身体和神经疲劳、健脑、增强抵抗力；黄色食物富含维生素C，能够美白肌肤和提高抗病能力；绿色食物大多富含纤维素，能够通利肠胃、补充维生素和叶酸；黑色食物以补肾、抗衰老为主，能够增强体力；紫色食物富含花青素、能够促进血液循环、防治心血管疾病、延缓衰老；白色食物能够全面提高人体免疫力、健脾利水，是基础性食材。

孕妈妈食谱推荐

南瓜红枣盅

材料： 南瓜200克，红枣、枸杞、百合各适量，糯米20克，盐、鸡精、香油各少许。

做法： ❶将南瓜去顶去瓤，洗净；红枣、枸杞、百合均洗净，沥干；糯米用清水浸泡，洗净，沥干备用。

❷适量清水煮开，下入糯米、红枣、枸杞、百合同煮至熟烂。

❸最后调入盐、鸡精调味，起锅装入南瓜中，加少许香油即可。

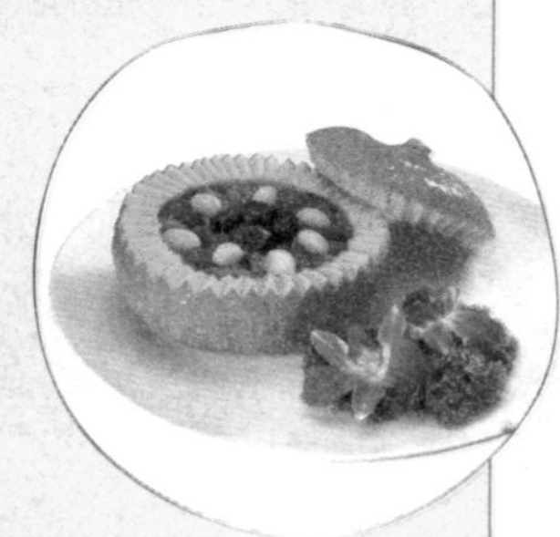

推荐理由： 南瓜能够通便排毒，红枣能够补血养颜，将二者结合食用，可以促进胎宝宝的生长发育，还能有助保胎。

山药排骨汤

材料：白芍10克，蒺藜10克，新鲜山药300克，小排骨250克，红枣10枚，盐5克。

做法：❶白芍、蒺藜装入棉布袋系紧，红枣以清水泡软；山药洗净，去皮，切块。

❷小排骨汆烫后捞起。

❸将棉布袋、红枣、小排骨、山药放进煮锅，加1600毫升水，大火烧开后转小火炖约30分钟，加盐调味即可。

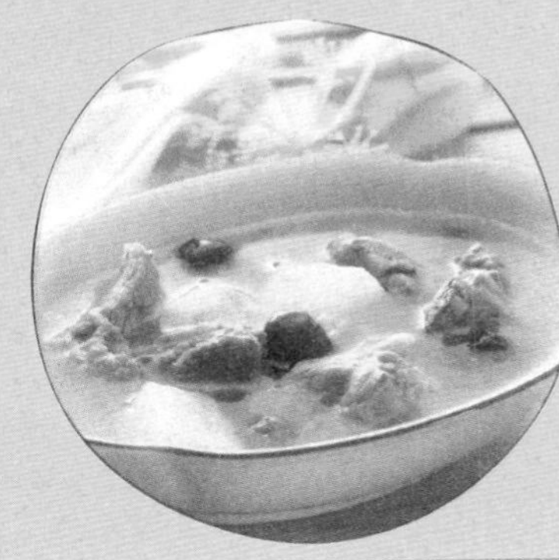

推荐理由：山药有助缓解孕妈妈的身体疲劳，排骨能够强筋壮骨，增强孕妈妈的体力和免疫力，还能够补充钙质，为胎宝宝提供丰富的营养。

环境与孕期护理

孕妈妈外出的6条谨慎原则

1 外出要注意安全，不要争抢过马路和上下车，能避则避，能让则让，保护好自己的安全。

2 出行多穿戴一些防护用具，如帽子、围巾、手套、披肩、雨伞、雨衣、雨鞋等。

3 尽量避免自己驾车，以免产生身体不适，进而发生危险。

4 过于拥挤的公交车不要着急上，最好换乘乘客较少的车；上车后如果没有人让座，可以找乘务员帮忙，不要羞于开口。

5 尽量避免上下楼梯，最好乘坐电梯，以免增加子宫负担，或因踩踏不稳发生意外。

6 只要准爸爸有空，就不要让孕妈妈单独出行，尽量少带孕妈妈去人多拥挤的场所。

准爸爸的贴心守护

建立孕期生活档案

孕妈妈自确认怀孕之日起，会在医院建立孕期健康档案，以便随时记录孕妈妈的身体状况。同时，在家中准爸爸也应记录一本孕妈妈在孕期的全程生活档案，如记录孕妈妈日常的饮食，早孕反应情况，突发的一些特殊状况，孕中晚期的胎动、胎心，产前检查的时间，孕妈妈身体的变化，胎宝宝生长发育各阶段的特殊记录，等等。这样做不仅可为医生诊断提供翔实的情况参考，还能起到对孕妈妈孕期全程的监控作用，有助于及时发现问题，并且这也是见证孩子成长的第一份珍贵的手写记录。

积极调适孕期心态

处在早孕反应中的孕妈妈经常会有情绪不佳的困扰，或烦躁，或紧张，或忧虑，这些不良心态不仅会对孕妈妈的生活造成影响，还会给胎宝宝的健康成长蒙上一层阴影。如果过分精神紧张或忧虑，很有可能导致胎宝宝智力发展缓慢，出现智障等情况。因此在这段较为辛苦的早孕时期，孕妈妈要正确面对心理不适，正视它们的存在，努力调整和克服不良情绪，要求自己不要太极端，不要钻牛角尖，使自己豁达和开朗一些，把心放宽，忽略身体的不适和一些细枝末节的事情，用更多的时间回味、设想或与人分享令人愉悦的事情，只有这样，才能将自己的心理状态调节到最佳水平。

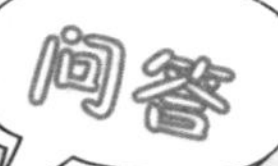

Q：听说准爸爸也会发生妊娠反应？

A：是的，有部分准爸爸也会因孕妈妈的妊娠以及早孕反应，产生诸如恶心、腹部增大、烦躁、疲倦等症状，这也被称为准爸爸的妊娠反应。这种现象的出现多是由于准爸爸受到了孕妈妈情绪或不适感的影响，自己也情绪紧张、焦虑或压力过大，而不自觉地产生了这些不适。这种有趣的现象可随着孕妈妈身体和情绪的渐入佳境而消失。

不洗冷水澡

孕妈妈在怀孕后抵抗力下降，体质会变得娇弱，皮肤变薄，很多时候不能承受像以前一样的外界刺激，否则很容易患病。如果在这时孕妈妈因为怀孕体温升高，而一味追求洗冷水澡，是非常不利于健康的，很容易发生感冒、发热、咽喉炎、关节炎等疾病，还会使胎宝宝缺氧，阻断部分营养的供应，对母婴健康十分不利，严重者还会引发流产。

多静养，避免频繁的长途旅行与出差

孕早期最重要的是安胎工作，确保胎宝宝能够顺利度过这段不稳定的危险时期。因此，在这期间，孕妈妈要避免频繁的工作出差和长途旅行，尽量更多地待在家中静养休息，否则一旦出差和旅行，必定要经过人多拥挤的地方，很容易感染病菌，或受到碰撞和挤压，发生危险；此外，出差和旅行所乘坐的交通工具，无论是飞机、火车，还是汽车，都会使孕妈妈因为久坐而发生水肿，还会使胎宝宝宫内缺氧，十分不利于母婴的健康。

胎教方案

影音胎教：孕早期该怎么听和看

影音胎教包括两种，一种是将影音视频或音频播放给孕妈妈听，舒缓妈妈的心情和情绪，为胎宝宝提供良好的生长环境；另一种是由孕妈妈唱歌给胎宝宝听，或者播放视频或音频给胎宝宝听，激发胎宝宝的潜能。孕早期的影音胎教主要以第一种为主，因为此时胎宝宝的听觉系统还尚未发育完全。

孕妈妈在这段时间可以多听、多看一些安静舒缓的，能够有助于调节情绪和压力的视频或音频，不要收听或收看那些会让自己的情绪波动的影音内容，要通过影音胎教使自己放松下来。在播放时，孕妈妈要注意控制音量和距离，以不超过60分贝、距离发声源1.5米以上为准。

运动胎教：放松颈肩的运动

孕妈妈可以通过放松紧张的颈部和肩部肌肉，来缓解早孕反应带来的疲劳，提高睡眠质量，带给自身和宝宝更多的舒适空间。

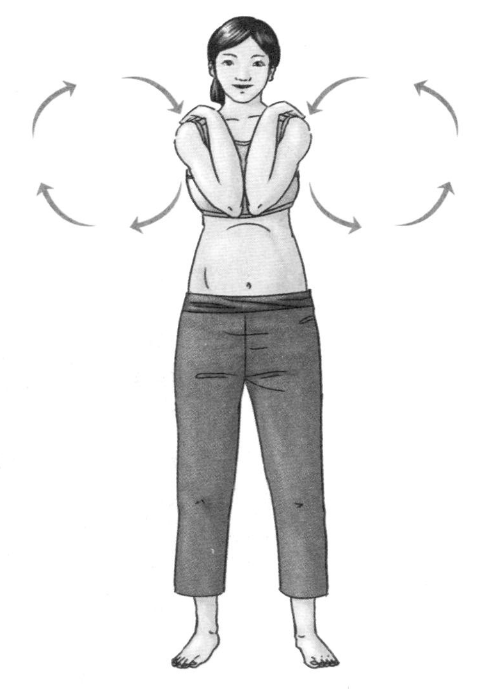

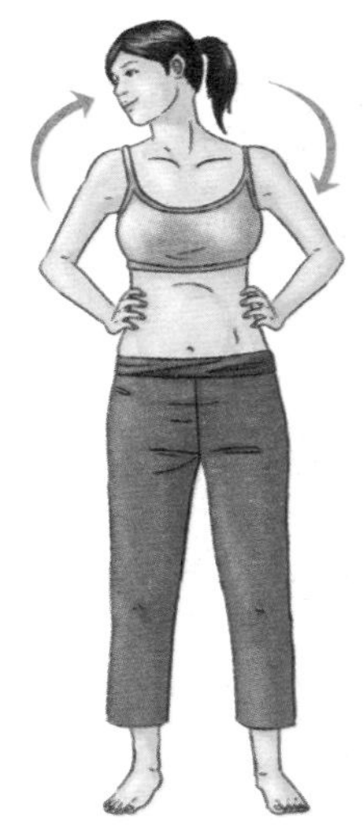

1 颈部运动。保持站立或坐姿，双手叉腰，放松脖颈肌肉，缓慢地开始做顺时针和逆时针的绕头运动，各10圈，交替3组。

2 肩部运动。保持站立或坐姿，将两肩放平，抬起双臂向两侧平举，将双手指尖搭在两肩上，做绕肩运动，尽量使双肘之间在靠近和分开时保持最小和最大间距，每绕1圈为1个，每次做30个。

胎教策略：胎教不是培养天才

通过胎教，有人培养出了天才宝宝，如著名的斯瑟蒂克夫妇，成功孕育出了4个天才儿童。但是这需要诸多条件的配合才能实现，缺一不可，因此孕妈妈们不要对胎教的结果寄予太大的期望。胎教的意义在于最大限度地激发胎宝宝的潜能，并不是孕育出一个多么“天才”的宝宝，况且胎教的成果还需要出生后的巩固和延续，才能够使宝宝在智商、情商、特殊才能等方面显示出超前的特征。并不是只要经过胎教培养，宝宝就会成为天才，而没经过胎教熏陶，宝宝就不可能成为天才，这其中并没有必然联系。因此，孕妈妈和准爸爸要正确对待胎教问题，科学、客观、顺其自然地实施胎教，才能孕育出更加优质的宝宝。

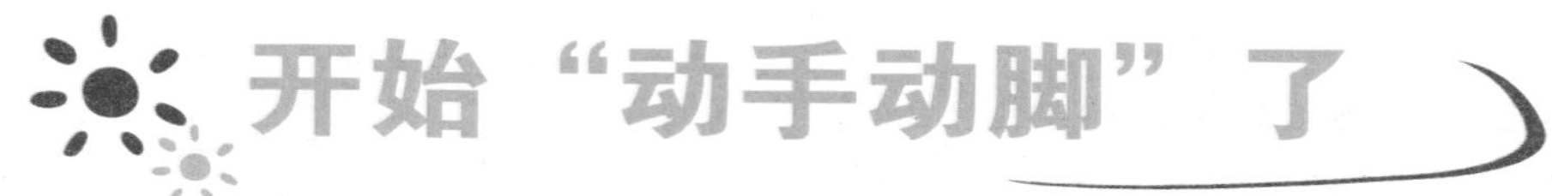

8周 开始“动手动脚”了

胎宝宝的生长发育

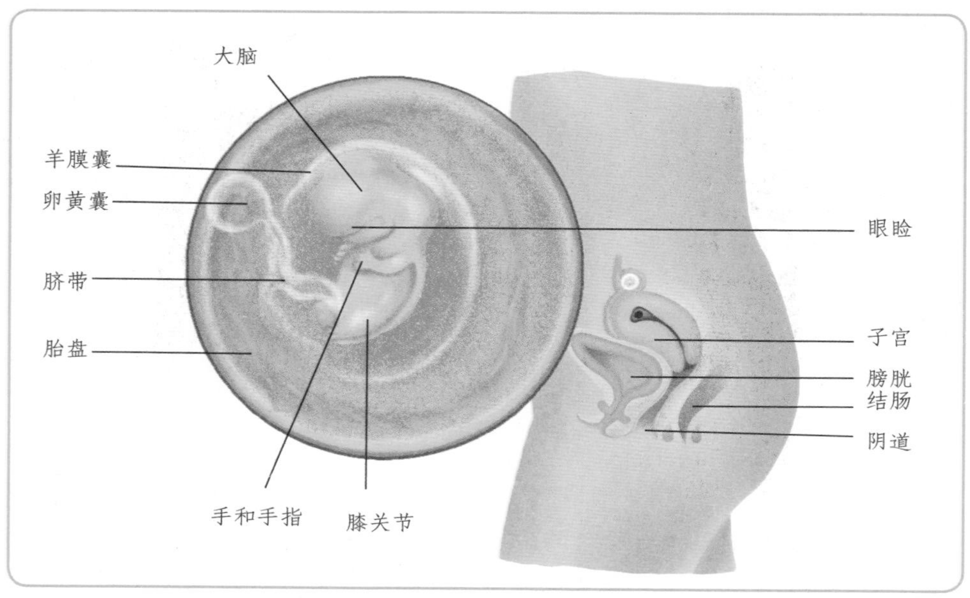

·顶臀长（头部顶端到臀部最低处）14~20厘米；

·到了本周，胎宝宝看上去有一颗葡萄般大小，并将继续迅速成长，以平均每天身长增长1毫米的速度，直到孕20周；

·此时胎宝宝的皮肤薄如纸，看上去通体很透明；

·眼睑出现褶痕，鼻子开始倾斜生长；

·胳膊肘出现了弯曲；

·肩膀、髋关节、膝关节已清晰可见；

·会“动手动脚”了，能够进行“踢腿运动”和“伸展运动”；

·手指和脚趾间出现了蹼状物，能够在子宫内游泳了。

孕妈妈的身体变化

本周孕妈妈的身体在外观上仍然看不出有任何变化，但是体重会所有增加。由于子宫的增大，会导致部分孕妈妈出现稍许的针刺样腹痛，这是正常现象，要与流产征兆区分开；同时，不断增大的子宫开始压迫膀胱，使孕妈妈出现尿频症状；牙龈肿胀和出血的情况也陆续出现。此外，恶心和呕吐继续存在，孕妈妈的不适感逐渐到达了顶峰，在这段时期孕妈妈要加强缓解不适的措施，家人也要多花时间照顾孕妈妈的生活，加强孕期护理。

营养与饮食

开始重点补充锌元素

在整个孕2月（孕5~8周），孕妈妈都应加强补锌。缺锌容易导致胎宝宝发育受阻，免疫功能降低，还会增加致畸的风险。孕妈妈应保证每日摄入20克左右的锌元素，可以从这些食物中摄取，如牡蛎、牛肉、羊肉、猪肾、贝壳类海鲜食物、紫菜、麦芽、豆类食物、干果类食物等，或服用安全的补锌制剂。但是补锌也不可过量，否则易刺激子宫肌收缩，造成流产，还会影响孕妈妈对铁的吸收。

对孕妈妈和胎宝宝都好的6种干果

在孕早期，孕妈妈有时恶心、呕吐，对饭菜难以下咽，有时又饥饿难忍，食欲旺盛。在想吃东西的时候，孕妈妈可以少量进食一些营养极为丰富的干果类食物，既能当作零食在加餐时食用，补充孕妈妈因挑食、厌食而导致的营养摄入不足，又能顺便补足胎宝宝所需的养分。

1 **花生。**补充热量、优质蛋白质、核黄素、钙、磷等营养元素，具有健脑益智、补血养颜的作用。

2 **芝麻。**补充孕早期因食欲减退而摄入不足的脂肪，还能补充蛋白质、糖、卵磷脂、钙、铁、硒、亚油酸等营养，具有健脑抗衰、增强抵抗力的作用。

3 **松子。**富含维生素A和维生素E，以及脂肪酸、亚油酸、亚麻酸等，能够润肤通便，预防孕妈妈便秘。

4 **核桃仁。**含有蛋白质、脂肪酸、磷脂等多种营养物质，不仅能够补脑健脑、补气血、润肠，还能补充孕妈妈所需的脂肪，促进细胞增长和造血功能。

5 **榛子。**富含不饱和脂肪酸、叶酸、多种矿物质及维生素，能够健脑明目。

6 **瓜子。**葵花子、西瓜子和南瓜子能够帮助孕妈妈增强食欲，健胃润肠，降低胆固醇。

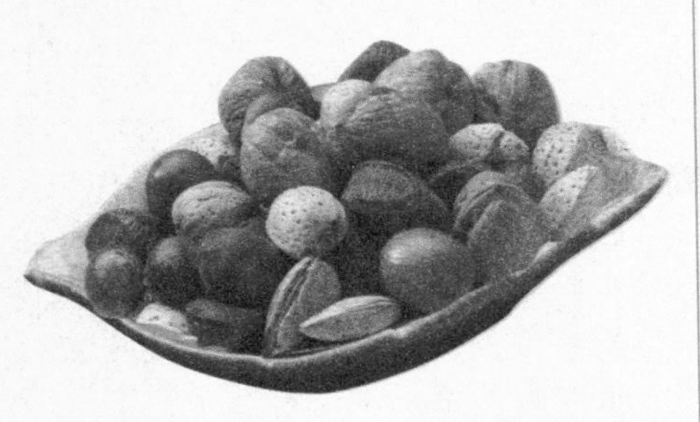

孕妈妈要少吃火锅

孕妈妈应避免在外用餐，尤其要避免在外吃火锅，这是因为一般餐厅所使用的汤底、材料的安全卫生无法让人放心。如果孕妈妈偶尔想吃一次火锅，可以在家中自行准备材料，把好食物安全关。在吃火锅时，一定要注意将食物烫透、烫熟后再吃，尤其是肉类食物，其中含有很多弓形虫病菌，短暂加热很难杀死，一旦被准妈妈吃进肚中，病菌会通过胎盘传染给胎宝宝，造成发育受阻甚至畸形。此外，要多备一双夹取生食物的筷子，生熟分开夹取，避免生食物中的细菌和病菌被筷子带入口中。

孕妈妈食谱推荐

香菇燕麦粥

材料：香菇、白菜各适量，燕麦片60克，盐2克，葱8克。

做法：❶燕麦片泡发洗净；香菇洗净，切片；白菜洗净，切丝；葱洗净，切花。

❷锅置火上，倒入清水，放入燕麦片，以大火煮开。

❸加入香菇、白菜同煮至浓稠状，调入盐拌匀，撒上葱花即可。

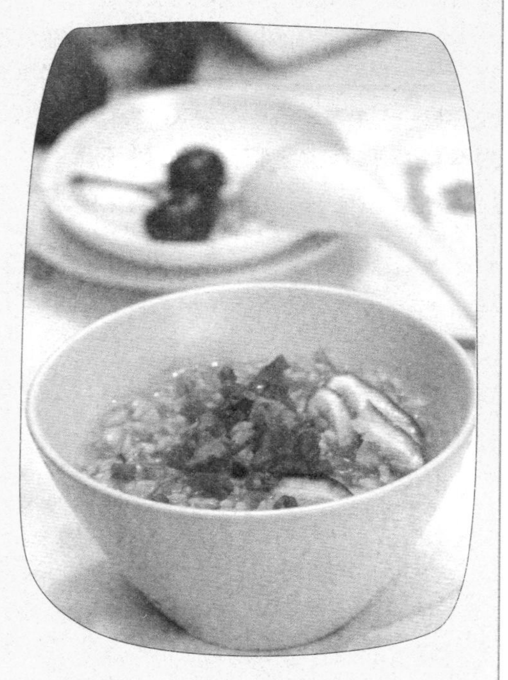

推荐理由：燕麦含有丰富的锌元素，锌元素是孕2月孕妈妈需要重点补充的营养素，同时燕麦还具有开胃、缓解压力、增强体力、补钙、补铁的作用；而香菇则能够促进胎宝宝的生长发育，帮助孕妈妈清除体内毒素，美容明目。

环境与孕期护理

勤漱口，预防牙龈肿痛

从本周起孕妈妈的牙龈问题开始显现，牙龈肿痛和出血的现象会开始困扰着孕妈妈。这时，孕妈妈要勤漱口，保持口腔清洁卫生，有条件的情况下每次吃完东西都要漱口或刷牙。孕妈妈也可准备一些降火气的汤料饮品，祛除口腔异味，保护牙龈。此外，孕妈妈还要注意少食辛辣生冷食物，以免刺激牙齿和牙龈，引发更剧烈的肿痛。

少用手机，避免胎儿畸形

手机是现代人从不离身的伴侣，因此连睡觉时都将其摆放在枕头边。但是在孕期，尤其是孕早期，爱发短信、玩微博、玩微信、玩游戏、打电话聊天的孕妈妈要注意了，尽量少使用手机，除非必要的沟通联络，否则不要再用手机上网、玩游戏，以免其产生的大量辐射伤害胎宝宝的发育，造成畸形等严重后果。尤其当手机处在通话接通过程中时，不要让手机贴近耳朵，因为这时所产生的辐射量最大。此外，不要将手机随身携带，睡觉时将手机放在距离孕妈妈两米以外的范围，这样都能减少辐射对母婴的伤害。

缓解孕吐的好方法

1. 在医生的指导下服用适量的维生素B_6制剂片，能够有效缓解孕吐。切不可因为孕吐反应较重，就自行过量服用，否则会导致宝宝出生后容易出现惊厥、兴奋、哭闹等症状。

2. 早晨起床后，孕妈妈可以在饭前喝一杯掺有苹果汁、橙汁、柠檬汁、果酱或蜜蜂的温开水，可以起到保护肠胃的作用，能够减轻呕吐症状。

3. 吃过早餐再刷牙，缓解因刷牙刺激口腔和肠道而引起的呕吐。

早行动，预防妊娠尿失禁

妊娠期有部分孕妈妈容易出现尿失禁的症状，严重影响生活质量。对此，孕妈妈要尽早采取预防措施，勤做骨盆收缩练习。具体方法是，收缩会阴处的肌肉，10个为1组，每次10组，每天3次。通过这样的骨盆收缩练习，增强了骨盆的支撑力，可以有效预防妊娠尿失禁，还能够降低患上产后尿失禁的概率。

运动不能少，方式随心挑

早孕反应让孕妈妈感到十分难受和疲惫，即便这样，孕妈妈也不能使自己的运动量为零。适当的运动有助于安胎，还能很好地缓解早孕反应。至于做什么运动，只要孕妈妈本着不剧烈、能坚持、自己喜欢、适合自己的原则，就可以随意挑选。如散步、体操、柔力球等，争取每天都能运动半小时左右，若感到不适，可以暂停或更换运动方式。

问答

Q：哪些孕妈妈不适宜做运动？

A：出现这些情况的孕妈妈不要进行体育运动：妊娠高血压综合征、先兆性流产、宫颈狭窄、阴道出血、胎儿发育迟缓、早期羊水破裂等，否则会加重病症的危险性。

胎教方案

语言胎教：和宝宝说“咱俩……”

孕妈妈从怀孕那刻起，就从单独行动变为了“双人行”。虽然目前孕妈妈的腰围和腹围还没有变化，感受不到胎宝宝的存在，但是，在孕妈妈的脑海中，应该时刻提醒自己，现在的一切衣食住行都有个人如影随形，不离不弃，要增强自己当妈妈的责任感，尽早地建立、培养和宝宝之间的亲子感情。因此，从现在开始，孕妈妈可以多和胎宝宝对话，并在前缀上加上带有“咱俩”意义的字，如“咱俩该去洗澡了！”“咱俩去吃好吃的吧！”“咱们睡觉喽！”“咱俩散散步吧！”等。通过这样的方式，也能够在潜移默化下，使胎宝宝的生长环境变得更舒适和安稳，达到孕早期的胎教目的。

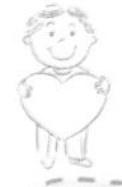

准爸爸的贴心守护

安抚像小孩子一样任性的孕妈妈

从本周开始，孕妈妈的情绪波动会更大，有时烦躁，有时任性，有时忧郁，有时无理取闹，有时又很活泼爱笑。这时就需要准爸爸拿出更多的耐心和包容，尽可能地安抚孕妈妈的不良情绪，要像哄小孩子一样，不着急，不强迫，不发脾气，要柔声细语，拿出对孕妈妈无限的爱意和柔情，宠着她，让着她，这样才能更好地帮助孕妈妈度过早孕反应难关。

冥想胎教：脑呼吸胎教法

首先，孕妈妈要了解人体脑部各个主要器官的位置，如大脑、小脑、间脑等。然后闭上双眼，摒除杂念，将注意力全部转移到自己的脑部，感觉自己的大脑、小脑、间脑等各个器官所在的位置，并在心中默默叫出它们的名字。再将双手放在距离胸前5厘米的位置，可以保持任何姿势，闭眼感觉双手的位置以及它们现在的形态，感受一下充斥在双手之间的力量，双手合十，再慢慢放开。通过这样的方式，可以缓解孕妈妈大脑缺氧的状态，增强脑部活力，从而促使胎宝宝的大脑运转，开发胎宝宝的智力潜能。

孕2月常见不适

类似感冒的症状

在孕2月，是早孕反应袭来并逐渐达到顶峰的时期，孕妈妈很容易感到疲倦、嗜睡、头晕、乏力，出现流鼻涕、发冷、发热等症状，像是感冒。其实这并不是感冒，只是一系列很正常的早孕反应。对此，孕妈妈要保证睡眠质量和睡眠时间，尽量午休，工作间歇也可以在桌上眯15分钟；还要多进行缓慢、轻松的运动，如散步等，也能够舒缓疲劳；经常用温水泡脚也是不错的办法；此外，还可以通过冥想、听音乐、聊天、按摩等方式进行自我治疗。

牙龈肿痛、牙龈出血

在妊娠期，孕妈妈的牙龈变得更加松软，牙龈中的血管通透性增强，易诱发牙龈肿痛、牙龈出血等症，若在孕前已患有牙龈炎症，则更易出现此类问题。对此，孕妈妈要加强保护牙龈和牙齿的意识，把自己当作一个牙病患者来对待，勤刷牙、漱口，避免牙齿和牙龈受到刺激，晚上尽量少吃甜食，也可使用牙线彻底清洁牙齿，用舌苔清洁牙刷清除舌苔，及时消除口腔中的食物残渣，保证口腔卫生。

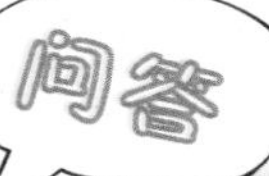

Q：孕期的牙膏应该选含氟还是不含氟的呢？

A：保险起见，应选择不含氟的牙膏，以免因部分牙膏含氟过多导致孕妈妈体内氟过量，会对胎宝宝的骨骼发育造成不良影响。

胎，需要及时采取措施。

乳房不适

怀孕后，孕妈妈的乳房会逐渐增大，乳头更加坚挺和敏感，乳晕扩大，乳房出现发紧、沉重、刺痛、胀痛等症状，这是激素的作用，不必紧张。孕妈妈要更换稍大一些，更为舒适的胸罩，或使用热敷、按摩等方式，缓解不适症状。如果孕妈妈的乳房疼痛较为异常，无法缓解，而且逐渐加重，有可能出现了乳腺疾病，甚至是乳腺

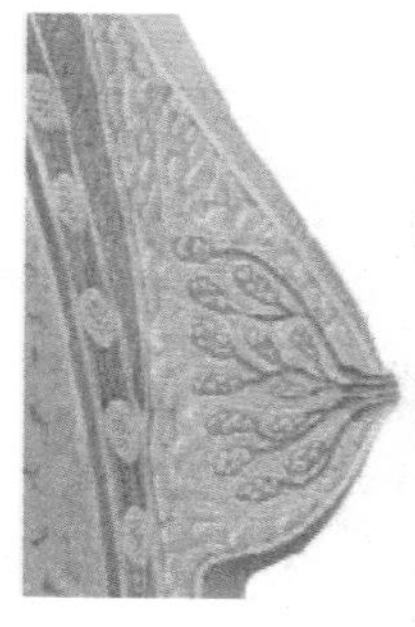
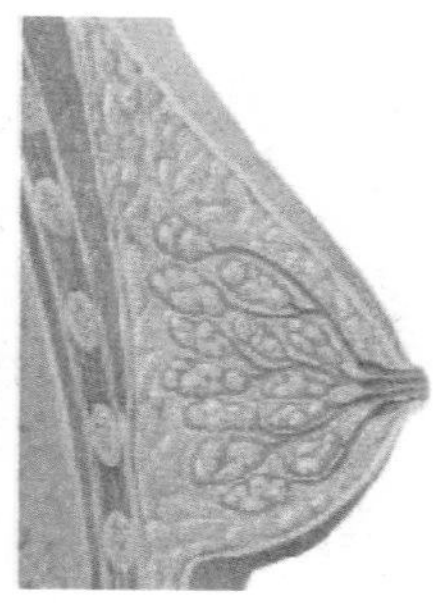

妊娠时，乳房因增多的雌激素及孕激素影响，促使了乳腺腺泡及乳腺小叶增生发育，从而使得乳房逐渐增大，并出现各种不适反应。

恶心、呕吐

孕妈妈发现自己经常在早起刷牙、三餐前后以及闻到某些让自己反感的气味时感到恶心，发生呕吐。其实，恶心和呕吐在一天当中任何时候都有可能发生，部分孕妈妈的呕吐会发生在一天中的固定时刻。在很难受的状态下尝试吃些东西，能够抑制恶心感；或者遵循少食多餐的原则，不要克制饮食；或者遵照上文中介绍的缓解孕吐的方法，都能有助缓解症状。但是到目前为止，医学上并没有完全成功的方案能够治疗孕吐，对此，孕妈妈要做好充足的心理准备，坚强地度过早孕期。

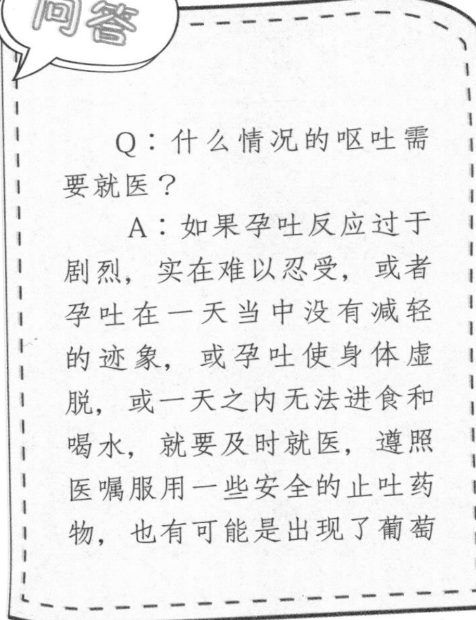

Q：什么情况的呕吐需要就医？

A：如果孕吐反应过于剧烈，实在难以忍受，或者孕吐在一天当中没有减轻的迹象，或孕吐使身体虚脱，或一天之内无法进食和喝水，就要及时就医，遵照医嘱服用一些安全的止吐药物，也有可能是出现了葡萄癌，要及时就医，以免耽误病情。

易出汗

进入孕期的孕妈妈由于激素水平的升高以及血流速度加快，容易出汗，有时稍用力或运动，就出汗了，有的孕妈妈也容易在睡眠中热醒，发现自己浑身冒汗。这种易出汗的毛病将贯穿孕期始终，孕妈妈要尽量选择纯棉透气的服装，勤洗澡，多喝水，多开窗通风，待孕期结束后该症状就会消失。

尿频

在孕 2 月，尿频依旧是常客，孕妈妈要遵循上文中提及的生活护理方法，并注意外阴的清洁工作，勤换洗内裤，乐观地度过这段尿频期。

便秘

便秘是孕期的普遍现象，这是孕激素引起的消化能力减弱导致的。对此，孕妈妈要在饮食上注意粗细搭配，多吃些高纤维的食物，如新鲜的蔬菜和水果；坚持规律的作息时间，养成定期排便的好习惯，不要憋、忍，要及时排便；还可通过轻柔的腹部按摩促进排便。

胃灼热

胃灼热是指上腹部或下胸部处的烧灼疼痛，这是由于胃肠动力减弱，以及子宫压迫所造成的。患有胃灼热的孕妈妈，一次不要吃进太多的食物，更不要吃完就躺下，以免加重症状。孕妈妈可以食用木瓜来缓解灼热，或减少流食的摄入，谷物类、豆类食物不要摄入过多，以及少吃辛辣刺激、油腻、高脂肪的食物，或者在饭前喝一些牛奶，都可以有助缓解胃灼热。

阴道出血、突发腹痛

当孕妈妈的身体出现阴道出血、突发腹痛等危险信号时，一定要足够警觉，及时就医，很有可能是宫外孕、流产、先兆性流产、胎盘早剥、葡萄胎的预兆，万不可怠慢。

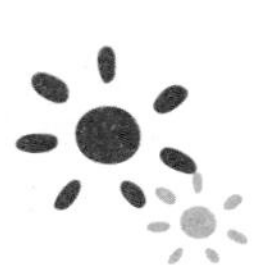

9周 胚胎期的结束

胎宝宝的生长发育

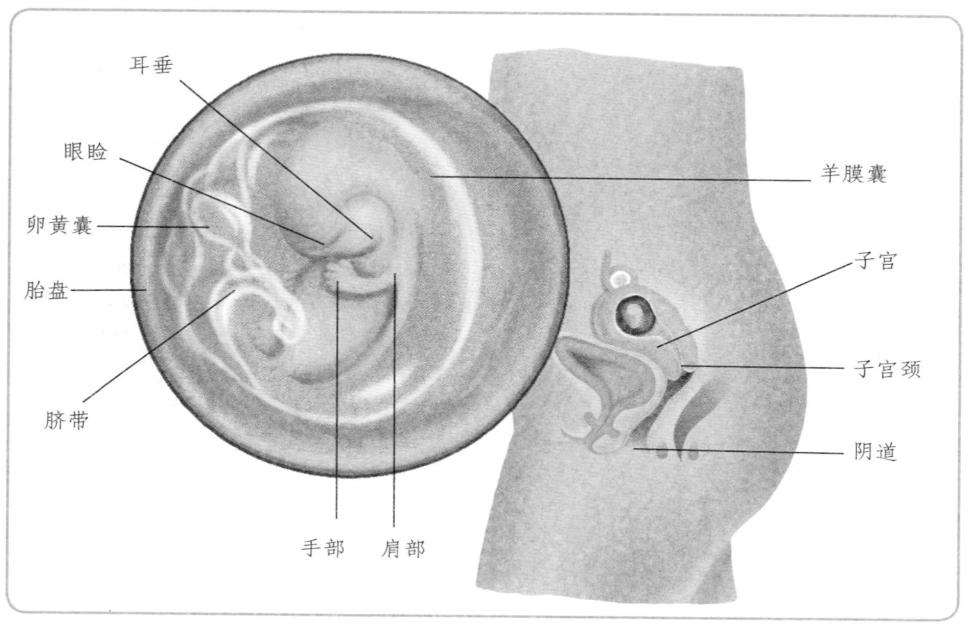

·顶臀长约2.5厘米；

·到了本周，胎宝宝已经有鹌鹑蛋那么大了，他的小尾巴消失了，从此告别了胚胎期，成为真正意义上的胎宝宝了；

·膈肌发育出来，分开原本相通的胸腔和腹腔，同时腹腔不断增大，将肠道收纳在内；

·本周开始，所有的器官、肌肉以及神经也都开始工作了；

·手腕开始弯曲，肘部形成，双脚上的蹼状物也消失了，可以看到脚踝了；

·眼帘已经能够盖住眼睛；

·两条胳膊和双腿能够在体前相交了。

孕妈妈的身体变化

本周孕妈妈的早孕反应继续保持在顶峰状态，乏力、精神不振、情绪不佳、恶心、呕吐、白带增多、尿频、便秘、牙龈肿痛等不适持续袭来，其中尿频可能会更加严重。同时乳房开始增大，体重增加，腰围终于开始增粗了。在激素的不断作用下，孕妈妈的头发和指甲生长得更快，指甲变得易折断和皲裂。肤质也产生了变化，可能变得更好，也可能更差。此外，妊娠斑也可能从本周开始出现。

营养与饮食

贫血的孕妈妈快补铁吧

孕期贫血不容忽视，容易造成流产、胎儿发育迟缓、影响生产、早产甚至产前死亡，是关系母婴健康的大问题。因此在孕早期，如果发现自己贫血，孕妈妈一定要及时通过食补和营养制剂等途径补充铁元素，多吃红枣、芝麻、花生、枸杞、黑木耳、莲藕、胡萝卜、红豆、黑豆、黄豆、乌鸡、南瓜、甘蔗、海带、紫菜等食物，至于补铁制剂则需要遵照医嘱服用。

带个便当，让工作餐营养更丰富

孕妈妈绝大多数都是职场女性，因此中午的工作餐不一定能保证充足的营养供应，仅靠早饭和晚饭不能满足每日需求，还会造成孕期过度肥胖。因此孕妈妈可以每天带个便当，不要怕麻烦，装一些自己喜欢的营养丰富的食物，如酸奶、牛奶、水果、面包、蔬菜沙拉等，这样既可补充午餐营养的不足，还能在饥饿时当作加餐食用。当然，便当的分量要控制好，不可过量，也不能带一些没有营养的垃圾食品或不安全食品。

在外就餐尽量自备餐具

孕妈妈应自觉减少在外用餐次数，如果迫不得已，或者是每日的工作午餐，最好自备餐具，不使用餐厅或食堂提供的餐具，避免细菌和污染物进入体内，影响胎宝宝的健康。孕妈妈最好选择不锈钢质地的餐具，不用塑料、竹制餐具，以免同样危害母婴健康。

孕妈妈食谱推荐

椰芋鸡翅

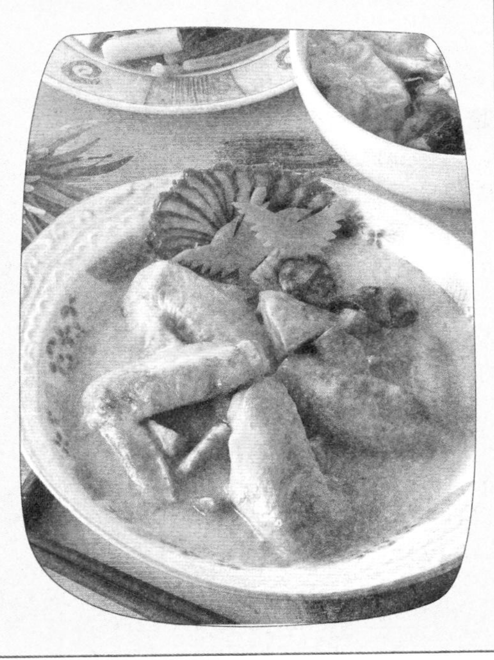

材料： 芋头100克，鸡翅200克，香菇20克，酱油、盐、糖、椰奶、水淀粉、香油各适量。

做法： ❶香菇洗净；芋头去皮，切块；鸡翅洗净，用酱油、盐腌20分钟；芋头、鸡翅入油锅中炸至金黄。

❷香菇入锅爆香，加糖、椰奶、水煮开再加入芋头及鸡翅焖至汁干，勾芡，淋上香油。

推荐理由： 芋头能够保持肌肤健美，增强孕妈妈的抗病能力，鸡翅则能够强筋健骨，促进胎宝宝的生长发育。

牛奶煨白菜

材料： 牛奶100克，白菜150克，枸杞10克，精盐少许，味精5克，白糖3克，高汤适量。

做法： ❶将白菜洗净切块，枸杞洗净备用。

❷锅上火，倒入高汤，调入精盐、味精、白糖，放入牛奶、白菜、枸杞煲至成熟即可。

推荐理由： 此汤能够促进胎宝宝的生长和对钙的吸收，还能预防孕妈妈患上心脑血管疾病，润泽肌肤，保护孕妈妈不受感冒侵袭，增强抗病能力。

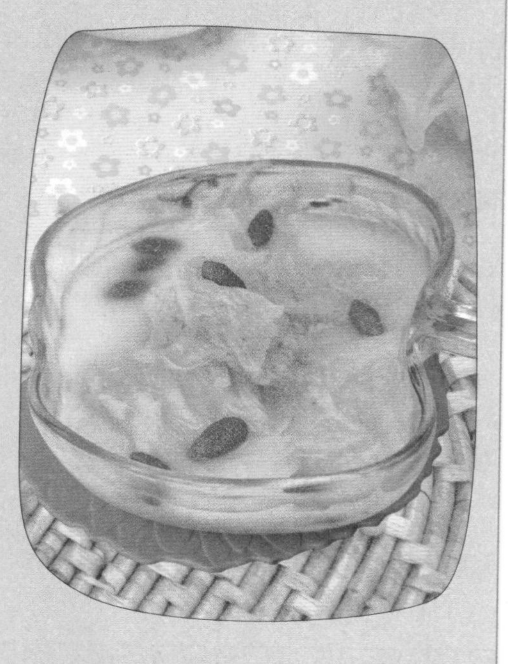

环境与孕期护理

晒被消毒要经常

孕妈妈在孕期十分容易受到细菌的侵袭，进而影响到胎宝宝的健康。因此孕妈妈的衣物、床单等用品必须勤换洗，无法经常清洗的，如被褥等，则需要勤晾晒，用太阳中的紫外线杀灭被褥上滋生的细菌，并祛除潮气。如果不经常晾晒，很容易使孕妈妈患上皮肤、呼吸系统疾病，使胎宝宝也受到影响。因此，孕妈妈应至少每半个月到一个月晾晒一次被褥，每次两小时左右即可，时间过长会影响被子的保暖性。

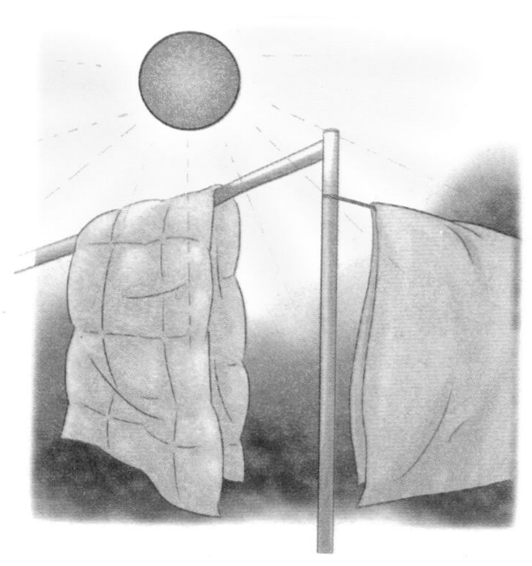

经常晾晒被褥，可用紫外线消除上面滋生的细菌，保证孕妈妈和胎宝宝的健康。

孕妈妈应尽量和电脑保持距离

来自电脑的辐射是胎儿致畸的因素之一，而绝大部分的职场孕妈妈每天的工作都离不开电脑，要采取什么样的措施，才能减少电脑辐射对自己和胎宝宝的伤害呢？

1 每隔 1 小时离开电脑 5~10 分钟，既能放松长时间保持一个姿势不动的肢体，又能远离辐射源。孕妈妈可以下载一个具有定时提醒功能的软件，避免忘记休息。

2 在电脑的显示屏上安装一个防护网或防护屏，可以吸收辐射线，还能保护视力和眼睛，消除疲劳。

3 每天保证开窗通风一次，使电脑产生的有害物质和粉尘得以散发。

4 有条件的孕妈妈，可以让显示屏和主机尽量远离自己，最好距离身体 50 厘米以上，减少辐射伤害。

5 尽量不要在电脑主机和显示器周围放置金属质地的物品，以避免辐射的反射，加重孕妈妈受到的伤害。孕妈妈可以放置一些仙人掌类的植物在电脑周围，可以吸收辐射。

6 业余时间孕妈妈要控制自己少用电脑，尤其要少玩电脑游戏，包括用笔记本、平板电脑等玩游戏，以每周使用电脑时间不超过 20 小时为宜。

“痘痘妈”怎么护理肌肤

由于妊娠期激素的作用，有些孕妈妈身体更易出油，在脸上、身上起了不少痘痘，孕妈妈变成了“痘痘妈”，又难看又不舒适，该怎么祛除呢？

孕妈妈不要着急使用平日用过的祛痘产品，这类产品中普遍含有水杨酸、酒精等成分，会对皮肤造成刺激，还会影响到胎宝宝，已经不再适合孕妈妈使用。这时孕妈妈应主要依靠食疗的方式祛痘，多吃富含维生素的瓜果蔬菜，多喝水，忌食辛辣油腻食物，避免上火；孕妈妈应使用补水型的护肤霜，调理肌肤的水油平衡，因为大部分的痘痘都是由于肌肤缺乏水分而造成的。此外，孕妈妈还可以请准爸爸帮忙，制作一些适合孕妇使用的天然面膜，如牛奶面膜、小黄瓜面膜、西瓜面膜、柠檬面膜、冬瓜面膜等，用最天然的方式，安全地解除孕妈妈的痘痘困扰。

问答

Q：孕妈妈还要远离哪些辐射源？

A：除了手机、电脑等孕妈妈每天无法避免的辐射源，其他较常见的辐射源还有电视、电磁炉、微波炉等，在使用这些电器时，孕妈妈要尽量与之保持两米以上的距离，或由准爸爸及其他家人进行操作，尽可能地让孕妈妈远离辐射带来的伤害。

防辐射服只为穿个安心

大部分孕妈妈在得知自己怀孕后，便即刻穿上防辐射服，以策安全。其实，目前的研究还不能证明防辐射服一定具有抵挡辐射的作用，因此，即便孕妈妈穿着它，多半也只能是图个安心。所以孕妈妈千万不要以为自己穿上了防辐射服，就变得“百毒不侵”了，就可以不用关注辐射源的问题。最有效、最安全的防辐射方式，还是要彻底远离辐射源，这样才能阻隔电磁污染。当然，现代的孕妈妈在生活中无法避免与手机、电脑、电视等辐射源的接触，其实不必过于担心，轻量的、短时间的辐射不会对母婴造成伤害，只要在生活中多加注意，尽量减少与辐射源的接触就可以了。

孕期护肤品怎么放心选

在孕期，孕妈妈不能使用化妆品，但是护理肌肤是美容必不可少的步骤之一。那么要如何才能挑选到安全的护肤品呢？

1 首先，一定要选择由正规厂家生产、从正规渠道购买的护肤品，要选择固定的1~3个品牌，不能贪图便宜就随便从网上购买，或不加关注成分及生产日期就随意使用。

2 可以选择标示为孕妇专用的护肤品，这类护肤品专为孕妈妈打造，非常安全可靠，可以放心使用。

3 还可以选择婴儿专用护肤品，这类护肤品成分特别温和、不刺激，而且不含化学添加剂，孕妈妈用着较为放心。

4 也可以选择纯植物性质的护肤品，这类产品均使用纯天然的护肤成分，不会对肌肤造成伤害。

5 还可以选择标示为不添加任何防腐剂、酒精等刺激物质的护肤品，这类护肤品品牌不多，一般价格较为昂贵，且保质期极为短暂，通常为6~12个月，开封后的保质期通常只有1~3个月，一旦过期则会迅速滋生大量细菌，无法使用，因此孕妈妈要注意在保质期内尽快使用。

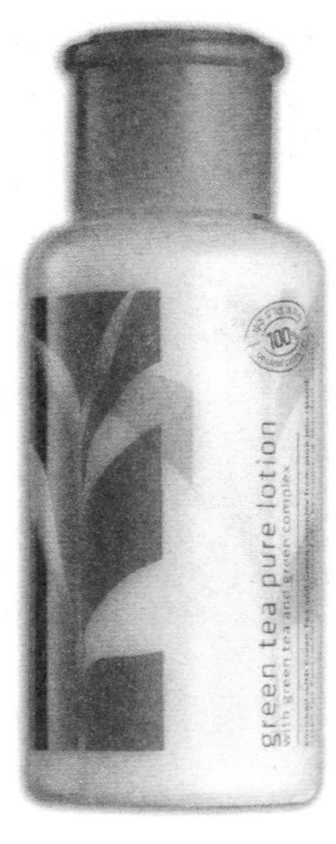

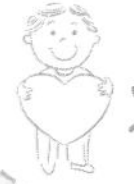

准爸爸的贴心守护

转移孕妈妈的注意力

准爸爸眼看着处在孕吐中的孕妈妈如此辛苦和难受，是不是总觉得束手无策呢？这时不妨扮演转移孕妈妈注意力的角色。

1 为孕妈妈讲几个笑话；

2 在孕妈妈看电视或看书的时候，端上一些鲜榨果汁或小零食；

3 和孕妈妈聊聊她最喜欢的话题；

4 给孕妈妈许几个能让她高兴的愿望，比如等到孕吐反应过去，就带她去郊区玩一玩，或者等她到了孕中期，就带她去更远一些的地方旅游，放松一下心情；

5 买点儿能让孕妈妈感到惊喜和高兴的小礼物，制造一些让孕妈妈久违的小浪漫；

6 挺身而出，让孕妈妈把不良情绪和身体上的痛苦都发泄到自己身上。

这样贴心的准爸爸，一定能缓解孕妈妈的坏心情和不适，还能增强夫妻感情，使孕妈妈即使再难受，也能从准爸爸爱的呵护中汲取安慰。

胎教方案

语言胎教：每天跟上下班的准爸爸打招呼

孕妈妈每天有很多时间可以跟胎宝宝交流，而准爸爸则不具备这样的优势。为了让胎宝宝尽早熟悉准爸爸的声音，建立起初期的父子感情，让宝宝在更融洽、更温馨的氛围中成长，孕妈妈可以每天替胎宝宝跟上下班的准爸爸打招呼。如准爸爸要出门了，孕妈妈可以说：“宝宝，你爸爸要出门了，我们跟他再见，让他路上注意安全。”准爸爸则可以说：“听见了，谢谢宝宝，爸爸要出门了，会很惦记你，咱们晚上见！”等到准爸爸回家时，孕妈妈又可以说：“宝宝你看，爸爸回来了，正等着你跟他打招呼呢，咱们问问爸爸今天工作怎么样，累不累啊，有没有想咱俩？”准爸爸可以说：“爸爸今天有点儿辛苦，不过一想到宝宝和妈妈，就不觉得累了，一直想快点儿回到你们俩身边呢。”

情绪胎教：把平静自信的好心态传递给宝宝

如果孕妈妈不能调控好自己的情绪，就会对胎宝宝的大脑及神经发育产生影响，造成难以估计的不良后果。尤其是在早孕期，早孕反应剧烈，孕妈妈的情绪很难不被身体上的不适所影响，那么此时孕妈妈就要注意控制自己的情绪，尽量保持良好的心理状态，积极面对早孕反应，多替胎宝宝着想，尽量想办法宣泄出自己的情绪。比如，可以由着性子多做一些自己喜欢的事情，只要对身体没有负面影响、不会造成过度劳累的即可，如唱歌、看电影、和闺蜜聚会、去人少的地方逛街等，通过这样的方式，帮助自己排解烦恼和忧愁，保持平静、自信的好心态。这样才能让宝宝也感受到妈妈的好心情，从而茁壮地成长。

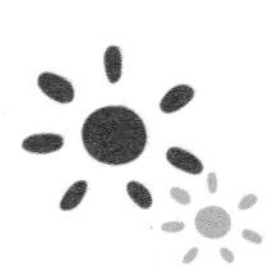

10 周
度过流产危险期

胎宝宝的生长发育

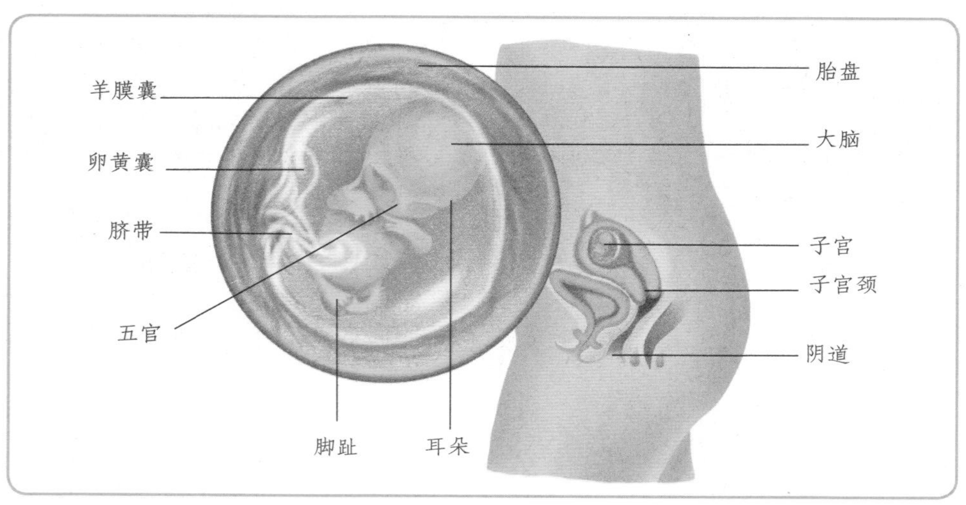

· 身长约 4 厘米，重约 10 克；

· 到了本周，胎宝宝已经很像个小人儿了，有乒乓球那么大；

· 基本的细胞结构已经形成，身体的所有部分都已初具规模，绝大部分器官已经开始工作了；

· 心脏已经发育完全；

· 生殖器官开始生长；

· 五官已经比较清晰；

· 眼皮开始黏合在一起，要到 27 周后才能完全睁开；

· 耳朵已经成形，但是还不具备听力；

· 手腕和脚踝发育完成，手指和脚趾清晰可见，身体各处的关节也已形成；

· 胎盘已经很成熟；

· 最危险的易流产期即将过去，宝宝变得相对安全些了。

孕妈妈的身体变化

到了本周，孕妈妈的子宫已有拳头大小了，体重和腰围继续增加，乳房在增大，尿频、便秘、恶心、呕吐、情绪波动等严重的早孕反应还在继续。此外，孕妈妈变得更不怕冷、更易出汗了，这可能会加重孕妈妈身体的味道，因此要勤洗澡，勤换洗衣物，保持身体的干爽和清洁。

营养与饮食

你的胎宝宝缺碘吗

本周开始，孕妈妈要注意补充碘元素，因为此时胎宝宝的大脑和骨骼在以极高的速度发育，孕妈妈提供不了足够的碘元素，就会导致生出的宝宝智力低下，身材矮小，运动功能发育不足。因此，孕妈妈每日所食用的食盐，最好是加碘盐，还要多吃海带、紫菜、鱿鱼、海鱼、虾皮、海蜇等含碘丰富的海产品。当然，碘摄入量过高或过低对母婴健康都不利，如果需要服药进行调整，一定要遵照医嘱执行。

加强孕期饮水量

孕期孕妈妈的身体消耗量增大，新陈代谢加快，因此需要比平时摄入更多的水以满足身体和胎宝宝的需要。一般情况下，孕妈妈每天需要1500~2000毫升的水，这其中也包括菜肴、米饭、汤羹中的水。饮水要尽量喝白开水，均时均量地喝。有的孕妈妈担心水喝多了会加重尿频的症状，其实孕妈妈只要一次不喝进太多的水，睡前3小时不喝水，就不会加重尿频，也不会影响睡眠。

孕妈妈别吃桂圆

除去分娩前那段时刻，孕妈妈在整个孕期不能食用桂圆。这是因为桂圆是性热大补之物，会使孕期身体一直处于阴血偏虚、滋生内热、易上火状态的孕妈妈加重妊娠反应，易导致恶心、呕吐、便秘、腹痛、水肿、妊娠高血压综合征、妊娠糖尿病，甚至是流产或早产这样的严重后果。如果孕妈妈实在是嘴馋，想吃些补品，可以适当地食用红枣、燕窝、藕粉等食物。

孕妈妈食谱推荐

凉拌海蜇丝

材料：海蜇200克，熟芝麻少许，红椒适量，盐3克，味精1克，醋8克，生抽10克，香油适量。

做法：❶海蜇洗净；红椒洗净，切丝。

❷锅内注水烧沸，放入海蜇氽熟后，捞出沥干放凉并装入碗中；

❸向碗中加入盐、味精、醋、生抽、香油拌匀后，撒上熟芝麻与红椒丝，再倒入盘中即可。

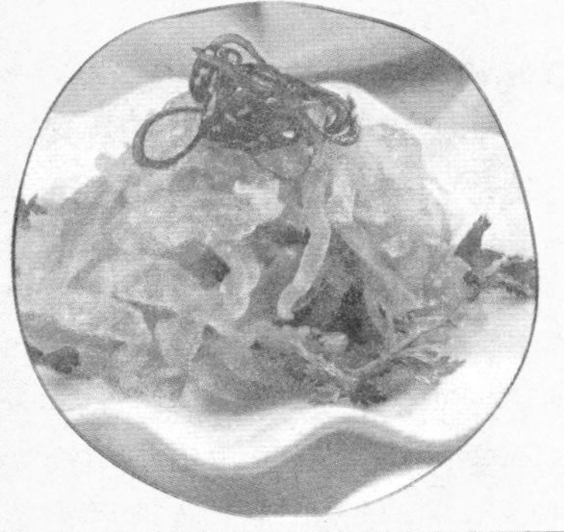

推荐理由：此道菜清凉爽口，味美健康，海蜇皮能够补充孕妈妈在早孕阶段缺乏的碘元素，还能够清热解毒，消除孕妈妈的水肿症状，降低血压，并且这道菜脂肪含量极低，却含有丰富的蛋白质和矿物质，孕妈妈食用此菜可谓一举数得。

双椒炒鲜鱿

材料：鱿鱼 400 克，青椒 200 克，红椒 100 克，蒜片 10 克，葱段 15 克，盐 3 克，白糖、生抽各 2 克，淀粉 3 克，鸡精 1 克。

做法：❶将鲜鱿鱼洗净，切花刀切片，用开水汆一下；青椒、红椒去蒂去子分别切块，再用水焯至三成熟，捞出沥水。

❷烧锅下油，将蒜片、葱段在锅中炒香，加入鲜鱿鱼、青椒块、红椒块，翻炒 30 秒；

❸加入其他调味料翻炒匀，用淀粉勾芡即可。

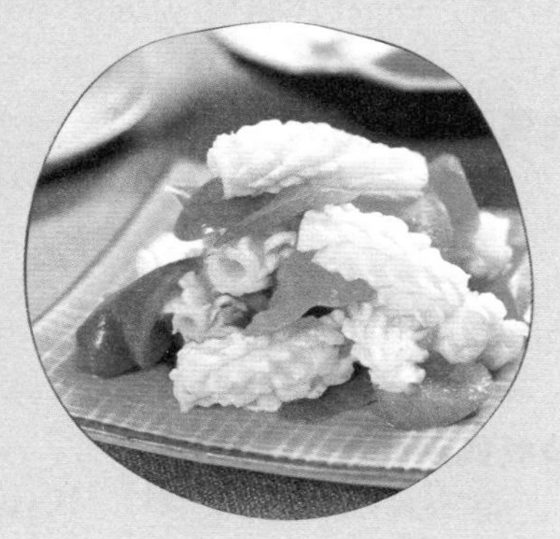

推荐理由：鱿鱼含有丰富矿物质，能够补充钙、铁、锌、硒、碘、钾等物质，是孕妈妈能够食用的健康食品之一，可以促进胎宝宝的骨骼发育和造血功能。

环境与孕期护理

孕妈妈戴上塑胶手套做家务

孕妈妈在备孕期就要停用洗衣粉、洗衣液、洗涤灵、清洁精等洗涤用品。到了孕期，闲来无事的孕妈妈如果想做些家务，洗碗，擦桌子，顺便锻炼身体，该怎么办呢？这时孕妈妈可以戴上塑胶手套，洗衣服、洗碗、擦桌子、擦柜子等，塑胶手套不仅能将有毒、有害的清洁剂与孕妈妈的皮肤隔离开，还能避免细菌和脏污侵染孕妈妈的双手，从而更加有效地保护孕妈妈的安全。

孕妈妈注意清洁外阴

孕妈妈即使不能每天洗澡，也要注意每天的外阴清洁工作。在孕期，孕妈妈的外阴变得更加柔弱，分泌物增多，如果不注重清洁，很容易出现感染，进而影响到胎宝宝的健康。在清洁外阴时，最好用流动的清水，水温不要过热，不要使用阴部清洗剂，直接用水清洗即可。清洁后，要换上干净的内裤，因此内裤要每日更换。

严防感冒

无论处在孕期的任何阶段，孕妈妈都要多加注意，严防感冒的发生。

1 一旦孕妈妈患上感冒，切勿自行服药，否则很有可能造成胎儿畸形，后果不堪设想。一定要及时就医，遵照医嘱用药。

2 如果症状不严重，可服用感冒冲剂、板蓝根等较安全的中成药；或者多吃柑橘等富含维生素 C 的食物，以及多喝水；或利用食疗的方法，食用一些主要由姜、大蒜、香菜、荸荠、白萝卜等食材烹制而成的汤羹和菜肴；同时，注意休息和保暖，就能自行痊愈。

3 但是如果症状较为严重，就不能硬扛而不用药，否则很容易因此使病毒进入胎盘，感染胎宝宝。此时可以先用物理降温法，控制体温的过快升高，然后及时就医。

胎教方案

冥想胎教：妈妈想给你取个好名字

孕妈妈和准爸爸如果还没给胎宝宝起名字，现在可以开始了。孕妈妈可以先问问胎宝宝：宝宝，你想叫个什么好听的名字呢？告诉妈妈吧。然后回想一下自己在冥想时想象的胎宝宝的模样。宝宝有妈妈的眼睛和轮廓，爸爸的鼻子和嘴巴吗？宝宝会是什么性格的宝宝呢？像妈妈，还是像爸爸？这时可以翻出字典，夫妻俩各自想出几个自己中意的名字，再看看有没有默契，是否两人想到一块去了，看看是孕妈妈起的好听，还是准爸爸起的好听。现在不妨将所有喜欢和起好的名字记录下来，等到胎宝宝出生后再根据宝宝的情况决定，也可先起好一个乳名，在胎宝宝具备听觉后经常呼唤宝宝。

通过冥想胎宝宝模样和起名字的互动方式，可以增强三口之家的凝聚力，增进夫妻感情，增加生活情趣，愉悦孕妈妈的情绪，从而对胎宝宝产生良好的影响。

音乐胎教：《献给爱丽丝》

《献给爱丽丝》是贝多芬中年时期创作的一首钢琴曲，是贝多芬献给他的好朋友爱丽丝的一首明快乐曲。孕妈妈也可将这首洋溢着热情和快乐情绪的乐曲献给胎宝宝，让曲调中那些亲切、流畅、明快、取悦、畅想、分享、深情的情愫感染自己，也感染胎宝宝。其中不断反复出现的带有问候和赞赏味道的曲调，不正像是母亲对宝宝生命的赞叹，对宝宝茁壮成长的期盼的真实写照吗。

情绪胎教：宝宝你看妈妈美不美

孕早期孕妈妈受到早孕反应的折磨，情绪通常会很糟。这时可以通过自行扮靓的方式，给自己一个好心情，从而也让胎宝宝在腹中感到舒适。即便此时孕妈妈不能化妆，不能佩戴首饰，不能穿紧身衣和高跟鞋，还要注意衣服的材质，但是通过丝巾、帽子、发卡、墨镜、胸针，以及色彩鲜艳的棉麻混纺质地的服装，也能够打扮出一个俏皮可爱、年轻活泼，拥有自然美和青春活力的靓妈妈。

准爸爸的贴心守护

帮助孕妈妈做好角色转换

有部分孕妈妈在怀孕后，一直不能很好地融入做母亲的角色，或者有些孕妈妈因为早孕反应的加剧，感到身体十分不适，情绪焦躁，从而开始抗拒怀孕过程。面对这样的孕妈妈，准爸爸要采用迂回的方式与其沟通。首先要让孕妈妈把不满和担忧充分袒露出来，准爸爸要做好倾听者的角色。然后再针对孕妈妈的情况，安排孕妈妈与其他有过怀孕经验的女性多交流，帮助她进行调适和适应；或者准爸爸自行搜集一些实例，对孕妈妈进行劝解和开导，以劝慰和安抚为主，千万不要直接地采取埋怨、指责的态度，以免造成孕妈妈更大的心理负担而发生危险。

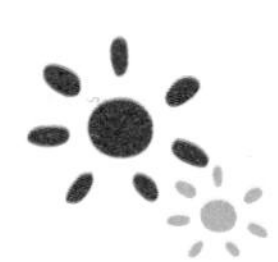

11周 能摸到子宫了

胎宝宝的生长发育

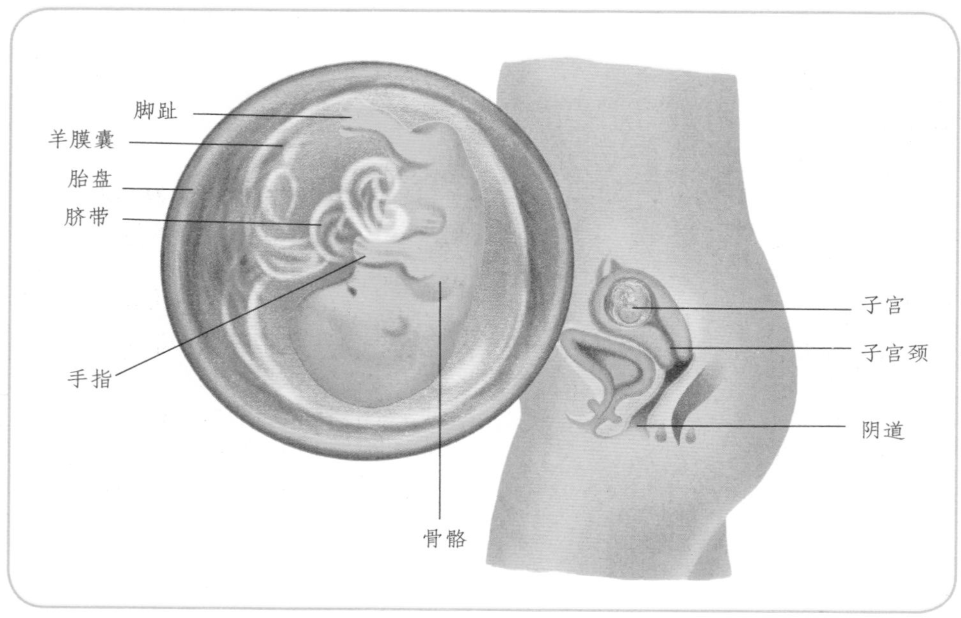

· 身长 4.5~6.3 厘米，重约 14 克；

· 在本周，胎宝宝的生长速度继续加快；

· 致畸的可能性降低了很多；

· 会做吸吮和吞咽动作了，能够把拇指或大脚趾放进嘴里吸吮，会吞咽羊水，还会打哈欠；

· 长出手指甲和绒毛状的头发；

· 脊柱轮廓已经可以清晰地看到；

· 耳朵的内部结构将在本周发育完成；

· 骨骼开始发育；

· 两脚交替，能够做原始行走的动作了。

孕妈妈的身体变化

到了本周，孕妈妈的子宫已经像个小柚子那么大了，足以填满整个盆腔，甚至还会突出出来，用手可在耻骨中线上的下腹部摸到。此外，孕妈妈的头发和指甲依旧生长很快；小腹部竖线状的妊娠纹出现了，妊娠斑也继续增多；腰部、臀部和腿部开始变胖，肌肉变得更结实；早孕反应开始减轻，食欲不那么差了，孕妈妈可以多吃些食物补充胎宝宝所需的营养。

营养与饮食

胎宝宝开始长骨骼，妈妈多吃高钙食物

从本周开始胎宝宝的骨骼细胞开始发育，骨骼开始变硬，对此，孕妈妈要积极补充钙质，多吃一些含钙高的食物，如虾皮、豆制品、牛奶、奶制品、芝麻、银耳、黑木耳、芝麻、芝麻酱、雪里蕻、海带等食物。还可搭配一些富含维生素 D 的食物，以便更好地促进钙质的吸收，如鱼肝油、鸡蛋黄、黄油、动物肝脏等。此外，孕妈妈还要多晒太阳，也能促进胎宝宝的骨骼发育。

适量补充能量，别让体重数字太大

从本周开始，孕妈妈恢复了部分食欲，可以多吃些东西了。但是此时不能无所顾忌地盲目进食，一旦体重过重，或体重增速过快，很容易患上孕期常见的妊娠高血压综合征、妊娠糖尿病、羊水过多等症，若不能很好地将体重控制在合理范围内，还会导致胎宝宝长成巨大儿，使分娩时出现难产，或者产褥期感染，十分棘手。因此若孕妈妈发现自己体重超标，就要控制热量的摄入，减少肉类、碳水化合物和糖分的摄入量，用蔬菜和部分水果替代，并控制自己在晚间少吃水果，尽快让体重回归正常。

问答

Q：孕妈妈长多少肉比较合理？

A：以孕早期增长 1~2 千克，孕中期增长 4~5 千克，孕晚期增长 4~5 千克，整个孕期共增长 8~12 千克为宜。

将鱼和豆腐一起吃

在本周，孕妈妈既要从营养上保证胎宝宝的大脑发育，更要多补充钙质，以应对胎宝宝骨骼发育的需要。将鱼和豆腐一同食用，就能满足这样的双重所需。这是因为鱼肉中富含丰富的 DHA、蛋白质等营养成分，能够促进大脑发育，豆腐中富含钙质，可以促进骨骼发育，而且二者中都富含不完全蛋白质，一同食用能够实现动植物蛋白的互补。此外，鱼肉中富含维生素 D，能够提高豆腐中钙质的吸收率，最多可提高 20 倍之多；同时鱼肉中含有较多的不饱和脂肪酸，豆腐中含有大豆异黄酮，两种物质都有助于降低胆固醇，对孕妈妈的健康有益。

防治妊娠斑应该这样吃

为了防治初期妊娠斑，孕妈妈首先要避免食用刺激性的食物，如辣椒等，还要多吃这些食物：

1 淡化色素的食物。主要是富含维生素 C 的黄色和绿色食物，如橘子、橙子、柠檬、小白菜、圆白菜、雪里蕻等，以及红枣和番茄。

2 能防治黄褐斑的富含硒的食物。如大蒜、洋葱、蒜苗、菌菇类、海产品等食物。

3 富含维生素 E 的食物，能阻止氧化，预防黄褐斑。如菜花、豆类、海藻类食物、芝麻等。

孕妈妈食谱推荐

双色豆腐汤

材料： 豆腐、猪血各100克，豆苗30克，黄豆油20克，精盐4克，鸡精1克，葱、姜各2克。

做法： ❶将豆腐、猪血洗净切块，豆苗择洗净备用。

❷净锅上火倒入黄豆油，将葱、姜爆香，倒入水，调入精盐、鸡精，下入豆腐、猪血、豆苗煲至熟即可。

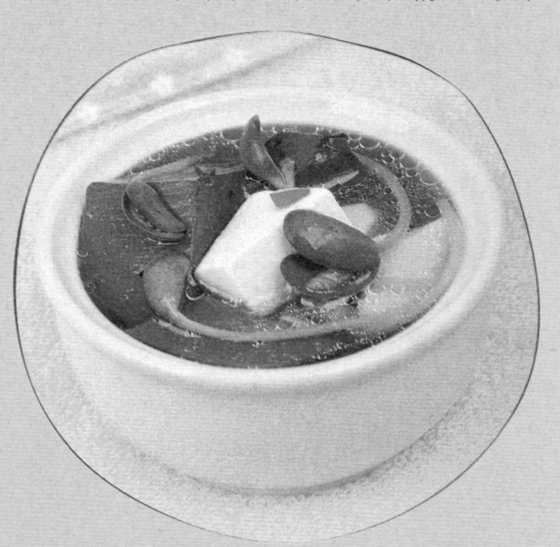

推荐理由： 豆腐和猪血都富含钙质，可以满足此时孕妈妈所需，同时还能补充蛋白质，促进胎宝宝的骨骼和大脑发育。

荠菜花菜煮草菇

材料： 草菇150克，花菜200克，荠菜50克，香油15克，盐3克，鸡精2克。

做法： ❶将草菇洗净，切段；花菜洗净，掰成小朵；荠菜洗净，切碎。

❷ 炒锅加少许油烧至七成热，下入草菇和花菜滑炒片刻，倒入适量清水煮开，加入荠菜同煮。

❸加盐和鸡精调味，淋入适量香油即可。

推荐理由： 此菜能够促进胎宝宝大脑的发育，避免孕妈妈患上妊娠抑郁症，还能健脾和胃，润肺化痰，延缓衰老。

环境与孕期护理

孕妈妈提防“冰箱病”

在夏季，反复开关冰箱，易使冰箱内的温度骤热又骤冷，为细菌的大量繁殖创造了条件。孕期抵抗力下降的孕妈妈一旦吃了被细菌污染的食物，很有可能染上“冰箱病”，产生腹泻、呕吐、发热等肠炎症状。鉴于此，准爸爸及家人一定要定期对冰箱进行擦洗和消毒，为孕妈妈创造卫生的食品存放环境，要将生食和熟食分开存放，最好用保鲜膜密封后再放入冰箱，而且不要长时间储存食物，尤其是已经煮熟的食物或半成品食物，避免细菌滋生，最好给孕妈妈吃最新鲜的食物。此外，对于孕妈妈所吃食物，一定要经过高温消毒，要洗净、煮透后再让孕妈妈食用。

6 种方法预防妊娠纹

从本周开始，部分孕妈妈长出了恼人的妊娠纹，它一般从腹部开始长起，陆续出现在大腿、乳房等处。在孕期，绝大多数的孕妈妈身上都会出现这样的粉红色或紫红色波浪条纹，这是因为孕期脂肪和肌肉在迅速增厚，加上不断隆起的腹部，都导致了皮肤的弹力纤维与胶原纤维受到不同程度的损伤或断裂，使皮肤变薄变细，因而妊娠纹得以显现。在妊娠结束后，妊娠纹会逐渐变淡，变成白色或银白色的有光泽的浅纹，但很难彻底消失。因此爱美的孕妈妈要提早预防，尽量减少妊娠纹的出现。

1 **食疗加法。**皮肤弹力纤维与胶原纤维是由蛋白质构成的，因此多补充蛋白质可有助于增强皮肤弹性，减少妊娠纹。因此，孕妈妈可适当多吃鸡爪、鸭爪、猪蹄、猪蹄筋、牛蹄筋、猪皮、鸡皮、鸡翅、鱼皮、软骨等。

2 **食疗减法。**饮食上避免摄取过油、过咸的食物，控制糖分的摄入，少吃色素含量高的食物，

3 **控制体重。**避免孕期体重增长过快，并保持匀速增长，避免在某段时期的过快增长，每个月的体重增长不能超过 2 千克。

4 **加强锻炼。**从本周起胎宝宝在子宫中更加稳定，流产的可能性继续降低，孕妈妈可适当多参加一些体育活动，消耗掉多余的脂肪堆积。

5 **按摩辅助。**可使用安全、专业的妊娠纹修复霜，或天然植物按摩油、橄榄油、婴儿油等产品，在还未出现妊娠纹时就坚持使用，将其涂抹在腰腹部、大腿根等处，并加以适当的画圈按摩，手法一定要轻柔缓慢，以增加皮肤弹性。如果孕妈妈不放心，也可在使用这些产品前先咨询医生。

6 **其他辅助手段。**在孕中晚期，不断增大、下垂的腹部会使孕妈妈出现更多的妊娠纹，此时可借助托腹带等专用工具，将整个腹部支撑起来，减少下垂对皮肤的抻拉，从而减少妊娠纹。

该准备更换胸罩了

持续增大的乳房越来越让孕妈妈感到不适，如果你的胸罩已经让自己不舒服，就需要及时更换了。通常孕中期和孕晚期分别需要更换一次，孕妈妈一定要购买孕妇专用胸罩，否则满足不了孕妈妈乳房扩张的需要。胸罩的面料要透气、舒服，最好是纯棉质地，肩带尽量宽一些，支撑性能要好，不要装衬垫，避免让胸部受到挤压、变形、下垂的困扰，给胸部创造一个最柔软舒适、具有强大依托力的环境，避免使孕妈妈患上乳腺疾病。

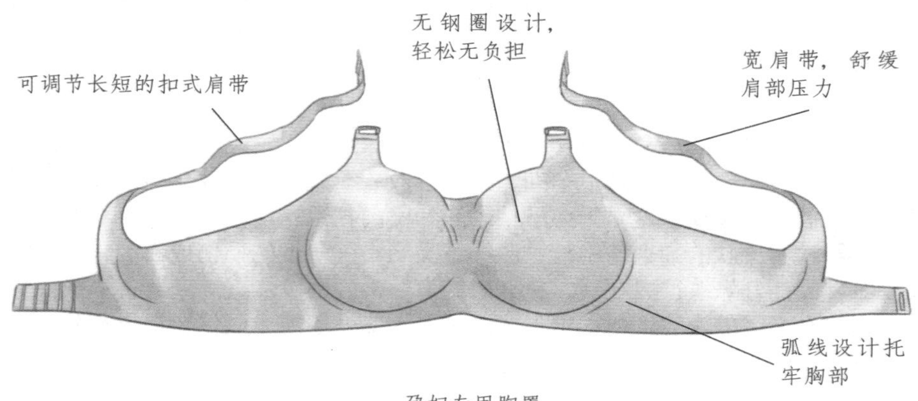

孕妇专用胸罩

孕早期能骑自行车或摩托车吗

骑自行车上班虽然是一项很好的运动，但是如果孕妈妈过长时间骑车，其间必然存在一定的精神紧张、路途颠簸及疲劳等因素，对胎宝宝的发育不利。但是在孕早期，只要骑车时间不太长，孕妈妈骑自行车上下班还是比较安全的，但要注意以下几点：

1 要骑女式自行车，不要骑带横梁的男式自行车，以免在遇到紧张情况时，上下车不方便造成骑胯伤；

2 适当调节车座的坡度，使车座后边略高一些，坐垫也要柔软一点儿，最好在车座上套一个海绵坐垫，以缓冲车座对会阴部的反压力；

3 骑车速度不要太快，否则容易形成下腹腔充血，容易导致早产、流产；

4 骑车时车筐和后车座携带的物品不要太沉；

5 不要在太陡的坡路或颠簸不平的路上骑车，因为这样容易造成会阴部损伤。

在妊娠后期，由于孕妈妈的体型、体重有了很大变化，为防止羊水早破出现意外，最好选择步行上班，以保母子安全。

孕妈妈不宜进行蒸汽浴

蒸汽浴对一般人是有好处的，高温可使静脉扩张，身体会将杂质以流汗的形式通过皮肤排出，达到排毒的功效。而孕妈妈由于怀孕后血管的张力相对于未孕时较低，所以蒸汽浴可能会使孕妈妈出现脱水、血压过低等现象，表现为心慌、气短、头晕，甚至有发生意外的危险，会伤及自身和胎宝宝。

实验证明，蒸汽浴对胎宝宝的发育极为不利。在孕早期的3个月内，高温会使某些基因活动改变，进而影响胚胎器官发育，造成胎宝宝的神经管缺损，中枢神经系统发育异常，影响后天智力发展。而且，过高的温度会使分裂中的细胞死亡，造成胎宝宝发育畸形或发育不良。此外，蒸汽浴会使人的体表处于一个高热的环境下，这种高热会通过体表皮肤传到体内，进而使胎宝宝所处的内环境温度也相应升高，不利于胎宝宝的生长发育。孕晚期的高温环境可能会影响激素分泌，甚至会致使催产素释出，最终减缓胎盘成长，导致胎宝宝生长迟滞。所以，孕妈妈不宜进行蒸汽浴。

胎教方案

音乐胎教：给宝宝听德彪西的浪漫曲《月光》

《月光》是法国著名浪漫主义作曲家德彪西的代表作之一，这首作品实可称之为“曲中有画，画中有曲”，画面感很强。通过聆听这首名曲，让人仿佛看到了在静夜时分，如水般倾泻的月光缓缓流淌，充盈着整个居室，那月光又像是溢出的水银，在地面上走走停停。带着胎宝宝倾听这首美妙的乐曲，能让孕妈妈陶醉在静谧、空灵的月的世界中，展开无限的遐想，时而随着月光腾空而起，俯瞰窗外的美景，时而依偎在窗前，细细品味每一个音符所散发的浪漫和清幽，让胎宝宝在这美丽旋律的滋养中快快长大。

胎教策略：受过胎教的宝宝有优势

接受过胎教的胎宝宝在出生后不一定能成为天才，但是相对于未接受胎教的宝宝而言，有明显的优点。比如，受过胎教的宝宝更安静，不爱哭闹，并且能够更早地和父母形成特殊的沟通方式。例如，在感到饥饿、尿湿和身体不舒适时，宝宝会通过“嗯”“啊”“哦”等基础发声知会爸妈，或者也会进行哭闹，但一旦需求得到了满足，就会停止哭闹。此外，受过胎教的宝宝更易养成规律的睡眠和饮食时间，比没有受过胎教的宝宝更容易看护和喂养。

准爸爸的贴心守护

孕期浪漫不能丢

孕妈妈从本周开始会逐渐变胖，臀部变宽，全身脂肪和肌肉的含量会逐渐增多，身材会日益走形。很多孕妈妈都担心自己在准爸爸眼中不再漂亮了，不再具有吸引力了，由此会产生一连串的假想和忧虑。此时，准爸爸不能光靠解释和安慰，也要拿出一点儿“实际行动”，多制造一些甜蜜的浪漫，比如给孕妈妈写一封情书。准爸爸是否从来没给孕妈妈写过情书呢？从现在做起也不晚。准爸爸要告诉孕妈妈，她在你心目中占有什么样的地位，你对她的爱是不会因为外貌的变化而改变的，她为给你怀孕生子所付出的辛劳和代价你将用一生的爱来报答，你们的孩子将是你们爱情的最好见证，你要和她一起见证宝宝成长的每一个时刻，等等。

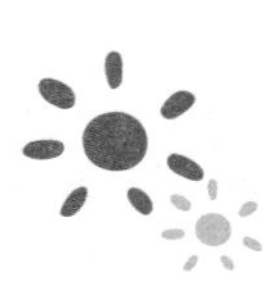

12周 水上芭蕾舞蹈家

胎宝宝的生长发育

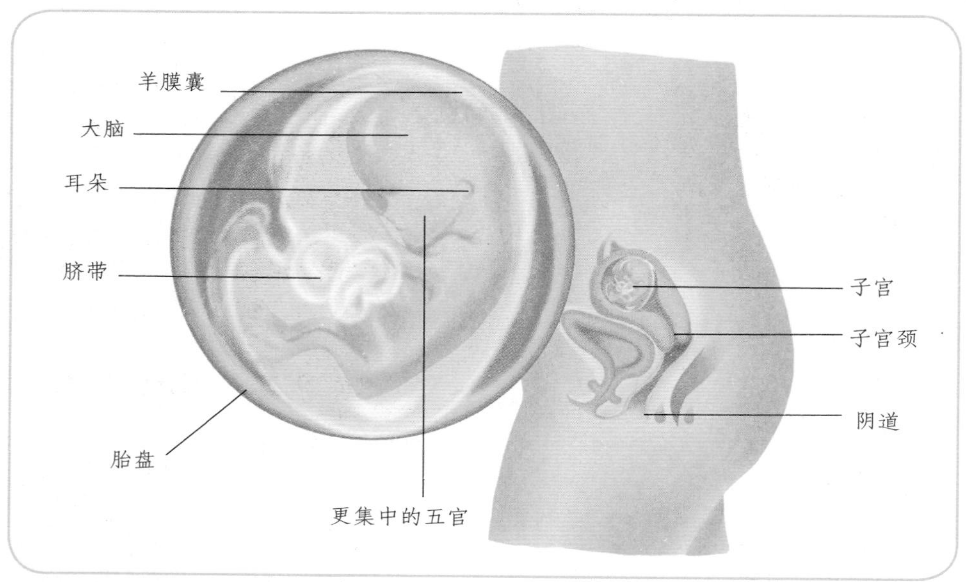

- 身长6.5~8厘米；
- 在本周，胎宝宝已初具人形；
- 大脑体积越来越大，长期占据身体的一半，大脑进入迅速增殖期；
- 已经有了完整的甲状腺和胰腺，但还不具备完整的功能；
- 五官更集中，耳朵从颈部移到了头部；
- 手指和脚趾已经完全分开；
- 开始了全身性的运动，如踢腿、伸展、打哈欠、嘴巴开合等。

孕妈妈的身体变化

到本周结束时，胎盘将生长完毕，并继续增大。孕妈妈的早孕反应正在消失，流产的概率更低了，孕妈妈正在全面进入安全舒适的孕中期阶段。不过妊娠纹和妊娠斑还在继续出现，乳房也不断膨胀，乳头和乳晕的颜色加深，阴道分泌物增多；此外，皮肤表面也可能出现血管性的改变，使皮肤表面红色加深，出现手掌泛红、血管性蜘蛛痣、血管瘤或毛细血管扩张等症状，常见于面部、脖颈、胸部和手臂，这是正常的。大部分孕妈妈从本周开始能够感受到胎宝宝的存在了，宝宝是那么的真实可爱，真叫人兴奋！

营养与饮食

选对健康小零食

到了本周，孕妈妈的早孕反应逐渐消失，食欲开始旺盛起来。不少孕妈妈都喜欢随身携带一些小零食，以备不时之需。但是孕妈妈并不能再像以前一样随便吃零食了，油炸食品、膨化食品、烧烤食品、腌制食品、过甜食物等都变成了孕妈妈的饮食大忌，如锅巴、薯片、牛肉干、爆米花、熏鱼、炸鸡、糖果等。那么馋嘴的孕妈妈该怎么吃零食呢？可以适当带一些体积较小的水果或果干，以及各种坚果类食物，如葡萄干、橘子、橙子、李子、樱桃、香蕉、话梅、核桃、栗子、腰果等，也可带些面包、饼干等食物，但每日要注意摄入量，不可摄入过多，以免使体重增长过快，导致孕期疾病的发生和妊娠纹的加重。

小腿抽筋就是缺钙吗

孕妈妈在孕3月末至孕4月之间会出现腿抽筋的现象，但是不能一抽筋就补钙，因为孕妈妈缺钙、缺镁，或者肌肉疲劳、遭受风寒时，都会出现腿抽筋的现象。因此要找对原因，“对症下药”。不过，有一半以上的孕妈妈腿抽筋是缺钙导致的，这是因为胎宝宝从孕11周开始发育骨骼，对钙的需求量会持续增多，如果孕妈妈体内钙质不足，就会缺钙。同时，由于钙质和骨骼肌肉的兴奋性有直接关系，孕妈妈一旦缺钙，就会引起小腿肌肉的痉挛，即俗称的腿抽筋。但是有的孕妈妈即使缺钙也不会出现腿抽筋的反应，这些孕妈妈要提高对自身微量元素缺乏的警惕性，并及时补充。

如果是缺钙导致的抽筋，孕妈妈就要按照医嘱服用补钙制剂，或者多食用上文中介绍过的富含钙质的食物；如果缺镁，除了照医嘱服用补镁的制剂外，还可以多吃绿叶蔬菜、小米、玉米、荞麦、燕麦、紫菜、土豆、豆类食物、蘑菇、核桃仁、虾米、花生、海产品、香蕉等食物；如果是因为肌肉疲劳或遭受风寒引起的抽筋，就要加强身体锻炼，注重劳逸结合，避免长时间保持同一姿势不动，并在睡前多泡脚，都能对抽筋有所缓解。

咖啡因是胎宝宝的大敌

孕妈妈在孕期一定要忌口，继续坚持不喝含有咖啡因的饮料的习惯，这些饮料包括可乐、咖啡、茶等。这是因为咖啡因对胎宝宝来说非常危险，一旦进入孕妈妈体内，就会迅速穿过胎盘进入胎宝宝体内，影响胎宝宝的大脑、心脏、肝脏等重要器官的发育，出现细胞变异，导致胎宝宝器官发育缓慢，甚至出现畸形或先天性疾病。

问答

Q：从现在起，我完全安全了吗？

A：本周孕妈妈还是要保持警惕，因为致畸物还是有可能对胎宝宝造成影响。等到本周过去，到了妊娠第13周，胎宝宝的主要发育已完成时，基本就不会再受到致畸物地影响了，可能出现的发育问题将属于发育迟缓或器官短小的范畴，到那时，孕妈妈才能稍微放松一些，但也不能彻底放松警惕，否则还是很容易对胎宝宝的发育造成影响。

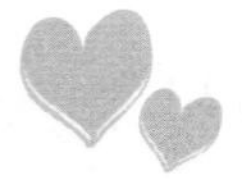

孕妈妈要慎用补药

在孕期，孕妈妈经常会觉得体虚乏力，周身不适，或者担心自己的营养摄入不足，而盲目服用一些自己在孕前服用过的昂贵补品，这是非常危险的。很多补药都含有激素物质，或者具有行气散瘀、活血清热、散寒通络等作用，一旦服用不当，很容易造成便秘、燥热、胎儿宫内发育不良、阴道出血、流产、早产、死胎等情况。一般的孕妈妈只要通过产前检查证明一切指标正常，就没必要再吃补品。即便出现了一些体征异常的现象，孕妈妈也要在医生的指导下服用专门的药物，或者用日常食补的方式进行治疗，切勿自行服用补药。

孕妈妈食谱推荐

西红柿生菜沙拉

材料：西红柿150克，生菜100克，奶昔、酸奶各适量。

做法：❶西红柿洗净，切片，叠放于盘中。

❷生菜洗净撕片，下入开水中微焯，捞出沥水，入盘。

❸加奶昔、酸奶拌匀，撒入盘内即可。

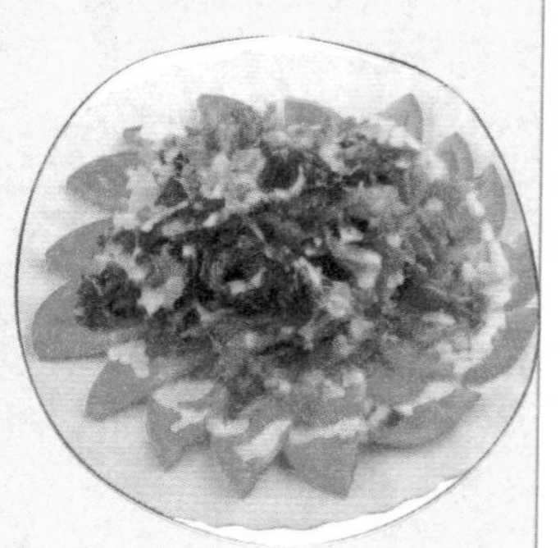

推荐理由：西红柿和生菜都有祛斑美容的作用，这道家常西式凉菜能够帮助孕妈妈祛除妊娠斑纹，还能有效控制体重。但是孕妈妈要注意沙拉酱的使用量，少许即可。

环境与孕期护理

让办公室的生活轻松起来

孕妈妈不要怕麻烦，也不要怕张扬，尽量使自己在办公室的生活轻松惬意一些，这样对安胎较为有利。可以多在办公室准备一些靠垫、毯子、小枕头、餐盒、餐具、毛巾、呕吐袋等，还可借或买个躺椅，以便午休时能睡个好觉。只要将这些物品码放整齐，及时收起，就不会给正常的办公秩序造成不便。此外，在工作中，孕妈妈要多站起身活动，上个厕所，接点儿开水，或者做一些简单的孕期体操，都能使身体和情绪得到放松。此外，孕妈妈还可以多和身旁的同事交流孕期感受，尤其是有过生育经验的同事，让自己一吐为快，不仅能够借鉴很多经验，消除顾虑，还能使不良情绪和压力得到排遣。

孕期服装怎么穿

随着子宫的日渐增大，孕妈妈的服装也要进行调整了。除了穿着宽松舒适的服装，还要尽量挑选上身以及腰围足够宽大的服装，以应对孕妈妈不断增加的胸围、腰围和腹围。孕妈妈也可直接购买专门的孕妇服装。但是不建议孕妈妈穿着背带裤，虽然背带裤款式较为宽松，背带长度也能自行调节，但是对于作为洗手间常客的孕妈妈，背带裤的脱解方式烦琐，会对如厕造成不便，而且长期穿着一体式的背带裤，也会使孕妈妈更容易感到腰酸背痛，不够舒适。

腿抽筋发作时的应急措施

前面提到了孕妈妈会逐渐出现腿抽筋的现象，那么就要分清情况进行日常的食补和护理。在腿抽筋发作时，短时间内孕妈妈会感觉疼痛难忍，要如何操作才能缓解和消除抽筋的症状呢？由于抽筋多发生于夜间，所以如果是自己睡，孕妈妈这时可以把脚面竖起来，像跳芭蕾舞的姿势那样，尽量绷直脚面，保持几分钟，可以得到缓解；如不严重则可以立刻下床，使脚跟着地，也能缓解疼痛。如果准爸爸在孕妈妈旁边，孕妈妈要推醒准爸爸，让他帮助自己按摩抽筋的部位，用平推、揉搓的方式，或者用毛巾进行热敷，都能尽快缓解和消除疼痛。

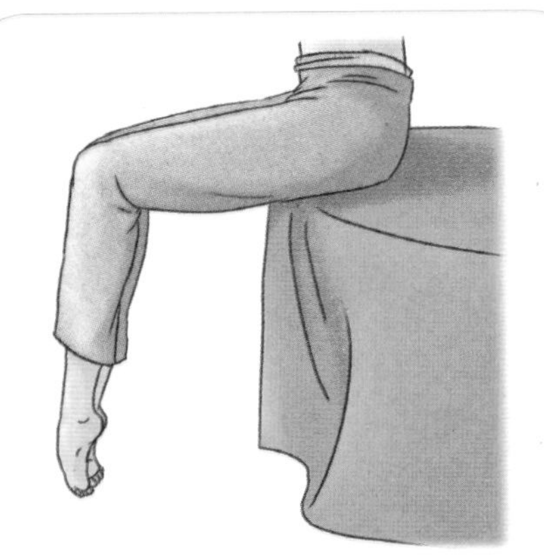

绷直脚面，保持几分钟。

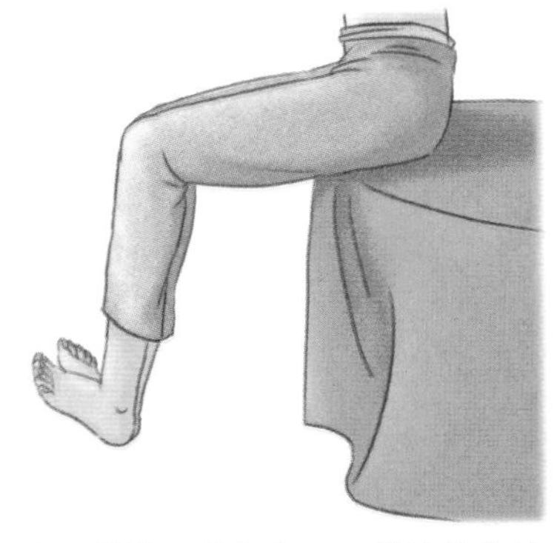

脚跟着地，抬起脚心，保持几分钟。

准爸爸的贴心守护

把自己打造成“孕博士”

准爸爸在孕期不能将自己置之度外，做一个旁观者，而应该多学习孕育知识，让自己变成孕育方面的专家，多向医生以及有经验的人士请教，多和孕妈妈交流，和孕妈妈一起学习和了解孕期突发状况的应对办法，以及孕期疾病的预防措施等，这样才能消除孕妈妈的紧张情绪，帮助她更好地度过妊娠期，让自己变成一个贴心称职的准爸爸，扮演好孕期“知识型护花使者”的角色。

胎教方案

语言胎教：宝宝你长得会像谁

从本周开始，孕妈妈能够感受到胎宝宝的存在了，一定还处在巨大的兴奋和喜悦中。此时的孕妈妈，是不是特别想和胎宝宝说点儿什么呢？孕妈妈最想知道的肯定是胎宝宝的样貌，可以就此问问胎宝宝：宝宝，你到底长的什么样子？像妈妈多一些，还是像爸爸多一些呢，你的眼睛是不是很大，鼻子是不是很挺，皮肤是不是雪白呢，妈妈真希望现在就能看到你的模样，无论你长什么样，都是妈妈心目中最美的人，妈妈希望你健康、平安、快乐、一切顺利，你听到妈妈的话了吗？要乖乖地听话，不要淘气哦。

影音胎教：带宝宝看动画片

无论自己的胎宝宝是男还是女，孕妈妈都可以按照自己的喜好，带着胎宝宝看看那些经典的动画片，如《猫和老鼠》《狮子王》《白雪公主》《芭

比故事系列》《蓝精灵》《麦兜故事》《机器猫》等，在一个个绚丽生动的故事中，展开遐想，去体验这丰富奇幻的动画世界吧，也能让宝宝跟着妈妈一起快乐起来，兴奋得手舞足蹈呢。

孕3月常见不适

阴道分泌物增多

在整个孕期，孕妈妈的体内持续分泌着雌激素和孕激素，易导致阴道分泌物增多，通常为白色，有时为淡黄色、橙色或浅褐色。因此孕妈妈要更加注意阴道的清洁工作，避免引起阴部湿疹、阴道炎、子宫颈炎等疾病，威胁胎宝宝健康。如果白带增多的同时伴随外阴瘙痒、红肿或者有特殊气味，就要引起孕妈妈的高度注意，应及时到医院进行检查。

头晕乏力、嗜睡

妊娠反应引起的不适在孕3月到达了顶峰，孕妈妈的身体承受着巨大的压力，很容易感到头晕乏力、疲倦和嗜睡，很多时候在白天就很有困意，夜间的睡眠也比平时长。因此孕妈妈在这段时间要多爱护自己的身体，想睡就睡，不要让自己过于疲惫，尽量多休息，只有养足精神，才能为胎宝宝创造更有利的成长条件。但是如果孕妈妈出现了严重的头晕眼花症状，并伴有水肿、血压增高等现象，很有可能是妊娠中毒症，要及时就医。

先兆性流产

先兆性流产是指有少量阴道出血，伴有轻微的间歇性子宫收缩，子宫未开大，羊膜囊未破裂，子宫大小与停经月份相符的情况。经过保胎处理，先兆性流产可以继续妊娠，但通常不能足月即分娩；若阴道流血量增多或下腹部疼痛加剧，也有可能导致流产。一旦发现上述情况，孕妈妈要及时就医，切不可耽误治疗。导致先兆性流产的原因主要有遗传基因的缺陷，环境因素，母体内分泌紊乱或患有全身性疾病、生殖器疾病，男方患有菌精症，病毒感染以及免疫因素等。因此，如果孕妈妈确诊为先兆性流产，就要在饮食、生活护理等诸方面多加注意。在饮食上可多吃一些补肾的食物，不吃辛辣刺激以及过于寒凉和温热的食物，要多吃新鲜蔬菜水果，多喝水。此时孕妈妈要多卧床休息，保持心情平静、舒畅，并严禁房事。一旦发生危机情况，孕妈妈要尽量保持冷静，否则会使症状加重，并及时就医。

过分显怀

如果在孕3月出现了胎儿大小与妊娠月份不符的情况，如怀孕3个月左右肚子却似5个月大，除正常的双胞胎及多胞妊娠外，极有可能是出现了葡萄胎，孕妈妈要及时发现异常，尽早到医院检查和治疗。

第三章

孕中期，享受带球跑的日子

顺利进入孕中期，孕妈妈终于可以长舒一口气了，这将是孕妈妈感到最为舒适和惬意的 4 个月，也是相对来说最为安全的时期。在这个阶段，胎宝宝越发地活跃起来，使孕妈妈能够感受到胎动了，宝宝的身体器官和功能也在不断完善，能听到来自外界的声音了，也能感受到光线的强弱了，更多的亲子互动和胎教可以在这一阶段进行，把握好孕期这段最难得的美好时光吧。

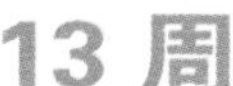

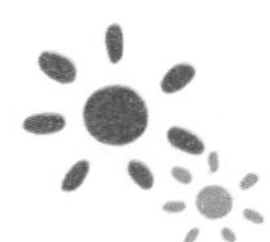

13 周 一颗粉红的小桃子

胎宝宝的生长发育

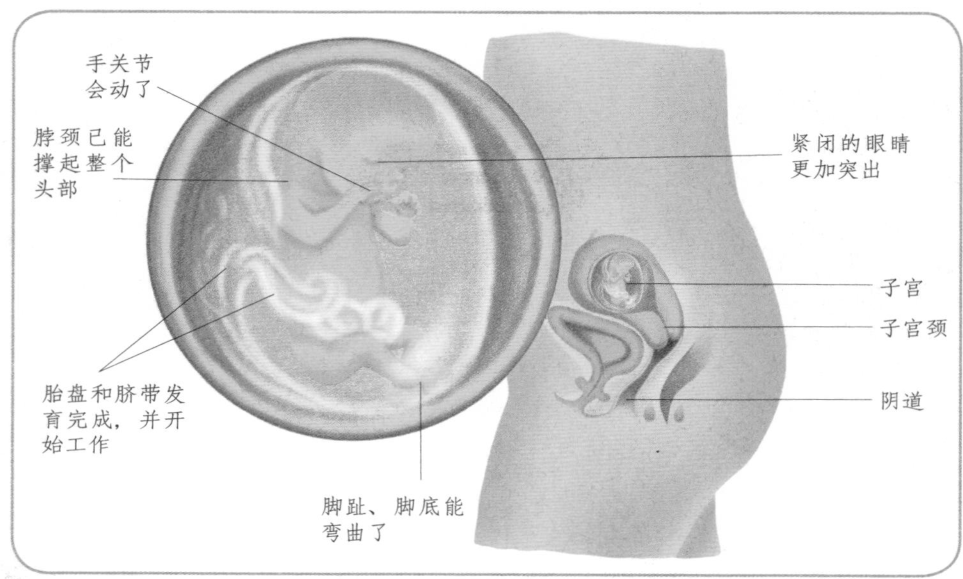

·身长 7~9 厘米，重约 20 克；

·本周是孕中期开始的第一周，胎宝宝已经有一颗桃子那么大了；

·神经元增多，条件反射能力加强，通过触碰会进行蠕动，但是孕妈妈依然感觉不到胎动；

·紧闭的眼睛更加突出；

·指关节会动了，手指能与手掌紧握，脚趾与脚底也能弯曲了；

·脖颈已经能支撑起整个头部；

·最初的骨骼结构已经出现，肋骨已经可见了；

·胎盘和脐带发育完成，胎宝宝可以通过它们汲取来自母体的营养，并排泄废物了；

·出现乳牙牙体；

·手指指纹和脚趾指纹开始形成。

孕妈妈的身体变化

进入孕中期，早孕反应彻底消除，使孕妈妈感到仿佛焕然新生，舒适无比。有的孕妈妈乳房会开始分泌少许白色的乳汁，这是正常现象，不必惊慌。此外，孕妈妈的腹部继续增大，原来的一些衣服可能穿不下了，需要更换更为宽大的服装或是专门的孕妇服装了。从孕中期开始，孕妈妈的体重可能会增加得很快，孕妈妈可以每天量一次体重，将体重的增长控制在合理范围内。

营养与饮食

重点补充蛋白质

进入孕4月，为满足胎宝宝的迅速生长发育，以及孕妈妈子宫、胎盘、乳房生长的需要，孕妈妈要重点补充蛋白质。此时要比孕早期每日多补充20克左右，其中动物蛋白质的含量要占全部蛋白质的一半以上，因此孕妈妈要多吃鸡蛋、奶制品、禽畜肉类、鱼类等食物。但同时也要兼顾荤素搭配，不能一味吃肉，否则会导致营养失衡，引起器官的损伤。

如何选择孕妇奶粉

就营养元素的丰富程度来说，孕妇奶粉优于鲜奶，它专为孕妈妈而设，涵盖了孕期所需的多种营养物质，如蛋白质、维生素A、B族维生素、维生素C、维生素D、维生素E、维生素K、DHA、EPA、叶酸、纤维素、钙、碘、铁、锌等。因此在孕期，孕妈妈可以选择优质的孕妇奶粉代替牛奶饮用。那么如何从众多的孕妇奶粉中选择最佳的产品呢？孕妈妈要从奶粉的气味是否纯正、色泽是否正常、是否不含杂质和异物、是否不变质、配方是否均衡合理、进口奶粉是否具有进出口检疫标志等诸多方面进行考察，还可根据医生的建议进行选择。此外，孕妈妈还要结合自身的营养摄入结构以及健康状况，如果体重偏低或营养摄入不足，可以选择全脂奶粉，如果体重超重或热量摄入过多，可以选择低脂奶粉。

防治妊娠贫血

进入孕中期后，由于胎盘血液循环的建立，血容量增加，孕妈妈需要更多地补血，供给铁元素，否则会出现妊娠期贫血，使孕妈妈抵抗力下降，容易造成感染，如果严重贫血，还会使胎儿宫内缺氧，造成发育缓慢、早产甚至死胎。孕妈妈在整个孕中期，每天应摄入约30克的铁元素，可以从红枣、黑木耳、发菜、面筋、牡蛎、海蜇、黄豆、牛奶等食物中摄取，或者遵照医嘱服用补铁制剂。

孕妈妈食谱推荐

荷兰豆炒木耳

材料： 荷兰豆400克，水发木耳200克，盐3克，鸡精1克，红椒5克。

做法： ❶ 荷兰豆择好洗净；水发木耳洗净，撕成小块；红椒洗净切段。

❷锅中倒油烧热，下入荷兰豆翻炒，加入木耳和红椒一起炒熟。

❸加盐和鸡精调好味后出锅，木耳和红椒倒在盘中央，荷兰豆围在周围即可。

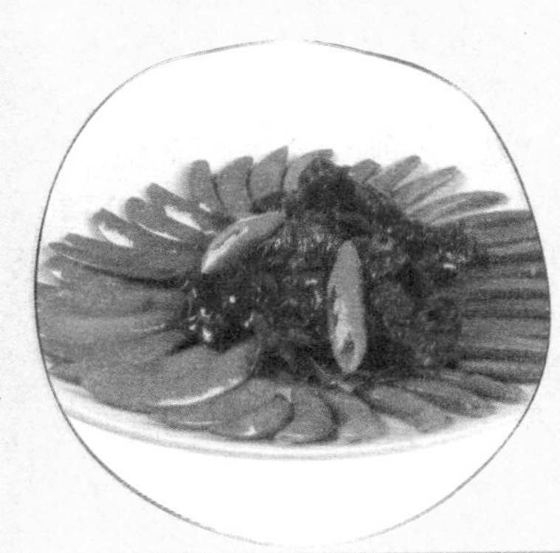

推荐理由： 黑木耳含有丰富的铁元素，荷兰豆富含蛋白质，正好可以充分满足孕妈妈在孕中期对铁和蛋白质的需要。

板栗煨鸡

材料：带骨鸡肉、肉清汤各750克，板栗肉150克，葱段、姜片、酱油、料酒、盐、淀粉各适量。

做法：❶鸡肉洗净剁块；油锅烧热，入板栗炸至金黄色。

❷再热油锅，下鸡块煸炒，烹入料酒，放姜片、盐、酱油、肉清汤焖3分钟，加板栗肉煨至软烂，加葱段，用淀粉勾芡即可。

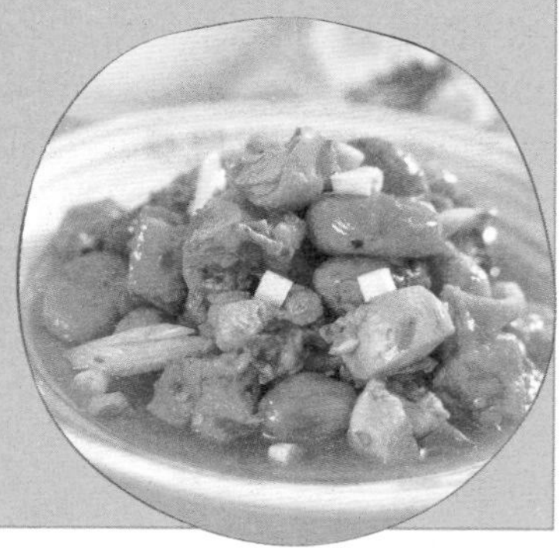

推荐理由：板栗和鸡中均富含钙质，能够满足胎宝宝生长发育的需要，是孕中期孕妈妈增加营养的上佳选择。

环境与孕期护理

避免过于频繁的身体振动

这里所说的振动，是指孕妈妈在搭乘火车、公交车时所产生的长时间的较为集中的频繁身体振动，或因跑、跳以及突发的外力因素而导致的频繁的身体振动。这是因为，胎宝宝只能接受来自孕妈妈子宫的有规律的收缩振动，如果不是这样的有规律的轻微的振动，而是较重的无规律的频繁振动，这对胎宝宝来说是一种不良刺激，会致使胎宝宝的大脑发育不良。因此，孕妈妈要避免给胎宝宝长时间的振动刺激，外出旅游最好乘坐汽车和飞机，乘坐汽车也要避免较为颠簸的路途，平时上下班乘坐公交车的时间也要控制在1小时之内，否则就要考虑由准爸爸或家人开车接送孕妈妈上下班。

远离人群聚集地

即便进入了孕中期，孕妈妈也还是要注意孕期安全和护理，少去人群聚集的地方，保护好胎宝宝的健康比什么都重要。如果孕妈妈经常去人群密集地活动，孕妈妈会将很多细菌和病毒通过皮肤或衣物的接触带回家，不仅破坏了室内卫生，还会增加感染上肝炎、风疹、流感病毒、皮肤病的可能性，这些细菌和病毒会通过胎盘的血液循环进入胎宝宝体内，导致胎宝宝患上各种先天性疾病，还会造成流产、早产、死胎等严重后果；此外，在人群密集地，如车水马龙的拥挤街道、大型购物中心等场所，空气中的一氧化碳、二氧化碳和尼古丁的含量很高，孕妈妈长期吸入大量有害气体，会对胎宝宝造成先天性的损伤，容易生出痴呆儿等不健康的宝宝。

做做孕妇体操

孕妇体操可从孕中期开始，每天坚持练习，动作要温柔，运动量以不感到疲劳为宜。孕妈妈可以有选择性地进行练习，也可逐一进行。做操时可以放些优美、舒缓的音乐，帮助调节情绪。

在开始做孕妇体操之前，孕妈妈要先排尿、排便，最好是在餐前或餐后2小时进行，让身体处在最松弛的状态。请量力而为，练习时间不宜过长，动作幅度要适中，不要强迫自己做最大限度的伸展，也不要敷衍了事，否则不仅会影响运动效果，还会发生危险。如果感到不适，请立即停止。

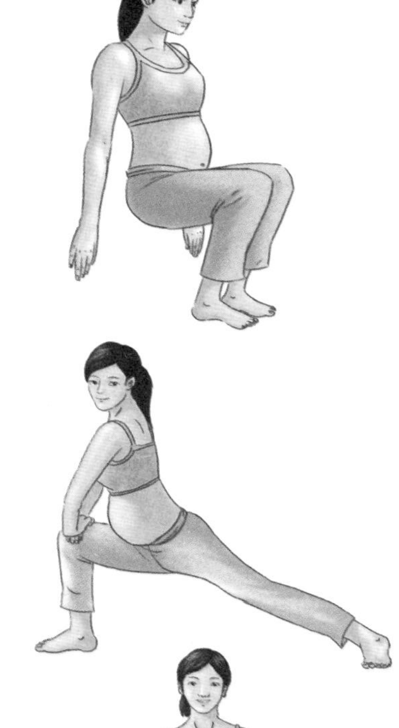

❶靠墙下蹲

动作分解：孕妈妈背靠墙壁站立，让全身背面紧贴墙壁，张开双脚与肩同宽，缓慢下蹲，下蹲过程中尽量减少腰部和墙壁之间的空隙，彻底蹲下后，保持姿势5秒钟，再慢慢站起恢复成原来的姿势。

动作次数：反复练习5~10次即可。

功效：预防腰痛。

❷压腿运动

动作分解：孕妈妈双腿前后张开站立，上身保持直立，双脚脚尖均向前，使前腿弯曲，后腿伸直，后脚跟着地，让身体做有规律的缓慢下压动作，之后再换边进行。

动作次数：每侧腿坚持1分钟即可，每侧做5次。

功效：缓解小腿压力，解除沉重感。

❸提肛运动

动作分解：孕妈妈保持站立姿势，收紧会阴肌肉和肛门处的肌肉，像同时憋住大小便，保持收紧5~10秒钟，放松。

动作次数：重复10~15次。

功效：增加肛门和会阴肌肉的弹性及控制力，预防便秘和尿失禁，孕晚期练习有利分娩。

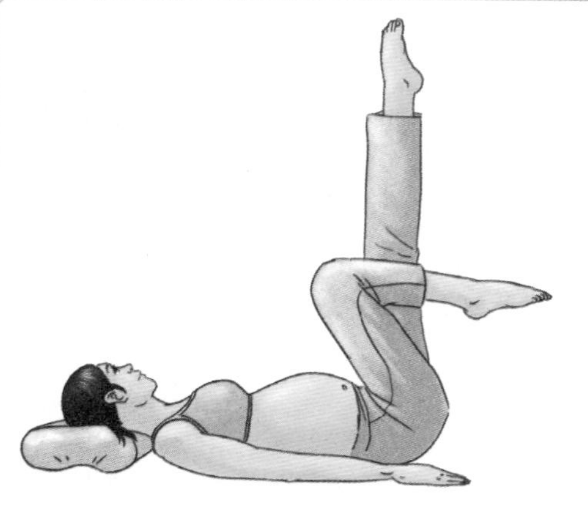

❹举腿动作

动作分解：孕妈妈呈仰卧姿势，蜷缩起双膝保持住，让一条腿伸直并向上高举，保持此姿势，脚尖绷紧后放松，再绷紧，再放松，重复3次，再换腿做相同动作。

动作次数：每条腿练习5~10次即可。

功效：促进腿部血液循环，消除肿胀，预防静脉瘤。

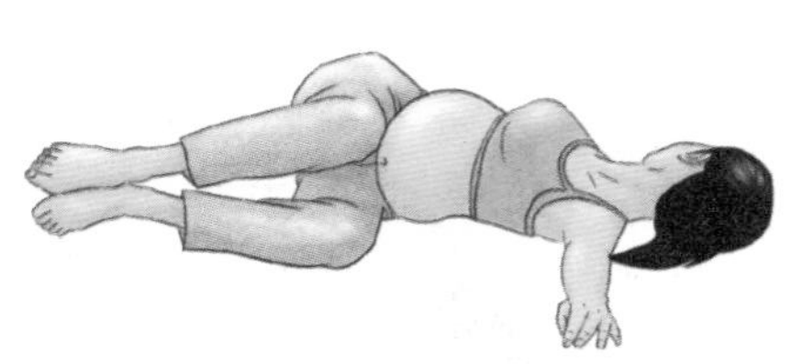

❺扭腰运动

动作分解：孕妈妈呈仰卧姿势，蜷缩起双膝，保持上身姿势不动，通过腰部力量，使双膝向左侧放倒，使左腿紧贴床面，保持5秒钟不动，再将双膝缓慢移至右侧做相同的动作。

动作次数：向每侧边做5~10次即可。

功效：加强骨盆关节和腰部肌肉的耐受力。

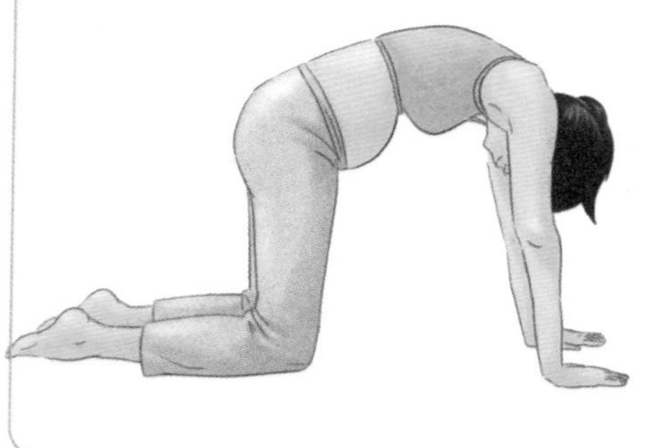

❻猫姿练习

动作分解：孕妈妈在床上或瑜伽垫上保持爬姿，双手和双腿距离与腰同宽，一边呼气，一边绷紧腹部肌肉，拱起后背，前倾骨盆，肘部保持绷直，吸气后，再一边呼气一边慢慢放松腹部，恢复到原来的姿势时向上抬头，尽量延伸脖颈，保持5秒钟，再放松。

动作次数：重复5~10次即可。

功效：通过倾斜骨盆的练习，有效预防腰痛，并可对分娩时所需的肌肉进行锻炼。

通过以上动作的练习，可以帮助孕妈妈缓解因胎宝宝不断增大而导致的腰部、骨盆和腿部压力，以及可能持续出现的便秘、尿频、尿失禁等症状，坚持练习直至产前，还能有助分娩的顺利进行。但是有过流产史、前置胎盘以及宫颈松弛症的孕妈妈不宜做这些练习，可用散步、做些简单轻松的家务劳动等方式达到锻炼身体的目的。

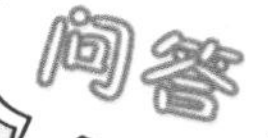

Q：哪些运动孕妈妈不能做？

A：凡是剧烈的、有危险性的运动都不适合孕妈妈，如骑马、爬山、快跑、滑雪、蹦极、潜水、跳高、跳远、跳绳、滑冰、篮球、足球、羽毛球等。

孕前 1周 2周 3周 4周 5周 6周 7周 8周 9周 10周 11周 12周 13周 14周 15周 16周 17周 18周 19周 20周 21周 22周 23周 24周 25周 26周 27周 28周 29周 30周 31周 32周 33周 34周 35周 36周 37周 38周 39周 40周 分娩 1月 2月 3月 4月 5月 6月 7月 8月 9月 10月 11月 12月

准爸爸的贴心守护

做孕妈妈的按摩师

孕妈妈在孕期经常会出现浑身酸痛、腿抽筋的现象，这时就需要准爸爸挺身而出，适时地帮助孕妈妈进行按摩。按摩的时候手法要适当，以轻柔、有节奏、能使孕妈妈感到舒服为宜，可使用手指、手掌、手腕等部位进行按摩，以达到舒筋活血、缓解疲劳、恢复精神、防治肌肉萎缩的目的。在按摩的时候，准爸爸不要使用精油，可以适当地使用一些橄榄油，并注意不要按摩孕妈妈的脚底等部位，以免因按摩手法不当造成健康隐患。

胎教方案

冥想胎教：妈妈好想摸摸你

进入孕中期，随着腹部不断隆起，孕妈妈能够更加真实地感受到胎宝宝的存在了，会更频繁地抚摸自己的腹部，现在的胎宝宝虽然还不能让孕妈妈感受到胎动，但是胎宝宝已经一刻不停地在子宫内开始了运动，有时妈妈的手掠过胎宝宝的头部上方，胎宝宝还会俏皮地躲开呢。在抚摸腹部的同时，孕妈妈可以在心中默默地跟胎宝宝对话："宝宝，你长大了好多，妈妈特别希望日子能过得快一些，早日看见你的模样。"并想象胎宝宝此刻在做的动作，胎宝宝是打了个哈欠、踢了个腿还是伸了伸手呢，如果此时就能摸摸胎宝宝，或是感觉到他的存在，该多么美妙啊！或者想象一下，胎宝宝的生长环境好不好，胎宝宝的营养足够吗，胎宝宝还需要妈妈给他提供什么物质和帮助呢。

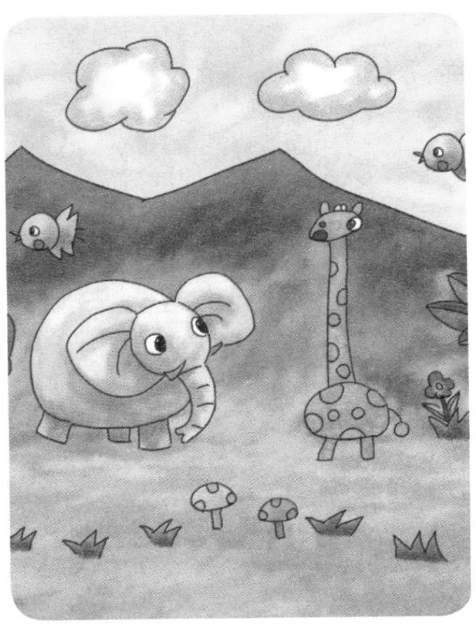

美术胎教：欣赏儿童画

带着胎宝宝看惯了成人世界里的各种事物，此时孕妈妈不妨转换下思路，多找一些儿童画欣赏一下，使自己沉浸在天真童趣的氛围中，多去看和体会一下孩子眼中世界的模样，心会变得更加柔软，更容易打破思维局限，激发新的想象力和创造力，还能

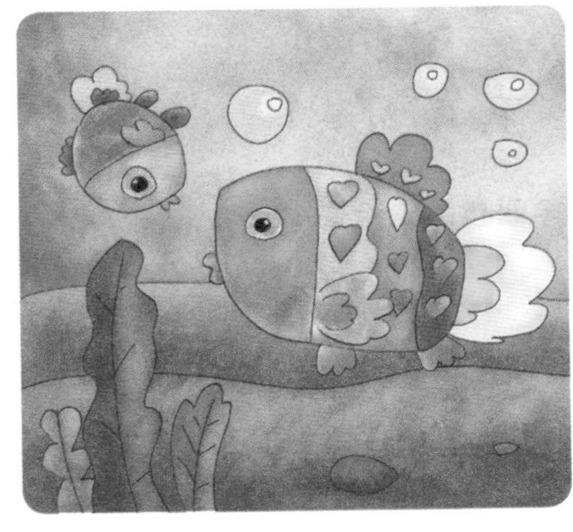

多找亲朋好友搜集一些好看的儿童画，用孩子的眼光看世界，激发灵感和创造力。

够使心情得到更多的舒缓和放松，感觉仿佛回到了自己的童年时代一样，从而激起更多的温馨回忆。这种稚嫩的美的熏陶不仅能让孕妈妈更富活力和年轻气息，还能让胎宝宝受到带动，促进胎宝宝大脑的发育，让他将来更活泼，更富有想象力。

孕中期应做的检查

孕中期开始每月一次的产前检查

整个孕中期，即孕13~28周，孕妈妈要每月进行一次产前检查，即应在孕16、20、24、28周时分别进行一次产前检查，检测胎宝宝的发育情况和孕妈妈的健康状况。每次产检时，孕妈妈都要注意穿上宽松易脱的衣服，带上母婴手册、医保卡、诊疗卡等，医生会将每一次的产检情况都记录在母婴手册上。在每次产检时，孕妈妈都要和医生确定好下次产检的时间和注意事项，严格遵从医生的意见，及时调整不良的饮食和生活习惯。在孕中期的4次产检中，除去常规的身高、体重、血压、胎心音、宫高、腹围、血常规、尿常规、肝肾功能等检查之外，还应注意超声波检查、唐氏儿筛查、妊娠糖尿病检查、白带检查、性病检查、骨盆检查、乳房检查等重点检查，以尽早检测出胎儿可能患有的各种疾病。

黑白超声波检查

超声波检查即通常所说的B超检查，通过这项检查，能够看到胎儿的躯体，分辨胎宝宝的性别，监测胎心音以及胎盘、羊水和脐带的情况等，检测出胎儿是否存活，是否多胎妊娠，鉴定胎儿是否畸形。通常的B超检查结果应包括双顶径、头围、腹围、股骨长、肱骨长、小脑横径、侧脑室、后颅窝池、颈项透明层、羊水深度、胎心率、宫颈长度、脐带等多个项目，每个项目设置有正常数值范围，用以判断胎宝宝的生长发育是否正常。比如羊水深度在3~7厘米之间，或羊水值为8~24为正常，超出这个范围则有胎儿畸形的可能；正常的胎心率为120～160次/分钟，超出这个范围则提示胎儿在宫内有缺氧的可能；宫颈长度若小于3厘米，则有发生早产的可能，等等。这项检查在孕中期的每次检查中都要进行。

彩色超声波检查

在孕24或28周所进行的产前检查中，应当在黑白超声波检查的基础上，增加三维彩色超声波检查，或四维彩色超声波检查，以诊断胎儿的体表或内脏是否存在畸形。但是对于耳聋、白内障等畸形，通过彩色超声波并不能检查出来。孕妈妈不必担心，无论是黑白或彩色超声波检查，对胎宝宝造成的危害都是极小的，不会影响其正常的生长发育。

筛查唐氏综合征患儿

对于35岁以内的孕妈妈，在孕16或20周所进行的产前检查中，应有B超筛查唐氏综合征患儿的检查。唐氏综合征是指由染色体异常所导致的婴儿疾病，可造成先天性发育畸形、运动和语言能力发育迟缓、智力障碍，并伴随心脏病、传染病、弱视、弱听等多种疾病，一般生活不能自理，在孩子长大后，男性患者多为不育，女性患者遗传给下一代的概率可高达50%。唐氏综合征的检测结果是用危险性的数值来表示的，通常需要1周的时间才能得出，如果危险性数值低于1:270，就表示胎宝宝患唐氏综合征的概率较低，基本是安全的，否则就表示高度危险。如果孕妈妈处在高度危险中，还可以选择进行羊膜穿刺，来更准确地评估危险性。但是羊膜穿刺有可能造成流产，孕妈妈要慎重对待。

年龄在35岁以上或有过异常分娩史的孕妈妈，则要咨询医生，是否要做羊膜穿刺进行更准确的唐氏儿筛查。

羊膜腔穿刺术

羊膜腔穿刺术即简称的“羊膜穿刺”，可用于筛查唐氏综合征、胎儿染色体数目异常、胎儿神经管畸形、先天性代谢异常以及一些基因遗传病。羊膜穿刺应在16或20周所进行的产前检查中进行。其操作过程是，医生在超声波探头的引导下，用一根细长的穿刺针穿过孕妈妈的腹壁、子宫肌层及羊膜进入羊膜腔，抽取20~30毫升的羊水，以检查羊水中胎儿细胞的染色体、DNA以及生化成分等。羊膜穿刺术的操作过程简单，穿刺前不需麻醉，也不需要住院，孕妈妈一般在穿刺结束后休息1~2小时即可回家，但应在术后一两天内减少活动量，尽量卧床休息，以免发生流产。化验结果通常需要3~4周的时间才能得出。

此外，前面已经提到，做羊膜穿刺是有流产风险的。但是，羊膜腔穿刺的难度也是因人而异的，主要与胎盘的位置、胎儿体位、穿刺部位的羊水量、胎儿活动等有关。约有2%~3%的孕妈妈在穿刺后会出现轻微的子宫收缩及阴道流血的症状，但是通常在休息或进行安胎治疗后可以消除。仅有约0.5%的孕妈妈会出现羊膜炎、胎膜破裂及流产。而且，由于羊膜穿术均在超声波的引导下完成，损伤到胎儿的可能性微乎其微。

妊娠糖尿病的筛查

在孕24或28周的产前检查中，应有妊娠糖尿病的筛查。尤其是具有糖尿病史、妊娠糖尿病史、糖尿病家族史、产前及妊娠期肥胖、有过不明原因的死胎或新生儿死亡史、分娩过巨大儿、有过羊水过多症以及孕龄超过30岁的孕妈妈，更应重视妊娠糖尿病的筛查工作，这些孕妈妈通常被列为妊娠糖尿病的高风险者，可能在孕中期的第一次产检时就被要求进行筛查。在进行妊娠糖尿病筛查时，孕妈妈需要先保持空腹12小时以上，喝下250毫升（内含50克葡萄糖粉）的葡萄糖溶液，1小时后检测血糖水平，如果测量值低于标准值，则说明一切正常；如果大于标准值，则判定为糖筛异常，需要再进行糖耐检查。糖耐检查也是先要保持空腹12小时以上，然后先进行一次血糖水平检查，再喝下275毫升（内含75克葡萄糖粉）的葡萄糖溶液，分别在1小时和2小时后检测血糖值，以上三项检查结果中，若有任何一项结果大于标准值，则被判定为妊娠糖尿病。

白带检查

白带是阴道黏膜渗出物、宫颈管及子宫内膜腺体分泌物。白带检查的项目包括清洁度、滴虫、霉菌、白细胞、上皮细胞、细菌性阴道病检测等项目，一旦发现患有阴道炎，应立即采取治疗手段，否则易引起新生儿患霉菌性口腔炎、霉菌性肺炎、淋菌性眼结膜炎、败血症，以及流产、早产、宫内感染、胎死宫内、产褥感染等多种危险情况。这项检查在孕中期的每次检查中都要进行。

性病检查

性病检查包括梅毒血清试验、艾滋病血清检查以及淋病细菌检查，结果呈阴性则说明正常，若呈阳性则说明已遭受病毒感染，应立即进行治疗，否则这些病毒将通过胎盘或产道传播给孩子。这项检查在孕中期的每次检查中都要进行。

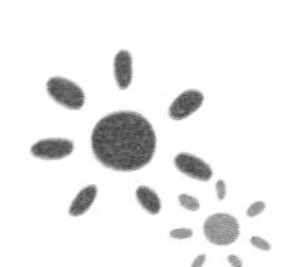

14 周 开始皱眉做鬼脸了

胎宝宝的生长发育

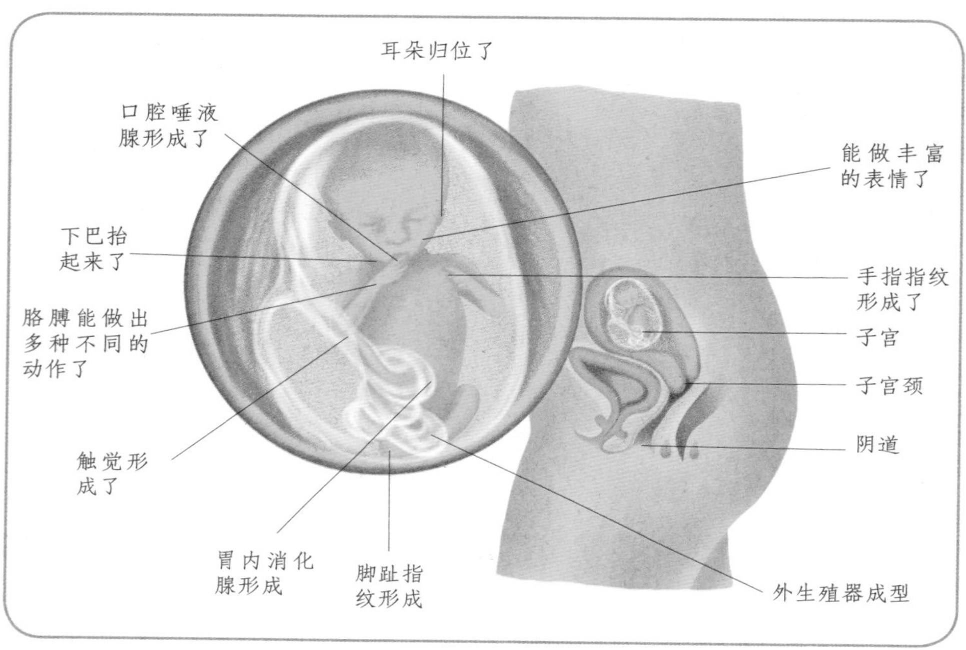

·顶臀长 8.5~9.2 厘米，重 30~43 克；

·手指指纹和脚趾指纹形成完毕；

·软骨形成，骨骼迅速发育；

·胃内消化腺和口腔内唾液腺形成；

·身体的生长速度将超过头部的发育速度，进而改善头重脚轻的状况；

·胳膊的生长速度和灵活性会超过腿部，会做出抓或握的动作，或将手指放入口中吸吮；

·脖颈伸长，下巴能够抬起来，不再靠在前胸了；

·出现面颊和鼻梁，耳朵移动到头部两侧的上方了；

·外生殖器基本成型，已经能够分辨出胎宝宝的性别了，如果是女孩，她体内的卵巢已经生长了约 200 万个卵子；

·身上覆盖了一层细细的胎毛，具有调节体温的作用，这层胎毛会在出生后消失；

·能够做丰富的表情了，如做鬼脸、皱眉等，这些动作都能够促进大脑发育；

·触觉基本形成，可以进行抚摸胎教了。

孕妈妈的身体变化

在本周，这些变化会一直持续：白带增多，子宫增大，腹部隆起，体重增加，乳房增大，乳房下端向两侧扩张，乳晕面积加大，颜色加深，乳头周围凸出一些小点点，分泌“初乳”，等等。还会出现皮肤瘙痒，而且孕妈妈的体重也明显增加，身材变得更加丰满，此时可以适当地进行性生活，但要注意不要使孕妈妈过度疲劳，并注重性生活前后的阴道清洁工作。

营养与饮食

孕中期需要哪些营养

进入孕中期，除了要注意补充蛋白质和铁元素外，还要注意补充锌、碘、钙和维生素D，以促进胎宝宝神经、大脑、骨骼和牙齿的发育。孕妈妈每天要保证摄入20毫克左右的锌，180微克左右的碘，以及1000毫克的钙。此外，孕妈妈也可以在医生的指导下，通过服用孕妇多种维生素制剂和微量元素制剂来补充营养。当然，如果经过检测孕妈妈不缺乏营养，就不必再补充。

红枣是养胎佳品

红枣被称为“天然维生素”，对于孕期的孕妈妈而言，它更是非常好的滋补佳品。每100克红枣含有高达243毫克的维生素C，还含有较多的维生素A、B族维生素、维生素P等物质，能帮助孕妈妈补充足量的维生素，促进胎宝宝的生长发育。此外，红枣中还含有叶酸，能够保证胎宝宝的大脑发育；红枣还是补虚强身的佳品，能增强孕妈妈的抵抗力；红枣还具有静心安神、健脾和胃、补气血的作用，促进孕妈妈对铁元素的吸收。但是在食用红枣时，孕妈妈要注意不可过量，否则易产生身体隐患；要洗净红枣上的残留农药再食用，不要食用已经腐烂的红枣。

方便食品要少吃

处在孕期的孕妈妈最好不要吃方便面、方便饭、罐头、冷冻水饺、冷冻比萨等食物。这是因为这些食物中通常都含有大量的添加剂、防腐剂、甜味素等人工合成的化学成分，会对胎宝宝的身体发育产生不良影响。此外，方便食品中普遍缺乏孕妈妈所必需的营养物质，如脂肪酸、维生素、蛋白质、钙等物质。因此，在孕期，孕妈妈要避免图省事，不能再像以前一样只求填饱肚子，应多吃新鲜的刚烹制好的菜肴，以求营养的均衡摄入。

准爸爸的贴心守护

做孕妈妈的专车司机

孕妈妈每天乘坐拥挤并充满细菌、病菌的公交车，容易感染疾病和发生碰撞危险。对于有条件的家庭，准爸爸最好牺牲一些睡眠时间，尽量开车接送孕妈妈上下班。这样不仅能避免公交车司机频繁地起步和刹车所造成的剧烈摇晃和震动，还能节省时间，让孕妈妈的职场生活更加轻松，减少疲劳感，以保证胎宝宝在妈妈腹中的安全和健康。此外，准爸爸最好不要让孕妈妈自己开车，以免因体力、情绪、注意力、舒适度、突发因素等方面的情况而发生危险。

孕妈妈食谱推荐

红白丸子汤

材料：冬瓜、鸭血豆腐、小葱和香菜各适量。

做法：❶冬瓜切削成小球状，鸭血豆腐也切削成小球状。

❷小葱和香菜取嫩叶少许剁成末。

❸用炖好的鸡汤煮两种主料，小火 15 分钟。

❹加入小葱和香菜末，可适当调味。

推荐理由：此汤能够清热安胎、滋阴补虚，增强孕妈妈抵抗力，消除孕妈妈的水肿现象，还能够促进胎宝宝的发育。

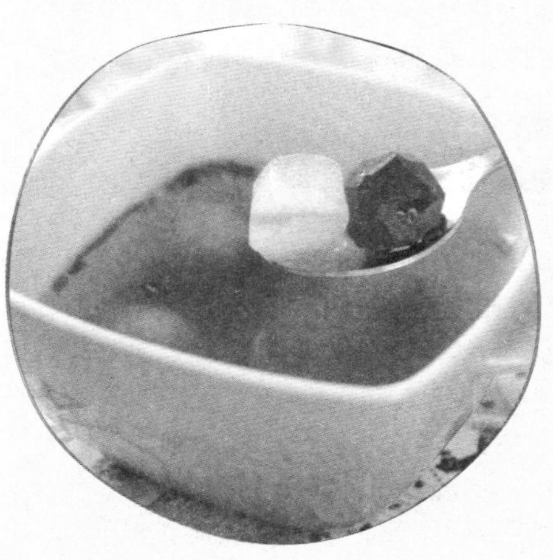

鲜马蹄炒虾仁

材料：虾仁 250 克，马蹄 200 克，荷兰豆适量，盐、味精各 2 克，水淀粉适量。

做法：❶虾仁洗净备用；马蹄去皮洗净，切片；荷兰豆去头尾洗净，切段。

❷热锅下油烧热，入虾仁、马蹄、荷兰豆炒至五成熟时，加盐、味精调味。

❸起锅前，用水淀粉勾芡即可装盘。

推荐理由：马蹄能够清热健体，虾仁能够补充丰富的钙质，非常适合孕妈妈食用。

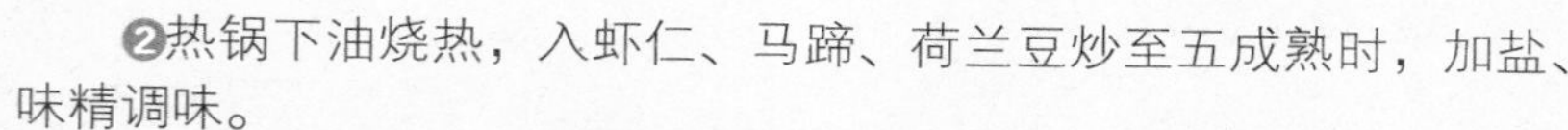

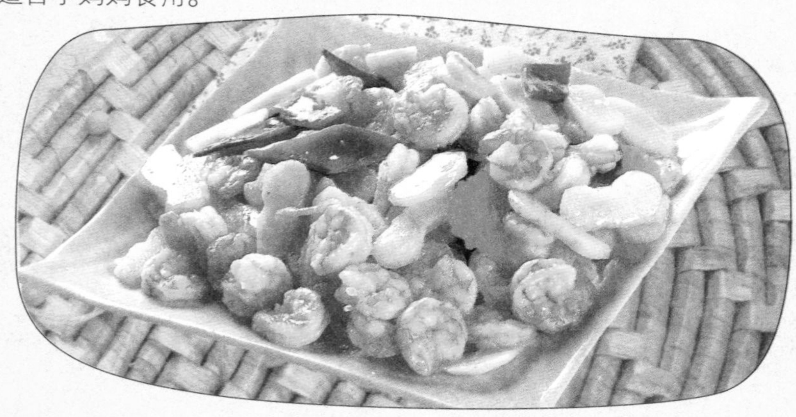

孕期失眠吃什么

对于受到失眠困扰的孕妈妈来说，因不能使用药物治疗，食物疗法成了最佳选择。这种方法没有丝毫的副作用，还能顺便补充缺失的营养，只要方法得当，还是十分有效的。失眠的孕妈妈不妨可以根据自身情况尝试以下食疗方法：

1 睡前喝一杯热牛奶。据研究表明，睡前喝一杯加少量白糖的热牛奶，能增加人体胰岛素的分泌，促进色氨酸进入脑细胞，促使大脑分泌有助于睡眠的血清素。同时牛奶中还含有微量吗啡式物质，具有镇定安神的作用，能够促使孕妈妈安稳入睡。

2 晚餐喝些小米粥。将小米熬成稍微黏稠的粥，在睡前半小时适量进食，有助于睡眠。小米中的色氨酸含量极高，具有安神催眠的作用。并且小米中富含淀粉，进食后可以促进胰岛素的分泌，进而增加进入大脑的色氨酸含量，使大脑分泌更多有助于睡眠的血清素。

3 适当嗑瓜子。瓜子中含有多种氨基酸和维生素，有助于调节脑细胞的新陈代谢，提高脑细胞的功能。孕妈妈睡前适当嗑些瓜子，可促进消化液分泌，有利于睡眠。

4 多吃含铜食物。铜和人体神经系统的正常活动有着密切的关系，当人体中铜缺少时，会使神经系统的抑制过程失调，内分泌系统处于兴奋状态，从而导致失眠。因此孕妈妈要多吃富含铜的食物，如玉米、豌豆、蚕豆、鱿鱼、虾、动物肝脏等。

5 临睡前吃一个苹果。中医认为，苹果具有补脑养血、安眠养神的作用，并且其浓郁的芳香气味，有很强的镇静作用，能催人入眠。文学巨匠大仲马曾依靠此法成功治愈失眠。

6 在床头放一个剥开或切开的柑橘。孕妈妈吸闻柑橘的芳香气味，可以镇静中枢神经，帮助入眠。

食疗偏方：

1 食醋一汤匙，倒入一杯冷开水中饮之，可以催眠入睡并睡得香甜。

2 血虚失眠者，可常服藕粉，或用小火煨藕加适量蜂蜜吃；也可用龙眼肉10克，红枣5个去核，蒸鸡蛋1个，食用，每日一次。

3 心虚、多汗、失眠者，用猪心1个切开，装入党参、当归各25克，同蒸熟，去药，吃猪心并喝汤，效果很好。

4 因高血压或怔忡不安而致的失眠者，用芭蕉根50克，猪瘦肉100克，同煮服用，能催眠入睡。

5 神经衰弱的失眠患者，可取莴笋浆液一汤匙，溶于一杯水中。这种乳白汁液具有镇静安神功能，有一定的催眠疗效。

6 洋葱适量捣烂，装入瓶内盖好，临睡前放在枕边嗅闻其气，一般在片刻之后便可入睡。

环境与孕期护理

舒适的性生活有助胎宝宝发育

孕早期的不适反应过去后，胎盘已经较为牢固，胎宝宝在子宫内更为稳定和安全了。这时的孕妈妈心情舒畅，在激素的作用下容易使性欲得到提升。此时可以进行性生活，只要性生活得当并让孕妈妈感到舒适，不仅能增进夫妻感情和孕中期的生活质量，还能使胎宝宝的身体更为健康，发育得更好。在进行性生活之前，准爸爸一定要注意清洁生殖器，结束后，孕妈妈也要及时清洁阴道，以避免让阴道遭受感染，从而侵害胎宝宝的安全和健康。在性生活过程中，要选择舒适的体位，准爸爸要戴上避孕套，而且不能压迫到孕妈妈的乳房或腹部，若出现腹部疼痛、阴道出血等现象，要立即停止性生活，并马上就医，以免发生危险。孕中期的性生活以每周1~2次为宜，不可过于频繁，否则会适得其反。有的孕妈妈即便在孕中期也不适合进行性生活，如患习惯性流产、胎盘前置等疾病的孕妈妈，一定要遵照医嘱行事。

孕中期要持续运动

在孕中期，胎宝宝更加稳固，孕妈妈的运动量和运动方式也可以适当增加。除了前面提到的孕妇体操，孕妈妈还可以通过散步、游泳、瑜伽等方式进行锻炼，不拘泥于运动的方式、场合和时间，最重要的是要养成规律的运动习惯，最好每天都能坚持运动，每次半小时左右，也可逐步增加运动量和运动时间。在运动中若感到不适，要立即停止，以免发生危险。

孕期腹泻要小心

若孕妈妈出现了大便次数增多，便稀，伴有肠鸣或腹痛，就很有可能发生了孕期腹泻。一旦发生腹泻，孕妈妈千万不可轻视，要尽快查明原因，及早进行治疗，以避免因肠道感染、食物中毒引起的腹泻导致子宫强烈收缩，或毒素入侵胎儿，引发流产或胎儿死亡。即便是单纯性的腹泻，孕妈妈也不可随意用药或听之任之、不采取任何措施，一定要咨询医生，用最合适的方式使自己尽快痊愈。

孕期打鼾不可忽视

研究发现，怀孕后，孕妈妈的上呼吸道变得较为狭窄，这可能是造成孕妈妈易打鼾的原因。有关专家指出，体重超重的孕妈妈更易打鼾，这对孕妈妈和胎宝宝都是十分不利的。

孕妈妈打鼾时，可能出现呼吸暂停现象，使血压上升，阻止血液从胎盘流向胎宝宝，可能导致胎宝宝缺氧，影响其生长发育；还增加了孕妈妈发生中风或心脏病的危险，并且促发或加重妊娠期并发症的症状。

对此，孕妈妈要积极锻炼身体，增加自己肺活量，控制好体重，减少和杜绝孕期并发症的发生，使用正确的睡姿，不要让白天过分疲劳，适当增加睡眠时间，提高睡眠质量，以此来应对孕期打鼾的威胁。

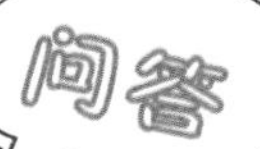

Q：有什么办法能预测宝宝长大后的身高？

A：有这样两个公式可以分别预测男孩和女孩长大后的身高，不过这只是理论上的一个参考值，并不能做到准确预测。男孩身高=（父亲身高+母亲身高）×0.54，女孩身高=（父亲身高×0.923+母亲身高）÷2。

胎教方案

抚摸胎教：条件反射的游戏

从本周开始，胎宝宝的触觉基本形成，而且会做更多的面部和肢体动作，孕妈妈可以进行抚摸胎教了。通过孕妈妈的抚摸，胎宝宝会条件反射一样地做出很多动作和表情，如做鬼脸、皱眉、踢腿、伸手等，十分有趣。虽然孕妈妈还是感受不到胎动，但是只要一想到胎宝宝能够和自己进行互动了，有了回应，自然是一件特别值得高兴的事情。此时的抚摸胎教需要在床上进行，孕妈妈先排空小便，仰卧在床上，屈膝，用脚面支撑住双腿，开始用手轻柔地在腹部朝着同一方向抚过，再在胎宝宝身体的位置轻轻按压一下，给予胎宝宝触觉上的刺激。每次的抚摸胎教以不超过10分钟为宜，每天2次左右。这样的抚摸胎教能够使胎宝宝成长得更加迅速，出生后能够具备更加敏捷的肢体和聪明的大脑。

语言胎教：妈妈今天都干什么了

有时闲来无聊，孕妈妈可以顺便用汇报行程的方式对胎宝宝进行语言胎教。说一说自己这一天都干了些什么，如：宝宝，妈妈今天去超级市场买了自己最爱吃的黑木耳和豆腐，这可是能给你长身体的好东西呢；后来，妈妈还去咱们家附近的书店转了转，买了几本好看的画册和孕期保健书刊，这样妈妈就能知道怎么才能把你养得更健康、更美丽；晚上，妈妈在写孕期日记，写了今天的身体状况，还记录了体重，为了你，妈妈的体重还要增长十几斤呢，你也要不辜负妈妈的期望，健康茁壮地快快成长哦。通过这样的流水账式的讲述，可以增强孕妈妈的记忆力和表达能力，活动了孕妈妈的大脑，使思维更清晰和灵活，还能让孕妈妈更加热爱自己的孕期生活，会想方设法地去丰富它，好有更多更丰富精彩的事情讲给宝宝听。同时，胎宝宝的大脑也得到了相应的刺激，能够使他更好地发育。

运动胎教：全家一起去郊游

进入孕中期，孕妈妈可以适当地多到户外走一走，活动活动了。那就选一个天气晴好的日子，带着胎宝宝全家去郊游吧。孕妈妈可以把这一路的见闻都讲给宝宝听，看到了什么样的山、什么样的水和树林，树林里是不是真的有童话故事中的小木屋呢，前面那片神秘的地方到底隐藏着什么有趣的东西呢，赶快带着胎宝宝过去探险吧。通过郊游，孕妈妈能够呼吸到“难得一闻”的新鲜空气，看到大片的绿色林地，还能通过步行锻炼身体，心情舒畅之余，对胎宝宝的健康成长和孕妈妈身体功能的增长都是大有裨益的。

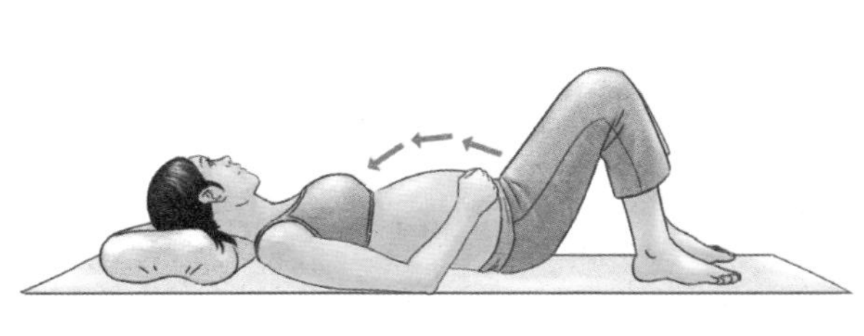

1.用手在腹部自下而上地轻抚，重复5-10次。

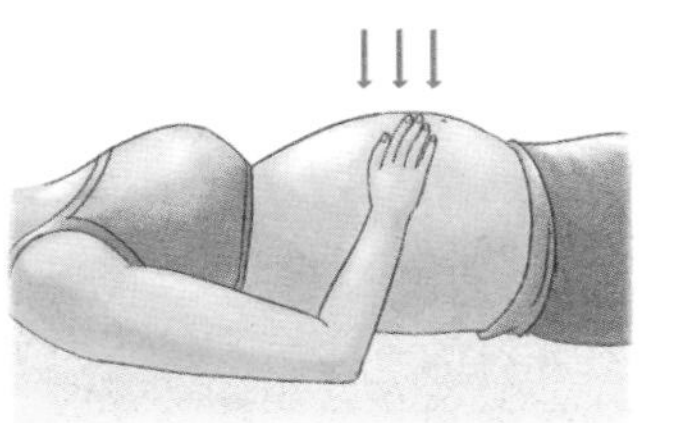

2.在胎宝宝身体所在位置轻轻向下按。

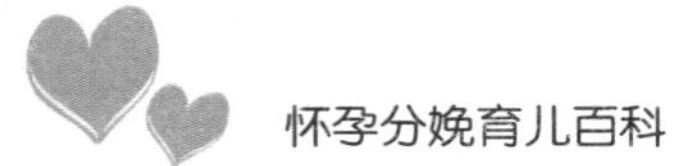

15 周 能够感觉外部光线强弱了

胎宝宝的生长发育

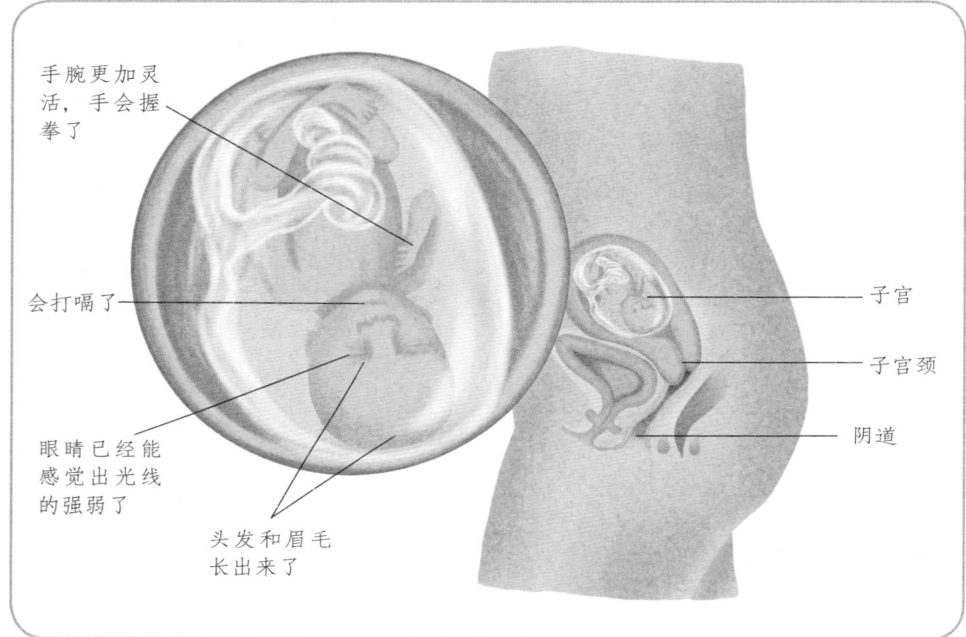

- 顶臀长约 10 厘米，重 60~70 克；
- 本周的生长速度将会加快；
- 头发和眉毛长出来了；
- 关节已经发育完毕，手腕更加灵活；
- 小手会握拳了；
- 会打嗝了，这是呼吸的先兆；
- 腿的长度将在本周超过胳膊；
- 眼睛依旧闭着，但是已经能感觉到光线的强弱了。

孕妈妈的身体变化

到了本周，孕妈妈还是感觉不到胎动。但是现在的子宫已经有一个初生婴儿的头那么大了，子宫底上升到肚脐下四横指的位置。子宫的逐渐变大会引起孕妈妈经常性的腰酸背痛。此外，由于胎宝宝在本周的迅速成长，产生的代谢物增多，易导致孕妈妈尿频更加严重，起夜更加频繁，会影响到孕妈妈的睡眠质量。

营养与饮食

不爱吃肉的孕妈妈怎么补充蛋白质

肉类食物能够提供给孕妈妈最容易被人体吸收的优质动物性蛋白质。对于平素不爱吃肉，或者由于孕期口味的转变而厌恶吃肉的孕妈妈，可以用下列这些方法补充自己摄取不足的动物蛋白。

1 选择近似动物蛋白的植物蛋白。这类食物主要是指豆类及其制品。豆类食物中的植物蛋白质中的氨基酸组成成分与动物蛋白十分近似，也能使人体较易吸收利用，孕妈妈可以适当多吃一些黄豆、绿豆、红豆、豆芽、扁豆、豆腐、豆浆等食物。

2 选择含有动物蛋白的奶制品和蛋类食物。奶制品和蛋类中含有的蛋白质也属于动物蛋白，能够帮助孕妈妈补充所缺乏的动物蛋白，孕妈妈每天可以喝2~3杯牛奶，以每天摄入量不超过250毫升为准，可以用孕妇奶粉代替鲜牛奶；同时再喝一杯酸奶，也可少量吃一些奶酪；每天吃1~2个鸡蛋，或者3~5个鹌鹑蛋。

3 多补充些其他蛋白质。除上述所列食物外，其他富含蛋白质的食物主要包括谷物类食物和坚果类食物，这两种都属于植物性蛋白，孕妈妈每天也可以适当进食，以补充缺乏的蛋白质。

你是否缺乏维生素 B_{12}

维生素 B_{12} 又叫钴胺素，广泛存在于动物性食物中，植物性食物中基本上没有维生素 B_{12}。维生素 B_{12} 的主要功能是参与制造骨髓红细胞，是人体的三大造血原料之一，防止恶性贫血和大脑神经受到破坏。如果孕妈妈缺乏维生素 B_{12}，容易导致妊娠恶性贫血，伴随恶心、头痛、记忆力减退、精神忧郁、食欲不振、消化不良、反应迟钝等症，这种疾病还会引起胎宝宝极为严重的先天性缺陷。长期吃素以及先天性缺乏维生素 B_{12} 的孕妈妈容易患上这类疾病。因此在孕期，孕妈妈不可挑食，不能再保持吃素的习惯，一定要保证饮食结构的全面性和合理性，一旦查出自己缺乏这种营养物质，就要及时补充。尤其是不爱吃肉的孕妈妈，一定要注意补充奶制品和蛋类食物，或者遵照医嘱服用维生素 B_{12} 制剂片，不可轻视维生素 B_{12} 的缺乏问题。

问答

Q：不爱吃肉的孕妈妈能不能用蛋白质粉来补充蛋白质呢？

A：最好不要以服用蛋白质粉的方式来补充动物蛋白质的不足。这是因为孕妈妈一旦服用蛋白质粉超标，很容易导致水肿、高血压、头疼、头晕等症状，这是加重了肾脏负担的结果，对母婴健康都十分不利。若一定要服用，须遵照医嘱行事。

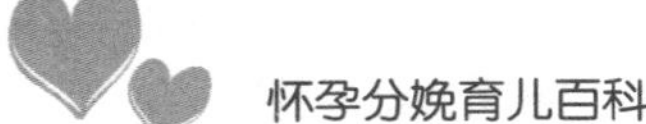

不宜常吃精制主食

孕妈妈要多吃粗粮，少吃精致主食。所谓精制主食，就是将米、面粉等食物经过多道加工程序，制成精制米或精制面粉，比如免淘米，而米和面的加工越细，出粉率就越低，谷物的营养物质无机盐及 B 族维生素的损耗就越多，所含的营养成分就越少，会导致维生素 B_1 缺乏症。而维生素 B_1 是参与人体物质和能量代谢的重要物质，如果孕妈妈缺乏维生素 B_1，就会使胎儿易患上先天性的脚气病，以及吸吮无力、嗜睡、心脏扩大、心衰、强制性痉挛，还会导致出生后的死亡。摄入足量的维生素 B_1，还能缓解早孕反应的恶心呕吐症状。

孕妈妈食谱推荐

洋葱猪排

材料： 猪小排 450 克，洋葱 100 克，盐、番茄酱、酱油、白糖、淀粉各适量。

做法： ❶猪小排洗净切块，用盐、酱油、淀粉腌渍；洋葱洗净切片。

❷油烧热，放猪小排炸至呈金黄色，捞出。

❸另起油锅，放入洋葱炒软，加番茄酱、酱油、白糖、水炒匀，加猪小排煮至汁干即可。

推荐理由： 洋葱富含纤维素、蛋白质、B 族维生素、维生素 E 和多种矿物质，排骨能够提供孕妈妈所需的优质动物蛋白质，以及丰富的矿物质，这道菜营养丰富而全面，非常适合孕妈妈在胎宝宝的快速成长期食用。

鱼头豆腐菜心煲

材料： 鲢鱼头 400 克，豆腐 150 克，菜心 50 克，花生油 40 克，盐适量，味精 2 克，葱段、姜片各 4 克，香菜末 3 克。

做法： ❶将鲢鱼头去鳞、去鳃，洗净剁块，豆腐切块，菜心洗净备用。

❷锅上火倒入油，将葱、姜炝香，下入鲢鱼头煸炒，倒入水，加入豆腐、菜心煲至熟，调入盐、味精，撒入香菜即可。

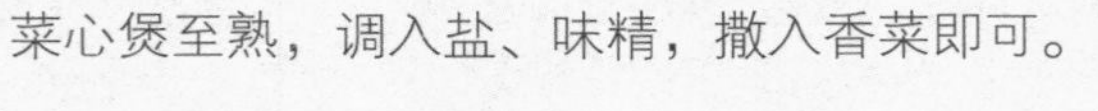

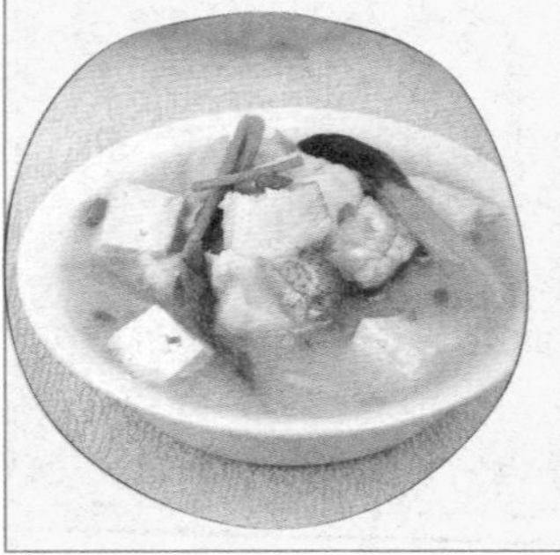

推荐理由： 豆腐富含钙和蛋白质，鱼头富含孕妈妈所必需的动物蛋白质和维生素 D，二者搭配食用，不仅能够保证动植物蛋白质的全面供应，还能提高孕妈妈对钙质的吸收率，可谓一举两得。

环境与孕期护理

孕妈妈请摘掉隐形眼镜

在孕期，由于孕激素的作用，会使孕妈妈的角膜含水量增高，不适宜再佩戴隐形眼镜，否则很容易造成角膜水肿，一旦患上此症，必定要进行药物治疗，这就会对胎宝宝的安全造成威胁。此外，隐形眼镜很容易滋生细菌，还会导致孕妈妈患上其他眼科疾病，如角膜炎等，十分不利于眼睛的健康。因此，在孕期孕妈妈要佩戴镜片眼镜，不能使用隐形眼镜。

孕妈妈不宜开着灯睡觉

有的孕妈妈一直有开着灯睡觉的习惯，觉得更有安全感，更易入睡，这样的习惯应该尽快戒掉，否则会影响孕妈妈的睡眠质量，使孕妈妈休息不够，从而影响到胎宝宝的成长和发育。尤其是当孕妈妈处在浅层睡眠中时，光线的照射很容易让孕妈妈醒来，中断的睡眠破坏了睡眠质量；此外，长时间的灯光照射还会使孕妈妈更容易生出可怕的妊娠斑。因此孕妈妈一定要尽早戒掉开着灯睡觉的习惯，可以用睡前播放音乐、看书、泡脚、按摩等方式使自己尽快入睡。

远离二手烟

二手烟对正常人的危害都是十分巨大的，更何况处在孕期需要全方位呵护的孕妈妈。二手烟不仅容易使孕妈妈患上胃病或者厌食、恶心等病症，还会对胎宝宝的大脑神经发育造成影响，甚至引发胎宝宝宫内缺氧、营养不良、畸形，或者导致流产等严重后果。因此，孕妈妈一定要时刻警惕二手烟的侵袭。

1 远离有烟味污染的公共场所，远离吸烟人群。

2 如果不便离开，要戴上口罩，并示意吸烟者自己是孕妇，请他把烟掐掉，或者走到远离自己的地方吸烟。

3 请家人以及家中客人不要吸烟。

4 如果每天无法避免要吸入二手烟，孕妈妈要尽可能地抽时间多去空气清新的地方走动。

5 职场孕妈妈可以多放一些具有净化空气功能的植物在自己周围，如吊兰、绿萝、常春藤等，并经常开窗通风。

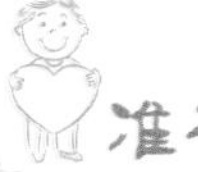

准爸爸的贴心守护

别让孕妈妈看见自己抽烟

严格来讲，对于孕期一直守护在孕妈妈身边的准爸爸，应在孕前6个月就开始戒烟，一直到孕妈妈分娩。但是如果部分准爸爸一直没能将烟戒掉，就要注意在孕期一定要避免让孕妈妈吸入自己制造的二手烟，以免对胎宝宝造成无法挽回的严重影响。准爸爸如果要抽烟，一定要坚持到室外抽，抽完后待自己身上的烟味消散再回到室内。千万不可因为疲惫、懒得动弹，或者图省事、钻空子，就当着孕妈妈的面吸烟，这样很有可能给胎宝宝造成终生的遗憾。

适度游泳好处多

进入孕 4 月，孕妈妈可以选择更多的运动方式了，游泳就是一个不错的选择，不但能够帮助孕妈妈达到有氧健身的目的，消耗掉身体中更多的热量，还能够使孕妈妈的身体得到放松，情绪得以释放，减轻诸多孕期不适感，如腰酸背痛、便秘、腹中、静脉曲张等，并能对胎宝宝的发育起到促进作用。孕妈妈可以每周进行 1~2 次游泳运动，每次不超过 1000 米，运动强度一定要控制好，不宜过大，以运动结束后 10 分钟内能够恢复到锻炼前的心跳速度为宜。此外，孕妈妈还要注意游泳池及周边环境的卫生条件和温度，一定要选择定期消毒的泳池，最好是恒温的室内游泳池。有流产史和患有习惯性流产、阴道出血、心脏病、妊娠高血压综合征、腹痛等病症的孕妈妈不适合游泳，可以选择其他更为平缓的运动方式。

使用空调和电扇应注意的问题

在夏季，由于怀孕而体热增加的孕妈妈更容易出汗和感到闷热，此时空调和电扇的使用频率很高。孕妈妈并不是不能使用这两样电器，但是吹风方式、温度和时间一定要控制好。使用电扇时一定要不对着孕妈妈直吹，这样很容易造成疲劳、肌肉和关节酸痛等症，如果对着面部直吹，还容易导致孕妈妈出现面瘫，对胎宝宝成长十分不利。使用空调时也要避免直吹，同时空调的温度要控制好，不宜太凉，以 24~28℃为宜，否则很容易使孕妈妈感冒着凉，或者感到头晕和头痛。一旦孕妈妈感到凉爽下来，就应及时关掉电扇或空调，使用时间不能过长，否则很容易使孕妈妈患病或感到不适，吹空调的房间还要经常开窗通风。

孕期失眠怎么办

怀孕期间，很多孕妈妈都会因各种各样的原因遭遇失眠，如尿频、胎动、日益膨胀的腹部等，都会令你在床上感到不舒服。有些孕妈妈还会围绕着分娩或胎宝宝不断做噩梦。参照以下方法可以促进孕妈妈的睡眠：

1 闭目入静法。孕妈妈上床后先合上双眼，然后把眼睛微微张开一条缝。此时精神活动仍在运作，但交感神经活动的张力已大大下降，可诱导人体渐渐进入睡意蒙眬状态。

2 鸣天鼓法。孕妈妈移开枕头躺在床上，仰卧闭目，以左掌掩左耳，右掌掩右耳，用指头弹击后脑勺，使之听到呼呼的响声，弹击到感觉微累时停止。再将头部慢慢移至枕头上，保持自然睡姿，即可很快入睡。

3 搓搓脚心。先用温水洗脚，擦干后分别将一条腿盘在另外一条腿上，脚心向外，用左手轻搓右脚心，用右手轻搓左脚心至发热。再用拇指和示指逐个按摩脚趾，用力不要过大。结束后要用温水将手洗净。需要注意的是，在揉搓按摩的时候不要轻易使用按摩精油，以免其中的化学物质渗透至肌肤，造成不良影响。

4 睡眠诱导。孕妈妈在睡前聆听平静而有节律的声音，如蟋蟀叫、流水声、滴水声以及春雨淅沥淅沥的声音，或专门的催眠音乐，都有助于睡眠，还可以建立诱导睡眠的条件反射。

有些孕妈妈失眠可能是由于某种疾病引起的，如果失眠严重且试过多种方法都不见效，这时候要及时就医，以免延误治疗。

胎教方案

语言胎教：妈妈听过的故事

孕妈妈可以开始给宝宝讲故事了，可以先从自己最熟悉的幼儿故事开始讲起。如龟兔赛跑、小红帽的故事、丑小鸭、乌鸦和狐狸、小鲤鱼跳龙门、阿凡提的故事等。这些应该都是孕妈妈小时候常听的故事，通过声情并茂地讲述，不仅能带来愉悦感，还能使孕妈妈回想起自己的童年生活，让孕妈妈感到特别温暖，仿佛一下子回到了自己小时候，躺在爸妈怀里，听着那一个个熟悉亲切、植入记忆的小故事。而如今，自己也变成妈妈了，也将要抱着一个小宝贝，给他讲那些同样的故事，将来在宝宝的记忆里，也会承载着和妈妈一样的最初的爱的讲述。

抚摸胎教：来自准爸爸的轻柔抚摸

抚摸胎教不能少了爸爸的参与。在每晚睡觉前，准爸爸都可以轻柔地抚摸胎宝宝身体和头部所在的位置，不仅能使夫妻双方增进亲密感，使感情得到滋润和升华，培养更加浓厚的亲子感情，更重要的是能对胎宝宝的神经和大脑发育产生非常积极的影响。通过对胎宝宝身体或头部的抚摸，能够刺激胎宝宝的运动积极性，促进神经系统的发育，促进大脑网络的拓展，使生出的宝宝更具有运动天赋，更加敏锐和聪慧。

美术胎教：做一幅独具创意的剪贴画

感到无聊的孕妈妈，现在动手制作一幅剪贴画吧，不用大费周章，只需要一本彩色杂志，一把剪刀，一瓶胶水，几张白纸，就能让自己的大脑转动起来，制作出一幅独具创意的剪贴画。记得不可以太简单哦，要尽量复杂，新颖，有创意。制作完毕之后，别忘了给胎宝宝讲一讲，妈妈的剪贴画中都包含了哪些元素，妈妈是怎么想出这个小创意的，它具有什么样的创意点，它还欠缺什么。通过这样的小型艺术创作，调动了孕妈妈脑中的想象力和创造力，能够对胎宝宝起到十分积极的影响。

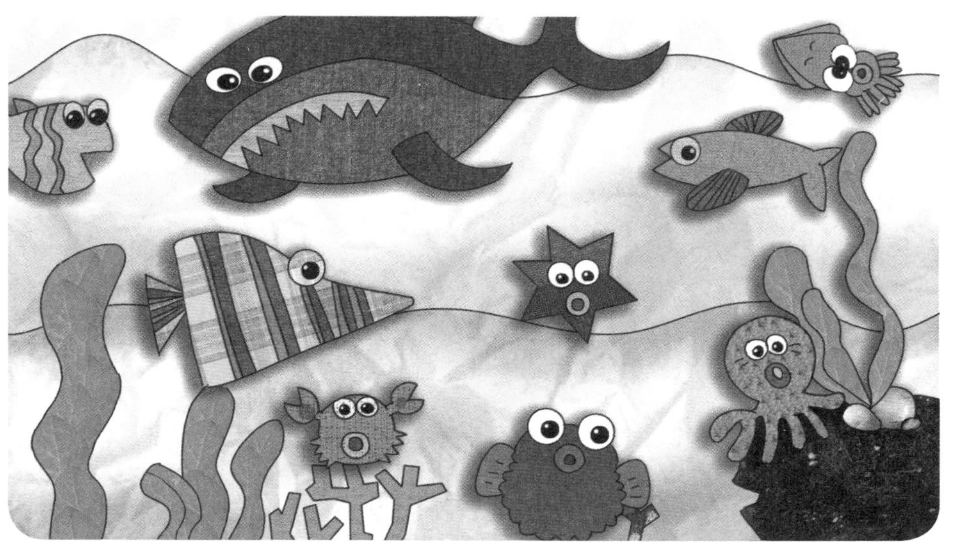

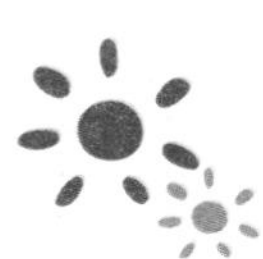

16周 首次胎动出现了

胎宝宝的生长发育

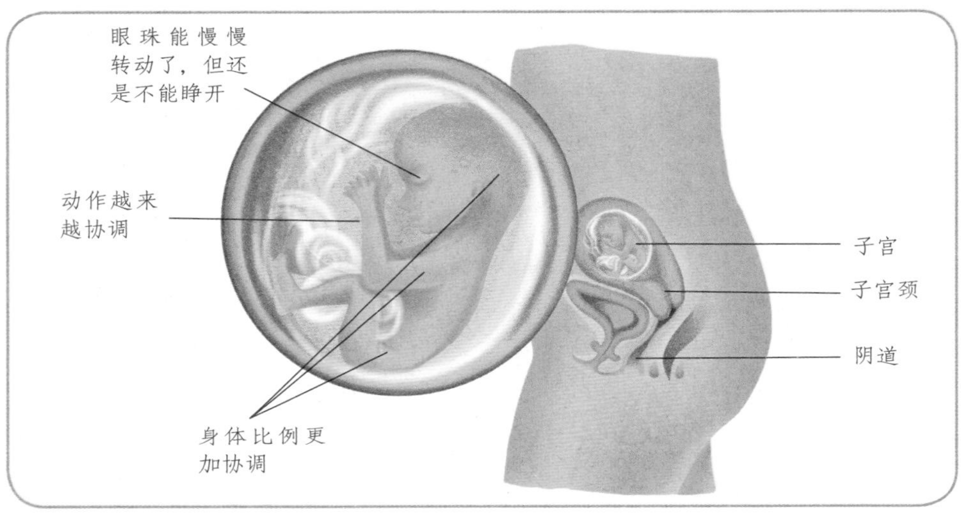

- 身长12~15厘米，重120~150克；
- 胎宝宝有接近妈妈手掌那么大了；
- 神经系统开始工作，肌肉能够因大脑的刺激做出反应了，且动作十分协调；
- 循环系统开始正常工作，能够把自己的尿液排到羊水中，但由于尿液是干净无毒的，因此还是会吞咽羊水，进行呼吸练习；
- 眼珠开始慢慢转动，但是依旧不能睁开；
- 身体比例更加协调，头部只占身体的三分之一了。

孕妈妈的身体变化

从本周开始，孕妈妈的子宫将全部软化，富有弹性，重量约有250克了。现在，孕妈妈很容易在肚脐下约8厘米的地方摸到自己的子宫。此时发生流产和死产的概率已经非常低。孕妈妈的体重一共增加了2~4.5千克，不断增大的子宫会使孕妈妈一直感到腰酸背痛，睡眠持续受到影响。从本周起一直到孕20周的这段时间，终于可以让孕妈妈感受到胎宝宝的首次胎动了！所有的孕妈妈都会在这一刻激动不已，并永生难忘。孕妈妈在激动之余，别忘了要记录下首次胎动发生的日期和时间，并在下次产前检查时及时告诉医生，以便使医生对胎宝宝的成长情况进行判断。身体较为敏感的孕妈妈和非首次怀孕的孕妈妈能够较早感受到首次胎动，其他的孕妈妈如果在本周还没发现动静，也不要着急，其实小宝宝早就在子宫内开始频繁动弹了，只是时机未到，宝宝还不想让你那么早就“听”到。

营养与饮食

对胎宝宝大脑有益的特殊物质

进入孕中期，胎宝宝的大脑开始加速发展，对胎宝宝大脑功能起着特殊作用的三种营养物质，需要开始进入孕妈妈的视野，适当地对这三种物质进行补充，能让胎宝宝具备更加优秀的脑功能。

1 **DHA 和 EPA**。即二十二碳六烯酸和二十碳五烯酸，有优化胎宝宝大脑锥体细胞膜磷脂构成成分的作用，随着胎宝宝神经元的增长，对这两种物质的需求也会不断增多。因此孕妈妈要多吃海产品；或直接遵照医嘱服用专门的 DHA 和 EPA 营养制剂，同时搭配一些含有高蛋白和钙质的食物，如豆腐、牛奶、豆浆、鸡蛋等，可以提高吸收率。

2 **GA**。即神经节苷脂，具有促使大脑在记忆和认知过程中能够更快、更多地储存信息的作用，使胎宝宝出生后的感觉更加灵敏，思维更加敏捷，记忆系统的容量扩大，记忆时间也更长久。因此孕妈妈多吃海鱼、牡蛎、蛏子等食物，或含有 GA 的营养制剂或孕妇奶粉等，均能有效补充 GA。

孕中期孕妈妈每日膳食构成

进入孕中期，孕妈妈的营养需求在不断增加，每日摄入的食物总量也随之增加，到底该怎么吃，吃什么，吃多少，才能满足每日的营养所需，又不让自己增重过快呢？请孕妈妈参看下面这个表格。

食物种类	每日摄入量参考	举例
主食类食物	300~500 克	大米、小米、糙米、紫米、黑米、馒头、面条、包子、饺子等
蔬菜类食物	500~750 克	大白菜、小白菜、油菜、洋葱、菜花、萝卜、胡萝卜、山药、南瓜、冬瓜、莲藕、芹菜、番茄、青椒、莴笋、绿豆芽、扁豆、蘑菇等
水果类食物	100~200 克	苹果、橘子、橙子、葡萄、草莓、西瓜、木瓜、香蕉、甘蔗、菠萝、枣、石榴、李子、杨梅、乌梅等
肉蛋类食物	100 克左右	猪肉、羊肉、牛肉、鸡肉、鹌鹑肉、鹅肉、鱼肉、鸡蛋、鸭蛋、鹌鹑蛋等
豆类食物及其制品	50 克左右	黄豆、红豆、绿豆、青豆、黑豆、豆腐、豆浆、豆制品等
奶类及其制品	250~500 克	牛奶、酸奶、奶粉、奶酪等
动物肝脏	50 克左右，每周食用 1~2 次	猪肝、羊肝、鸡肝、鹅肝等

胎宝宝视力发育的关键营养素

1 **维生素 A。**众所周知，维生素 A 是维护人体视力正常的最主要的营养物质，对胎宝宝也一样，孕妈妈多补充维生素 A，可避免胎宝宝眼部畸形，或患上先天性白内障。孕妈妈可以通过多吃苹果、胡萝卜、南瓜、牛奶、动物肝脏、鱼类等食物补充维生素 A。同时可以搭配摄入一些脂肪、维生素 E 和卵磷脂，以提高维生素 A 的吸收率。但也要注意不可摄入过量，否则容易导致胎儿出现先天性异常，如唇裂、腭裂、脊柱裂、无脑、脑积水、血管异常或耳部、眼部、泌尿系统出现异常等。

2 **B 族维生素。**其中的维生素 B_1 和维生素 B_2 是视觉神经的营养来源之一，孕妈妈可以主要从谷物类食物和海鲜类食物中补充。

3 **α－亚麻酸。**它是组成胎宝宝视网膜细胞的重要物质，能促进视网膜中视紫红质的生成，提高胎宝宝的视力水平，孕妈妈可从坚果类食物中摄取。

4 **牛磺酸。**能提高视觉功能，促进视网膜发育并保护视网膜，孕妈妈可通过牡蛎、海带等食物进行补充。

孕妈妈食谱推荐

红薯蛋奶粥

材料：大米、红薯各 50 克，鸡蛋 1 个，牛奶 100 克，白糖 3 克，葱花少许。

做法：❶大米洗净，用清水浸泡；红薯洗净切小丁；鸡蛋煮熟后切碎。

❷锅置火上，注入清水，放入大米、红薯煮至粥将成。

❸放入鸡蛋、牛奶煮至粥稠，加白糖调匀，撒上葱花即可。

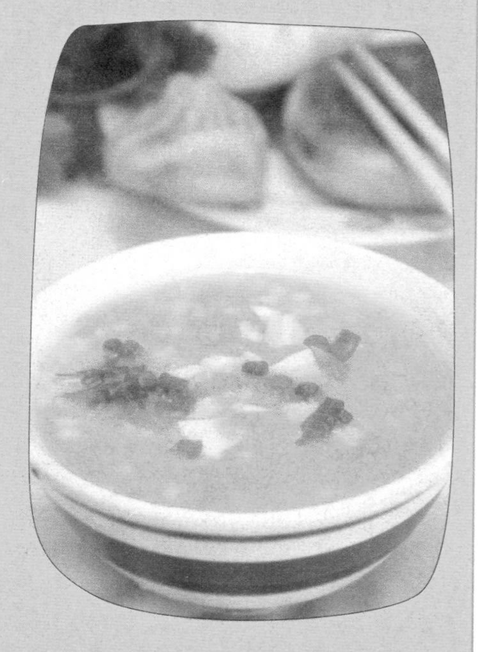

推荐理由：蛋黄对胎宝宝非常有益，含有卵磷脂、维生素 A、维生素 B_2、维生素 B_{12}、维生素 E 和铁等物质，能够促进胎宝宝的大脑和视神经发育；红薯则能够帮助孕妈妈静心安神，去火，降低血压。

牡蛎南瓜羹

材料：南瓜400克，鲜牡蛎250克，盐、味精、葱、姜各适量。

做法：❶南瓜去皮、瓤，洗净，切成细丝；牡蛎洗净，切成丝；葱、姜分别洗净，切丝。

❷汤锅置火上，加入适量清水，放入南瓜丝、牡蛎丝、葱丝、姜丝，加入盐调味，大火烧沸，改小火煮，盖上盖熬至羹状关火，放入味精搅匀即可。

推荐理由：牡蛎对于孕妈妈来说是难得的有益食品，富含大量的锌、铁等营养物质，能够对胎宝宝的重要器官——大脑和视神经的生长起到非常有益的促进作用。

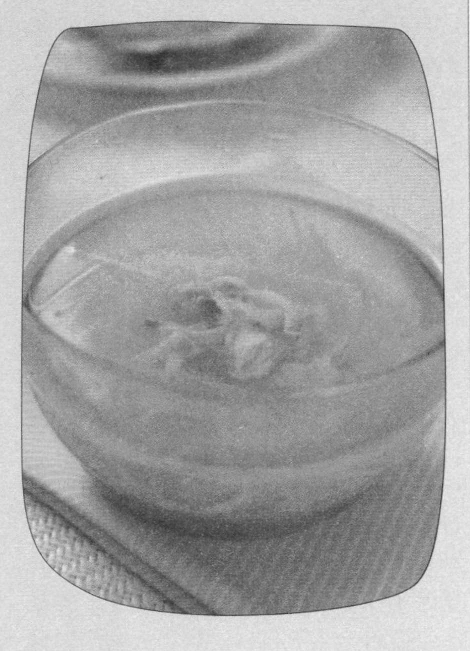

环境与孕期护理

注重乳房清洁

进入孕中期，有的孕妈妈乳头开始出现分泌物了，这时要更加注重对乳房的清洁工作，从而保持乳腺的畅通，增加乳头的韧性，避免患上乳腺炎等疾病。在每天的清洗中，不能用肥皂、沐浴露、酒精等用品，应直接用温水清洁乳房，对于乳头，可以使用较为柔软的毛巾进行轻轻擦拭，祛除乳头表面的死皮，预防乳头过于干燥而发生皲裂。

穿长筒袜改善下肢静脉曲张

孕妈妈从孕中期开始，会逐渐出现水肿以及下肢静脉曲张的症状，表现为腿部肿胀，下肢静脉弯曲或结节成团，皮肤发紫，这主要是由于孕妈妈子宫增大，体重增加，使腿部的负重日益加大，加之久站、过多行走所造成的。对于在孕期不能随意用药的孕妈妈来讲，下肢静脉曲张较难治理，主要需依靠外力加压的手段进行治疗，如穿上简便易行的长筒袜，或者专门的治疗静脉曲张的长筒袜。长筒袜可以帮助血液进入较大且较深处的静脉，能以适当的压力让静脉失去异常扩张的空间，经过长期的穿着，能够使静脉曲张得到有效缓解。在挑选长筒袜时，孕妈妈要尽量选择不连裤的长筒袜，如吊带袜等，避免使阴道通风不畅，出现阴道炎，而且过紧的连裤袜还会压迫到子宫，使胎宝宝产生窘迫感。

你的睡姿正确吗

随着子宫的逐渐增大，孕妈妈要开始注意自己的睡姿问题了。你习惯保持仰卧位、左侧卧位还是右侧卧位的睡姿呢？实践证明，左侧卧位是孕妈妈最佳的睡眠姿势。

如果孕妈妈长期保持仰卧位睡姿，就会对胎宝宝的生长发育造成影响，还会引发和加重妊娠高血压综合征，出现水肿、血压升高、蛋白尿、恶心、呕吐、头晕甚至抽搐、昏迷、胎盘早剥、阴道及子宫出血、休克、胎儿死亡等严重后果，十分危险。

而长期保持右侧卧位，容易造成胎儿宫内缺氧，甚至窒息或死亡。

只有左侧卧位才能减轻增大的子宫对孕妈妈动脉的压迫，维持正常的血流量，保证胎盘的血液供给，不会对胎宝宝摄取营养造成不利影响。还能保护孕妈妈的肾脏，避免发生妊娠高血压综合征和胎儿宫内缺氧，还能够治疗胎儿宫内发育迟缓等症。因此，孕妈妈从孕中期就要开始注意调整睡姿，尽量更多地控制自己保持左侧卧位，以保证母婴的健康。

胎动知多少

从本周起胎动会陆续出现，最晚到 20 周必会出现，否则就要到医院进行检查，看看是否是胎宝宝的发育出现了问题。通常情况下，在孕 18~20 周，每天的胎动次数开始明显增加，到了孕 28~32 周，是胎动最频繁的时期，过了 32 周，胎动次数又会降低，这是由于胎宝宝的活动空间变小所导致的。胎动次数的多少与胎宝宝的健康状况无关，只要出现得有规律，不过分激烈，也不过分轻柔，就是正常的。如果胎动出现了异常，如突然很激烈和急促，又突然停止，或者突然减少甚至超过 12 小时无胎动，就要及时就医，很有可能是孕妈妈腹部受到强烈撞击、妊娠高血压、脐带绕颈或打结、发育迟缓等情况所导致。现在孕妈妈并不用每日 3 次监测胎动，这是到了孕晚期才要开始进行的工作，除非胎动出现了异常，才需要通过监测胎动次数为诊断提供依据。

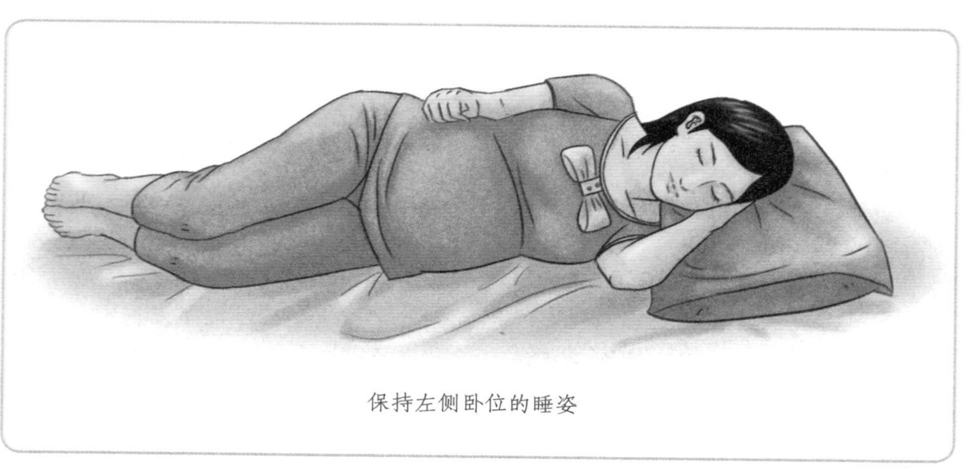

保持左侧卧位的睡姿

胎教方案

美术胎教：拿笔画画胎宝宝

孕妈妈是否无数次在梦中和冥想中勾画过胎宝宝的模样呢，现在就拿起画笔，画一画你认为可能的胎宝宝的长相吧。可以画一幅，也可以画多幅，顺便拿给准爸爸参考一下，看看他觉得哪个最像他心目中的宝宝。当然，孕妈妈最好从实际出发，结合自己和准爸爸的相貌特征，进行较为实际的描绘。无论画得多么简单抽象，或多么活灵活现，这都是孕妈妈的杰作。画好以后，再给这幅画上一上色，然后张贴在房间里，孕妈妈每天可以多看看画上宝宝的样子，没准儿生出来的宝宝真的就和妈妈想象的一样呢！

运动胎教：胎宝宝更爱腹式呼吸法

孕妈妈使用腹式呼吸法，不仅能够使自己的情绪和心情得到最大限度的放松和舒缓，还能够吸入更多的氧气，也使胎宝宝在宫内能够获得更多的氧气，更加利于生长。腹式呼吸的方法是，孕妈妈坐、卧、立皆可，将腰背舒展，全身放松，用鼻子慢慢地吸气，保持5~10秒的时间不停地吸气，让自己有一种将气体储存在腹中的感觉；然后慢慢地一点儿一点儿将气呼出来，从嘴或者鼻子呼出皆可，呼气所用的时间是吸气时的2倍。孕妈妈可以每天进行2~3次这样的腹式呼吸练习，每次坚持做5~10分钟即可。

情绪胎教：把高兴事儿拿出来跟宝宝分享

孕妈妈每天要尽量保持好心情，以免糟糕的情绪在体内产生有害物质，威胁胎宝宝的健康。为了让胎宝宝能够更多地感受到妈妈的好心情，从而更加健康茁壮地成长，孕妈妈要尽可能地把一天中遇到的所有高兴事儿都拿出来跟宝宝分享一番，可以用冥想的方式细细在心中回味，也可以用讲述的方式，声情并茂、手舞足蹈地讲给宝宝听，妈妈的心情越是发自内心地愉悦，胎宝宝的大脑就越能受到更多的积极因素的刺激，从而发育得更好。

准爸爸的贴心守护

带孕妈妈去照相

进入孕中期以后，孕妈妈逐渐显怀，可以经常外出走动了，闲来无事的时候，准爸爸可以带着孕妈妈去摄影工作室或影楼去拍“全家福”。可以每月拍一次，记录下胎宝宝在妈妈肚子里长大的过程，是十分有纪念价值的。让孕妈妈自豪地露出“胎宝宝的家”，准爸爸坐在旁边深情轻抚，多么温馨而又让人难忘的场面，这是一件非常有趣又有意义的事情。

问答

Q：去拍“孕味艺术照”时，孕妈妈能化妆吗？

A：最好不要化妆，最多稍稍上一点儿淡妆即可。如果要化妆，最好使用自带的化妆品，避免将影楼化妆品中的有毒化学物质，以及经多人使用后所沾染的细菌带入孕妈妈体内，危害胎宝宝的健康。此外，孕妈妈最好使用孕妇专用的化妆品。

孕4月常见不适

腰酸背痛

进入孕中期，孕妈妈由于腹部不断增大，压迫神经，加重腰椎负担，很容易产生腰酸背痛的毛病。这样的不适症状是无法预防的，几乎大部分的孕妈妈都会出现这种情况。因此孕妈妈在生活中要避免长久地保持同一个姿势不变，至少每30分钟要变换一下姿势；或做一些腰腹部、背部的伸展运动，避免长久站立和坐卧，也不要提重物；在变换姿势的时候，尽量先找寻支撑点支撑住身体的大部分重量，再进行姿势的变换，因此孕期的身体动作一定要轻缓；或者经常用热毛巾热敷腰部和背部，都能缓解腰酸背痛。

头晕眼花

在孕中期，孕妈妈依然会出现头晕眼花的症状。由于睡眠不足、睡眠质量不好、自主神经系统失调、血糖偏低、贫血、血压降低、过度疲劳、环境嘈杂等原因，都可导致头晕眼花。一旦发生此症状，孕妈妈要立刻停止正在做的事，就地蹲下，或平躺一会儿，待症状缓解或消失后再活动。对此，孕妈妈要多注意休息，适当增加运动时间，在室内时要多注意开窗通风，保证早餐的足量供应，多吃含铁丰富的食物。如果头晕眼花的现象频繁出现，孕妈妈就要考虑去医院进行详细的检查，看看是否是严重的妊娠贫血、妊娠高血压综合征、妊娠低血压、营养不良、妊娠水肿、心脏病、妊娠中毒症等病症，并及时进行治疗。

失眠

在孕4月，胎动首次出现，并越发频繁起来。有的孕妈妈会因为频繁的胎动、尿频、腹部膨大而产生的睡眠不适等原因，导致失眠。首先是入睡困难，然后是醒来后很难再次入睡，有的孕妈妈还会做关于胎宝宝样貌以及分娩情况的噩梦，造成睡眠困扰。对此，孕妈妈要放轻松，晚餐喝一些小米粥，多吃一些富含铜的食物，参照前述办法进行调理，或喝杯牛奶，看看书，听听《摇篮曲》等温柔舒缓的音乐，能有效缓解失眠。

牙龈炎和蛀牙

在孕4月，牙龈炎和蛀牙依旧容易困扰着孕妈妈，孕期不注重口腔清洁卫生，或孕前就患有牙齿疾病的孕妈妈更容易患上牙龈炎和蛀牙。对此，孕妈妈要坚持做好定期的口腔清洁工作，夜间不要进食，每次进食后都要刷牙漱口，刷牙时力道要轻柔，以免碰伤脆弱的牙龈。

阴道分泌物增多

阴道分泌物增多的问题也在持续困扰着孕妈妈。对此，孕妈妈一定要保持每天清洁外阴的习惯，不要使用偏酸性或碱性的化学制剂，直接用流动的清水清洗，坚持每天更换内裤，清洗内裤时要用消毒液进行消毒，再放在阳光下晾晒，以彻底消除附着在内裤上的细菌。如果分泌物出现异常，孕妈妈要及时就医，采取治疗措施。

尿频、夜尿频多

进入孕4月，尿频的症状依旧如影随形，而且还有加剧的趋势，并且孕妈妈起夜的次数也增多了，这是由于胎宝宝的代谢能力在不断加强，产生出的代谢物增多而导致的。对此，孕妈妈要放平心态，逐渐适应就好了，同时要保证适当的饮水量，不可过量，否则会加重尿频症状，也不能因为尿频而摄入不足，否则会使胎宝宝在宫内的发育受阻。

便秘、痔疮

到了孕4月，便秘的情况可能依旧会出现，甚至加重了，出现痔疮。这是由于纤维素摄入不够、运动量减少、妊娠期激素水平升高、胃酸分泌减少、消化能力减弱、胃肠道肌张力减弱、子宫压迫大肠等因素所造成的。有的孕妈妈在遇上痔疮后，因害怕疼痛而减少了排便，这样的做法只能加重症状，严重时还会导致肠梗阻，是十分不可取的。遇到便秘和痔疮时，孕妈妈不必烦恼，更不可轻易使用泻药，要在生活中进行有效的预防和治疗措施。如养成良好的排便习惯；保证充足的睡眠和运动时间；保证早餐的供应、多吃具有通便作用的食物，如香蕉、蜂蜜、绿叶蔬菜、绿豆、苹果、燕麦、糙米、全麦面包、酸奶等；避免食用辛辣刺激、难以消化的食物。

坐骨神经痛

孕期的坐骨神经痛多半是由腰椎间盘突出引起的。孕期内分泌的改变使腰部关节韧带或筋膜松弛，体重的增加也加重了腰椎负担，若此时发生腰肌劳损和扭伤，就很容易导致腰椎间盘突出，从而引起坐骨神经痛。对此，孕妈妈不可随意使用一些药膏或中成药，否则会影响胎宝宝的安全。孕妈妈要多休息，不能劳累，尽量睡较硬的床，睡觉时将腿部垫高，多做腰背肌肉和韧带的放松运动，保持坐姿和站姿时要尽量放松腰椎，避免长时间保持同一个姿势，经常游泳，这些办法都能缓解坐骨神经痛。在分娩后，疼痛一般能够得到较大缓解，如未能缓解，孕妈妈可采取常规的方法进行治疗。

肚皮瘙痒

由于妊娠纹的出现，孕妈妈的肚皮在皮肤弹性纤维断裂处容易发生瘙痒，有时甚至还会有疼痛感。这时千万不可用手抓挠，以免抓破造成感染。孕妈妈可用润肤霜或者橄榄油进行按摩，缓解瘙痒和疼痛感，同时不要用过热的水洗澡，也不要用碱性的香皂清洁肌肤，要使用婴儿沐浴露或者孕妈妈专用的沐浴露，以避免让皮肤过于干燥而更容易发生瘙痒。

妊娠贫血

由于妊娠期血容量的增加，血液被稀释，以及胎宝宝生长发育需要大量的铁元素，孕妈妈容易出现贫血的症状。严重的妊娠期贫血容易导致胎儿宫内缺氧、胎儿发育不全、流产、早产、产后贫血等症。因此孕妈妈一旦被查出患有妊娠贫血，就一定要及时通过食补的方式，适当补充铁元素，或遵照医嘱服用补铁制剂。

妊娠期性病

进入孕中期，孕妈妈可以恢复性生活了，这时候一定要注意房事的安全和卫生，避免让孕妈妈感染生殖器单纯疱疹病毒、念珠菌性阴道炎、尖锐湿疣、淋病、梅毒、滴虫性阴道炎等性病，否则不仅治疗起来较为麻烦，很多药物无法使用，还会使胎宝宝受到影响。尤其是在分娩时，如果胎宝宝经由妈妈的阴道产出，就很有可能受到病毒感染。因此孕妈妈在孕中期一定要注意性生活的卫生，要督促准爸爸先做好生殖器的清洁工作，再进行同房。在日常生活中，夫妻双方也要对生殖器的卫生状况严加注意。

静脉曲张

进入孕 4 月，孕妈妈会逐渐发生不同程度的静脉曲张，症状及原因如前所述，尤其是超重、孕前患有静脉曲张以及有静脉曲张家族病史的孕妈妈，患此病的可能性更大。如果孕妈妈不注意孕期护理，长时间站立或者盘腿而坐，都会加重病情。治疗静脉曲张的方法，除了穿长筒袜以外，孕妈妈还可以在条件允许的情况下尽量把双腿垫高，睡觉的时候也可在小腿下的床单底下放一个枕头，以抬高双腿。

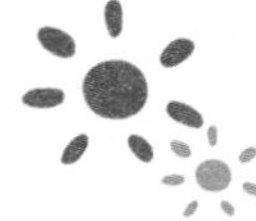

17 周 发现好玩具——脐带

胎宝宝的生长发育

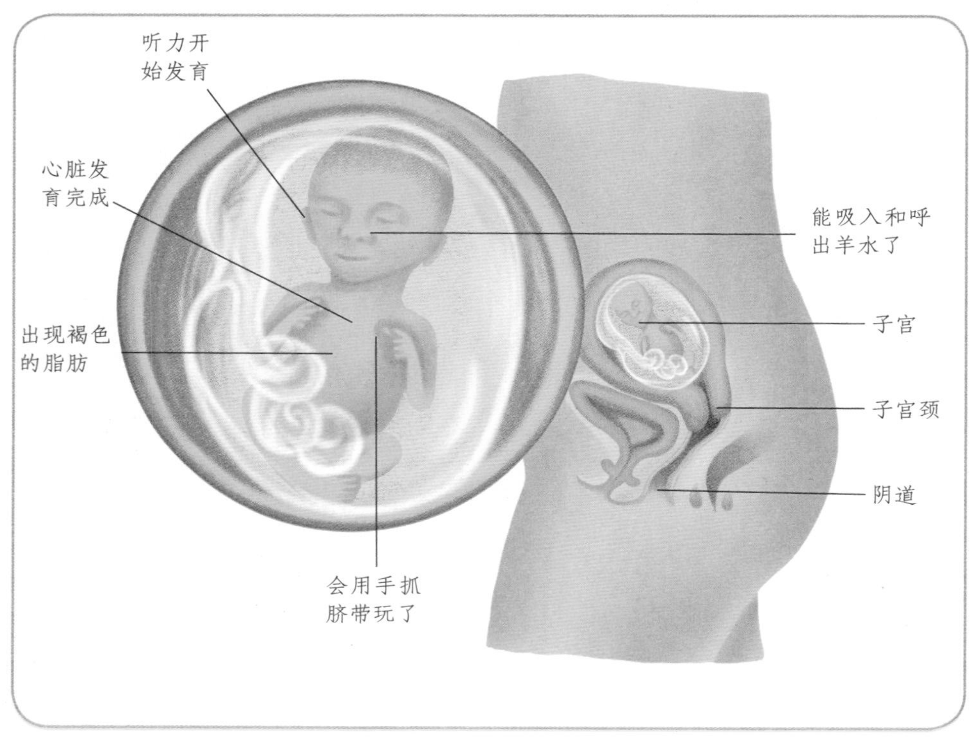

- 身长 12~15 厘米，重 140~170 克；
- 到了孕 17 周，胎宝宝已经有一只梨那么大了，本周生长速度有所减慢；
- 心脏发育基本完成，心跳每分钟约 140 次；
- 听力开始发育，逐渐能够听到宫内和外界的声音了；
- 肺、循环系统、尿道完全进入正常工作状态，能够不断地吸入和呼出羊水了；
- 会把玩脐带了，喜欢用手拉或抓住脐带玩耍；
- 出现褐色脂肪；
- 动作幅度加大，胎动越来越强烈。

孕妈妈的身体变化

到了本周，子宫开始变得近似球形，已经达到腹腔并开始向上、向侧边推挤肠道。现在孕妈妈已经可以在肚脐下方 4~5 厘米处摸到子宫了。子宫并不总固定在同一个位置上，它是依附在子宫颈周围的，会做较小幅度地移动。

在本周，孕妈妈的腹部突出的更加厉害，孕妈妈必须穿上有弹性的衣服或宽松的孕妇装才会觉得舒适。部分孕妈妈的胎动逐渐增多，胎宝宝的活动能力增强了，让孕妈妈感到欣喜。孕妈妈有时会感到腹部一侧有轻微的触痛，这是正常的，因为随着子宫的迅速增大，子宫两侧的韧带以及骨盆也在生长变化，以适应胎宝宝的成长。此外，孕妈妈还会出现鼻塞、鼻黏膜充血或出血等症状，这是由内分泌所导致的，孕妈妈不要自行滥用药物，这种不适会随着妊娠月份的增长而逐渐减轻。但若是严重的鼻出血，则可能是妊娠高血压综合征导致的，孕妈妈要及时到医院进行检查和治疗。

营养与饮食

全面补钙

胎宝宝即将迎来高速成长期，因此孕妈妈要提早开始补钙的工作。如果孕妈妈缺钙，易导致骨质软化、腿抽筋、牙齿松动、四肢无力、关节疼痛、风湿痛、头晕、骨盆疼痛、盆骨畸形、妊娠高血压综合征等不适病症，还会使胎宝宝的智力、神经系统、骨骼等处发育不全，造成天生的缺陷。

在孕中期，孕妈妈每天需要摄取1000毫克左右的钙质，可以主要从牛奶或酸奶中摄取，也可多吃富含钙质的食物。但是要注意，不要空腹饮用牛奶或酸奶，以免造成胃部不适。如果钙质特别缺乏，可以遵照医嘱服用适量的钙片，但切不可过量补充，否则容易造成分娩时难产。此外，在补钙的过程中也要注意影响钙质吸收的一些因素。如补钙同时要注重补磷，能够促进钙质的吸收；补钙和补铁要分开，否则会相互影响吸收率，最好间隔1小时以上；多晒太阳，得到足够的维生素D，促进钙质吸收；不将富含钙的食物与富含草酸的食物一同食用，如菠菜、茭白、竹笋、葱等，这些食物容易造成钙质的流失。

补充卵磷脂

卵磷脂的营养价值和蛋白质、维生素齐名，它是脑神经细胞间信息传递介质的重要来源，能够促进胎宝宝大脑细胞和神经系统的健康发育，扩充脑容量，是胎宝宝成长中必需的健脑营养素。孕妈妈每天需要补充500毫克左右的卵磷脂，可以通过食用黄豆、蛋黄、核桃、芋头、蘑菇、山药、黑木耳、谷物类食物、芝麻、葵花子、动物肝脏和骨髓等食物摄取。

营养制剂无法取代天然食材

蔬菜、水果、肉类、鱼类、蛋类、谷物类、菌菇类等新鲜、天然的食材，是孕妈妈摄取营养物质的主要来源，它们是不能被营养制剂所取代的。因为人工合成的营养元素远远不能取代天然的营养物质，二者的活性和利用率有很大区别，孕妈妈若光靠某种、某几种甚至全部的营养制剂进行机械地补充，很容易降低吸收率，影响营养结构的全面性，反而更易造成营养不良。比如，蔬菜和水果，除富含维生素外，还含有类黄酮、叶酸、矿物质、纤维素等多种营养物质，可以同时补充多种营养，而维生素制剂品种单一，不能保证营养的全面。当然，在孕妈妈食用天然食材补充营养的同时，若发现自身缺乏个别种类的营养素，可以通过营养制剂进行查缺补漏式的补充。但是营养制剂是决不能取代天然食材而被用来食用的。

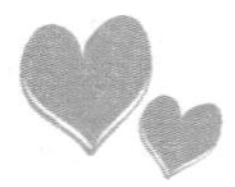

孕妈妈食谱推荐

松仁玉米

材料：熟松子仁100克，熟葵花子仁50克，甜玉米200克，胡萝卜50克，青豆50克，盐、油、蜂蜜、水淀粉各适量。

做法：❶将胡萝卜洗净切成小丁，青豆洗净备用。

❷将水倒入锅中烧沸，放入甜玉米焯至熟，捞出沥干水分备用。

❸将油倒入锅中烧热，放入松子、葵花子炒香。

❹放入甜玉米、胡萝卜、青豆炒熟，放入盐炒匀。

❺最后将蜂蜜和水淀粉混合，倒入锅中勾芡，再稍翻炒即可。

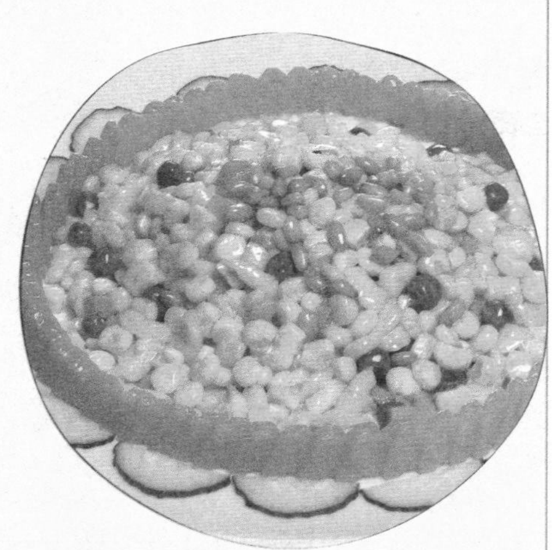

推荐理由：松子仁富含钙质和蛋白质，葵花子仁富含卵磷脂、钙质和蛋白质，二者都能够促进胎宝宝大脑和骨骼的发育，玉米能够有助减退孕妈妈的妊娠斑，还能开胃通便，预防妊娠便秘。

醋香猪蹄

材料：猪蹄200克，黄豆150克，醋80毫升，葱段、姜丝、盐各适量。

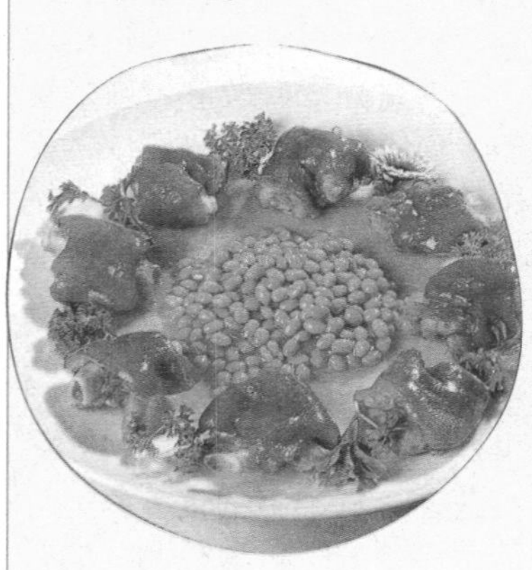

做法：❶猪蹄处理干净，剁成小块；黄豆泡好备用。

❷锅置火上，注水适量，放入猪蹄大火煮至熟烂。

❸放入黄豆、姜丝、葱段，倒入醋，调入盐，续煮5分钟即可。

推荐理由：猪蹄和黄豆都富含蛋白质和钙质，此菜不仅能够满足胎宝宝生长发育所需，还能帮助孕妈妈增强抗病能力，养护肌肤，祛除妊娠斑。

环境与孕期护理

每天都睡个午觉

进入孕中期，越来越重的“腹”担以及各种不适，容易造成孕妈妈睡眠质量下降，甚至是失眠。即使是睡眠正常的孕妈妈，也应保证每日中午半小时至1小时的睡眠时间。这样能够补充更多的精力和能量，给胎宝宝创造更有利的生长环境。无论孕妈妈处在哪个季节，都要保证睡个舒舒服服的午觉，平时感到困乏了，即便不到午睡时间，也可以稍微眯一会儿，适时解除疲劳。

情绪和胎动的关系

在正常情况下，胎宝宝的胎动过多并不是坏事，还预示着孩子在出生后能够更快地掌握坐、爬、抓、握等能力。但是，如果是由于孕妈妈情绪紧张、不安、愤怒、消极、抑郁等因素而造成的胎动过多，则会对胎宝宝造成很大影响，使胎宝宝的体能消耗过多，长此以往，很容易造成身体发育不足，出生时体重较轻，并容易产生消化系统等方面的功能紊乱。因此孕妈妈一定要调整好自己的情绪，千万不要忽视自己的情绪问题，以免追悔莫及。

准爸爸可以开始听胎心音了

从本周开始，准爸爸可以每天通过听诊器或胎心仪测听胎心音了。首先，孕妈妈要将尿液排空，仰卧躺在床上，准爸爸将听诊器或胎心仪的听筒放在孕妈妈肚脐与耻骨之间，就能听到类似钟表所发出的“滴答”声，那就是胎心音了。如果没能在本周听到胎心音，准爸爸和孕妈妈也不要着急，过两周再试试。准爸爸听到的心跳应在每分钟120~160次之间，若超出这个范围，或是跳动不规则，则说明胎宝宝情况异常，应马上就医进行诊断，很有可能出现了宫内缺氧等问题。到了24周以后，测听胎心音的位置就会变得不固定起来，需要准爸爸四处寻找。如果胎宝宝头朝上，就要在孕妈妈腹部中间的两侧寻找，如果头朝下，则可在下腹部的两侧找到。

区别胎心音与其他的宫内声音

有的准爸爸以为只要能听到声音，那就是胎心音了，但是又奇怪为什么自己听到的不是“滴答，滴答”的声音。其实，在子宫内还存在着多种声音，这些声音在音色上和胎心音有着明显的区别。如果准爸爸听到的是呼呼的风声一样的声音，有可能是脐带杂音或子宫血管杂音，如果是类似敲鼓一样的“咯咯”或“咚咚”声，则是孕妈妈腹部主动脉的声音，这些都是有规律的近似孕妈妈脉搏或胎心音跳动速率的声音；还有一种属于杂音的声音，时有时无，出现时也没有规律，而且部位多变，这应该是胎宝宝的胎动声音，是他用肢体撞击子宫壁时所发出的。因此准爸爸要注意将胎心音与宫内其他声音区分开，不要在听到其他声音时以为自己听到了胎心音，而事实上是胎宝宝的成长出现了严重问题，导致外界听不到他的胎心音，就此延误了对胎宝宝的及时救治。尤其是在孕20周过后，如果还没有听到“滴答，滴答”的胎心音，孕妈妈就应及时到医院检查。

孕期如何养护头发

怀孕期间，由于母体的营养要大量供给胎宝宝，所以有可能导致头发营养不良，发丝柔软失去弹性，因此孕妈妈要不断补充维生素和各种矿物质，来合理养护头发。此外，还要注重头发的清洁工作，不要过于频繁用

力地梳头。孕期日常护发请注意以下几点：

1. 夏季出门戴帽子。头皮和皮肤一样，长时间经受户外阳光的照射，会因为紫外线而变得干燥。头发防晒最简单的方式就是戴帽子，尤其在夏天要格外注意防晒，其他季节如果阳光照射强烈也应该戴好帽子再出门。

2. 多吃海藻类食物。富含维生素的海藻类食品对头发很有好处，平时可以多吃些裙带菜、海带等。另外还要注意营养均衡。

3. 减少精神压力。精神压力过高对孕妈妈和胎宝宝都不利，并且压力也会导致头皮血液循环不畅，更容易导致脱发等问题，因此孕妈妈要选择适合自己的减压方式，保持良好的孕期情绪。可以尝试听听音乐、做些运动或者写孕期日记等方式。

4. 护发按摩很重要。洗发时做一些头部的按摩是很重要的，它将给予头发舒缓的呵护。在使用洗发水前，把头发弄湿后做做头部皮肤舒缓按摩操，只是简单的轻柔按压即可。

◆双手指腹，从眉心中线开始轻轻地往两侧按压，一直到达太阳穴为止。重复10次。

◆双手盖住两耳，手指放在脑后，左右两手的手指要尽量靠拢，接着用四指轻轻弹打后脑勺，心里默数49下。

◆手指插入头发，用力将手掌紧闭握拳，轻拉头发。持续动作至整个头皮都拉撑过为止。

◆十指微屈做徒手梳头的动作，双手由前额发际将头发梳往脑后，这个动作至少做20次。

头发是孕期营养的一个直接体现，如果孕妈妈出现头发枯黄、大量脱发、干裂分叉等现象，说明孕期营养摄入有问题，此时应该立刻就医咨询。

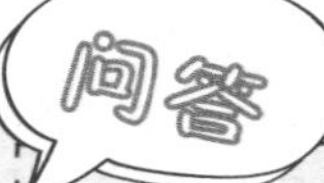

Q：孕期变得特别爱闻汽油味，怎么办？

A：孕期孕妈妈的味觉和嗅觉会发生很大改变，有时甚至很奇怪，比如会爱上汽油味。当然，有的孕妈妈在孕前就喜欢闻汽油味，那么孕妈妈能多闻汽油味吗？答案当然是否定的。这是因为燃烧挥发的汽油中含有较多的铅等有害化学物质，孕妈妈将其大量吸入体内后，会引起铅中毒以及胎宝宝先天发育畸形，十分危险。

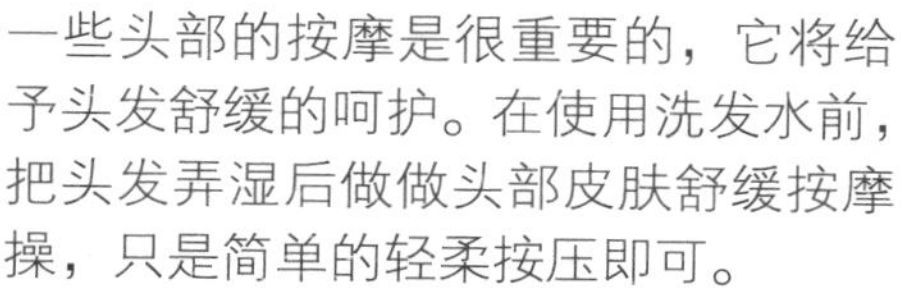

准爸爸的贴心守护

睡前问候

从本周开始，胎宝宝能够听见外界的声音了。孕妈妈和准爸爸是不是十分兴奋，急于每时每刻都守在胎宝宝旁边跟他说话呢？其实大可不必，太多的声音会打扰到胎宝宝的成长和休息。因此准爸爸的声音只要适时地出现就可以了，比如在睡前和胎宝宝说几句话。准爸爸可以问问宝宝，你今天愉快吗，现在困了没，是不是在打小哈欠呢，乖乖睡觉吧，明天爸爸再给你讲故事。养成每天和胎宝宝之间的睡前互动习惯，能够更早地建立起最初的亲子感情，还能成为准爸爸胎教的一部分呢。

胎教方案

胎教策略：全面开始语言胎教

胎宝宝从本周开始已经具备了接近成熟的听力系统，因此孕妈妈和准爸爸可以全面展开每天的语言胎教了。语言胎教是促进宝宝后天语言能力和智力发展的重要一环。所谓语言胎教，就是给胎宝宝的大脑皮质层输入最初的语言印记，激发胎宝宝大脑的听觉神经的发育，为宝宝出生后的语言学习打下基础。需要注意的是，语言胎教要在出生后继续进行持续的巩固，一直到宝宝的婴幼儿期结束，才能实现对宝宝语言能力、智力和潜能的开发。如果在出生后就停止了语言胎教，使胎教的效果无法得到延续，也就前功尽弃了。

语言胎教：对话小小“窃听者”

胎宝宝如今变成了妈妈肚子里的小“窃听者”，宝宝总是不无好奇地四处倾听着外界的声音。这时激动的孕妈妈和准爸爸肯定有很多话想说，还会把前4个月跟宝宝所说过的重要的内容再重复一遍。此时爸妈想说什么就说什么吧，只要是快乐的、乐观的、积极向上的，都可以说给宝宝听。只是语言胎教持续的时间要控制好，不要过于频繁，以免打扰胎宝宝休息，每天的语言胎教不要超过5次，每次不要超过20分钟。

美术胎教：年画中的胖娃娃

说起中国民间历史悠久的年画传统，孕妈妈和准爸爸脑中浮现的是什么画面呢？其中最有意思的题材，并寓意着多子多福、美满祥和的，就要数那个喜庆白净的胖娃娃了。他要么穿着色彩鲜艳的童衣，要么只穿一件肚兜儿裸露着四肢，胖墩墩的小脸上笑逐颜开，用丰富憨厚的肢体动作，与“年年有余”的鲤鱼、“万寿无疆”的寿桃、“虎虎生威”的小老虎枕头等器物紧密依偎在一起。看着这个健康、活泼、充满生命力的胖娃娃，孕妈妈和准爸爸是否希望自己的宝宝出生后也能像他一样那么讨人喜欢呢？那就多找几幅这样的彩色年画看一看吧，不仅让孕妈妈得到了中国传统绘画艺术的熏陶，还能让孕妈妈“望子成龙”，生出和那个胖娃娃一样漂亮的宝贝。

这是一张象征着年年有余、富贵吉祥的年画，画中人物憨态可掬，充满喜庆祥和的气氛。

18周
胃口大开：吃原来可以这么肆无忌惮

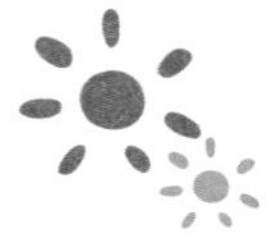

胎宝宝的生长发育

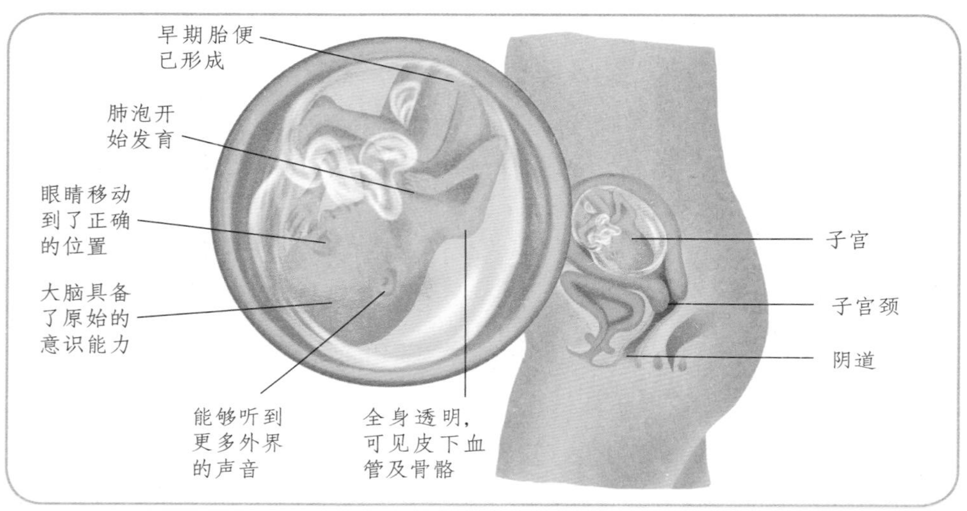

- 顶臀长13~15厘米，重160~198克；
- 全身呈透明状，可以看见皮下血管甚至骨骼；
- 骨骼软软的，质地似橡胶；
- 一种裹在脊髓上能够保护骨骼的“髓磷脂”开始生长；
- 眼睛已经移到了正确的位置；
- 肺泡开始发育；
- 肠道内堆积着未被消化道排泄掉的羊水，它形成了早期的胎便，胎便要到出生后才会排出体外；
- 大脑发育趋于完善，具备了原始的意识能力，但还不具备支配动作的能力；
- 听力发育得更加完善，能够听到更多的外界声音；
- 身体比例更加协调，胎动越发频繁起来。

孕妈妈的身体变化

在本周，孕妈妈在自己脐下两指的位置就能摸到子宫了，它约有一个香瓜那么大。现在孕妈妈的食欲越来越旺盛，想吃什么就吃什么吧，但要注意营养的均衡摄入以及控制体重避免增速过快。本周孕妈妈的乳房增大得非常快，臀部浑圆起来，体态明显丰满。有时孕妈妈的胃部有蠕动感，这是胎动造成的，是正常现象。从本周开始孕妈妈可以每周测量宫高和体重了，做好孕期的家庭监测工作。

营养与饮食

不可贪吃鸡蛋

鸡蛋的营养价值很高，含有丰富的蛋白质、脂肪、维生素以及钙、磷、铁等营养物质，是十分适合孕妈妈食用的食物。但是孕妈妈不能因此而大量吃鸡蛋，一天最多不可超过 2 个。因为吃得过多，很容易危害孕妈妈的健康。

第一，鸡蛋尤其是蛋黄中含有大量的胆固醇，吃太多鸡蛋会使孕妈妈胆固醇过高，引发动脉粥样硬化和心脑血管疾病，从而威胁到胎宝宝的健康。

第二，鸡蛋吃得太多，会造成大量的脂肪和热量堆积，从而使孕妈妈体重超标。

第三，容易加重肾脏的负担，引发肾脏疾病。

第四，容易造成营养失衡，鸡蛋中几乎不含维生素 C 和碳水化合物，若用鸡蛋代替其他食物大量食用，必然会造成孕妈妈营养失衡，某几种营养过剩，而某几种营养却缺失，影响对胎宝宝的营养供应。

吃冷饮要节制

很多孕妈妈在怀孕后很爱吃冰棍、冰激凌、奶昔、冰镇饮料等冷饮类食物，即便是在冬天也照吃不误。这样的饮食方式对孕妈妈的身体危害很大，从而使胎宝宝也跟着遭受影响。这是因为，孕妈妈脆弱的肠胃对刺激非常敏感，过冷的食物会导致孕妈妈消化功能减退，引起食欲不振、消化不良、腹痛、腹泻、胃痉挛等不良反应，从而波及胎宝宝。此外，经常吃冷饮，还会造成孕妈妈出现咽痛、扁桃体炎、咳嗽、头痛、感冒等疾病，同样会威胁到胎宝宝的安全。孕妈妈吃过冷的食物，还会对胎宝宝造成非常直接的刺激，使宝宝出现躁动不安、胎动过频的现象，影响了宝宝的休息和生长发育。因此孕妈妈吃冷饮一定要节制，每周最多吃 1 次，最好少吃或不吃。

这样吃避免胃胀气

在孕期，孕妈妈为了补充足够的营养，以应对胎宝宝生长发育的需要，而大量进食，很容易造成消化不良，出现胃胀气、胃痛等不适症状。孕妈妈要想缓解胃胀气，就要遵循以下的饮食方式：

1 **细嚼慢咽。**孕妈妈吃东西时不要狼吞虎咽，要增加对每一口食物的咀嚼次数，通过反复地缓慢地咀嚼，能够刺激更多消化液的分泌，帮助消化，还能促进孕妈妈对营养物质的吸收，而狼吞虎咽不仅无法促进吸收，还会加重孕妈妈的消化负担。

2 **少食多餐。**不要一次进食太多的食物，否则会加重肠胃负担，使胃胀气更严重。孕妈妈只要吃进了一定量的食物，即使没有产生饱腹感，也要停下来，不要恋战，过 2~3 小时再吃较为合适。

3 **少吃易产气的食物。**土豆、苏打水、碳酸饮料、油炸食品、糯米以及黄豆、红豆、绿豆、黑豆、蚕豆等豆类食物，都属于产气食物，孕妈妈一次不要吃太多，否则很容易导致和加重胃胀气。此外，孕妈妈还可以用豆腐代替黄豆，用酸奶代替牛奶食用。

4 **多吃富含纤维素的食物。**孕妈妈多吃水果、绿叶蔬菜等富含纤维素的食物，能够促进胃肠蠕动，帮助排气。

孕妈妈食谱推荐

爽口莴笋丝

材料： 莴笋180克，红椒3克，盐3克，鸡精5克，醋5克，生抽10克。

做法： ❶莴笋洗净，去皮，切成细丝，放入开水中焯熟，沥干装盘；红椒洗净，去子，切成细丝。

❷将盐、鸡精、醋、生抽调成味汁。

❸将味汁淋在莴笋上，撒上红椒即可。

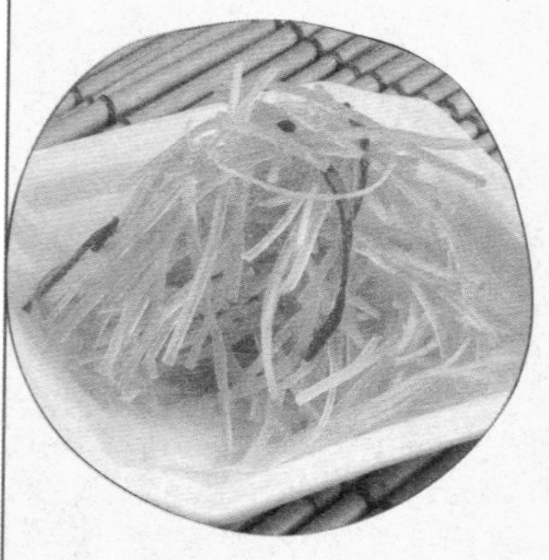

推荐理由： 莴笋富含纤维素、叶酸和胡萝卜素，具有开胃、促进消化、利尿消肿、补血、镇痛、催眠、促进生长发育、降低血糖、治疗糖尿病等作用，不仅能够补充胎宝宝的营养所需，还能防治孕期便秘、消化不良、水肿、失眠、贫血、妊娠高血压综合征及妊娠糖尿病等病症，功能可谓十分全面，是适合孕妈妈的上佳食物。

环境与孕期护理

孕妈妈旅行要考虑周全

在孕中期，孕妈妈可以进行少量的远途旅行。但是在出行前，孕妈妈要对下列情况考虑周全，做好行前准备，以保护自身和胎宝宝的安全。

1 **先产检再走。** 在出行前1~2天，孕妈妈应先到医院进行一次全面的产前检查，如一切正常，在医生的允许下方能出行。医生会根据整个出行计划，要求孕妈妈携带一些药品和防护用品，以及列出一些注意事项，孕妈妈一定要严格遵照行事。

2 **提前准备好孕期情况说明材料。** 孕妈妈要带上母婴健康手册及病例的复印件，记下产前检查的医院名称和医生的联络方式，以便在外地就医时使用。还要请医生写一份孕妈妈可以乘坐飞机出行的证明书，以便提供给航空公司。

3 **了解旅行目的地情况。** 孕妈妈的旅行目的地一定要具有现代医疗条件，如大中型医院等，不能到医疗水平落后的地方去，旅行目的地也不能是传染病流行区，以策安全。

4 **带足日用品和衣物。** 孕妈妈在孕期需要勤换洗衣服，还要保证绝对的卫生条件，因此要准备足够的换洗衣服、纸巾、毛巾、牙刷、牙膏、餐具、护肤品、衣架等用品，以及医生要求必须携带的药品。

5 **安排好行程。** 无论孕妈妈是外出旅游、探亲还是出差办事，都要将自己的行程安排好，不要过于紧凑，要有足够的休息时间，避免让自己过于劳累。如果是旅游，最好选择自由行的方式，旅行团行程都较为紧凑，不适合孕妈妈。

6 **选择合适的交通方式。** 孕妈妈如果长途旅行，交通工具最好选择飞机，避免长时间的颠簸造成危险。此外，无论孕妈妈选择何种交通方式，最好都能时常站起来走动一下，避免长时间保持同一种姿势造成不适。

7**注意饮食安全。**孕妈妈出门在外，很容易因为食用了不洁的食物，而导致肠炎、腹泻、发热甚至是痢疾的发生，这样会严重危害到胎宝宝的健康，因此孕妈妈一定要严格注意饮食卫生。此外，在外出期间，孕妈妈的营养无法保证，可以遵照医嘱携带一些营养补充制剂进行补充。

8**注意出行安全。**在孕中期，孕妈妈虽然还没到大腹便便的地步，但是也不像孕前那般灵巧轻便了，因此出行一定要小心，尤其是走到较为拥挤、狭窄、颠簸、路障多的地方，要当心摔跤，或发生碰撞和挤压。在机场、火车站等地进行安检时，孕妈妈要远离带有X射线的行李检查设备，放行李和取行李要交给准爸爸或其他家人负责，也最好避免安检门和手持金属探测器的检查，孕妈妈可以向安检人员说明情况，要求进行贴身检查。此外，孕妈妈还要掌握一定的应急措施，发生意外或出现意外征兆时，要立即就医，以免耽误治疗。

练习孕妇瑜伽

孕前热爱练习瑜伽的孕妈妈，可以在孕中期多做一些为孕妇专门设计的瑜伽动作，通过几个简单轻松的动作，就能起到控制体重、放松身体、强健体魄的作用，何乐而不为呢。孕妈妈可以从自己的身体状况入手，如患有超重、水肿、腰酸背痛、便秘、妊娠高血压综合征、妊娠糖尿病等疾病，就要选择适合自己的动作，练习一段时间之后，可以更换新的动作，使全身都得到适当的锻炼。在练习过程中，如果孕妈妈出现了不适感，就要立即调整姿势，保持能让自己一边放松一边伸展的动作，避免做高难度的动作，避免产生窘迫感。孕妈妈可以购买书籍或光盘自行选择动作进行练习，也可以报名参加专门的孕妇瑜伽训练班，在专业教练的指导下进行。一旦选择了孕妇瑜伽练习，孕妈妈就要持之以恒，以每日30~60分钟为宜。

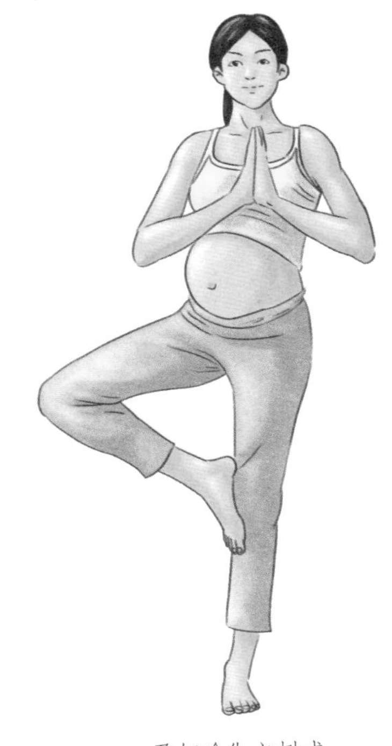

孕妇瑜伽之树式

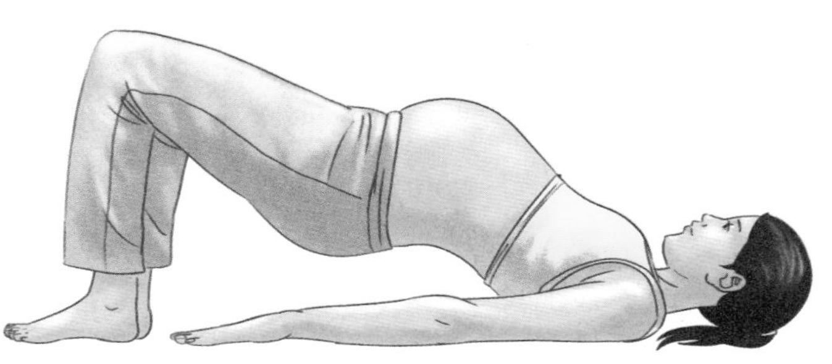

孕妇瑜伽之桥式

容易被忽视的卫生细节

孕妈妈在日常生活中要高度重视自身的卫生问题，所用的衣物和用具要及时清洗和更换，避免接触含有大量细菌、病菌和化学物质的物品，尽量使自己处在一个“无菌”的环境中，以免发生疾病。在卫生防护中，孕妈妈容易忽略这样几个易携带大量“污物”的环节。首先，孕妈妈每天回家后一定要第一时间更换衣服，最好除内衣外全部更换，一定不要穿着外出时所穿的服装在家里走动，要有自己专门的家居服装，以免将在户外所沾染的细菌和病菌带回家。相应的，准爸爸也要进门后立即更换居家服。再有，孕妈妈要定期清洁自己的手机，因为手机是孕妈妈形影不离的物品，在任何场合、任何卫生条件下，孕妈妈都有可能使用它，如拿完钱以后、摸完公交车的扶手后、戴着脏手套时等，手机上面附着了大量用肉眼看不到的细菌。孕妈妈一定要每周用消毒湿巾进行擦拭，不要将手机放在靠近床的位置，尤其是床头柜、枕边等处，避免遭受细菌侵害。此外，孕妈妈一定要经常洗手，尤其是拿完钱、吃完饭、上完厕所、拿完多人触摸过的工作文件等，还要随身携带一些具有专业消毒功能的湿巾，以备不时之需。

准爸爸的贴心守护

尽量少出差

在孕期，孕妈妈需要准爸爸的贴身相伴和呵护，在这段时间，准爸爸最好能征得上司的同意，将出差的任务交给他人，避免离开孕妈妈的身边，尤其是在比较容易出现意外状况的孕晚期。有准爸爸的陪伴，孕妈妈才能感到更加放心和踏实，保持舒畅的心情，对胎宝宝的发育极为有利。

孕妈妈外出购物要小心

在较为安全的孕中期，孕妈妈可以适当地出行，比如去超市或大型购物中心购物。同时还能通过步行锻炼身体，增加活动量。但是，孕妈妈的出门购物要掌握好以下几条原则：

1 **不要在恶劣的天气条件下出行。**遇到大风、下雨、下雪、大雾等天气时，孕妈妈一定不要出门，以免不慎摔跤，或发生交通意外。

2 **错开出行高峰。**孕妈妈不要在周末下午及晚上、平时的上下班时间出门购物，避开拥挤的交通和人群，别让自己吸入太多污浊的空气，也不要和人群频繁接触，以免遭到碰撞或感染疾病。此外，孕妈妈最好不要单独出行，应有家人或朋友的陪伴，可以帮忙拎东西，减轻孕妈妈的负担，还能避免孕妈妈发生意外。

3 **孕妈妈的购物时间不宜过长。**每次在超市或商场的停留时间不要超过3小时，最好直奔主题，时间到了就要离开，避免停留时间过长造成缺氧，感染病菌，或过于劳累。

4 **注意规避商店的装修污染。**有些大型购物中心刚刚开业，或者商场内的某家专卖店重新装修，改头换面，都会使装修产生的有毒有害物质长久地停留在商场内，挥之不去。孕妈妈遇到这样的商店，要及时避开，以免吸入有毒有害物质伤害到胎宝宝。

5 **孕妈妈回家后要进行全方位的卫生护理。**孕妈妈在回家后，要立即洗手，更换衣服，睡前要洗澡，彻底清洁身体和头发，避免将致病菌带入家中。

胎教方案

音乐胎教：听听莫扎特

在进行音乐胎教时，不妨给胎宝宝放一放莫扎特的音乐。莫扎特是古典主义时期的代表音乐人物，他的音乐极其纯净，有的活泼清新，有的悠扬动人，其音乐被誉为“美好”的代名词。相信胎宝宝也一定会喜欢上他的音乐，可以多听《G大调弦乐小夜曲》《第四十一交响曲》《第20钢琴协奏曲》《A大调单簧管协奏曲》等曲目，让胎宝宝在悠扬、流畅、跳跃又不失恬静的曲调中，时而好奇倾听，时而随声舞动，时而顽皮地做着鬼脸，这对胎宝宝听觉的训练以及乐感的熏陶，都有极好的效果。

运动胎教：全家一起做胎宝宝体操

在孕中期，孕妈妈和准爸爸可以一起多做专门针对胎宝宝大脑刺激和神经反应能力训练的体操，此举可使胎宝宝在出生后具有更强的肌肉反应能力，更早地掌握爬、站、走等动作，肢体更加灵活轻便。这种体操可以每日进行，以每次不超过10分钟。每日不超过2次为宜。

首先，孕妈妈要仰卧在床上，全身放松，孕妈妈自己或由准爸爸用手抚摸孕妈妈的腹部，不要画圈，而是要从上到下、从左到右地反复轻抚，然后再用一根手指反复轻压胎宝宝。做完这个动作之后，再用手轻轻推动胎宝宝，胎宝宝会做出反应，踢打孕妈妈的肚子，这时用手轻拍宝宝踢过的地方，待胎宝宝再次踢打妈妈的肚子，就再用手轻拍他踢过的地方。每天这样反复练习，就会帮助胎宝宝形成条件反射，以后妈妈再主动用手推动胎宝宝，他就会直接踢打妈妈拍过的地方。每次拍打的地方不要相隔太远，以免无法使胎宝宝形成较好的条件反射。

当胎宝宝形成了良好的条件反射之后，准爸爸就可以上场了，开始前要先跟宝宝打声招呼：“宝宝，我是爸爸呀，咱们来做体操啦。”此时，孕妈妈和准爸爸可以轮番上场，每一次换人都要跟胎宝宝先打声招呼，孕妈妈和准爸爸会惊喜地发现，对于不同的对象，胎宝宝的反应是不一样的。

胎教策略：利用胎动掌握胎教的最佳时机

虽然现在胎宝宝的胎动开始频繁起来，听觉系统也已经开始工作，但是胎宝宝在子宫内的大部分时间是处于睡眠当中的，只有足够的休息时间，才能使胎宝宝的身体得到充分的发育，如果胎教时间过长或过于集中，很容易打扰到胎宝宝的休息，使宝宝感到烦躁不安，甚至会影响到宝宝的生长发育。因此在胎动出现之后，孕妈妈最好在出现频繁胎动的时候进行胎教，这时说明胎宝宝醒来了，宝宝正在伸胳膊、动腿地舒活身体，此时进行胎教最为适宜。

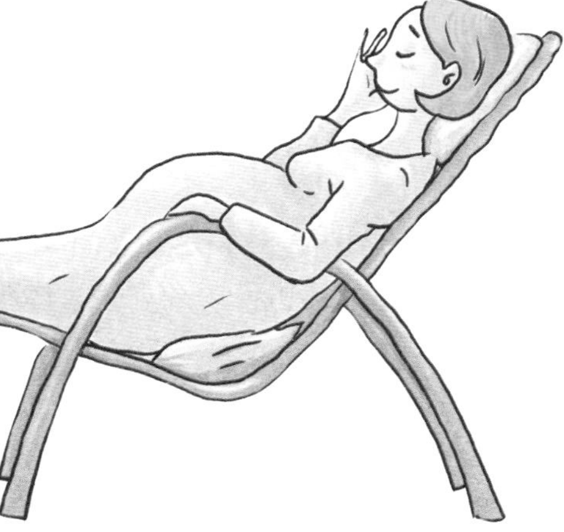

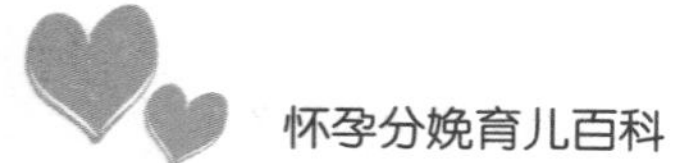

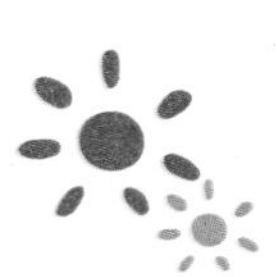

19 周
长出胎脂了

胎宝宝的生长发育

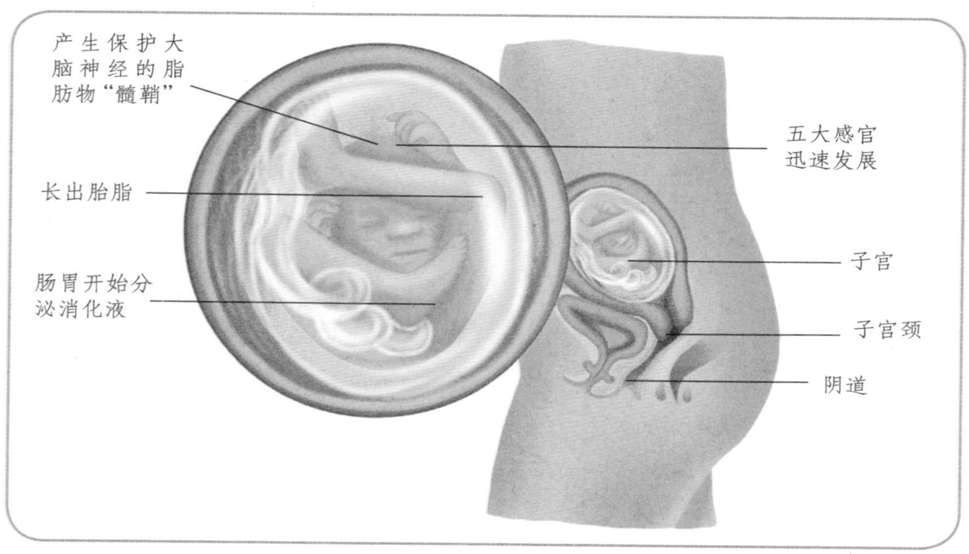

·顶臀长 13~15 厘米，重 200~240 克；

·皮脂腺开始分泌皮脂，长出白色、黏稠的胎儿皮脂了，简称胎脂，它是由皮脂和脱落的上皮细胞结合而成的，具有防水作用，能够防止皮肤在羊水中被过度浸泡；

·保护大脑神经的另一种脂肪物质“髓鞘”产生，使神经能够更加顺畅和迅速地传递信息，保证动作的协调和灵活，此后这种物质会不断增加；

·胃肠开始分泌消化液了，帮助吸收羊水，并将其输送到循环系统；

·乳头开始出现；

·视觉、听觉、触觉、嗅觉、味觉五大感官在大脑中迅速发展。

孕妈妈的身体变化

到了本周，孕妈妈在脐下一指的位置就能摸到子宫了，此时体重增加了 5 千克左右。随着胎宝宝的不断增重，体重的不断增加，孕妈妈的身体负担加重了，疲倦感会经常来报到，孕妈妈要多注意休息。乳房也在持续增大，孕妈妈要避免刺激乳房，以免引起强烈宫缩，导致流产。此外，水肿和静脉曲张的症状也在不断加重，孕妈妈要避免久坐或久站，多运动，不要让这些身体不适影响到自己的情绪。

营养与饮食

“重口味”的孕妈妈要忌口

孕妈妈的水肿情况越来越严重，这是大部分准妈妈都会出现的症状。因此孕妈妈每日的饮食要尽量清淡，多喝粥，多吃青菜，尤其是平日口重的孕妈妈，一定要注意忌口，以免加重水肿，甚至引发妊娠高血压综合征。孕妈妈平日要控制盐分的摄入量，以不超过 6 克为宜，如果已经患有严重水肿、高血压等病症，则要摄入得更低，以每日不超过 2 克为宜。因此孕妈妈不要吃含盐量高的过咸的食物，也不要吃难以消化的食物和冷冻食物，否则都会加重症状。对于出现水肿的孕妈妈，无论平日自己口味的咸淡程度如何，只要吃得更加清淡和易消化，就能有助缓解水肿症状。

多吃黄豆好处多

细心的孕妈妈可能发现了，凡是讲到孕期饮食的时候，黄豆的出现频率是最高的。黄豆不仅是富含植物性蛋白质最丰富的食物之一，还富含对孕妈妈同样重要的钙、铁、锌、碘、镁、硒等矿物质，以及 B 族维生素和维生素 E 等营养物质，可谓集多种营养素于一身，且均含量丰富。而且黄豆中富含高质量的不饱和脂肪酸，易被人体吸收。因此，对孕妈妈来说，黄豆是最不可多得的营养补充品之一，功能强大，而且价格低廉，孕妈妈可以适当多吃一些黄豆。

补充维生素 E

维生素 E 具有超强的抗氧化、防衰老的功能，对于孕妈妈来说，它还具有特殊的预防流产和早产的功能，还能够防止胎宝宝的身体和大脑发育不足，预防新生儿贫血。因此孕妈妈每天要保证摄入 14 毫克左右的维生素 E，但也要注意不要过度补充，否则会使孕妈妈出现头晕、呕吐、腹泻等中毒症状。孕妈妈可以通过食用植物油脂、黄花菜、莴笋、圆白菜、土豆、红薯、山药、榛子、核桃、花生、芝麻、核桃、瘦肉、奶类、蛋类、豆类、花生、核桃、谷物类等食物进行补充。

健康吃猪腰

中医有“以脏养脏”的说法，即常吃动物的某些脏器可以滋补人的同种脏器。怀孕期间，孕妈妈的肾脏负担加重，因此可以适当吃些猪腰，但孕妈妈食用猪腰也有讲究。一定要仔细清洗猪腰，去掉其白色纤维膜内的浅褐色腺体——肾上腺，它会使孕妈妈体内的钠增高，诱发妊娠水肿；还会加快心跳速度，容易诱发妊娠高血压或高血糖等症，严重时还可能出现恶心、呕吐、手足麻木、肌无力等中毒症状。

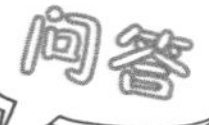

Q：工作餐或在外就餐吃得太咸怎么办？

A：孕妈妈要尽量避免在外就餐，否则难以避免高热量、高油、过咸等问题。因此孕妈妈要管住嘴，尽量少吃这样的不健康食物。如果遇到工作餐中的部分食物不健康，孕妈妈可以自带一些蔬菜沙拉等口味清淡的食物。如果已经吃了较多过咸的食物，孕妈妈要增大日间饮水量，尽量析出体内的盐分，也可喝一些牛奶，但是不要在晚饭后过多饮水，以免加重水肿。

孕妈妈食谱推荐

西红柿焖豆腐

材料：豆腐100克，西红柿150克，白糖、盐、酱油、葱各少许。

做法：❶豆腐切豆丁；西红柿去皮后切块；葱切末。

❷锅放油，倒入西红柿小炒，放入白糖、盐、水烧开；加入豆腐、酱油再烧5分钟。

❸撒上葱末即可。

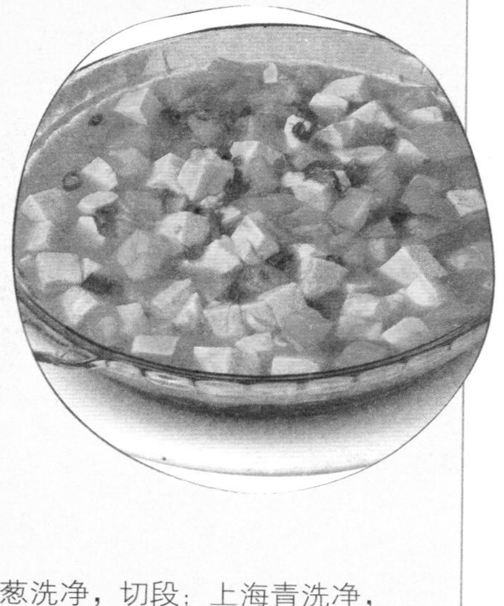

推荐理由：西红柿富含多种维生素，豆腐富含钙质，二者搭配食用，口味清淡，酸甜可口，很适合胃口不佳的孕妈妈，还能补充孕妈妈的营养所需，并且不会使孕妈妈摄入过多的热量。

葱烧蹄筋海参

材料：蹄筋、海参各200克，葱50克，上海青150克，盐3克，鸡精2克，酱油、水淀粉各适量。

做法：❶蹄筋、海参均洗净，切段；葱洗净，切段；上海青洗净，对半切开。

❷起油锅，放入蹄筋、海参翻炒片刻，加盐、鸡精、酱油调味，加适量清水焖烧至熟，放入葱段略炒，用水淀粉勾芡出锅，装盘。

❸将上海青入沸水中焯熟，摆盘即可。

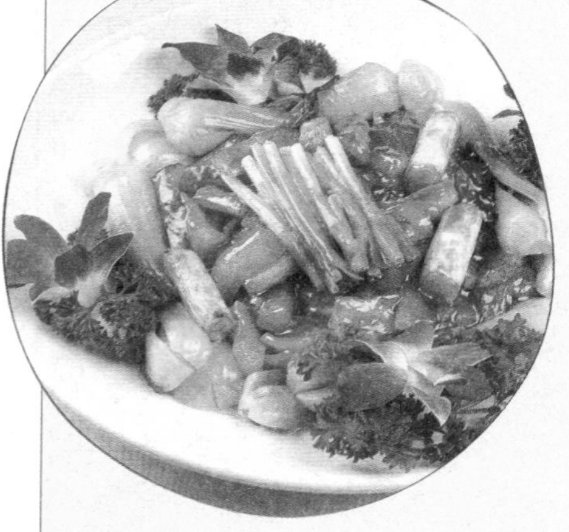

推荐理由：海参是高蛋白低脂肪的食物，含钙量极高，还富含维生素E和多种矿物质，能够补肾养血；蹄筋能够补虚健体，生肌健力，孕妈妈食用此菜，既能够强健体魄，还能补充营养，一举两得。

环境与孕期护理

恼人的水肿怎样改善

水肿的困扰逐渐袭来，孕妈妈除了要通过饮食缓解，还可以通过以下几种运动和护理方式进行自我治疗：

1 水中运动。孕妈妈可以经常泡泡温泉，最好是选择水位在胸部以上的泉池，进行30分钟左右的行走和漂浮交替运动。

2 每天泡脚。泡脚能够促进血液循环，有助减轻水肿的症状，但是孕妈妈要注意，不要使用过热的热水，否则会加重身体负担。

3 每天按摩。孕妈妈可以每天在睡前请准爸爸按摩双脚和小腿。

4 抬高双腿。孕妈妈坐在办公室时，可以用一个稍低于座椅的小凳子将双腿垫高，回家躺在床上时，用一些靠垫、被褥或枕头将双腿垫高。

5 经常活动。孕妈妈要保持频繁的身体活动，不能长久保持坐姿或站姿，经常走一走，活动一下，做一些伸展运动，但运动量不要太大。

6 避免劳累。身体过度劳累会加重水肿症状。

孕妈妈只要多采取以上的措施，持之以恒，就能有效预防和减轻水肿，让孕期的生活更加舒适。

孕妈妈暂时告别吹风机

很多孕妈妈都有在洗头后用吹风机吹头发的习惯，每次去做头发，发型师也一定会要求孕妈妈每天吹头发，这样才能保证漂亮发型最大限度地得以呈现。但是，吹风机对孕妈妈是有害的，在孕期最好不使用它。长时间使用吹风功能够使孕妈妈感到头痛、头晕和精神不振，长期使用吹风机，还有可能导致胎宝宝畸形。因此在孕期，孕妈妈要暂时收起吹风机，即使没有时髦的发型，孕妈妈在准爸爸心中也是最美丽的。

准爸爸的贴心守护

孕期按摩要当心

准爸爸帮助孕妈妈按摩，一定要在医生的指导下进行，要按摩什么穴位、使用什么样的按摩手法、按摩时间需要多久等，都是有讲究的。准爸爸不要不管不顾地随便进行按摩，以免触到了一些会给孕妈妈带来不适或发生危险的穴位。准爸爸在日常生活中也可以多从专业的孕妇按摩书籍中学习并积累按摩知识，以便能够“手到病除”。

不得不自驾出行时怎么办

在某些特殊情况下，孕妈妈需要自己驾车出行。这时孕妈妈难免感到孤单、慌张和惶恐，此时孕妈妈要相信自己，提高安全驾驶意识，遵循谨慎的驾车方式，就能保证自身的安全。

1 孕妈妈开车时要尽量放慢车速，避免急刹车对身体造成的冲击，进而引起破水，还能避免车辆之间的碰撞、剐蹭事故的发生。

2 孕妈妈不要长时间开车，最多不超过 1 小时，避免长时间保持同一个姿势，造成身体的过度疲劳，使胎宝宝受到影响。

3 一定要系上安全带，以策安全。系安全带的松紧要适中，避免压迫肚子，但也不宜过松，否则起不到保护孕妈妈的作用。

4 要保持端正的驾驶姿势，不要单手握方向盘，座椅间距不要太大，也不能过小，否则都容易发生危险。也可以在腰部放一个靠垫，起到支撑的作用，缓解坐姿产生的不适。

5 控制好情绪，尽量不要让自己长时间处在紧张和焦虑中，否则会影响胎宝宝的生长发育。

如果车程过长，道路过于颠簸，或者孕妈妈对路线、路况不熟悉，抑或是驾驶技术不熟练、不过关，孕妈妈都不要自行开车，一定要请人代驾，或者乘坐出租车或公交车出行。

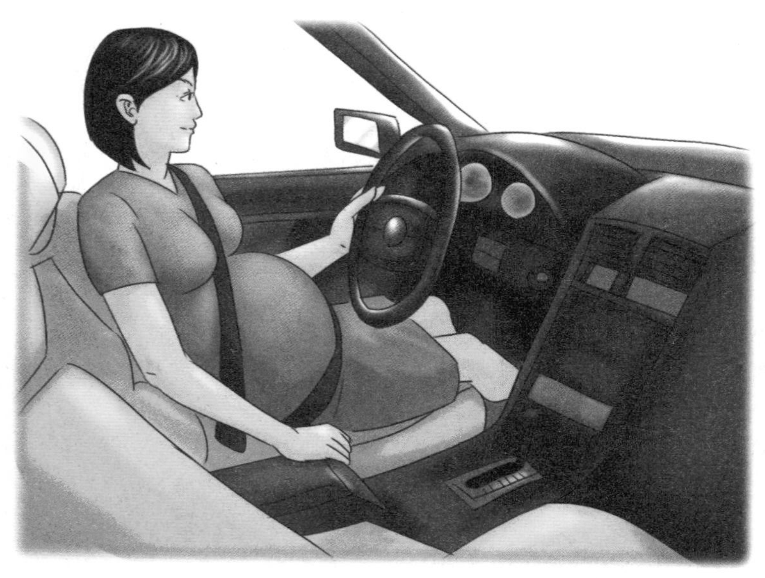

驾车时，调节安全带至舒适的位置。下部安全带系于腹部下方，抵住大腿；上部安全带应斜穿过双乳之间，以不勒着脖子或下滑到手臂处为准。

脸上为什么总有红血丝

孕妈妈脸上出现红血丝，是由于怀孕期间血管敏感，遇热或遇冷扩张、收缩加剧，毛细血管遭到破坏所造成的。对于这种现象，孕妈妈要用平和的心态对待，不要刻意用有毒有害的化妆品进行遮盖。在日常生活中，孕妈妈可以使用更加柔和的护肤品，如孕期敏感肌肤专用的护肤品等；洗脸时的水温应避免过冷或过热，以35℃为宜；在昼夜温差、室内外温差较大的季节，要注意在出门和进屋时及时增减衣物，避免皮肤受到骤冷和骤热的交替刺激，这些方法都能够有效改善面部红血丝现象。

胎教方案

语言胎教：爸爸每天的见闻汇报

准爸爸是不是有时会觉得自己的胎教参与比较少呢？或者很羡慕孕妈妈每天可以随时随地跟胎宝宝对话，把自己的音频信息传达给胎宝宝，植入他的记忆中，这是件多么有荣耀感的事情。准爸爸不妨养成每天跟胎宝宝说说话的习惯。那么说些什么呢，如果准爸爸每天的工作生活千篇一律，没有丰富的与胎宝宝有关的见闻和趣事的话，也可以说一说社会上的新闻和大事小情，今天又有什么有意思的消息了，科学家们又发明什么先进的器具了，又发生什么爱心救助的善行了，国家大事又有什么值得关注的了，爸爸今天又买了什么有意思的东西了，等等，只要准爸爸觉得有趣、值得诉说，是积极向上并让人感到愉悦的事情，就都可以说给宝宝听。如果准爸爸能将这种爱好延续到宝宝出生，甚至贯穿宝宝成长的始终，就会对宝宝产生极大的积极影响，让他更聪明，更博学。

影音胎教：最温馨的胎教电影

闲来无事，孕妈妈和准爸爸可以在家播放几部电影，最好不要去电影院观影，以免使孕妈妈遭受环境污染。可以选择那些最为经典温馨的、表现美好感情的、充满柔情和浪漫的电影或动画片，比如《音乐之声》《阿甘正传》《人鬼情未了》《罗马假日》《小上校》《小公主》《美女与野兽》《狮子王》《爱丽丝梦游仙境》《小美人鱼》《睡美人》等，让孕妈妈沉浸在电影所营造的温暖动人的氛围中，使胎宝宝也被妈妈身体里流淌的无限柔情所感染，从而更加充满活力，促进宝宝身体内各种功能的生长。

胎教策略：语言胎教不可忽略的一环

孕妈妈和准爸爸在进行胎教时，肯定会使用最稚嫩、温柔、亲切的语调和胎宝宝对话。但是在没有进行胎教的时间里，尤其是孕妈妈与宝宝相处的时间最多，孕妈妈和准爸爸一定要注意自己的言行举止，这也将成为胎教的一部分，无论你处在兴奋激动、平和宁静还是暴躁愤怒中，爸妈的所有声音和情绪都会传送至子宫内，一样会对胎宝宝产生刺激和影响，这种潜在的胎教极易被孕妈妈和准爸爸忽视。因此在生活的每时每刻，孕妈妈和准爸爸都要严格要求自己，放下易怒情绪和粗言粗语，避免语调过高、过急，避免和其他人发生激烈的争吵，甚至是扭打，以免对胎宝宝产生意想不到的负面胎教影响。

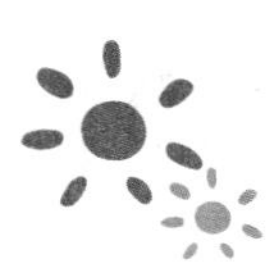

20 周 性别特征明显了

胎宝宝的生长发育

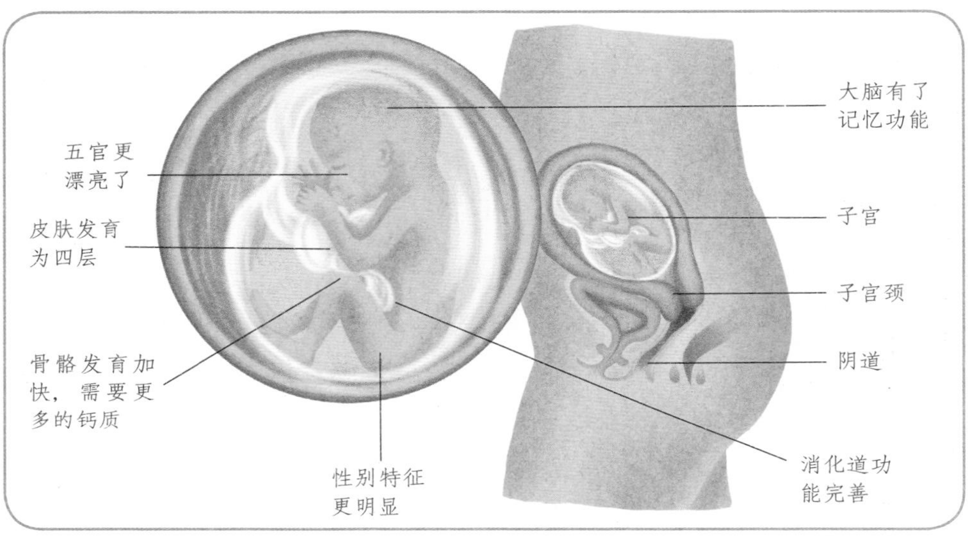

- 身长 16~18 厘米，重 250~300 克；
- 大脑具备了记忆功能，形成记忆与思维功能的大脑神经元之间的相互连通开始增多；
- 头发在继续增长，胎脂和皮肤继续增厚，皮肤发育为 4 层；
- 骨骼发育加快，四肢和脊柱已经进入骨化阶段，需要更多的钙质；
- 消化道功能进一步完善；
- 胎宝宝如果是女孩，她卵巢里的卵子增长至 600 万个，若是男孩，他的外生殖器也有了明显特征；
- 嘴变小了，两眼距离更近了，五官看起来更漂亮了；

孕妈妈的身体变化

孕妈妈的子宫底已经升高到与肚脐齐平的位置，子宫的增大会逐渐有规律起来，增长较为稳定，宫底每周增高 1 厘米左右。现在的子宫约有一个成年人的头部那么大了，宫高 16~20 厘米，羊水量约 400 毫升。从本周开始，孕妈妈能感到胎宝宝的翻滚动作了，此后胎动会更加频繁，直到把子宫撑满为止，那时的胎动次数才会逐渐降低。

从外观上看，孕妈妈已经接近典型的孕妇体型了，体重会增加得更快，身体更易疲劳，平衡感开始下降，因此孕妈妈出行要更加小心。此外，水肿、腿抽筋、静脉曲张等现象依然存在。

营养与饮食

不宜过量吃的几种水果

1 柿子。柿子性寒，孕妈妈不宜过量食用，尤其是在空腹的情况下，否则会使孕妈妈感到腹部疼痛，甚至出现恶心、呕吐、便秘等症状，还很容易在胃中形成结石，对孕妈妈来说十分危险。

2 苹果。孕妈妈适量吃苹果有助于生津健胃、降低血压、润肺化痰、促进消化，但是如果大量食用，则会损害孕妈妈的肾脏，造成较为严重的肾脏负担；还会因苹果中含有的具较强腐蚀性的发酵糖类，容易使孕妈妈出现龋齿，危害口腔健康。

3 葡萄。葡萄本身具有补血、消除疲劳、补脑养神、抗氧化等作用，但若孕妈妈大量食用，易产生内热，导致腹泻等症状；而且葡萄的含糖量很高，易使血糖升高，甚至导致妊娠糖尿病。

4 梨。孕妈妈适当吃梨能够生津止渴、降火润燥、清热润肺、祛痰止咳、保护心血管，但食梨过多会伤脾胃，助阴湿，使孕妈妈胃肠功能失调，引起腹泻等疾病的发生。

5 香蕉。香蕉性寒，所含钠盐及糖分均很高，若孕妈妈过多食用，易导致妊娠高血压、妊娠糖尿病的发生，危及胎宝宝的安全和健康。

不要用沸水冲泡营养品

在孕期，孕妈妈有时可能会想喝一些诸如麦乳精、蜂蜜、多种维生素、藕粉等滋补营养品。在冲泡这些营养品时，切忌使用开水，否则会使其中的炼乳、蜜糖、蔗糖、奶粉等成分分解变质，极大地降低了营养价值。因此孕妈妈在冲泡这些营养品时，最适宜的水温是60℃。

甜食少吃为妙

一向嗜吃甜食的孕妈妈注意了，在孕期一定要少吃含糖量过高的食物，以免患上高危的妊娠糖尿病。糖果、蛋糕、甜点，以及碳水化合物含量高的食物，都属于高糖食品，孕妈妈一定要严格控制每日的摄入量。此外，孕妈妈不能根据食物标签上的“无糖”标志，就断定该种食物不含糖，可以放心食用。所谓的“无糖”食品，只是表示其中没有添加精制糖，如蔗糖、葡萄糖、麦芽糖、果糖等，但是却含有木糖醇、山梨醇、麦芽糖醇、甘露醇等糖类元素作为替代。因此对于含糖量高的食物，以及带有“无糖”标志的食物，孕妈妈还是少碰为妙，但这并不表示孕妈妈一点儿糖都不能吃，孕妈妈可以适当吃一些主食，或含糖量较低的水果等食物。

吃鱼头好处多

鱼肉中含有丰富优质的蛋白质，还含有两种不饱和脂肪酸，即二十二碳六烯酸（DHA）和二十碳五烯酸（EPA）。这两种不饱和脂肪酸对大脑的发育非常有好处，它们在鱼油中含量要高于鱼肉，而鱼油又相对集中在鱼头内。所以，孕妈妈适量吃鱼头有益于胎宝宝大脑发育。

孕妈妈食谱推荐

干煸牛肉丝

材料：牛肉300克，芹菜150克，红辣椒2个，胡萝卜50克，蒜苗1棵，姜1块，辣豆瓣酱10克，酱油5克，香油6克，糖4克，花椒粉3克，水适量。

做法：❶芹菜洗净，择去叶片洗净切长段；蒜苗洗净切长段；红辣椒去蒂、子，洗净切丝；胡萝卜去皮洗净切丝；姜去皮切末；牛肉洗净逆纹切片，再切细丝。

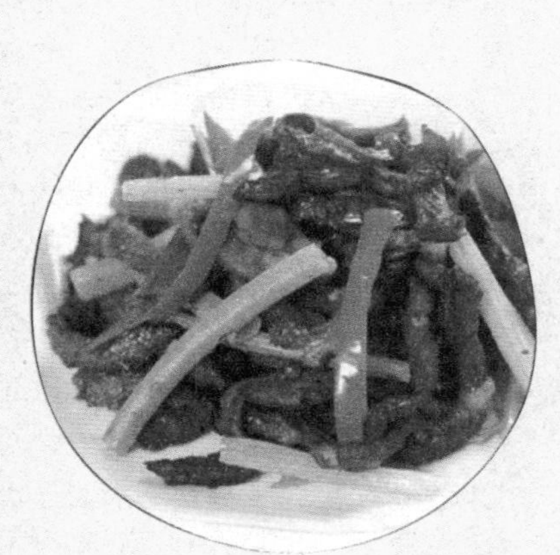

❷ 锅中倒入适量油烧热，放入牛肉丝，小火煸成焦褐色，盛出。

❸油锅烧热，爆香辣豆瓣酱，放入全部材料及调味料，煸炒至水分收干出锅即可。

推荐理由：此菜能够帮助孕妈妈强筋健骨，益气补血，开胃通便，经常食用能够预防腿抽筋，促进胎宝宝的发育。

豆腐鲜虾丸

材料：嫩豆腐2块，鲜虾仁250克，鸡蛋1个，猪肥肉30克，葱末、精盐、淀粉、胡椒粉、味精各适量，花生油500克。

做法：❶将豆腐放锅内，注入清水、精盐，煮沸，取出，沥去水分。

❷虾仁洗净，剁成虾蓉；猪肥肉剁碎。

❸将豆腐、虾蓉、肥猪肉一同放入大碗内，加入葱末、鸡蛋、淀粉、胡椒粉、味精，调味后，搅拌上劲，成为豆腐泥。

❹锅置火上，倒入花生油，烧至五成热后，将豆腐肉泥挤成小丸子放入油锅，用中火炸至金黄色，捞出，沥油，装盘即可。

推荐理由：此粥不仅味道鲜美，还能够补充大量的蛋白质和钙，同时具有清热解毒、利水消肿、降血脂、降血糖、降胆固醇、润肠通便的作用，对孕妈妈和胎宝宝都非常好。

环境与孕期护理

每天都要晒太阳

1 **不要隔着玻璃晒太阳。**太阳光线中的紫外线无法穿透室内的玻璃，孕妈妈若隔着玻璃晒太阳，只能起到暖身的作用，皮肤吸收不到紫外线，无法转化维生素 D，即使晒再多的太阳也起不到补钙的作用。因此，孕妈妈一定要到户外晒太阳。

2 **晒太阳的时长要适中。**孕妈妈应保证夏季不少于半小时，冬季不少于 1 小时的晒太阳时间，才能促进身体对钙质的吸收利用。但是晒太阳的时间也不宜过长，否则也会影响胎宝宝的正常发育。

3 **晒太阳的最佳时刻。**在冬季，孕妈妈可以利用午休时间，进行 1~2 小时的“日光浴”，外出晒太阳要注意防寒保暖；在夏季，则需要避开日照最强烈的午间时刻，改在上午 9~10 点以及下午 4~5 点晒太阳，这时的紫外线不会过于强烈，能够避免孕妈妈的皮肤被晒伤，造成或加重色素沉着，如雀斑、色素痣等，还能避免发生中暑。孕妈妈在夏季可以尽量在树荫下享受散射光的照射，也可以适当使用一些孕妇专用的防晒品保护肌肤。

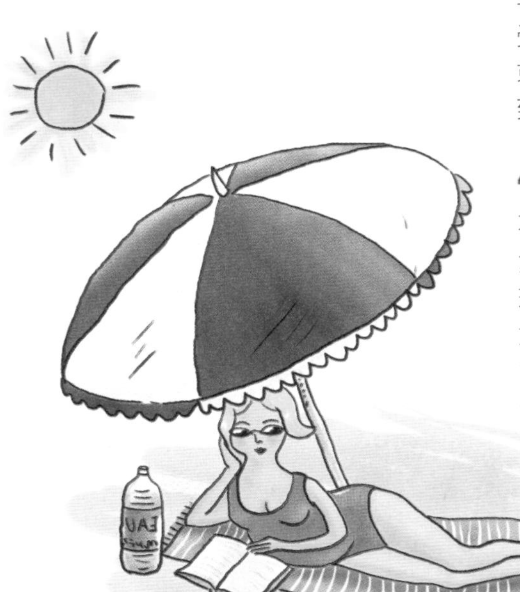

职场孕妈妈要注意的事

1 **开窗通风。**由于办公室内的空气不流通，空气质量不好，容易让孕妈妈感到憋闷，因此孕妈妈要经常站起来开窗通风换气，既活动了身体，又能呼吸到新鲜空气。如果孕妈妈在没有窗户的办公室办公，则要经常去室外或户外走动一下，以免因吸入污浊的空气导致身体不适。

2 **不要憋尿。**尿频是孕期最普遍的不适之一，孕妈妈如果总想上厕所，不要憋着，也不要因为怕影响工作就不去，否则会对身体产生诸多不利影响。

3 **调整好工作情绪。**孕妈妈如果在工作中钻牛角尖，或经常处在愤怒、焦虑中，或长时间沉溺于工作而疏于与胎宝宝交流和互动，都会使胎宝宝受到影响，使他出生后带有偏执气质，或是容易产生孤独感，严重者还会导致胎宝宝先天发育不足。

4 **注重工作形象。**孕妈妈不能因为自己处在孕期，伴随有诸多身体不适，就忽略自己干净整洁的职业形象，懒得打扮，甚至很邋遢地就去上班了。这样不仅不能使自己有一个良好的工作状态和情绪，还容易招致上司的不满，甚至会使自己的职业发展受到影响。

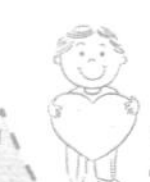

准爸爸的贴心守护

展开宫底测量工作

从本周起，孕妈妈除通过产前检查测量功底高度外，也可以请准爸爸在家进行测量，做好家庭监护工作。孕妈妈保持空腹状态，排尿后仰卧在床上，准爸爸先找到耻骨，再寻找子宫底的位置，测量出耻骨联合处到子宫底的长度，即为宫高。宫高只是一个具有一定参考价值的数值，如果在1~2周内变化不大，或者没有变化，并不一定说明胎宝宝发育迟缓，而且由于准爸爸的测量经验不足，很可能造成测量偏差，因此还是要以产检结论为准。

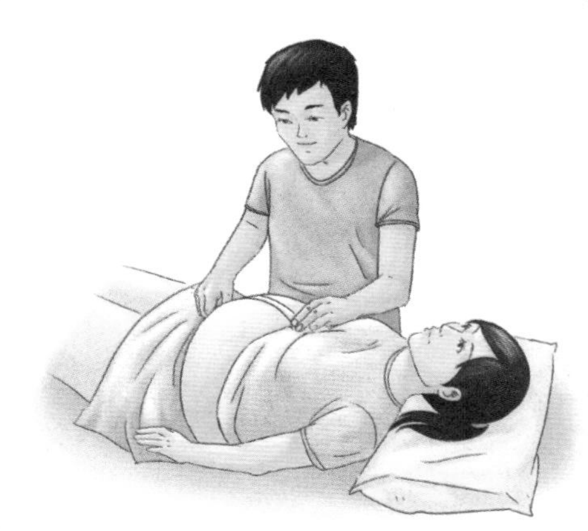

在测量宫高时，准爸爸要先找到耻骨，它位于小腹下部、大腿内侧，再找到耻骨联合处，以及子宫底，进行准确的测量。

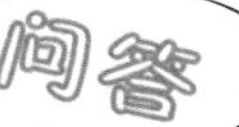

Q：过来人的怀孕经验纷至沓来，到底该不该听？

A：孕妈妈可以选择性地听取，比如有的妈妈会传授一些如何面对和缓解孕期心理压力、如何护理孕期不适等方面的经验，这时可以照单全收，帮助自己产生更多的积极心态。但是有的妈妈会教授一些食疗偏方、特殊的治病手段等不具有科学性、普遍性的个人经验，对于这些言论，孕妈妈一定要谨慎，最好听过即可，不要付诸实践，以免发生危险。

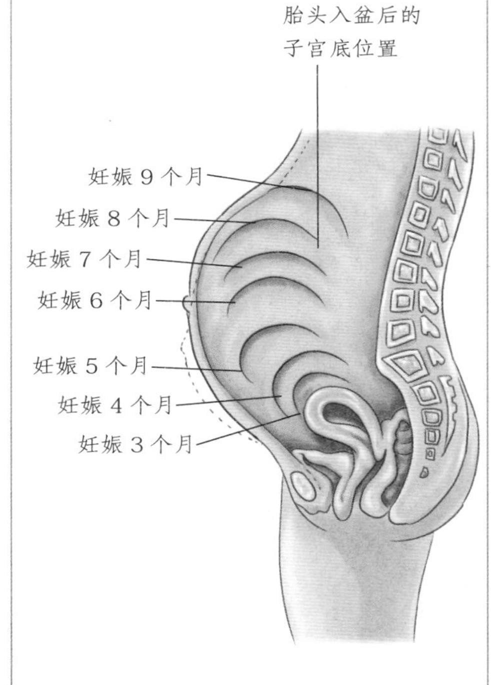

怀有双胞胎的孕妈妈该如何护理

怀有双胞胎的孕妈妈比怀有单胞胎的孕妈妈更容易患上妊娠高血压综合征，表现为不明原因的高血压、水肿、蛋白尿、子痫等病症，非常危险。因此怀有双胞胎的孕妈妈必须要加强产前检查工作。

此外，这样的孕妈妈还要保证更加充分的睡眠和休息时间，每天的睡眠时间应不少于10小时，以应对比普通孕妈妈更加严重的妊娠反应以及更易疲劳的身体，而且只有充分的身体修养和护理，才能保证怀双胞胎的孕妈妈不会出现早产，减少危险。

按摩穴位缓解眼睛疲劳

怀孕期间，孕妈妈的泪液分泌会减少，同时泪液中的黏液成分增多，这些变化会让孕妈妈经常性地感到眼睛干涩、疲劳、不舒服，孕妈妈可以通过穴位按摩来缓解症状。按摩正确的穴位可以刺激容易老化的眼睛肌肉，有助于孕妈妈消除眼部疲劳。

1 **按压眉间法。**将拇指指腹贴在眉毛根部下方凹处，轻轻按压或转动，重复做3次。然后使眼睛看向远处，眼球依照右—上—左—下的顺序转动，不要晃动头部。

2 **按压眼球法。**闭上眼睛，用示指、中指、无名指的指端轻轻地按压眼球，也可以旋转轻揉。不可持续太久或用力揉压，20秒钟左右即可。

3 **按压额头法。**用双手的中间三个手指从额头中央，向左右太阳穴的方向转动搓揉，再用力按压太阳穴，可用指尖施力。这样会使眼底部有舒服的感觉。重复做3~5次。

除上述方法外，用力眨眼、闭眼休息片刻等方法也有助于消除眼睛疲劳。

孕妈妈不要盲目使用眼药水

大部分眼药属抗菌消炎药，有的也含有一些激素，对胎宝宝十分不利。如含氯霉素的眼药水，使用后可能导致新生儿产生严重的不良反应，因为氯霉素具有严重的骨髓抑制作用。而四环素因为容易导致胎儿畸形，因此医生通常建议慎用。孕妈妈在孕早期和即将临产的阶段尤其要注意避免盲目使用眼药水。

孕妈妈即便在眼睛难受时也最好不要自行使用眼药水，应及时就医，在医生的指导下用药。

胎教方案

情绪胎教：给胎宝宝照个相

孕妈妈在孕期除了可以去影楼拍照留念，也可以让准爸爸在家中或山清水秀的户外给自己和胎宝宝拍照。

当然，拍照过程中要安全第一，拍照时间不宜过长，镜头不宜离孕妈妈过近，动作设计不要过于复杂，拍摄环境要没有障碍物，空气条件要好，人群不能太密集

等。此外，准爸爸也要入镜，留下更多一家三口的美好回忆。通过这样简单随意的胎教方式，一定能够让孕妈妈感到愉悦和甜蜜，因为这么早就能和自己生命中最重要的两个人合影留念了。同时，孕妈妈也可以想象一下胎宝宝此时的感受，宝宝是不是也跟着妈妈一起在会心地笑着呢，是不是也跟妈妈做着同样的动作呢，宝宝调皮的小样子得有多么可爱啊。

美术胎教：带宝宝欣赏凡·高名画

凡·高是十九世纪最伟大的画家之一，他有著名的《向日葵》《星夜》《有乌鸦的麦田》等多部名画存世。他的大部分画作都色彩明亮、强烈，有着简洁的线条，色调温暖感人，感情色彩浓烈。对凡·高来说，一切事物都具有表情、迫切性和吸引力，一切形式、一切面容都具有一种惊人的诗意。他善于捕捉，热情洋溢，总是能通过画作表达他的奔放与活力，但是却又不失亲切感。他的画作并非要表达真实的视觉形象，而是着意于情感的表达。孕妈妈通过欣赏这一幅幅真挚、生动、热情的画作，是不是也感受到了一种动静皆宜的美呢?

知识胎教：给宝宝讲百科

从本周开始，胎宝宝的大脑逐渐具备了记忆功能，孕妈妈和准爸爸可以开展知识胎教的工作了。知识胎教以对图形、数字、文字、颜色、拼音、字母、物体和百科知识的认知为主。从现在起，孕妈妈可以每天给胎宝宝讲一个百科知识，如人从哪里来、地球是什么样子、时间是什么、我国的五十六个民族都有哪些等，从最基础、最根本的知识点开始讲起，孕妈妈或准爸爸在讲解时要保持轻松愉快的情绪和抑扬顿挫的语调，让胎宝宝听着开心，爸妈也讲得尽兴。

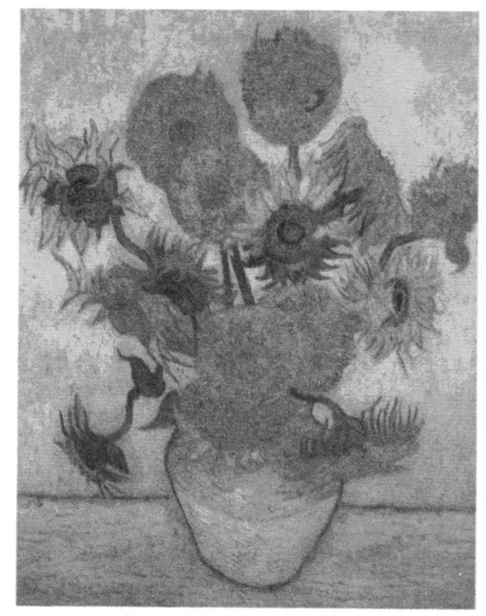

《向日葵》创作于 1888 年 8 月

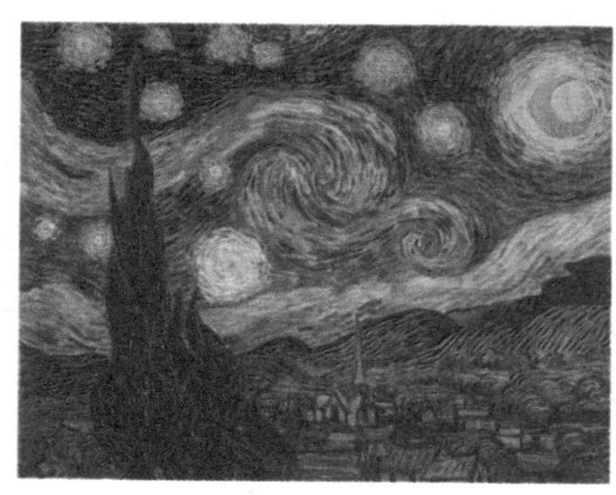

《星空》创作于 1889 年 6 月

孕 5 月常见不适

小腿抽筋

小腿抽筋是孕妈妈在孕中后期最常见的毛病，大约有 30% 以上的孕妈妈会发生这种情况。小腿抽筋半数以上发生在夜间，有时也发生在运动中，一般都是突然发作，属于痉挛状的剧烈疼痛，持续 3~5 分钟。由于缺钙、电解质不平衡、血液循环差、肌肉疲乏、睡姿不正确、受寒、代谢疾病、神经系统疾病等原因导致。如前所述，孕妈妈要先分清致病原因，再进行具体的治疗和护理，在发作时也可让准爸爸按摩进行缓解。

眼角膜水肿

在孕期，孕妈妈因为黄体酮分泌量的增加以及电解质的不平衡，容易导致眼睛角膜和晶状体内水分的增加，成为轻度的角膜水肿，且随着怀孕月份的增加会有所加重。眼角膜水肿会使孕妈妈感到眼干、痛、胀，流眼泪，有异物感，甚至偶尔视物不清。这种现象在孕妈妈产后就会恢复正常，因此不必过分担心。孕妈妈只要保护好眼部卫生，不过度用眼，多喝水，多吃排毒食物，就能避免其他并发症的发生。

屈光不正

孕妈妈的视力在孕期可能会出现0.25~1.25屈光度的改变，近视加深，或导致远视，这种情况被称为孕期屈光不正。这种现象会在分娩后的5~6周恢复正常，因此孕妈妈在出现此现象时不必过分担心。也不要一发生视力变化就更换眼镜，最好等到视力恢复正常后再重新检测，如果近视加深再进行更换。

听力下降

孕妈妈在孕中晚期，对于低频区的听力（125~500赫兹）会有所下降，这时孕妈妈不必慌张，这是孕期的正常现象，要放宽心，这种情况会在产后3~6个月恢复正常。

妊娠鼻炎

在孕中期以后，随着雌激素的不断增高，孕妈妈会逐渐患上妊娠鼻炎，出现鼻痒、鼻塞、打喷嚏、流鼻涕等症状，有20%左右的孕妈妈会发生此种情况。这种情况也在分娩后就会自行消除，目前尚无有效的预防和治疗措施。出现妊娠鼻炎后，孕妈妈切不可自行随意用药，应到医院通过药物治疗进行缓解。

骨盆疼痛

孕妈妈出现骨盆疼痛，通常是由韧带松弛和牵拉所引起的。遇到这种情况，孕妈妈最好能立即躺下休息一会儿，进行适当按摩，洗个热水澡，或进行一些轻柔的骨盆运动，都能够有所缓解。

水肿

妊娠期的水肿是十分普遍的现象，大部分孕妈妈都会出现，主要出现于下肢远端，手压水肿部位会出现局部凹陷。这是由于孕期内分泌的改变，致使体内组织中水分及盐类潴留，以及子宫增大导致血液回流受阻，使下肢静脉压升高所致。轻度的水肿一般在出现6小时内就会通过休息和护理得到缓解或消失。若并未消退，并且继续发展，使大腿以上也出现水肿，如手部水肿，就要引起孕妈妈的高度关注了，很有可能伴随或导致诸如心脏病、高血压、肾病、肝病、营养不良，这些病症极易对孕妈妈和胎宝宝造成严重影响，须立刻就医。对于轻度水肿，孕妈妈可以遵照上文中介绍的食疗和生活护理方式进行调理。

乳头出水

在进入孕5月后，有的孕妈妈会出现乳头出水的现象，这是最初的乳汁分泌，量很少，有的黏稠，有的清淡如水，通过触碰和挤压乳头，就会分泌出来，这是非常正常的妊娠现象。孕妈妈平时要避免用手挤压乳房和乳头，尤其是在性生活中要避免对乳房和乳头的刺激，并及时更换胸罩，注重乳房清洁，以免造成乳腺炎等乳房疾病。

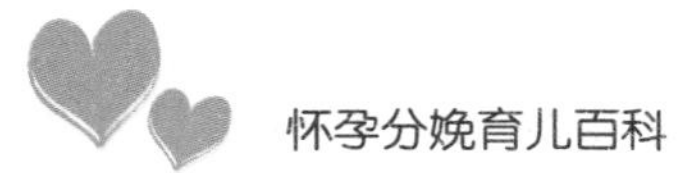

21周（孕6月）五官各归各位

胎宝宝的生长发育

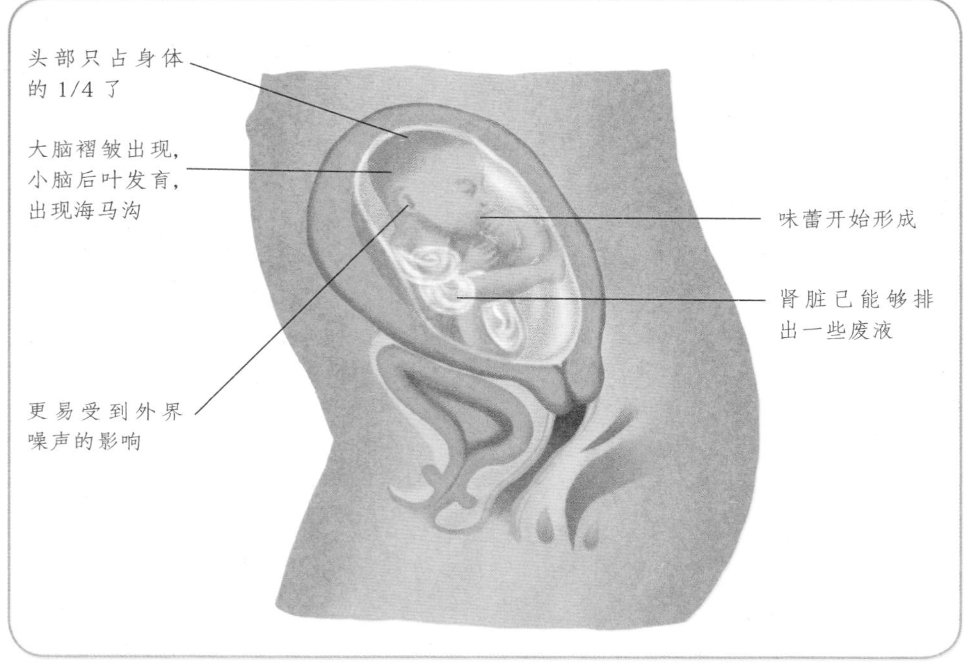

- 身长18~20厘米，重300~350克；
- 头部只占到身体的四分之一了；
- 身体的基本构造进入最后的完成阶段，五官已经各归各位；
- 肾脏已经能够排出一些体内废液，但是大多数废液仍旧从胎盘输送到母体血液中，由母体肾脏帮助过滤；
- 味蕾开始在舌面上形成；
- 大脑褶皱出现，小脑后叶发育，出现海马沟；
- 更易受到外界噪声的影响。

孕妈妈的身体变化

到了本周，孕妈妈已经完全失去了腰部曲线，旁人一眼就能看出你是标准的孕妇了。同时由于子宫逐渐向上扩大，压迫到了肺部，因此孕妈妈在爬楼梯时容易出现呼吸急促和气喘。此外，孕妈妈的汗液和油脂的分泌更加旺盛，体重此时已经增加了4~6千克。

营养与饮食

罐头食品要少吃

鱼罐头、午餐肉、水果罐头等罐头食品，对孕妈妈来说虽然味美又方便，开罐即食，但是却不适合孕妈妈食用，否则会对母婴健康产生诸多不利影响。

第一，罐头食品中普遍添加了许多人工合成的化学添加剂，如防腐剂、色素、香精等，这些物质会对胎儿的发育造成影响，导致胎儿畸形，或是发育不良。

第二，罐头食品在制作、运输和存放的过程中，由于消毒不彻底、密封不严等原因，极易使罐内食品被细菌污染，易产生有毒物质，孕妈妈食用后很可能会造成食物中毒，严重危害母婴健康。

第三，罐头食品的保质期一般为半年至一年，但是它们往往在被存放较长时间之后才得以售卖，在孕妈妈食用时，很有可能已经接近或超过保质期，这样的食品十分不安全，孕妈妈切不可食用。

营养不良的孕妈妈怎么吃

孕妈妈若在孕期出现营养不良的情况，会导致胎儿宫内发育迟缓，从而易生出低体重儿，即出生时体重不足 2.5 千克的新生儿。这样的孩子皮下脂肪偏少，自我保温能力差，呼吸和代谢功能较弱，更容易感染疾病，其死亡率比正常体重的新生儿要高很多，且日后的智力也可能偏低。

因此，营养不良的孕妈妈不要再保持孕前节食的习惯，不要再为了保持身材和体型，而不顾胎宝宝的生长发育所需，从而影响宝宝一生的健康。孕妈妈要在孕中期及时补充所需营养，避免使胎宝宝出生后体重过轻。

1 重点补充维生素、蛋白质和钙；
2 纠正挑食、偏食的毛病，合理膳食，保证每日摄入足量各类的营养物质；
3 适量补充叶酸，能够促进胎宝宝的生长发育；
4 将坚果作为零食并适当多吃一些；
5 不能盲目吃甜食，否则易导致妊娠糖尿病；
6 维持良好的生活作息习惯，保持良好的心态；
7 坚持定期进行产前检查，掌握胎宝宝的生长发育情况，一旦发现异常，就要遵照医嘱及时进行护理和治疗。

问答

Q：腹围增长很慢，是不是胎宝宝出现问题了？

A：腹围的增长与胎宝宝的生长情况以及营养的摄入量并没有直接的关系，腹围只与孕妈妈的体型、子宫的位置相关。孕妈妈子宫的位置可能向前倾，也可能向后倾，体型较胖、较丰满的妈妈腹围的增长并不如体型较瘦的孕妈妈那么明显。因此，对于相同妊娠月份的孕妈妈们，肚子的大小看上去可能是千差万别的。胎宝宝的大小和生长情况，要通过专业的 B 超检查才能得出确切的结论。因此如果自己的腹围增长较慢，孕妈妈不必担心，要以医生的检查结果为准，不要自行揣测。

少吃刺激性食物

进入孕中期以后，孕妈妈的饮食中要少放辣椒、葱、姜、蒜、芥末、咖喱、胡椒等具有辛辣刺激味道的调味品。一旦大量食用，这些物质进入孕妈妈体内后，会随着血液循环进入胎宝宝体内，容易给胎宝宝带来不良的刺激，影响正常的生长发育。此外，在孕期，孕妈妈的身体大多呈现血热阳盛的状态，这些辛辣刺激性的食物会加重孕妈妈体内的燥热，出现口干舌燥、口舌生疮、情绪躁动不安等症状，影响了孕妈妈的健康。

孕妈妈可以吃点儿野菜

野菜对孕妈妈来说不失为一种营养佳品，它不仅污染少于田园蔬菜，还具有补充营养和食疗的双重价值。野菜中富含植物蛋白、维生素、纤维素及多种矿物质，营养价值颇高。例如，蕨菜中铁、胡萝卜素、维生素C的含量分别为是白菜的13倍、1.6倍和8倍；每100克红苋菜菜叶的叶酸含量高达420微克，超过任何栽培蔬菜。此外，野菜还有防病保健的作用，味道别具一格，能促进食欲。孕妈妈适当吃些野菜可以中和体内的酸性，以维持身体弱碱性的内环境，这对于优境养胎十分重要。需要注意的是，并非任何野菜都能吃，叫不出名的不要吃，久放的也不要吃，最好是到大型超市购买新鲜的品种。为了安全起见，在每次煮食前要把野菜放在清水中浸泡两小时以上，进行解毒和清洗，然后再食用。

孕妈妈食谱推荐

红豆小米粥

材料：小米50克，红豆15克，红糖适量，糖桂花少许。

做法：❶将红豆、小米分别淘洗干净。

❷红豆放入锅内，加适量清水，大火烧开后转小火煮至烂熟。

❸加入水和小米一起煮，煮至黏稠为止，在粥内加入适量红糖，烧开后盛入碗内，撒上少许糖桂花即成。

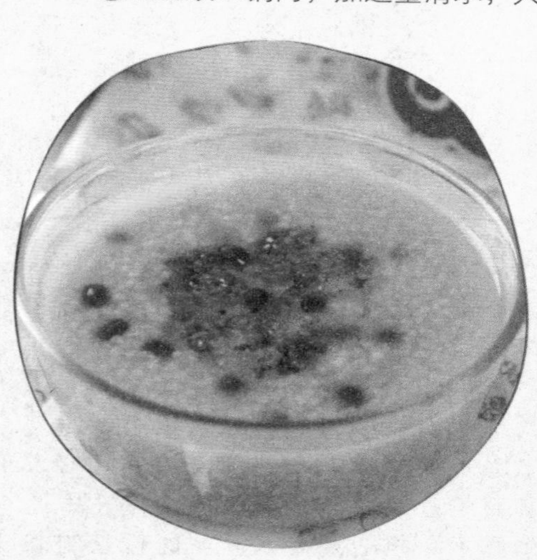

推荐理由：此粥色泽红润，香甜爽口。红豆含有丰富的钙质、蛋白质、赖氨酸，其中赖氨酸是人体8种必需氨基酸之一，小米含有丰富维生素B_1、维生素A以及一定量蛋氨酸。

猪腰黑米花生粥

材料：猪腰 50 克，黑米 30 克，花生米、薏米、红豆、绿豆各 20 克，盐 3 克，葱花 5 克。

做法：❶猪腰洗净，去腰臊，切花刀；花生米洗净；其他原材料淘净，泡 3 小时。

❷将泡好的原材料入锅，加水，煮沸，下入花生米，中火熬煮半小时。

❸等黑米煮至开花，放入猪腰，待猪腰变熟，调入盐调味，撒上葱花即可。

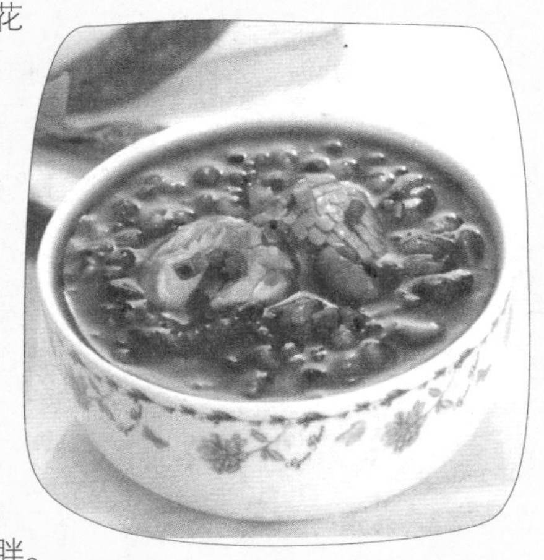

推荐理由：此粥可以补充大量铁元素，以及维生素 A、维生素 E、钙、锌、铜等营养物质，能够为孕妈妈提供足够的营养物质，还不会导致孕期肥胖。

环境与孕期护理

身高较矮的孕妈妈提早预防难产

进入孕 6 月，身高低于 1.55 米的孕妈妈要展开预防难产的生活护理工作了，因为这样的孕妈妈普遍骨盆较窄，发生难产的概率比一般的孕妈妈要高。因此身高较矮的孕妈妈要持之以恒地参加体育锻炼，增强身体肌肉的力量和耐受力，为分娩提早做好身体准备。还要避免营养过剩，以免胎宝宝体型过大，增加难产的风险。此外，这样的孕妈妈还要认真对待产前检查，若发现胎儿生长过快或过大，就要在医生的建议下及时进行饮食调整。

孕妈妈舞动起来

在整个孕中期，孕妈妈都可以将轻松的舞蹈练习作为自己的运动项目之一。任何舞蹈动作，只要不过于激烈，动作幅度不过大，孕妈妈都可以采纳。通过舞蹈练习，孕妈妈身体的柔韧性得到了锻炼，使全身都随着音乐的节拍舞动起来，使紧张的关节和肌肉得到放松，如果有条件的话，还可以请准爸爸与孕妈妈一起跳跳舒缓的双人舞蹈。通过这样的舞蹈练习，能够有助于孕妈妈的顺利分娩，还能陶冶情操，增进夫妻感情，又能顺便对胎宝宝进行音乐胎教，可谓一举数得。

孕期可以接种哪些疫苗

1 流感病毒疫苗。在流感病毒流行期间，患有慢性疾病的孕妈妈可以接种流感病毒疫苗，但一定要在进入孕中期以后接种，否则会对胎宝宝产生不良影响。

2 **狂犬病疫苗。**当孕妈妈被猫、狗等动物咬伤时，需要注射狂犬疫苗，以免发生危险。但是在孕早期应避免注射。

3 **乙型肝炎灭活疫苗。**孕妈妈可以在孕期分三次进行接种，即孕期的第2、3、9月，可提供较高的保护率。

4 **破伤风类毒素疫苗。**此种疫苗适合在孕前从未接种过，或近10年未接种过的孕妈妈。接种的次数和时间同乙型肝炎灭活疫苗。

认识和了解羊水

羊水是怀孕时子宫羊膜腔内的液体，它是整个怀孕过程中维持胎儿生命所不可缺少的重要成分。羊水中98~99%是水，1~2%是溶质，也含有葡萄糖、脂肪和有机物等。羊水的数量一般来说会随着怀孕周数的增加而增多，在孕32~36周时最多，之后又逐渐减少，临床上以300~2000毫升为正常范围，超过了这个标准称为“羊水过多症”，达不到这个标准则称为“羊水过少症”，这两种状况都是需要特别注意的。在正常情况下，羊水更新较快，一般每3小时就会更新一次，羊水在胎儿的生理代谢方面起着非常重要的作用。医生常常依据羊水的性状，间接了解胎儿在宫内的生长情况是否正常，反之也可以通过胎儿的健康状况来了解羊水的情况。

外用药不能随意使用

孕妈妈在注重孕期不随意服用药物的同时，容易忽略对外用药的安全性。任何外用药孕妈妈都是不能自行使用的，一定要在医生的指导下用药，而且绝大多数的外用药都会对胎宝宝的安全造成威胁，产生严重后果。这些药物会通过皮肤渗透进血液中，进而对胎宝宝产生影响，如具有祛除体癣、消除皮肤炎症、抗病毒等功效的药物，不仅会对胎宝宝造成发育不全、畸形、死亡等严重影响，还会使孕妈妈出现皮肤过敏、头晕、头痛等一系列不良反应，危害母婴健康。

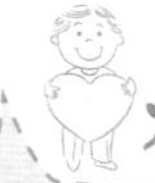

准爸爸的贴心守护

做孕妈妈的“定时提醒器”

孕妈妈在孕期将更多的精力放在如何保护好胎宝宝上，加上孕期容易疲劳，记忆力减退，很容易忘记很多事情。此时准爸爸要将自己变成孕妈妈的“定时提醒器”，哪天该去医院进行产前检查了，几点该吃营养补充剂了，什么时候该进行家庭胎心音、胎动、宫高监测工作了，等等，准爸爸要把孕妈妈的这些日常安排牢记于心，及时提醒孕妈妈何时该做什么了，减轻孕妈妈的负担。

胎教方案

冥想胎教：依据诱导词展开无限想象

孕妈妈可以躺下来，依据一片诱导词，展开冥想，这种方式有些类似于瑜伽中的休息术。孕妈妈可以使用音频诱导词；也可以自己先找到一篇诱导词，然后请准爸爸缓缓朗诵出来，在准爸爸那低沉的熟悉的男低音中，可以让孕妈妈更快地放松自己，更易接受这种冥想方式，更快进入冥想状态。在开始冥想之前，孕妈妈一定要摒除杂念，专心聆听，认真地一一做到诱导词中的要求，比如：

现在你看到了一片宁静的湖水，如镜般安宁，一只美丽的白天鹅掠过湖面。这时洁白的雪花轻轻地飘落到湖面，金灿灿的太阳也突然升起。湖边的田野里，一个农民在犁地……现在，你感到身体从头到脚都变得很热、很热，好像要出汗一样，这是为什么呢，原来你到了一片沙漠里，一片很热、很热的沙漠里，太阳高悬头上，毫无遮蔽……

又如：

现在我要讲出你身体的各个部位，我提到哪个部位，你心里也默念这个部位，将意识和注意力全部倾注到这里，然后努力使这个部位放松。……现在注意背部，感到背部在放松、休息。然后是后脑勺，头的两侧，头顶，头皮在放松。现在放松的感觉从上而下传遍了整根脊柱，要非常注意脊柱，感到脊柱正在放松……

通过这样的冥想胎教方式，能够提升孕妈妈的感知能力，从而促进胎宝宝的大脑发育，还能提高孕妈妈的免疫力，缓解压力和神经紧张，有助于增加孕妈妈身体的柔韧度和协调性，帮助恢复体力，治疗失眠。

情绪胎教：孕妈妈亲手做玩偶

在孕妈妈较为空闲又有好心情时候，不妨动手给胎宝宝做几个玩偶，以便在他出生后能够把玩。孕妈妈亲手做的玩偶不仅比买来的更干净、卫生，还能作为第一份礼物送给宝宝，等宝宝长大后，这些玩偶还能成为珍贵的纪念物。孕妈妈可以先从网上或书中寻找一些简单易行的制作方案，以帮助孕妈妈做出可爱、美观又不失趣味性的玩偶。熟练之后，孕妈妈可以创作出一些自己喜欢的玩偶形象。布料、针、线、填充物、剪刀等必备用品，要先准备好，布料和填充物一定要安全环保，无毒无害。在制作过程中，孕妈妈要避免劳累，注意不要让剪刀和针扎伤自己。这种胎教方式能够使孕妈妈动手又动脑，保持较高的热情和良好的情绪，这些因素都会对胎宝宝起到积极的影响。

语言胎教：每天读安徒生童话

安徒生童话是每个孩子从小必读的童话故事之一，孕妈妈和准爸爸小时候想必也不例外。孕妈妈可以每天给胎宝宝读一则安徒生的童话故事，一边阅读，一边可以将故事中的各种人物形象以及故事情节反复在脑海中进行想象和回放，在讲完后，还可以进行一些故事的延伸，解释一下故事中某些难懂的词语或情节，或者孕妈妈自己为故事编一些后续情节，孕妈妈还可以动手将故事中的人物形象以及情节画出来，再给它们涂上颜色，这样还能顺便进行《美术胎教》。安徒生最著名的童话故事有《小锡兵》《冰雪女王》《拇指姑娘》《卖火柴的小女孩》《丑小鸭》《红鞋》《海的女儿》《野天鹅》《打火匣》《小克劳斯和大克劳斯》《豌豆上的公主》《小意达的花儿》等。

孕妈妈可以挑选一些自己喜欢的卡通人物形象，找到简单可行的制作方法，轻松愉快地为宝宝打造一个独一无二的玩偶。

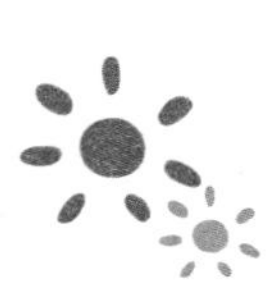

22 周 皱巴巴的小老头

胎宝宝的生长发育

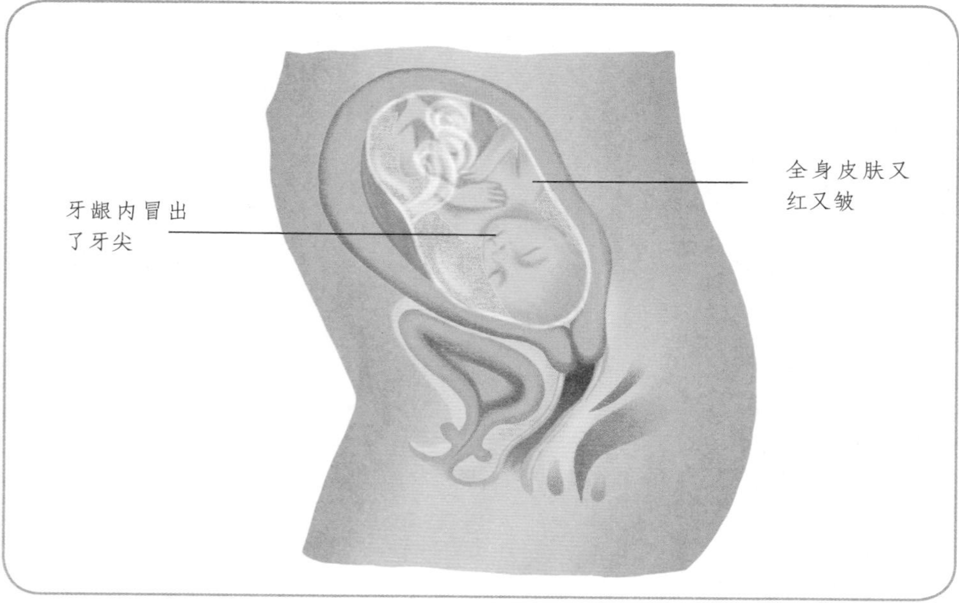

- 身长 19~22 厘米，重 350~400 克；
- 全身皮肤红而皱，外观上看像一个小老头，皮肤的褶皱是为给皮下脂肪留出生长空间；
- 牙龈内冒出了牙尖；
- 眉毛和眼睑清晰可辨；
- 长出汗腺了；
- 若是女孩，阴道已经开始呈现中空的形状，若是男孩，睾丸将从骨盆降到阴囊里，原始精子已经形成；
- 睡眠更轻，清醒时间越来越长。

孕妈妈的身体变化

到了孕 22 周，孕妈妈的子宫底已经上升到脐上 2 厘米左右的位置了。突出的腹部使重心前移，为了保持平衡，孕妈妈不得不挺起肚子走路。同时，孕妈妈的手脚不再那么轻便，行动能力降低，动作越发地迟缓了，这都是很正常的现象，孕妈妈不必担心。此外，孕妈妈的手指、脚趾和全身关节韧带变得松弛起来，要注意出行安全。有些铁元素摄入不足的孕妈妈开始出现贫血现象，从本周起要加强补铁。

营养与饮食

加强补铁

从本周开始，部分孕妈妈会出现贫血的症状，随着胎宝宝不断发育，以及孕妈妈身体血容量的增加，孕妈妈对铁元素的需求量也在日益增多。除了多吃上文中介绍过的富含铁元素的食物外，孕妈妈还要注意食物的搭配，多吃富含维生素 C 的食物，如蔬果等，能够提高身体对铁元素的吸收率。

孕妈妈要少喝绿豆汤

绿豆汤对一般人群来说，是消暑解渴、清热解毒、润肺止渴的佳品，且营养价值丰富。但是对于孕妈妈来说，则不宜多喝。因为绿豆性凉，会使身体变得虚弱、畏寒，影响脾脏功能，尤其对寒性体质的孕妈妈影响最大，容易导致腹泻等症状。

因此孕妈妈在夏季要少喝绿豆汤，尤其不能喝冰镇绿豆汤，可代之以白开水或红豆汤，不但能够促进健康、补充营养，还能消除水肿。

如何判断和预防营养过剩

判断营养过剩的方式很简单，就是每周称一次体重，如果每周增重超过 0.5 千克，就很有可能出现了营养过剩。

此时孕妈妈在自行调整饮食策略的同时，还要咨询医生，在医生的指导下合理减重。

在预防营养过剩方面，孕妈妈可以遵循以下原则：

1 将每日必需营养素物化。比如蛋白质是孕妈妈每天必须大量补充的营养物质，可以通过每日固定吃 2 个鸡蛋，喝 2 杯牛奶来补充，不必再额外补充，以免造成营养过剩。

2 饮食结构要合理。孕妈妈所吃的主食类、肉蛋类、蔬菜类、水果类、豆类等食物的配比要均衡，不能有所偏颇。大量吃蔬菜而不吃肉，或不吃主食，或吃肉不吃菜，或将水果代替蔬菜等做法都应杜绝。

3 总量要控制。孕妈妈每日不能随心所欲地吃，一定要控制好摄入食物的总量，不能因为偏爱某种食物就增加该种食物的摄入量，导致食物总量超标。

4 水果不是越多越好。水果中的含糖量普遍很高，孕妈妈吃水果过多，容易造成自身体重超标，长期大量吃水果，还容易使胎宝宝长得过大，影响生产。因此每日的水果摄入量以不超过 300 克为宜。

5 适当减少碳水化合物的摄入量。但这并不意味着孕妈妈不能吃碳水化合物，否则易导致孕妈妈缺乏 B 族维生素和矿物质。孕妈妈在进餐时，可以先吃蔬菜和水果，再吃碳水化合物含量丰富的谷物类食物，这样可以避免碳水化合物的过度摄入。

6 不要盲目节食。节食减肥和控制体重的办法绝不适合孕妈妈，极易造成营养不良，影响胎宝宝的正常发育。

孕妈妈食谱推荐

韭香黄豆芽猪血汤

材料：猪血150克，黄豆芽45克，韭菜10克，色拉油30克，精盐6克，味精2克，香油3克。

做法：❶将猪血洗净切条，黄豆芽洗净，韭菜择洗净切成段备用。

❷净锅上火倒入水，下入猪血焯水，捞起冲净待用。

❸净锅上火倒入色拉油，下入黄豆芽煸炒出香，倒入水，下入猪血，调入精盐、味精烧沸煲至熟，淋入香油，撒上韭菜即可。

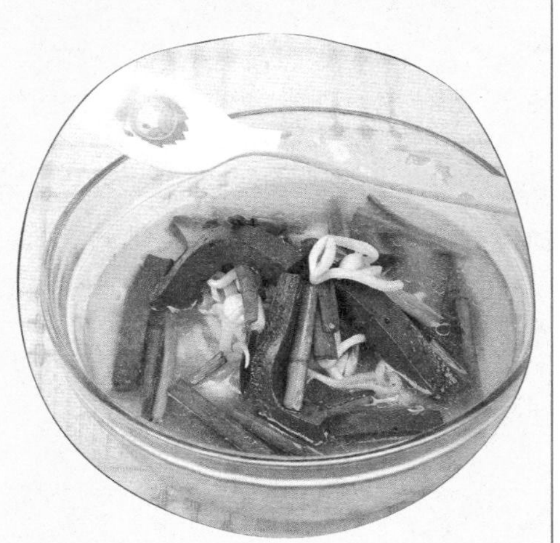

推荐理由：此汤能够应对孕妈妈本周会出现的贫血现象，大量补充铁元素，还能够起到利尿解毒、消除水肿、缓解疲劳、强身健体的功效。

鲫鱼萝卜汤

材料：鲫鱼1条，白萝卜100克，料酒、盐、葱、姜、植物油各适量。

做法：❶鲫鱼去鳞、鳃，去内脏，洗净；白萝卜去皮，洗净，切成细丝；葱洗净，切段；姜洗净，切片。

❷锅置火上，放入适量植物油烧至五成热时放入鲫鱼，用小火把鱼煎至两面金黄，起锅，放入盘中备用。

❸锅中留余油，炝香姜片，加水、料酒，大火煮沸后倒入砂锅，再加入鱼、萝卜丝、葱段后转小火煮15分钟。待汤色成奶白色时，加盐调味即可。

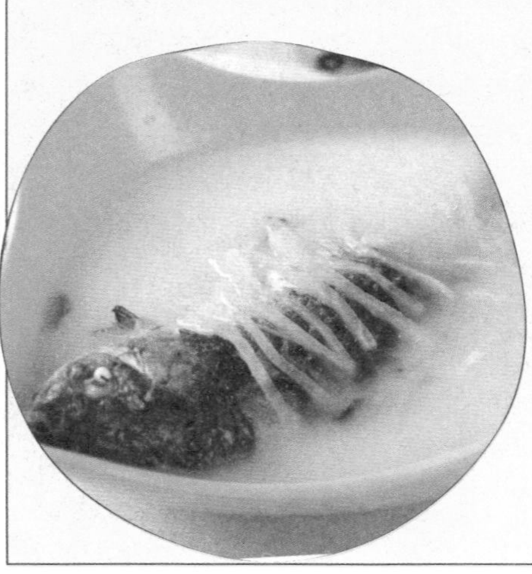

推荐理由：此汤可谓补血养颜圣品，有健脾益胃、益气生津、祛湿利水之效，是孕妈妈不可多得的营养佳品。

环境与孕期护理

最好爬楼上，电梯下

在孕中期，孕妈妈上班和回家可以适当爬一爬楼梯，此举能够增强孕妈妈的心肺功能，还能活动骨盆，对胎宝宝的生长发育有利。但是孕妈妈只适合上楼梯，而不适合下楼梯，这是因为下楼梯会对膝关节造成不断的冲击，还增加了脊椎的负担，而且还有可能因为重心不稳摔倒，并由此引发流产等意外情况。因此孕妈妈在孕中期可以采取爬楼上、电梯下的策略，适当地锻炼身体。但是爬楼的楼层不宜过高，如果超过四层，则最好上下楼都乘电梯。

不要怠慢小伤口

孕妈妈如果不慎使自己的手部或身体其他部位出现了小伤口，一定不要怠慢，要立即消毒和包扎，以免皮肤遭到感染，最终导致细菌进入子宫内，危害胎宝宝的安全。在出现伤口时，孕妈妈要立刻用清水冲洗伤口，再用酒精消毒止血，然后贴上创可贴。酒精是孕妈妈可以安全使用的药物，不会对胎宝宝造成伤害。如果伤口较大，流血不止，孕妈妈要立即去医院处理和包扎伤口。

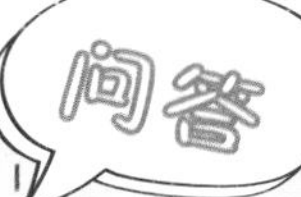

Q：出现什么症状说明伤口已经感染？

A：如果伤口处出现红肿，感到疼痛、发痒，或伴随流感样症状，或者身体出现了异常的肢体冰冷和麻木，都说明伤口已经感染，孕妈妈要即刻到医院进行治疗。

准爸爸的贴心守护

做“保镖件”准爸爸

孕妈妈的肚子越来越大，由于重心不稳，出行要更加注意安全。此时准爸爸要尽量陪伴孕妈妈出行，做一个称职的“保镖”，时刻维护孕妈妈的安全，替孕妈妈遮挡各种突如其来的碰撞或威胁，在上下车、上下台阶和楼梯时尽量搀扶孕妈妈，消除孕妈妈的恐慌情绪，这样既能使孕妈妈多到户外走动，锻炼身体，又能保证孕妈妈的安全。

坚持靓肤按摩

在孕期，爱美的孕妈妈不能用化妆品，那么要如何使自己的肌肤看上去更加紧致、白嫩而没有瑕疵呢？孕妈妈可以每天坚持进行面部按摩，这样可以促进肌肤的血液流通和新陈代谢，保持年轻的肌肤状态。按摩时，先彻底清洁皮肤，再涂上孕妇专用的肌肤按摩霜，用中指和无名指从脸的中部向外打圈按摩，坚持 3 分钟，然后再涂抹上一层保湿霜，若感到肌肤已经较为油腻，也可不涂。然后将双手手心搓热，按压在面部肌肤上，持续按压 1 分钟，此举不仅能够促进肌肤血液流通，还能使护肤霜或按摩霜更好地被皮肤吸收。

保养面部 T 形区

在怀孕期间，脸部除了容易产生妊娠斑之外，由于内分泌旺盛，还容易导致油脂阻塞毛孔，使污垢沉淀并存在毛细孔中，面部 T 形区更易生暗疮。T 形区是指面部从双眉梢两端到下颌中间的三角区域，是面部最易出现皮脂腺油腻、发生毛孔堵塞的部位。

保养面部T形区的主要工作是保持肌肤清洁，这也是清除和预防暗疮关键措施，市面上有专门清洁面部T形区的化妆水，能抑制局部油脂分泌。其实，只要孕妈妈平时注意面部皮肤的清洁，及时洗净大量分泌的油脂和灰尘，防止发生毛孔堵塞，一般也不会发生问题。

如果已经发生暗疮，孕妈妈千万不要用手挤压，避免留下瘢痕，应当小心、正确保养肌肤，护理好面部皮肤，使其逐渐自然痊愈。

胎教方案

语言胎教：读读泰戈尔

拉宾德拉纳特·泰戈尔是印度诗人、哲学家和印度民族主义者，1913年他成为第一位获得诺贝尔文学奖的亚洲人，代表作有《吉檀迦利》《新月集》《飞鸟集》等。他的诗作或深邃辉宏，或细腻真挚，总能给人很多教益和启迪，却又不失温暖。孕妈妈可以给胎宝宝朗读他的诗集《新月集》，在这部诗集中，泰戈尔用生动的笔触描绘了孩童们的游戏过程，巧妙地表现了孩子们的心理，以及他们活泼的想象力，把读者带到了一个纯洁的儿童世界。比如这首《孩童之道》。

只要孩子愿意，他此刻便可飞上天去。

他所以不离开我们，并不是没有缘故。

他爱把他的头倚在妈妈的胸间，他即使是一刻不见她，也是不行的。

孩子知道各式各样的聪明话，虽然世间的人很少懂得这些话的意义。

他所以永不想说，并不是没有缘故。

他所要做的一件事，就是要学习从妈妈的嘴唇里说出来的话。那就是他所以看来这样天真的缘故。

孩子有成堆的黄金与珠子，但他到这个世界上来，却像一个乞丐。

他所以这样假装了来，并不是没有缘故。

这个可爱的小小的裸着身体的乞丐，所以假装着完全无助的样子，便是想要乞求妈妈的爱的财富。

孩子在纤小的新月的世界里，是一切束缚都没有的。

他所以放弃了他的自由，并不是没有缘故。

他知道有无穷的快乐藏在妈妈的心的小小一隅里，被妈妈亲爱的手臂所拥抱，其甜美远胜过自由。

孩子永不知道如何哭泣。他所住的是完全的乐土。

他所以要流泪，并不是没有缘故。

虽然他用了可爱的脸儿上的微笑，引逗得他妈妈的热切的心向着他，然而他的因为细故而发的小小的哭声，却编成了怜与爱的双重约束的带子。

情绪胎教：绣绣十字绣

有人说怀孕期间不能做刺绣工作，因为这样会影响胎宝宝，生出来的孩子可能会有缺陷。这种说法是十分不科学的。孕妈妈在孕期绣绣十字绣，不仅能够稳定情绪，陶冶性情，还能培养孕妈妈和胎宝宝的耐心及专注力，为将来宝宝的良好性格奠定基础。所以，孕妈妈有空的时候不妨多绣绣十字绣。这种手工劳动简单易学，即使孕妈妈没有缝纫经验，在短短的几分钟内也能学会。并且十字绣所需的材料购买方便，只要是孕妈妈喜欢的图案，都可买回家一试，商家一般都会按照十字绣图纸上的说明配备好针、线、绣布等材料，非常方便。在绣十字绣的过程中，孕妈妈沉浸到手工劳动所带来的乐趣中，不知不觉就会忘记烦恼和不适，等到完成作品的那一刻，看着自己一针一线绣出的杰作，成就感一定是非凡的。如果孕妈妈担心自己没有足够的耐心去绣好一幅复杂的刺绣图案，可先选择简单的图案开始绣，打好基础，培养出更多的兴趣。

知识胎教：教宝宝数数字

孕妈妈可以开始带着胎宝宝认识数字了。从最简单的数字开始学起，每天学 1~2 个数字即可，不用急于求成。孕妈妈首先需要制作一些大型的数字教学卡片，每张卡片不小于 64 开书本的大小，每张卡片上写上一个数字。对于每个数字，孕妈妈要将它的写法和形态特征在脑中进行冥想和联想。首先将它的颜色和形状深刻地印入脑中，再在脑中沿着它的外形轮廓描摹一遍，然后再通过联想，想象一下生活中都有什么物体的形象和这个数字相像，又有什么事物是可以用这个数字作为量词来形容的。比如数字 1，孕妈妈可以想象和这个数字相似的物体有筷子、笔、雨伞、金箍棒、树干等，而可以用这个数字作为量词来形容的事物，则有一块奶酪、一根手指、一台电视等，孕妈妈可以无穷尽地罗列，直到再也想不出来为止。

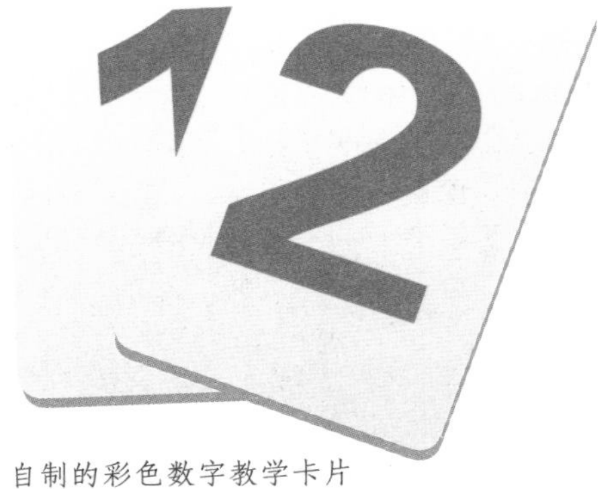

自制的彩色数字教学卡片

胎教策略：语言胎教要有形象性

1 **语言讲解要视觉化。**在进行语言胎教时，孕妈妈不能只对胎宝宝朗读书本、画册上的文字，而是要把每一页的内容细细地讲给胎宝宝听，把文字或图画的内容视觉化。胎宝宝虽然不能看到文字、图形或形象，但孕妈妈用眼看到的东西，胎宝宝可以用脑“看”到，即感受到。孕妈妈将看东西时受到的视觉刺激，通过生动的语言描述使其视觉化，胎宝宝也就能感受到。

2 **将形象与声音结合。**在进行语言胎教之前，孕妈妈要像看到动态的影视画面一样，先在头脑中把所讲的内容形象化，然后再用动听的声音将头脑中的画面讲给胎宝宝听。这就是“画的语言”。这样，孕妈妈就能带领胎宝宝一起进入所讲述的世界。孕妈妈所要表现的中心内容，也就通过形象和声音输入了胎宝宝的头脑中。

3 **把形象和情感融合。**干巴巴地讲，自然收不到好的效果，要创造出情景相生的意境。例如你到大自然中散步，一边走一边看，感到轻松愉快，有一种安详、宁静的情绪荡漾在心头的感觉。这时，你就用这样的心情把所见所闻讲给胎宝宝听：宝宝，你看见红花和绿草了吗？它们是那么的美丽，等你长大了和妈妈再一起来这里好吗？

此外，孕妈妈在给胎宝宝进行语言胎教的时候，一定要注意排除不良的意识和联想，尽量多想些美好的事物，将善良、温柔的母爱用声音体现出来。

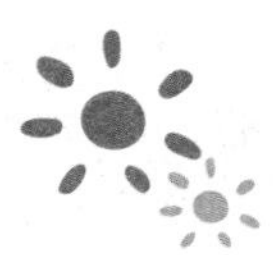

23 周 视网膜形成了

胎宝宝的生长发育

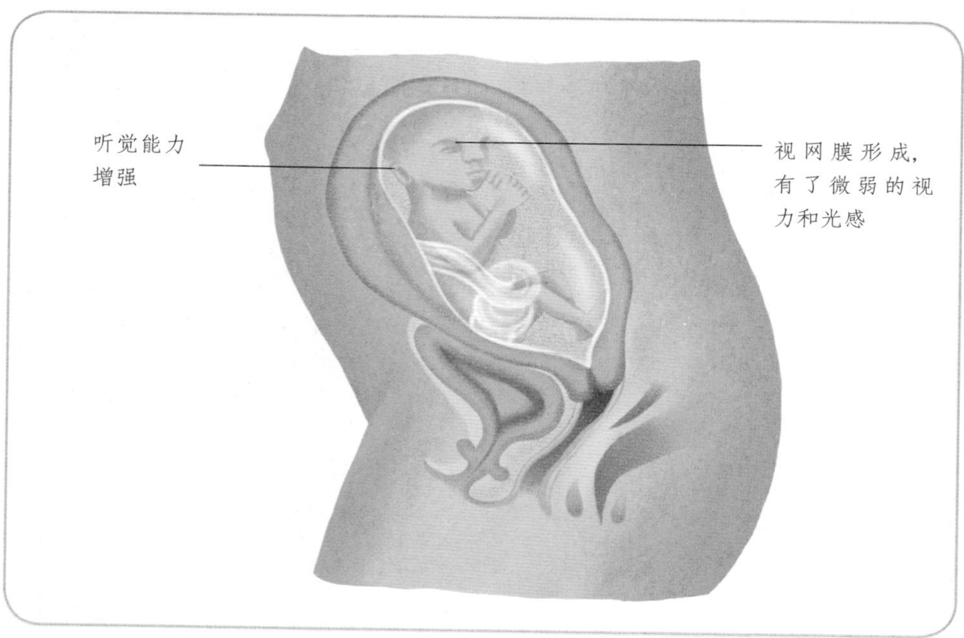

- 身长 19~22 厘米，重约 400 克；
- 皮下脂肪还未长出，外观上看仍旧较为瘦弱，皮肤呈半透明状，通体很红；
- 视网膜形成了，有了微弱的视觉，对光线也有了感应，能隐约感觉到孕妈妈腹壁外的亮光；
- 听觉能力逐渐增强，适应了孕妈妈体内的各种声音。

孕妈妈的身体变化

到了孕 23 周，孕妈妈子宫底的高度已经到了脐上约 4 厘米的位置，体重增加了 5~7 千克。在本周，胎动的次数会不断增加。由体内激素变化引起的皮肤瘙痒逐渐出现，对此孕妈妈不要用力抓挠，以免抓破造成感染，可以反复轻搓皮肤进行缓解，或者洗个热水澡。孕妈妈的鼻黏膜也容易出现干燥，导致流鼻血，这是很正常的现象，孕妈妈不必恐慌。此外，不断增大的子宫致使胃肠蠕动速度变慢，容易导致孕妈妈出现胃灼热和饱腹感，还会导致心率加快，有时会有气喘和心慌气短的现象出现。

营养与饮食

多喝果蔬汁

孕妈妈可以通过喝果蔬汁的方式，一次性补充更多的营养，如维生素、纤维素、钙、磷、钾、镁等，避免营养不良；而且果蔬汁不仅味道佳，还不会让孕妈妈发胖。孕妈妈可以选择胡萝卜、苹果、牛奶的组合，也可以选择芹菜、蜂蜜、橄榄油、苹果的组合，或者山药、椰汁、木瓜，或者黄瓜、樱桃、橙子，等等。一般适合制作果蔬汁的蔬菜有山药、胡萝卜、番茄、生菜、黄瓜、萝卜、芹菜、香菜等，水果则除桂圆、山楂、荔枝、猕猴桃、杏、芦荟之外，绝大部分都可以用来制作果蔬汁。此外，孕妈妈还可以搭配燕麦、牛奶、椰汁、酸奶、蜂蜜等一起榨汁，可使味道更佳。但是也要注意，为了避免肥胖，孕妈妈在果蔬汁中不要再加入冰糖、白糖等调味品。

减少妊娠纹的吃法

1. 适当多吃一些富含维生素C的食物，如橘子、橙子、草莓、小白菜等；
2. 适当多吃富含维生素 B_6 的牛奶及其制品；
3. 适当多吃富含维生素E的食物，如干果类、豆类食物等；
4. 多吃新鲜蔬果和鲜榨蔬果汁，不吃隔顿、隔夜饭菜，不喝瓶装蔬果汁；
5. 避免摄入过多热量，从而导致体重增加；
6. 适当吃一些海产品和菌菇类食物，促进肌肤新陈代谢；
7. 不喝全脂奶，喝脱脂奶；
8. 喝清汤，不喝浓汤；
9. 少吃饼干和沙拉。

巧吃番茄，养颜祛斑

部分孕妈妈的身上和脸上不断生出妊娠斑，真是一件令人烦恼的事情。但是孕妈妈也不必发愁，心情越糟斑就会越严重，当然也不能乱吃各种药物。其实，孕妈妈只要多吃一些番茄，并且吃法得当，就能够让妊娠斑逐渐淡化甚至消失。这是因为番茄富含茄红素和维生素C，它们都属于天然的抗氧化物质，对细胞生长代谢起调控作用，孕妈妈常吃可以有助于养颜祛斑。最佳吃番茄方法除了直接生吃以外，还可以制成番茄蒸蛋或番茄生菜沙拉，能够使番茄最大限度地发挥作用。

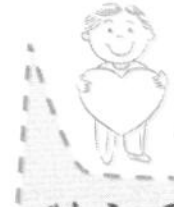

准爸爸的贴心守护

制订孕妈妈营养餐谱

在孕期，孕妈妈一方面要补充大量营养，一方面又要兼顾营养结构的全面合理，同时还要提防热量的过多摄入，避免导致肥胖。面对数量庞大的食物群，有很多是既不能不吃，又不能多吃的，孕妈妈很容易遗忘或混淆。此时，准爸爸就要贴心地为孕妈妈准备一份每天的健康营养餐谱，将每天必须吃的食物以及每周要吃1~3次的食物巧妙搭配，如牛奶、鸡蛋、黄豆、绿叶蔬菜、肉类、低糖水果等最好每天适量吃，鱼类、动物肝脏等最好每周吃1~2次，干果最好隔一天吃一次等，准爸爸要运筹帷幄，统筹兼顾，制订出一份食物种类全面丰富，营养均衡合理，又不会使体重增长过快的最健康的餐谱。

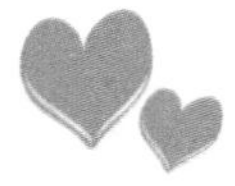

孕妈妈食谱推荐

山药肉片蛤蜊汤

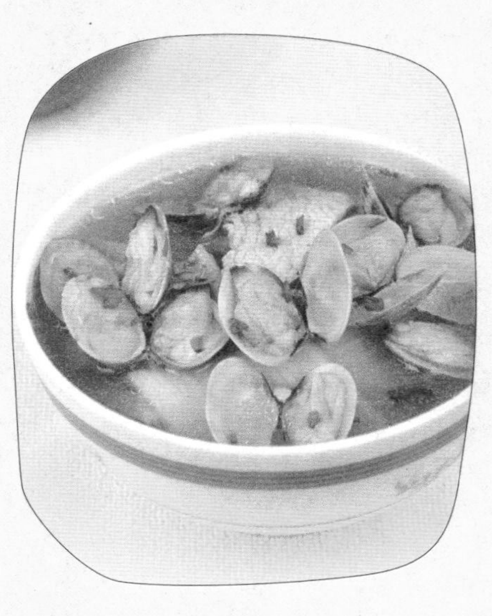

材料： 蛤蜊120克，山药45克，猪肉30克，盐3克，香菜末5克，香油2克。

做法： ❶将蛤蜊洗净，山药去皮洗净切片，猪肉洗净切片备用。

❷净锅上火倒入水，调入盐，下入肉片烧开，打去浮沫，下入山药煮8分钟，再下入蛤蜊煲至熟，撒入香菜末，淋入香油即可。

推荐理由： 肉片和蛤蜊都能够为孕妈妈提供大量所需的矿物质，还具有消除妊娠水肿的作用，十分适合孕妈妈食用。

核桃仁拌芦笋

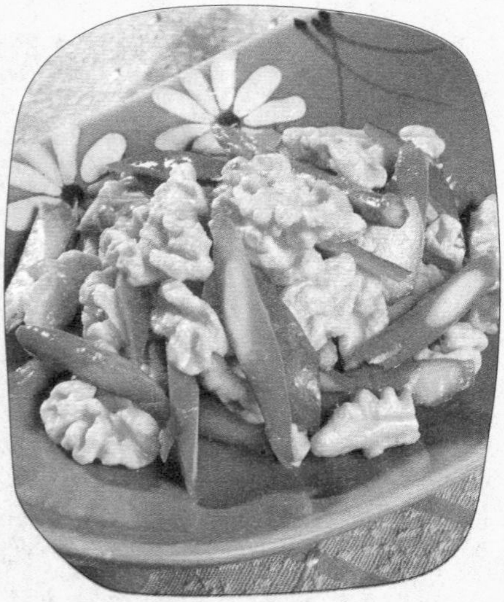

材料： 芦笋100克，核桃仁50克，红椒10克，盐3克，香油适量。

做法： ❶芦笋洗净，切段；红椒洗净，切片。

❷锅入水烧开，放入芦笋、红椒焯熟，捞出沥干水分，盛入盘中，加盐、香油、核桃仁一起拌匀即可。

推荐理由： 此菜能够提供给孕妈妈足够的蛋白质、维生素及多种矿物质，对促进胎宝宝智力发育具有显著的功效。

环境与孕期护理

牙齿的保护不容忽视

在整个孕期，孕妈妈都有可能被牙齿问题所困扰，如牙龈肿痛、牙龈出血、蛀牙、牙齿松动等，这是由于内分泌的变化导致牙龈血管扩张、抵抗力下降、骨质疏松所造成的。对此，孕妈妈要在饮食结构、口腔卫生等方面做好日常牙齿护理工作。

1 **不挑食**。孕妈妈一旦挑食，就会使身体缺乏必需的营养成分，导致抵抗力下降，使口腔中的部分细菌开始大量繁殖，从而容易引起蛀牙。而且如果孕妈妈挑食，还会影响对胎宝宝的营养供给，造成胎宝宝身体发育出现问题，因此无论从哪个角度讲，孕妈妈都不能挑食。

2 **多补充钙质**。如果孕妈妈体内的钙质充足，就能够保证牙齿的健康和坚固，不会导致牙齿松动等问题的出现，还能减少蛀牙的发生率。

3 **注意口腔卫生**。这是老生常谈的问题了，但是孕妈妈一定不能忽视，除去早晚两次刷牙外，还要在每次吃完东西后立即漱口，保证口腔的卫生和清洁。

4 **注重牙具和牙膏的选择**。在孕期，孕妈妈的牙齿和牙龈都变得十分敏感、脆弱，因此孕妈妈应购买刷毛较软、较细，刷头较小的牙刷，或者购买孕妇专用牙刷。孕妈妈的牙刷最好每1~2个月更换一次，以免牙刷上长期沾染的细菌再次威胁口腔卫生。对于牙膏，孕妈妈要尽量避免购买含氟的牙膏，因为这类牙膏到底是否会对人体健康造成危害，目前还没有定论，安全起见，孕妈妈还是不要使用。

大肚子妈妈洗澡要确保安全

在孕6月，孕妈妈的肚子已经变得大腹便便了，行动更加不便，尤其是在洗澡的时候，要千万小心，保护好自身安全，做好各种防护和应急措施，避免发生意外。

1 家中卫生间的地板上一定要全部铺上防滑垫，如果孕妈妈是站在浴缸里洗澡，那么浴缸里也要铺上防滑垫，防止孕妈妈不慎脚滑摔倒。

2 孕妈妈可以带一个结实的凳子或椅子进入浴室，以便能让自己坐着洗澡，尤其是在淋浴过程中感到疲劳和头晕的时候，要立即坐下，以缓解不适。

3 孕妈妈最好将手机一同放在浴室，放在离自己不远的防水的地方，万一发生意外，而孕妈妈又自己一人在家，可以及时拨打求救电话。

4 孕妈妈的淋浴空间一定要保证空气畅通，因为孕妈妈比正常人更容易发生缺氧，从而会影响到胎宝宝的健康。因此孕妈妈在洗澡时一定要将换气扇打开，如果淋浴间有门，最好开着门洗澡，或者将整个卫生间的门敞开一些缝隙，或者保持半开状，以保证孕妈妈呼吸畅通。此外，即便孕妈妈将卫生间的门紧闭，也不要上锁，一旦孕妈妈出现意外，也方便有家人或急救人员进入浴室救助。

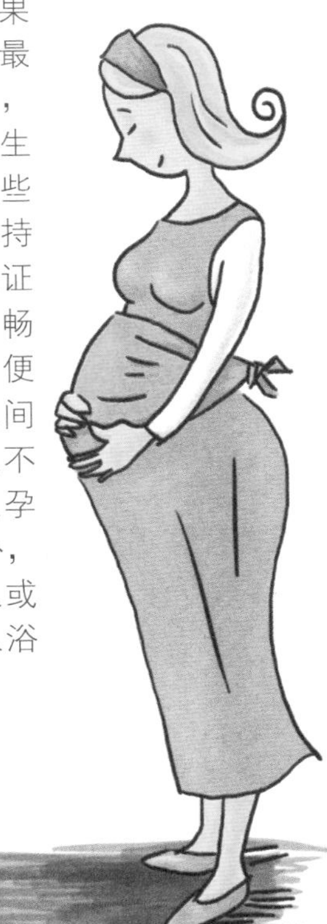

不穿化纤材质的衣物

化纤材质的衣物，尤其是被孕妈妈贴身穿着或使用的，极易造成孕妈妈皮肤过敏，在胸部、腋窝、后背、臀部、会阴等处，容易出现小颗粒状的丘疹，周围还伴随有片状红斑，并且让孕妈妈感到瘙痒和不适。一旦出现了这样的皮肤过敏症状，治疗起来很麻烦，大部分的抗敏药物孕妈妈都使用不了，否则会对胎宝宝造成伤害；但若不及时治疗，炎症会持续扩散，使孕妈妈感到更多的不适和困扰。因此，对于孕妈妈的衣服、被褥等物，无论是否贴身穿着或使用，都应尽量选择纯棉质地的为好。

远离打印机和复印机

职场孕妈妈通常都离不开打印机和复印机。但是在孕期，孕妈妈要尽量避免靠近或使用打印机或复印机。这是因为这些机器在启动和运转时会释放出有毒气体，使孕妈妈感到头痛和眩晕，或者出现咳嗽、哮喘等症状，还会对胎宝宝产生一定影响。因此孕妈妈如果有打印或复印任务，最好交由同事代为处理。如果孕妈妈的办公桌离这些机器过近，最好申请调换工位，或者将这些机器放置在室内通风最好的地方，但要注意避免阳光直射。此外，孕妈妈如果实在避免不了每天和这些机器打交道，就要多吃富含维生素E的食物，以提高身体的防护能力。

不用搪瓷杯喝热饮

研究发现，搪瓷器皿表面的瓷是由硅酸钠与金属盐组成的，其中铅含量很多，还含有铋、镉和锑等有毒金属元素。有研究报告称，搪瓷器皿经浓度为4%的醋酸浸泡后，即可渗出一定量的铅、镉等有害元素；经过100℃温度和一定时间煮沸后，也可溶出一定量的铅和镉。

饮食中的铅可来自搪瓷器皿。咖啡属于酸性热饮料，用搪瓷器皿贮存或饮用咖啡，容易使搪瓷器皿中的铅析出。柑橘类酸性饮料与热咖啡相同，同样会增加搪瓷器皿中铅的析出。

研究已证实，铅可引起人体中枢神经系统的损害，从而导致行为改变，还能引起小细胞性贫血症。镉能抑制并破坏人体许多酶系统的活性，并有致癌危险。此外，搪瓷所含的铬、锡、铋、锑等均属有毒金属物质。

胎宝宝正处在发育阶段，孕妈妈若接触铅等有害物质，很容易造成胎宝宝畸形，甚至死亡。因此，孕妈妈不应使用搪瓷器皿喝热饮料、酸性饮料或进食其他酸性食物，以防各种有毒金属元素对自身和胎宝宝造成危害。

问答

Q：在孕中期还会发生流产吗？

A：会的。孕早期发生的流产叫作早期流产，孕中期发生的流产叫作晚期流产。一般的晚期流产主要是由孕妈妈自身的疾病或者过度疲劳等因素造成的。对于孕期疾病，孕妈妈一般可以通过产前检查及时发现，及时进行有效治疗，通常能够避免出现晚期流产。但是如果孕妈妈在孕中期让自己过度疲劳，或长期处在疲劳中；经常抓举、拎提重物；或是让自己长期处在高热环境中，比如经常中暑等，都有可能导致晚期流产，因此孕妈妈在这些方面一定要格外注意。

胎教方案

音乐胎教：给宝宝唱首《粉刷匠》

好多孕妈妈和准爸爸小时候想必都听过那首再熟悉不过的儿歌：《粉刷匠》。

“我是一个粉刷匠，粉刷本领强，我要把那新房子，刷得明又亮。刷完屋顶又刷墙，刷子真是忙，哎呀我的小鼻子，变呀变了样。”

此时，孕妈妈和准爸爸可以上演男女二重唱，在悠扬又熟悉的歌声中，不仅重温了自己的童年，还能让胎宝宝也喜欢上这首欢快又有趣的儿歌。

知识胎教：自制彩色教学卡片

上周孕妈妈带胎宝宝认识了数字，那么这周就带他一起看看生活中的各种事物吧。从最简单的事物开始看起，如房子、车子、太阳、月亮、树木、草地、猫、狗、苹果、香蕉等。孕妈妈最好自己动手将这些事物画在纸上，然后再给它们涂上丰富的颜色，在画每一种事物的同时，孕妈妈要充分将这些物体的轮廓和外观特征深深地印在脑中；在讲解时，孕妈妈首先要充分地对这些事物进行冥想，想象一下它们都有什么用处，一般出现在哪里，以及一切和这些事物有关的事情，然后再一一讲给宝宝听。如果孕妈妈自认为绘画能力不足，也可以购买一些绘有这些事物的彩色教学卡片进行讲解。

语言胎教：爸爸的男中音让宝宝更聪明

研究表明，让胎宝宝经常听一听来自准爸爸的男中音，能够促进胎宝宝记忆力的发展，让宝宝出生后更聪明。因此准爸爸除了每日的晚安问候，还可以在早上出门前以及周末，多对宝宝说话、唱歌、讲故事等，只要准爸爸坚持这项工作，宝宝出生后就很有可能会记得准爸爸的声音，一听到那浑厚低沉的男中音，宝宝就会停止哭闹或者发出咯咯的笑声，这是多么有成就感的一件事啊。

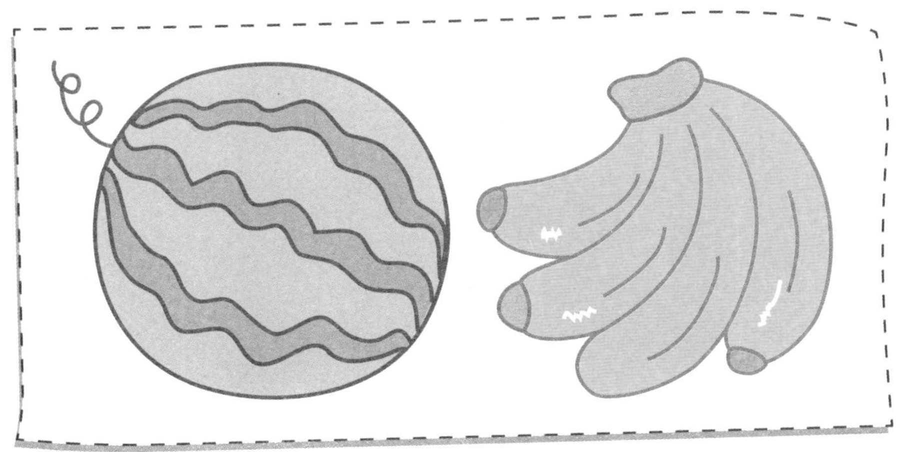

动手画一些简单的图形，再给他们上色，彩色物体教学卡片就做好了。

24周 一不留神变成“糖妈咪”

胎宝宝的生长发育

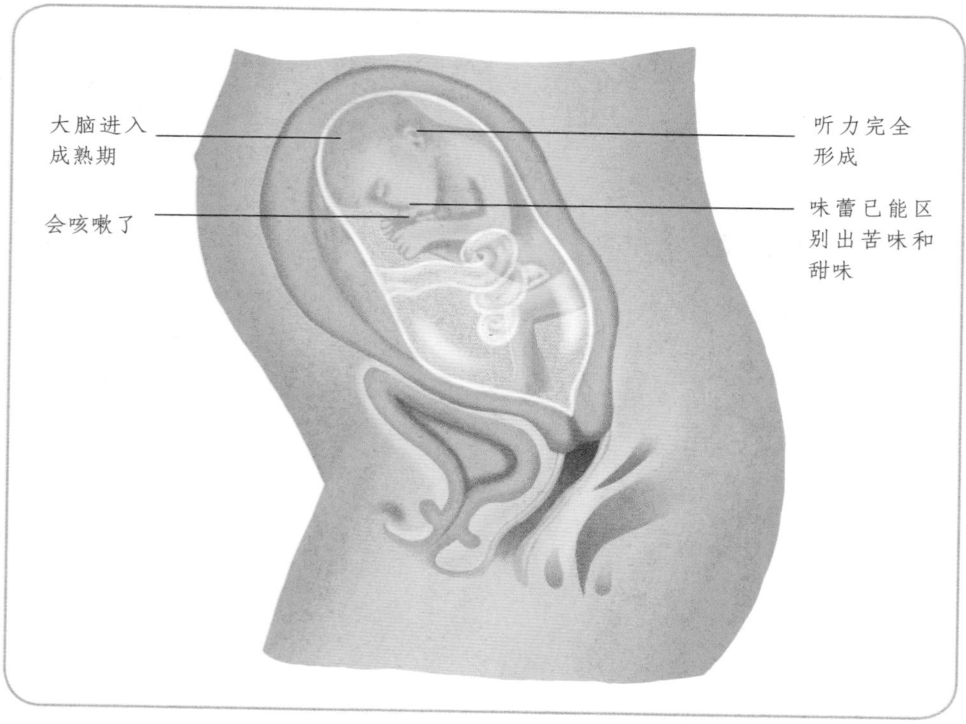

· 身长25~30厘米，重500~550克；

· 听力已经完全形成，能够分辨出更多、更复杂的声音了，因此也更容易受到外界噪声的干扰；

· 呼吸系统正在发育；

· 味蕾迅速发育，能够区别苦味和甜味了；

· 会咳嗽了，发出的声音就像在敲鼓一样；

· 大脑发育进入了成熟期，能够对视觉和听觉系统接收到的信号产生感受。

孕妈妈的身体变化

到了本周，孕妈妈的子宫底在脐上4~5厘米处，体重继续增加，乳房明显增大，并有肿胀感，腹围也更大了，妊娠斑可能更加明显并扩大面积，妊娠纹也在加重。孕妈妈要将均衡饮食与控制热量的问题兼顾好，避免患上妊娠糖尿病。

营养与饮食

晚餐3不宜

1 不宜吃得太晚。如果孕妈妈晚餐吃得太晚，过不久又上床睡觉，则会加重胃肠的负担，导致胃部胀满不适，不仅影响睡眠质量，还会加重妊娠水肿的症状，并且会使体重升高得更快。

2 不宜吃得过多。如果孕妈妈在晚餐中大量进食，很容易导致消化不良和胃痛，出现或加重胃灼热的症状，长期如此，还会导致孕妈妈患上严重的胃病，从而威胁胎宝宝的健康。

3 不宜吃得太荤。如果孕妈妈在晚餐中大量进食禽畜肉类、蛋类、鱼类等荤菜，那么就会在饭后活动量减少以及血液循环放慢的情况下，致使胰岛素将身体内的血脂转化为脂肪，积存在皮下或血管壁上，从而导致孕期过度肥胖，以及心血管系统的疾病。

患有妊娠糖尿病该怎么吃

孕妈妈一旦患上了妊娠糖尿病，在饮食上就要比正常的孕妈妈更加注意和小心，要严格遵照特殊的饮食原则，既能提供足够的营养物质给胎宝宝，保证他的正常生长发育，又能将自己的血糖控制在合理范围内，预防妊娠毒血症，并减少流产、早产和难产的发生率。因此，患有妊娠糖尿病的孕妈妈应严格遵循以下的饮食原则：

1 比一般的孕妈妈要更加严格控制热量的摄入，避免肥胖，否则会加重病情；

2 增加膳食纤维的摄入，避免吃含糖量过高或过油的食物；

3 增加少食多餐的次数，以每天5~6餐为宜，每次不能进食过多的食物；

4 不能不吃淀粉类食物，但是要控制摄入量；

5 由于早晨的血糖值较高，因此早餐要少吃淀粉类食物；

6 保证每天喝两杯牛奶，但不宜过量；

7 烹调用油只选择植物油，最好是橄榄油；

8 避免食用已经放置过一段时间的食物；

9 在食用安全的前提下，食物尽量带皮吃；

10 用粗粮代替精制主食；

11 少吃精加工食品；

12 少吃含水量少的食物。

适量食用海带

海带对孕妈妈和胎宝宝来说是非常理想的健康食品。海带含有大量的多种矿物质，如碘、钙、磷、硒等，以及丰富的维生素 B_1 和胡萝卜素，能够满足胎宝宝的骨骼和大脑发育的需要，避免出现智力低下、骨骼发育不全、畸形等问题。海带还具有美发、降低血压、消除水肿、防治动脉硬化、止咳平喘、抗癌等诸多功效。建议孕妈妈每周吃 1~2 次海带。海带最宜与肉类、骨头、贝类等一同炖汤食用，也可清炒、凉拌和熬粥。在食用海带前，最好先将其用沸水焯烫一下，以使其味道更加鲜美。在烹调过程中，最好搭配姜汁、蒜蓉、葱段等配料一同烹制，可以祛除海带的寒性。

孕妈妈食谱推荐

牛尾汤

材料： 牛尾 450 克，红枣 50 克，葱 15 克，料酒 3 克，盐 3 克，味精 2 克。

做法： ❶ 牛尾去毛，泡软洗净，砍成段，入开水汆烫捞出；葱洗净，切段；红枣洗净。

❷锅倒入清水烧开，放入牛尾、红枣煮 4 小时后，加入料酒、盐煮至熟烂。

❸然后加入味精，煮到入味，撒上葱段即可。

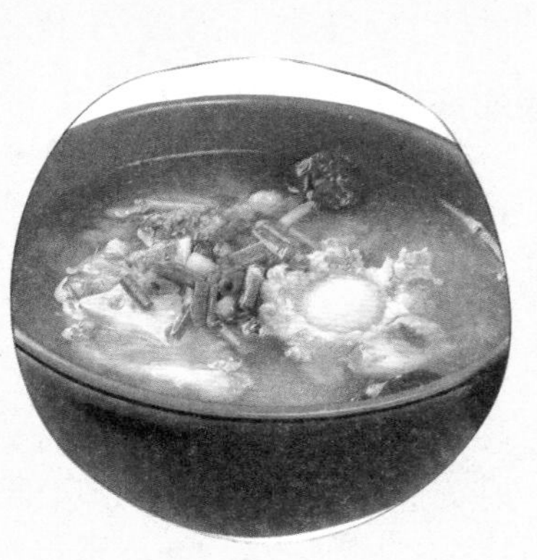

推荐理由： 此汤能够帮助孕妈妈清热解毒，消除妊娠水肿，促进消化功能，补血养肝，益气补虚。

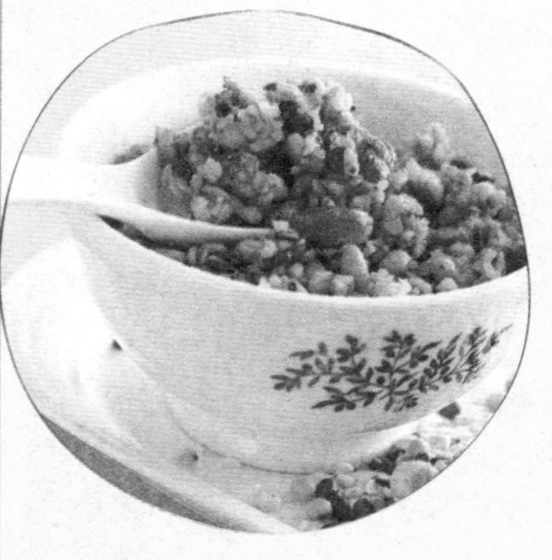

八宝高纤饭

材料： 黑糯米 4 克，长糯米 10 克，糙米 10 克，白米 20 克，花生米 8 克，黄豆 10 克，燕麦 8 克，莲子 5 克，盐适量。

做法： ❶将全部材料洗净放入锅中，加水盖满材料，浸泡 1 小时后沥干。

❷加入一碗半的水（外锅 1 杯水），放入电锅煮熟即成。

推荐理由： 此饭中的食材具有降低血糖、消除水肿的作用，非常适合患有妊娠糖尿病以及妊娠水肿的孕妈妈食用。

环境与孕期护理

冬季孕期的防护

1 **注意保暖**。进入冬季以后，天气逐渐寒冷起来，此时孕妈妈一定要多穿衣服，注意保暖，否则寒冷刺激易引起孕妈妈脑血管收缩，导致大脑供血不足，体内分泌酚胺类物质，这种物质会直接作用于胎宝宝，使胎宝宝畸形，或者患上先天性疾病。

2 **加强营养**。在冬季，由于食物品种的缺乏，孕妈妈容易减少对绿叶蔬菜和水果的摄入，此时一定要增加营养，保证胎宝宝所需营养的足量供给。

3 **避免感染病毒**。冬季是各种病毒感染性疾病的高发季节，总是威胁着孕妈妈的健康。而孕妈妈一旦感染上病毒感染性疾病，很有可能会发生胎儿致畸的危险。因此在冬季孕妈妈要经常开窗通风，增强身体锻炼，注意保暖，出行最好戴上口罩，提高自己的身体素质和抵抗力，增强免疫力，以应对可能的病毒侵袭。

4 **保持心情舒畅**。孕妈妈在冬季由于天气寒冷、白昼减少等原因容易导致心情不佳，此时一定要做好自我开导和调节的工作，稳定住情绪，保持良好乐观的精神状态，让胎宝宝的成长不致受到影响。

5 **多晒太阳**。冬季由于天气寒冷的原因，孕妈妈的室外活动减少，加之紫外线强度减弱、日照时间变短，使孕妈妈晒太阳的效果减弱，容易导致缺钙。因此在冬季孕妈妈要多去户外走动，多晒晒太阳，补充钙质。

6 **出行千万小心**。冬天天气寒冷，易使本身已经较为笨重的孕妈妈肢体更加不灵活，加之下雪造成路面湿滑，正常人都很容易摔跤，何况是大腹便便的孕妈妈。因此孕妈妈出行一定要格外当心，最好穿上带有防滑功能的鞋子，请家人或同事陪伴出行。如果天气和道路情况不理想，孕妈妈就不要出门散步了。

问答

Q：冬天睡觉能用电热毯或电褥子吗？

A：一定不要使用这些电热产品。因为在孕妈妈身体与这些产品接触时，其产生的高强度的电磁波会对孕妈妈造成严重危害，会影响孕妈妈的神经和内分泌系统，从而影响胎宝宝的健康，还会导致孕妈妈体内钙离子的流失，造成缺钙。

准爸爸的贴心守护

准爸爸的安抚效用

即将进入孕7月，孕妈妈面临着早产的问题，还会对分娩时的痛苦产生恐惧。准爸爸要及时劝慰和安抚孕妈妈的情绪，对于孕妈妈的各种要求，准爸爸要尽量满足，做一个“神通广大、无所不能”的准爸爸，给孕妈妈更多的安全感和满足感，让她卸下心理包袱。同时告诉孕妈妈，只要坚持谨慎小心的护理原则，就不会出现早产的情况，分娩之痛也能有所减轻。

快乐的自我心理调适

虽然孕中期能让孕妈妈喘一口气，带来更多的舒适感，但是时不时地坏心情还是会来敲门。在这种情况下，孕妈妈切莫任由自己继续愤怒、抑郁、焦躁下去，而是可以采取一些小手段，通过适合自己的心理调适，重拾快乐好心情。比如，孕妈妈可以买一些漂亮大方的孕妇装来打扮自己，让自己一下子就能把别的孕妈妈比下去，或者也可以穿上一些宽松舒适、具有时尚感的衣服，让孕期的自己也能紧跟时尚潮流，穿出时尚“孕”味感。孕妈妈还可以找一些有情趣的事情来做，如十字绣、织毛衣、养护花草、养鱼、手工制作、画画等，在坏心情挥之不去的时候，立刻沉浸在自己喜欢的事情中，就能将烦恼和不良情绪抛诸脑后。

上班族孕妈妈要注意的问题

1 在孕期，如果孕妈妈出现了这些情况，就要尽量减少工作量，多休息，或者尽快就医：阴道出血、胎盘前置、怀有双胞胎或多胞胎、有早产迹象、羊水过多、胎儿过小、曾有过早产经历、曾有过多次流产经历等。

2 定时吃三餐。孕妈妈不要因工作的关系，而导致进餐时间不固定，长此以往会形成恶性循环，对身体不利。也不要使早餐与午餐的时间挨得过近，不要让晚餐与午餐时间间隔太长，这样都会对孕妈妈的消化系统以及肠胃产生不利影响。

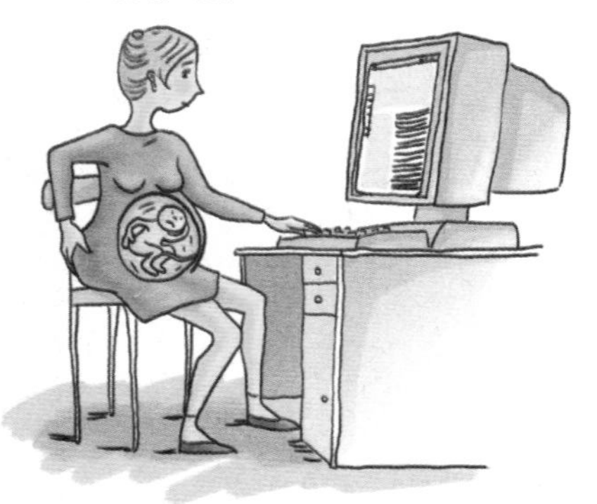

3 根据工作性质安排合适的体育运动。对于需要长时间站立以及付出一定体力进行工作的孕妈妈，可以采用游泳和孕妇体操的方式缓解疲劳，而需要长时间坐着办公的孕妈妈，可以选择散步或瑜伽的方式舒缓身心。

胎教方案

音乐胎教：听勃拉姆斯的《摇篮曲》

想必孕妈妈和准爸爸一定听过不同版本的由勃拉姆斯创作的小提琴独奏曲——《摇篮曲》。当那熟悉亲切的旋律响起，让人无不感到似有一股温热、感人的暖流缓缓流遍全身。在这恬静、优美的旋律中，胎宝宝也会感到无比轻松自在，这将会促进宝宝的健康成长。此外，这首曲子还有助于安抚胎宝宝的情绪，避免出现躁动不安的情况，还能够用来帮助胎宝宝养成良好的作息习惯。比如，孕妈妈在每天临睡前播放这首曲子，长期坚持，就能让胎宝宝习惯孕妈妈的作息时间，在孕妈妈睡觉时也一同入睡。

语言胎教：呼唤宝宝的乳名

在本周，胎宝宝的听力系统已经完全形成，具备了较高的听力水平，能够分辨出不同的音频，还能对听到的声音做出不同的反应。因此，如果孕妈妈和准爸爸在宝宝出生后再给他起名字，实在是有些为时已晚了。应该抓住从孕 6 月末开始一直到分娩的这段时间，经常呼唤胎宝宝的名字，在每次和他打招呼时都先呼唤他的名字，这样能够让胎宝宝熟悉爸妈对自己的称呼，甚至“记住”它。在出生之后，当爸妈再呼唤这个名字时，就能让他产生一种安全感，使哭闹明显减少，甚至他还会表露出愉悦的情绪。爸妈给胎宝宝起的名字可以是乳名，也可以是全名，只是一旦确定，就不要更改，否则胎教效果将无法实现。

孕6月常见不适

气喘

从本月开始，孕妈妈会逐渐出现气喘的现象，一直到分娩前。之所以会出现气喘，是由于生长中的胎儿压迫了孕妈妈的横膈膜，妨碍了孕妈妈的自由呼吸。此外，贫血也容易引发气喘。除了行走和运动时易发生气喘，孕妈妈在用力或者讲话时偶尔也会感到喘不过气。对此，孕妈妈只能尽量多休息，在发生气喘时尽量坐下或蹲下，能够使气喘有所缓解；也可在晚上睡觉时多加一个枕头。如果情况较为严重，孕妈妈应尽快就医。

贫血

在孕6月，孕妈妈依旧可能出现贫血的症状。孕妈妈要按照上文中提及的要求和方法，尽量多补充铁元素，加强休息，尽快摆脱贫血状况。

小腿抽筋

在本月，小腿抽筋的现象依然存在，孕妈妈可能已经逐渐适应了小腿时不时突发抽筋的这种毛病，不适感不再像以前那么强烈了，很可能已经有了有效的应对办法，坚持下去，同时加强护理工作。

流鼻血

孕期流鼻血的现象是在激素的作用下，由于鼻腔内的毛细血管破裂而引起出血的一种常见孕期症状。轻者涕中带血，重者甚至会出现休克，如果反复出血还会导致贫血。如果出现了后两种情况，孕妈妈要立刻就医。尤其在气候干燥或鼻腔局部受损时，更易发生鼻出血。在日常生活中，孕妈妈要避免待在空气较为干燥的房间或地区，尽量增加室内空气湿度，少吃易上火的热性食物，如巧克力、羊肉、辣椒等，如果反复流鼻血，则要多补充铁元素。

皮肤干燥瘙痒

如前所述，皮肤干燥、瘙痒是由体内激素变化而引起的，孕妈妈要避免反复抓挠，忍一忍，分散一下注意力就会好一些。如果实在痕痒难耐，孕妈妈可寻求医生的帮助。

水肿

水肿现象在本月会继续出现，只要是正常的水肿现象，孕妈妈就不必担心，做好上文中介绍过的生活护理工作即可。

后背发麻

在本月，部分孕妈妈会出现后背发麻、发紧的感觉，这是因为孕妈妈的体型变化过快，脊柱神经受到压迫所导致的。对此，孕妈妈不必过于担心，经过休息后就会所有缓解。在日常生活中，孕妈妈要避免长久地保持同一个姿势不变，要经常走动和休息，避免长时间使用电脑。如果经过休息和锻炼，孕妈妈的症状没有缓解或消失，反而持续存在，应及时就医，有可能是孕妈妈患有先兆性流产等疾病。

妊娠糖尿病

孕前未患糖尿病的孕妈妈，在怀孕期间发生葡萄糖耐受性异常，就表示患上了妊娠糖尿病。这种病症并不会使孕妈妈感到太多的不适，但是却会对母婴产生巨大的危害。

导致孕妈妈：头痛、泌尿系统感染、羊水过多、产程延长、产后出血等。

导致胎宝宝：先天性畸形、胎儿过大、新生儿低血糖、新生儿呼吸窘迫综合征、死胎、早产、死产等。

因此妈妈一旦被查出患上了妊娠糖尿病，就一定要严格控制饮食的摄入量，密切监测体重，必要时还要遵医嘱进行自我血糖、尿酮的测试。孕妈妈还要按照上文中介绍的饮食等方面的操作规则进行自我日常护理。

25周 能睁开眼睛了

胎宝宝的生长发育

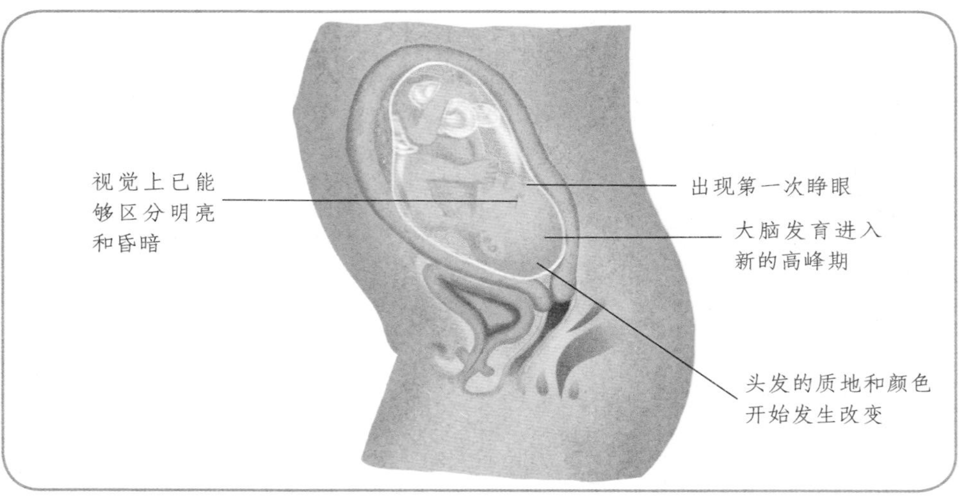

· 身长30~34厘米，重600~700克；

· 胎宝宝在子宫中已经占据了相当大的空间，将逐渐充满整个子宫；

· 大脑发育进入又一个高峰期，大脑沟回逐渐增多，脑皮质面积也渐渐增大，几乎接近成人；

· 意识越来越清晰，对外界的刺激能产生更多的回应，因此可使胎教效果更佳；

· 第一次睁眼出现了，能看到妈妈子宫内的环境，但大多数时间仍旧是闭着眼的；

· 视觉上已经能区分明亮和昏暗了，可以开始进行光照胎教了；

· 从本周起，如果妈妈晒太阳，他就会把眼睛闭得紧紧的，并享受阳光带来的温暖感觉；

· 嘴巴偶尔会一张一合，在细细品味着羊水的味道，有时还会张嘴去舔胎盘；

· 胎动次数明显增加；

· 头发的质地和颜色开始发生改变。

孕妈妈的身体变化

在本周，孕妈妈的肚子继续增大，两侧也在向外扩充，有的孕妈妈腹部两侧向外、向下扩充，有的则向外、向前扩充，这只是由于孕妈妈子宫位置的不同而导致的差异，无须担心。此外，一些常见的不适症状依旧存在，如妊娠纹、妊娠斑、小腿抽筋、静脉曲张等，这是孕妈妈必须经历的一些考验，尽量使自己放轻松，坦然面对，坚持下去就是胜利！

营养与饮食

这么吃能缓解焦虑情绪

进入孕7月，孕妈妈发生早产的可能性开始出现。有些孕妈妈容易产生焦虑和抑郁的情绪，从而影响了自己和胎宝宝的健康。如果孕妈妈能适当多吃一些适合的食物，就能安抚不良情绪，改善现状，使自己变得轻松起来，这也是为什么有的人在心情不好时会用食物使自己的情绪放松下来，比如那部经典的港片《瘦身男女》的情节。因此孕妈妈可以多吃一些富含B族维生素、维生素C、镁、锌的食物，如五谷杂粮、柑橘、橙子、香蕉、葡萄、木瓜、香瓜、鸡蛋、牛奶、肉类、番茄、大白菜、红豆、坚果类以及深海鱼等食物。

吃芹菜治疗失眠

有部分孕妈妈持续受到失眠的困扰，这对胎宝宝的健康会产生极大的不利影响。因为孕妈妈如果保证不了充足的睡眠，也就无法使胎宝宝得到足够的生长发育时间，易造成先天性的缺陷，后果不堪设想。因此孕妈妈要积极寻找有效的良方，改善自己的睡眠状态。比如吃一些具有镇静、助眠作用的食物进行食疗，芹菜就是其中非常理想的一种食材。芹菜可分离出一种碱性成分，起到镇静、安神、除烦解郁、助眠的作用，孕妈妈可以在晚餐时多吃些凉拌芹菜。此外，牛奶、莲子、百合、玉米、黄花菜、葵花子、茼蒿、黄瓜、扁豆、哈密瓜、红枣、芝麻等也具有一定的安神助眠功效，孕妈妈可以选择性地吃一些。但是孕妈妈切不可自行服用安眠类的药物，这些药物会对胎宝宝产生极大的不利影响。如果通过食疗的方式无法改善睡眠，孕妈妈可以在医生的指导下服用一些安神的中药，但也要注意不可连续服用超过1周。

孕妈妈不爱吃鱼怎么办

有的孕妈妈怕腥，不爱吃鱼，或者在孕期由于口味的改变，突然不爱吃鱼了。因此容易导致孕妈妈体内缺乏蛋白质、矿物质、维生素A、维生素D、脂肪等营养物质。所以，对于不爱吃鱼的孕妈妈，应该在日常饮食中适当多吃以下这些食物，以补充所缺失的营养。

1 **鱼油。**鱼油是鱼体内的全部油类物质的统称，其主要成分是DHA和EPA。孕妈妈在服用鱼油时，最好选择由深海鱼提炼而成的鱼油，且不能过量服用，以每周1~2粒为准，服用过多会出现食欲不振、恶心、血小板减少等症状。而且鱼油不宜随餐食用，最好与每餐间隔1小时以上服用，以促进鱼油的吸收。如果孕妈妈通过检查发现自己并不缺乏上述因不爱吃鱼而容易缺失的营养元素，就不必再服用鱼油了，否则会对身体产生不利影响。

2 **把坚果当成零食。**花生、葵花子、南瓜子、西瓜子、核桃、杏仁、栗子、腰果、开心果、松子、榛子等坚果类食物中，含有大量的具有健脑、抗衰老作用的物质，而且含有一定量的脂肪，可以代替鱼类中部分营养素的功能。

3 **做菜用植物油。**不爱吃鱼的孕妈妈的三餐用油最好选择豆油、菜籽油、橄榄油、玉米油等植物油进行烹制，这是因为植物油中含有大量的脂肪酸，可以满足孕妈妈的营养所需。但是孕妈妈也不能因此而大量摄入植物油，否则会使体脂肪迅速增加，导致体重超标。

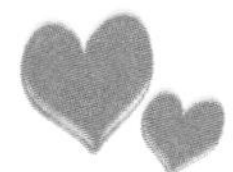

问答

Q：不爱吃鱼的话能吃鱼肝油吗？

A：最好不吃。鱼肝油和鱼油是两样完全不同的营养保健食品，鱼肝油主要是从海鱼的肝脏中提炼出的一种脂肪油，其主要成分是维生素A和维生素D，具有强壮骨骼的作用，常被用于儿童期的补钙之用。而鱼油则是鱼体内全部油类物质的总称，主要成分是DHA和EPA。与鱼油不同，鱼肝油并不适合孕妈妈用来补充所缺失的营养，否则容易引起胎宝宝动脉硬化，智力发育受阻，也会使孕妈妈的身体出现不适。如果孕妈妈需要用鱼肝油治疗某些疾病，则应在医生的指导下适量服用。

孕妈妈食谱推荐

西芹百合

材料：西芹250克，百合100克，红椒30克，盐3克，香油20克。

做法：❶将西芹洗净，斜切成块；百合洗净；红椒洗净，切块。

❷锅中水烧开，放入所有原材料汆水至熟，捞出沥干水分，装盘待用。

❸加入香油和盐搅拌均匀即可食用。

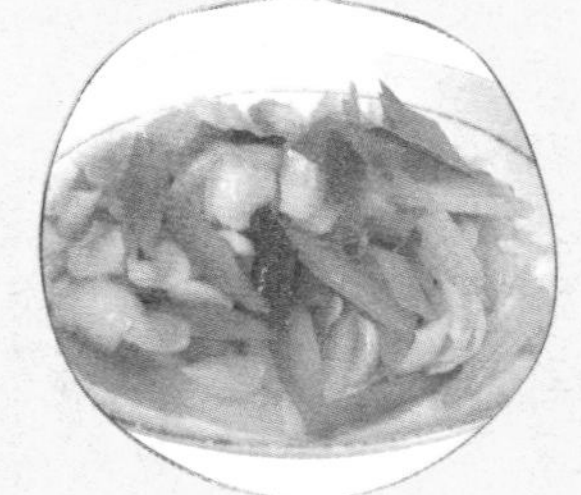

推荐理由：芹菜和百合具有除烦解郁、安神助眠的功效，还含有大量的维生素、矿物质和纤维素，此菜口感清爽，能够开胃助食，非常适合孕妈妈食用。

什锦汤

材料：金针菇、滑子菇各200克，油菜、胡萝卜各80克，盐2克。

做法：❶金针菇洗净，去根；油菜洗净，对切；胡萝卜洗净，切块；滑子菇洗净。

❷油锅烧热，放入滑子菇、胡萝卜煸炒均匀，八分熟时，加入清水烧开，放入金针菇，烧开后再放入油菜。

❸再烧开后，加盐调味即可。

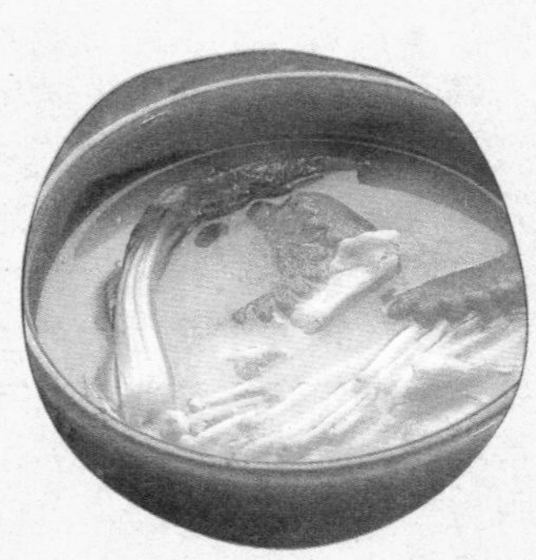

推荐理由：此汤含有多种对孕妈妈健康有益的食材，营养丰富而全面，口味清淡，还不会使孕妈妈摄入过多热量导致肥胖，是不可多得的一款好汤。

环境与孕期护理

孕期不要拔牙

临床实践表明，孕妈妈若在孕期拔牙，易引起流产、早产等问题，非常危险。在孕期，孕妈妈的身体对各种外界刺激十分敏感，即便是十分轻微的不良刺激，也能诱发十分严重的后果。牙齿也变得更加敏感，陆续出现许多牙齿问题，如牙龈出血、牙龈肿痛、牙龈乳头状增生、蛀牙等，孕妈妈一定要做好日常护理工作，避免到医院进行拔牙等治疗。

如果孕妈妈必须进行拔牙，则一定要选择在孕中期这段相对安全的时期，并做好充足的准备。

拔牙前一天一定要保证充足的睡眠，调适好心情，避免出现紧张情绪，并在拔牙前一天以及拔牙当天适当遵医嘱服用一些保胎药。

此外，还要注意确认拔牙时的麻醉剂中没有添加肾上腺素，并且进行全身麻醉，以免引起宫缩导致流产。

孕妈妈这样洗护头发

在孕期，由于激素的作用，孕妈妈的头发会生长得更快、更浓密，掉发现象也得到了缓解，而且头发看上去也更加乌黑亮泽，头屑也减少了。

这些都是十分可喜的变化，但是同时，孕妈妈也会发现，原本的油性发质变得更易出油了，而原本的干性发质则更易干枯分叉。面对这些变化，孕妈妈更要做好头发的护理工作。

1 **选择合适的洗发、护发产品。**孕妈妈要针对自身孕期发质的特点，选择适合自己的洗护产品。干性发质的孕妈妈要减少洗头次数，并在洗完发后，抹上一些具有润发、保湿、焗油功效的护发产品，相应的，油性发质的孕妈妈可以适当增加自己的洗头次数，但也不要每天都进行清洗，以免刺激头皮，使头皮更易出油。

2 **经常按摩头皮。**无论是在洗发时，还是在平时的日常生活中，孕妈妈都可以经常用指腹轻轻按摩头皮，以促进头部的血液循环，此举不仅能够养护头发，还能改善孕妈妈的情绪和睡眠。

3 **躺着洗头。**孕妈妈由于大腹便便、身体不便，又不能长时间站立，因此最好不要自己洗头，要请准爸爸或其他家人帮忙。孕妈妈仰卧在沙发、躺椅或者床上，身下铺上一些毯子或者毛巾，以防洗头时水打湿了床单等物。然后准爸爸调好水温，就可以开始轻柔地帮孕妈妈洗头了。在这个过程中，孕妈妈要注意让自己的脖颈放松，不要因起到支撑身体的作用而受力，以免拉伤脖颈肌肉。

参加产前培训

进入孕7月以后，孕妈妈可以开始参加产前培训了。为了更好地了解分娩和育儿知识，孕妈妈最好要求准爸爸一同前往。一方面，准爸爸可以保护孕妈妈的出行安全，另一方面，准爸爸也应掌握一定的孕产知识，以便在孕妈妈分娩时和宝宝出生后更好地加以照顾。

部分大型医院开设有产前培训班，在培训过程中，医护人员除了能让孕妈妈学习到分娩的技巧，掌握分娩时各种突发状况的应对办法，还能教会准爸爸如何更好地护理孕妈妈的生活，如何做好孕妈妈分娩前后的好帮手，如何扮演好孕期的准爸爸角色。还会带领孕妈妈和准爸爸参观产房，了解各项设备的功能，学习在分娩时要进行的各种步骤。

此外，社会上也有许多的大型培训机构或讲座，提供分娩前后的辅导教学课程。孕妈妈和准爸爸一定要挑选具备资格认证的专业机构，最好是挑选有著名妇产科医师作为主讲师的课程，通过这些课程，也能使孕妈妈和准爸爸收获更多的产前、产中、产后以及育儿等方面的知识。

孕妈妈不可自行服用利尿剂

女性怀孕后，随着月份的增加，下肢等处可出现不同程度的水肿。对于孕期水肿，一般不需处理，除非是高度水肿并伴有大量蛋白尿，要到医院做适当处理。有些孕妈妈为了减轻水肿，便自己使用利尿剂来消肿，这是很危险的。

利尿剂特别是噻嗪类药物，不但可导致低钠血症、低钾血症，还可以引起胎儿心律失常、新生儿黄疸、血小板减少症。现在已证明，在妊娠期间使用利尿剂，还可使分娩时产程延长，并出现子宫乏力、胎粪污染羊水等情况。此外，还有可能导致胎宝宝患上出血性胰腺炎。

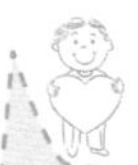

准爸爸的贴心守护

家庭地板要防滑

在孕期，准爸爸一定要保护好孕妈妈，严防各种意外情况的发生。比如在家中时，孕妈妈很容易因为地板上有水而摔倒，或者因为某些突出的尖锐物而碰伤身体，甚至是碰到腹部，凡此种种，都会对胎宝宝的安全造成极大的损害。因此准爸爸平时一定要注意家中的这些细节，刚擦完地时一定不要让孕妈妈在家中行走，及时收起有可能造成孕妈妈不慎磕碰、扎伤、绊倒的物件，尽量使家中整洁、宽敞一些，使孕妈妈能够安全、放心地在家中自由行走，她的心情也会因此而明亮许多。

胎教方案

胎教策略：加强语言胎教和音乐胎教

从本周起，胎宝宝的听力系统已经基本发育完成，可以听到更多不同的外界声音了，还具备了分辨不同声音的能力。因此孕妈妈从本周开始要加强对胎宝宝的语言胎教和音乐胎教，以期收获更佳的胎教效果。但是孕妈妈也要注意每次胎教的时长以及每日的胎教次数，不可过长和过多，胎宝宝也需要大量的时间用来休养生息，孕妈妈可根据胎动掌握胎教的最佳时机。

光照胎教：从 25 周开始

从本周起，胎宝宝能睁开眼睛看“世界”了，能够分辨出光线的明暗，因此孕妈妈和准爸爸可以开始实施光照胎教了。通过正确的光照胎教法，能够刺激胎宝宝的视神经，促进视觉系统和大脑视觉中枢的发育，能够使胎宝宝在出生后，具备更佳的视觉、思维和想象能力，使视觉的敏锐性、专注性、协调性都能够得到提高，还能提早养成和成年人一样的规律作息，而且还有助于出生后动作、行为的发育。

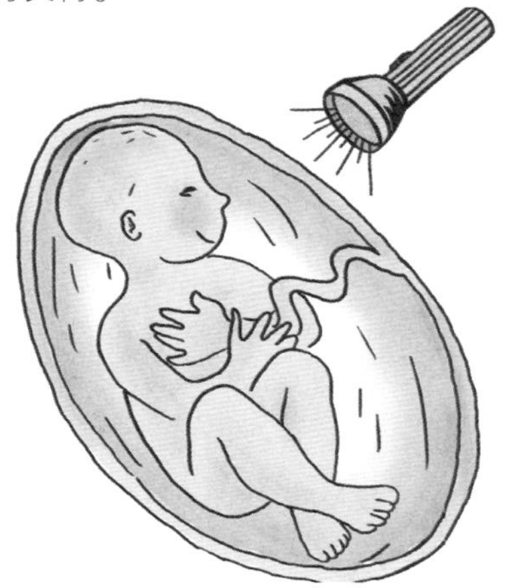

开始光照胎教前，孕妈妈和准爸爸需要准备的道具是一个光线不太过强烈的手电筒。然后孕妈妈先找准胎宝宝头部所在的区域，将手电筒对准该区域进行照射。照射距离不宜太近，控制在 20~40 厘米的范围内；照射时间持续 30 秒，此后可逐渐延长照射时间，但每次照射最长不可超过 5 分钟。在一处照射点照射完毕后，选择新的照射点进行照射，孕妈妈可以移动手电筒，移动范围应保持在胎头附近，每次胎教反复移动 3~5 次即可。在即将结束照射时，孕妈妈可将手电筒反复开关几次，加强照射的效果。孕妈妈在开始前和结束后还可以与胎宝宝对话，告诉胎宝宝何时开始，何时结束，让胎宝宝意识到“白昼”和“黑夜”的交替存在。

光照胎教在孕 7 月以每周进行 3 次左右为宜，孕 8 月以后可以每天进行 1 次。胎教时段最好选择睡前或起床后，每次的时间要固定，并且要在胎宝宝醒着(有持续胎动)的时候进行。

美术胎教：中国古典陶瓷艺术的熏陶

精美的古典陶瓷艺术是我国文化中的瑰宝之一，是我国文明的象征，更是我国传统审美观的典型代表。孕妈妈可以带胎宝宝欣赏一下博物馆、各种展览中的陶瓷艺术品，也可以翻看一些陶瓷艺术画册。通过欣赏这些图案栩栩如生、颜色瑰丽、庄重典雅、纹饰美观的各种陶瓷艺术品，能让胎宝宝得到很好的中国古典艺术的熏陶。孕妈妈不妨从视觉上，在心中对这些经典艺术品的造型特点、纹饰规律、色彩运用手法等进行细致的总结和揣摩，对于自己喜欢的图案或造型，可以用眼睛对其进行细细的描摹，然后印刻在心中，此举能够帮助孕妈妈将更多的艺术信息传达给胎宝宝。

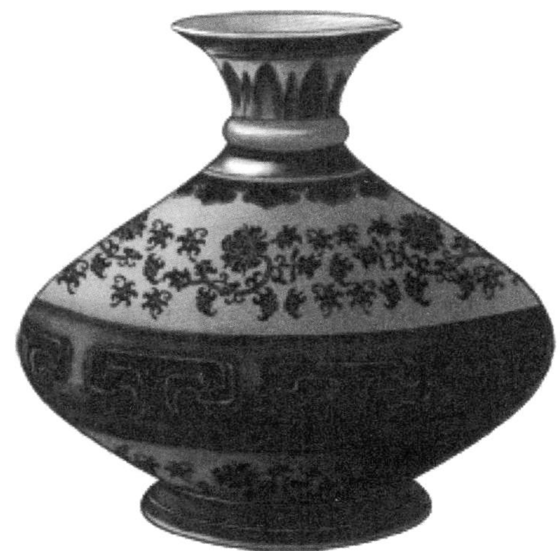

中国古典陶瓷艺术精品，古韵浓厚，造型庄重大气，色彩瑰丽雅致。

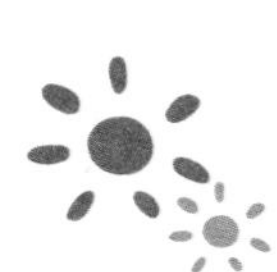

26 周 身上长脂肪了

胎宝宝的生长发育

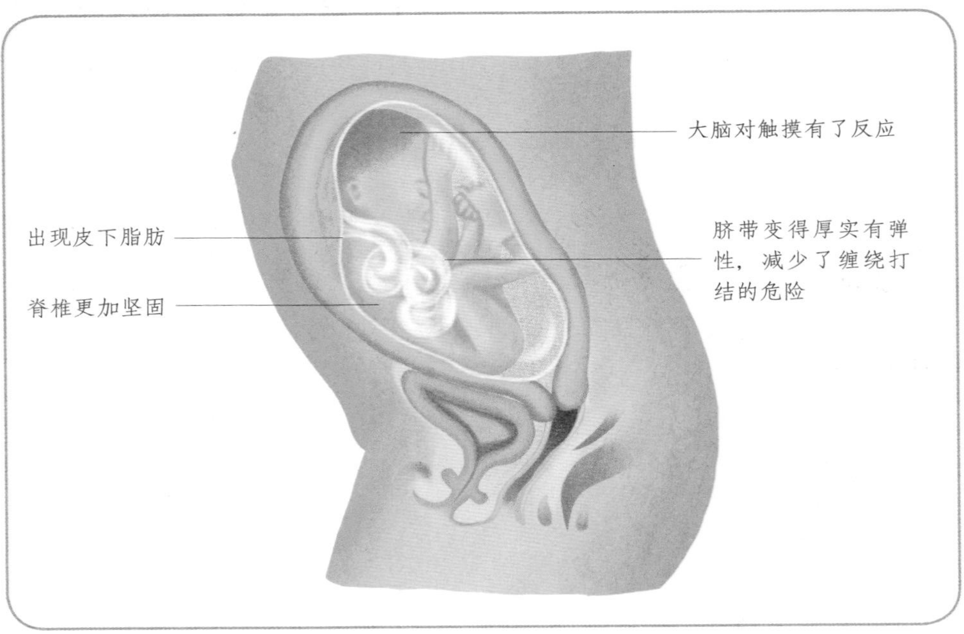

· 顶臀长约 23 厘米，重约 900 克；

· 皮肤不再那么透明，皮下脂肪开始出现，但是并不多，从外观上看仍旧很瘦

· 大脑对触摸有了反应；

· 身体骨骼更加结实、坚固，尤其是脊椎，以支撑住不断长大的身体；

· 会做出呼吸动作了，但是肺里还没有空气，肺部仍在发育；

· 脐带的外层包裹上了一种胶状物质，变得厚实而有弹性，减少了缠绕打结的危险，并能保持血流畅通。

孕妈妈的身体变化

本周孕妈妈的子宫底上升到脐上 6 厘米处，体重已经增加了 6.5~8 千克。孕妈妈有可能会出现情绪不佳、心神不安、做噩梦的现象，这是进入孕 7 月，受到有可能发生早产的潜意识影响而造成的。孕妈妈不必过多担心早产问题，那只是极个别现象，只要自己一切指标正常，做好各种安全防护措施，生活细节护理得当，就能足月生产。此外，孕妈妈的身体越来越笨重，由此产生的腰背酸痛、盆腔压迫感以及头痛的症状会越来越明显，孕妈妈要多做缓解措施和运动，平静对待这些不适反应。

营养与饮食

补充天然维生素 C

维生素 C 具有抗感染、促进骨骼发育、促进伤口愈合、刺激造血功能等诸多功效，它还是参与人体氧化还原过程的重要物质，分布于人体的各个组织，对孕妈妈和胎宝宝都十分重要。维生素 C 含量最为丰富的食物要数蔬菜和水果了，那么孕妈妈可否知道，在适合自己吃的蔬菜和水果中，到底哪些品种的维生素 C 含量名列前茅呢？看看下表就可一目了然。

富含维生素 C 食物排行榜

食物名称	含量（mg）	食物名称	含量（mg）	食物名称	含量（mg）
1. 鲜枣	243	8. 苦瓜	56	15. 芦笋	45
2. 芥蓝	76	9. 豆瓣菜	52	16. 莲藕	44
3. 青椒	72	10. 西蓝花	51	17. 木瓜	43
4. 芥菜	72	11. 大白菜（梗部）	47	18. 圆白菜	40
5. 番石榴	68	12. 苋菜	47	19. 橙子	33
6. 豌豆苗	67	13. 草莓	47	20. 柑橘	30
7. 菜花	61	14. 水萝卜	45		

（含量以食物的每 100g 可食部计）

孕妈妈忌喝糯米酒

糯米酒含有一定比例的酒精，虽然含量低于普通酒类，但是即便是微量的酒精，也会通过胎盘进入胎宝宝体内，使胎宝宝大脑细胞的分裂受到阻碍，导致胎宝宝发育不全和畸形，尤其易使胎宝宝中枢神经系统出现发育障碍，造成胎宝宝出生后智力低下。因此平素爱喝糯米酒的孕妈妈，要严格忌口，待分娩后坐月子时再喝。

警惕豆浆的“假沸”现象

豆浆味美可口，其营养价值并不比牛奶低，十分适合孕妈妈在每天早餐时饮用。如果孕妈妈是在家中自己煮豆浆，就一定要将其彻底煮熟后才能喝。煮豆浆有讲究，首先要敞开锅盖煮，当孕妈妈发现豆浆开始沸腾，出现大量白色泡沫时，就以为可以喝了，其实并非如此。这时的沸腾被称为“假沸”现象，此时豆浆的温度不足 100℃，还不能够破坏豆浆中的有毒物质抗胰蛋白酶、酚类化合物和皂素等。孕妈妈一定要在出现“假沸”现象之后再继续煮 3~5 分钟，直到白色泡沫全部消失后，才能饮用。如果孕妈妈饮用了未煮熟的豆浆，有可能会引起全身中毒，出现恶心、呕吐、腹泻等现象，还会影响孕妈妈对蛋白质的消化和吸收，从而会对胎宝宝的安全和健康造成威胁。孕妈妈每次饮用豆浆以 250 毫升为宜，自制的豆浆要在 2 小时内饮用完毕。

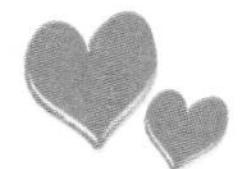

孕妈妈食谱推荐

凉拌空心菜

材料：空心菜400克，红辣椒适量，盐2克，香油5克，红油8克，味精2克，醋10克，蒜末适量。

做法：❶将原材料洗净，改刀，入水中焯熟，装盘。

❷向盘中加入盐、香油、红油、味精、醋、蒜末拌匀即可。

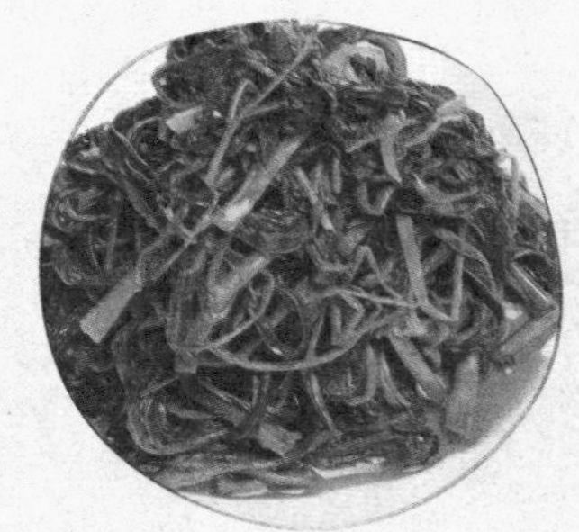

推荐理由：空心菜富含大量的膳食纤维、维生素C、维生素E、胡萝卜素以及多种矿物质，能够帮助孕妈妈排毒通便、洁齿防龋、除口臭、避免肥胖、美容、预防感染、防暑解热，还能促进胎宝宝的发育，可谓功能十分全面。

黄瓜虾仁青豆汤

材料：黄瓜300克，虾仁、青豆各100克，火腿50克，盐3克，鸡精1克，高汤500克。

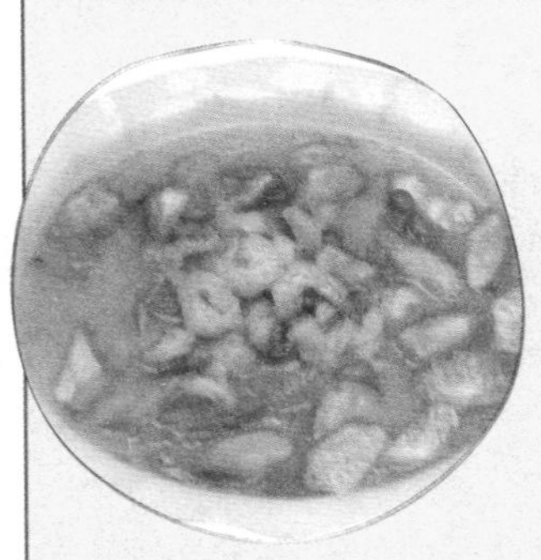

做法：❶黄瓜洗净，去皮切块；虾仁、青豆分别洗净；火腿切片。

❷锅中倒入高汤煮沸，下入黄瓜和青豆煮熟，倒入虾仁和火腿再次煮沸。

❸下盐和鸡精拌匀，即可出锅装盆。

推荐理由：此汤富含蛋白质、碳水化合物、钙等营养物质，口味清淡，开胃助食，十分适合孕妈妈佐餐食用。

环境与孕期护理

身有不便，孕妈妈要量力而为

早已大腹便便的孕妈妈，一定要高度注意自己的安全问题，不要再逞强好胜地做一些自认为能够做到的事情，如登高爬低等，孕妈妈要将自己当作一个标准孕妇来看待，告诉自己要量力而为，适可而止，做不来的事情就请身边的人帮忙，以免因为过度抻拉身体而造成不适甚至流产和早产。比如弯腰或蹲下捡地上的东西、剪脚指甲、穿鞋袜、踮脚够东西等，如果孕妈妈丝毫不感到吃力，就可以自己解决，如果稍感到吃力，就一定不要强迫自己，不要羞于向同事、朋友、家人开口，否则一旦发生意外，追悔莫及。

孕妈妈不要再值夜班

进入孕 7 月，孕妈妈应当开始逐渐减少工作量，在争得领导的同意后，将部分工作转交给其他同事，尤其是那些需要付出大量精力、体力和时间的工作，比如值夜班。按照《女职工劳动保护条例》的规定，孕妈妈从确认怀孕之日起，就可以不用值夜班，如果因为岗位需要，孕妈妈在孕前期和孕中期一直坚持值夜班，则应从孕 7 月起，和领导协商调整岗位，减少工作时间和强度，多安排休息时间，注意劳逸结合，为进入孕晚期做好准备。孕妈妈在此时切不可让自己过于劳累或经常昼夜颠倒，否则很容易发生意外。

警惕异常瘙痒

进入孕 7 月，有的孕妈妈的皮肤瘙痒加重了，而且不光是肚皮、手臂等处瘙痒，手心、脚心也觉得发痒，这时孕妈妈要提防自己是否患上了妊娠期肝内胆汁淤积症。这种病通常发生于孕 26~35 周之间，瘙痒部位以手心、脚心最为常见，之后还会伴随黄疸的出现，有的孕妈妈甚至因为瘙痒而无法入睡。患有此病的孕妈妈早产率达 36%，围产期胎儿死亡率高达 11%，还容易伴有妊娠高血压综合征等疾病，增加产后出血的可能性。因此一旦孕妈妈出现了以上症状，就要及时就医治疗，必要时还要提前终止妊娠，否则会对母婴健康造成严重危害。

胎教方案

语言胎教：给胎宝宝读散文

在给胎宝宝讲童话故事的同时，孕妈妈也可给胎宝宝念一些名家的散文，通过对这类短小优美、生动有趣、自由不受约束的文章的阅读，能让胎宝宝也徜徉在浪漫自由的文学氛围中，受到良好的熏陶。孕妈妈可以多读鲁迅、朱自清、冰心、巴金、徐志摩以及张小娴、余秋雨等现当代作家的抒情、叙事类散文，只要是文辞优美、反映美好事物的文章即可。

知识胎教：教宝宝学英文字母

孕妈妈制作完数字教学卡片后，可以依照原来的尺寸和样式，接着制作一些字母卡片，带着胎宝宝认识一下英文中的26个字母。唯一不同的是，孕妈妈可以正反两面使用教学卡片，正面写上大写的英文字母，背面写上小写字母，然后分别用两种颜色进行描绘。

开始讲解时，孕妈妈首先让自己凝视卡片上字母的轮廓，将它们清晰、深刻地印在脑中，然后重复不断地念出它们的发音，再用冥想的方式在脑中反复描摹它们的写法，同时还可以想象一下和这个字母形象相似的物体，比如字母“A”，和它相像的有屋顶、铁塔、梯子、窗户等。孕妈妈每天只需讲解一个字母的大写或小写形式即可，不必操之过急，讲解时间控制在 10~20 分钟。

胎教策略：妈妈勤动脑，宝宝智力高

孕妈妈不能因为自己怀孕了，就懒惰起来，懒得思考，懒得学习，懒得发问，这可是胎教大忌之一。孕妈妈在孕期长时间保持头脑空白，会使胎宝宝的大脑也处于空白状态，无法感知和捕捉到孕妈妈的复杂思维，久而久之，十分不利于胎宝宝脑神经和脑细胞的发育。因此孕妈妈要勤动脑，不仅要在工作上思考得更多，还应多提问，多看能为自己答疑解惑的书，并将自己的所看、所听、所想都有意识地传达给胎宝宝。此外，孕妈妈还要经常做一些锻炼思维的游戏，既能动脑，又具有趣味性，如下棋、拼图、魔方、数独、谜语等。

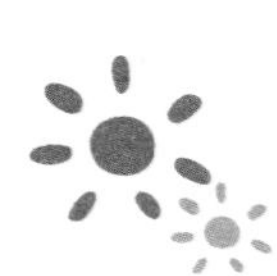

27 周 嗅觉形成了

胎宝宝的生长发育

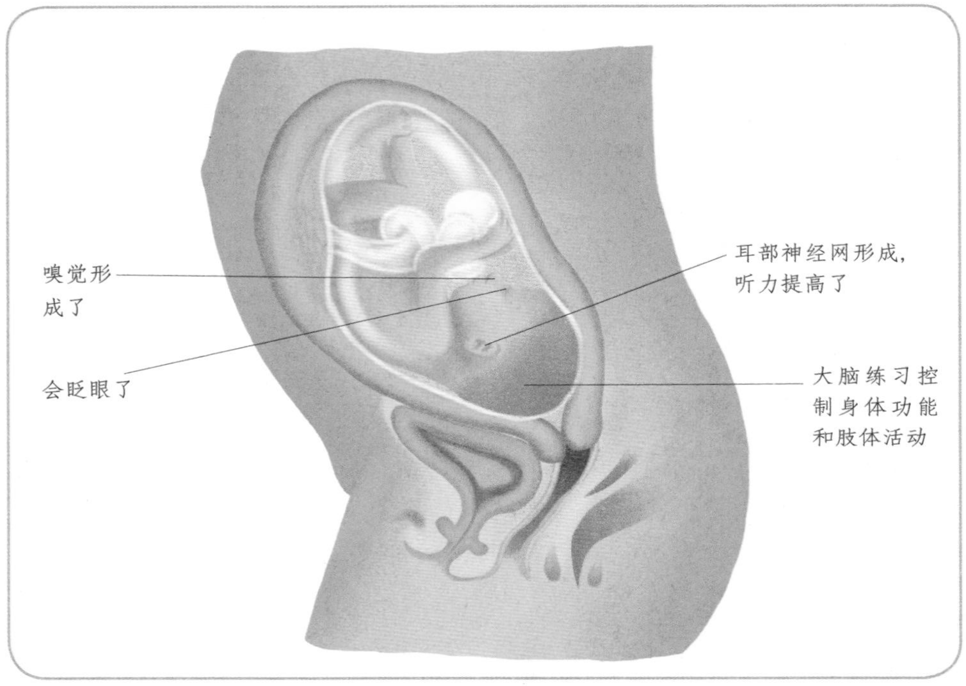

- 身长约 38 厘米，重 900~1000 克；
- 会眨眼了，不过只是偶尔为之；
- 大脑开始练习发出指令，控制身体功能的运作和肢体活动；
- 耳部的神经网已经形成，听力提高了，可以分辨和记忆更多的声音；
- 嗅觉形成，会逐渐记住妈妈特殊的味道；
- 肺部还未发育成熟，但呼吸动作仍在继续，不断吸入和呼出羊水；
- 各部分功能还不完善，发育空间较大。

孕妈妈的身体变化

孕妈妈的子宫底高度上升到了脐上约 7 厘米的位置，心脏和肺部依旧会受到子宫的压迫，更容易出现呼吸急促、气喘、心悸、心律不齐等现象。而且随着孕妈妈负荷的日益加重，身体重心容易不稳，孕妈妈行走时要注意脚下，不要走在颠簸不平或有障碍物的路上，避免摔跤，可以更换更加舒适的鞋。此外，腰酸背痛、乳房胀痛的毛病可能也在持续。

营养与饮食

柑橘虽好，却不宜多吃

芦柑和橘子是孕期对母婴最有益处的食物之一，富含叶酸、维生素A、维生素C等成分，对胎宝宝的视力和大脑神经发育起着重要的作用，还能帮助孕妈妈增强食欲，缓解呕吐，消除焦虑情绪，预防感冒，淡化妊娠斑和妊娠纹，亦可作为孕妈妈每日的加餐小零食食用。但是吃柑橘也要适可而止，不能多吃，否则极易使火旺的孕妈妈上火，发生口腔炎、牙周炎、咽喉炎等症状，甚至引起发热。因此孕妈妈每天食用的柑橘类食物以不超过3个为宜，总重量应控制在250克以内。

不吃反季节果蔬

孕妈妈应尽量多吃应季的新鲜水果和蔬菜，不要吃反季节生长的果蔬。这是因为反季节果蔬是在违反植物自然生长规律的条件下栽培出来的，虽然可以让孕妈妈随时都能吃到各种各样的水果，但是由于其营养成分的改变和不足，甚至产生了有害物质，对孕妈妈的营养摄入和饮食安全都较为不利。

反季节果蔬通常都并非是在自然条件下生长的，而是在大棚中培养出的。这些果蔬受不到自然光线的照射，通风条件不好，易缺乏叶绿素、维生素C、糖分和矿物质，品质自然较低，还会使有害物质更多地堆积在果蔬中，难以散发。此外，也是最为重要的一点，反季节果蔬通常会被施加过多的农药、化肥、激素、保鲜剂等，这些对孕妈妈和胎宝宝来说都是非常危险。因此孕妈妈要尽量避免反季节蔬菜，想吃的时候就用口味相近的应季果蔬代替。

加强补充“脑黄金”

从本周开始，孕妈妈要加强补充“脑黄金”，即能够促进胎宝宝大脑发育的DHA、EPA、卵磷脂等物质。这些“脑黄金”能够预防早产，防止胎宝宝发育迟缓，增加胎宝宝的体脂肪含量，避免出生时体重过轻，还能够及时补充胎宝宝高速发育的大脑所需。因此孕妈妈可以适当增加对海鱼、海带、红枣、坚果类食物的摄入量。

吃完葡萄不宜立即喝水或牛奶

吃完葡萄不宜立即喝水或喝牛奶，否则容易引起腹泻。孕妈妈为了自身和胎宝宝的健康，最好在吃完葡萄30分钟后再喝水或喝牛奶。

1 吃完葡萄不能立刻喝水。吃葡萄后不能立即喝水，否则15分钟内就容易发生腹泻。因为葡萄本身有通便润肠之功效，吃完葡萄立即喝水，胃还来不及消化吸收，水就将胃酸冲淡了，葡萄与水、胃酸急剧氧化发酵，加速了肠道的蠕动，就产生了腹泻。不过，这种腹泻不是细菌引起的，泻完后会不治而愈。

2 吃完葡萄不能立刻喝牛奶。葡萄里含有维生素C，而牛奶里的元素会和葡萄里含有的维生素C反应，对胃伤害很大，两样同时服用会发生腹泻，严重者会引发呕吐。所以刚吃完葡萄不宜立即喝牛奶。

孕妈妈食谱推荐

银白芽丝汤

材料：黄豆芽 150 克，西红柿 1 个，姜 2 片，水 500 毫升，盐 3 克，胡椒粉 2 克。

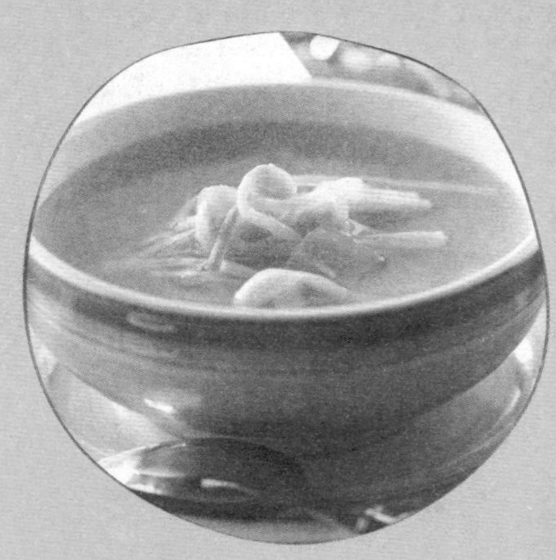

做法：❶西红柿去蒂洗净切小片，黄豆芽洗净备用。

❷锅内加水煮开，放入西红柿、黄豆芽续煮至西红柿略为散开，最后加入盐、胡椒粉即可。

推荐理由：此汤清淡爽口，能够开胃助食，滋阴清热，降低血压，还能够补充蛋白质、铁、钙、维生素等营养物质，非常适合孕妈妈食用。

冬菜蒸鳕鱼

材料：冬菜 50 克，鳕鱼 100 克，葱、红椒、蚝油、酱油各 10 克，盐 3 克。

做法：❶鳕鱼洗净，切成厚片，用盐、酱油腌渍 15 分钟；葱洗净，切碎；红椒洗净，切丝。

❷鳕鱼放在碗中，上面放上冬菜、姜丝，入锅中隔水蒸熟。

❸油锅烧热，下红椒爆香，加盐、蚝油、酱油调味，翻炒均匀，淋在鳕鱼上即可。

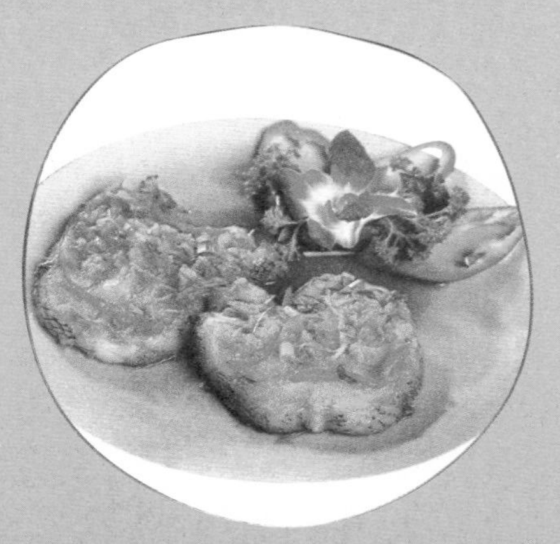

推荐理由：此菜能够帮助孕妈妈补充更多的“脑黄金”，促进胎宝宝大脑发育。

环境与孕期护理

孕衣物防蛀不用卫生球

在孕期，孕妈妈的衣物防蛀不能再使用卫生球，可以用紫外线照射的方法防潮防蛀。这是因为卫生球属于石油提取物，有着极强的挥发性，因此防蛀效果颇佳。但是其强挥发性也会危害到孕妈妈和胎宝宝的安全，有可能导致孕妈妈早产、流产或使胎宝宝畸形。因此孕妈妈一定多关注生活细节，以策安全。

不慎摔跤，该怎么办

如果孕妈妈不慎摔跤，先不必慌，通常情况下出现意外的可能性不大，因为骨盆、腹壁、子宫壁和羊水会起到很大的缓冲保护作用。但如果孕妈妈在摔跤后出现了阴道出血、阴道出水、腹痛等症状，就要引起重视，应立刻就医。尤其是摔跤后感受不到胎动，就表示情况较为危险，需要立刻监测胎心音。最严重的情况是出现了胎盘破裂，它会逐渐从子宫内膜上剥离，导致流产或早产。如果摔跤使孕妈妈出现了外伤，甚至是骨折，也要尽快就医治疗，以免感染或延误病情。

脐带打结是怎么回事

脐带是胎盘和胎宝宝之间的连接纽带，是孕妈妈和胎宝宝之间进行气体交换、营养物质供应和代谢产物排出的重要通道。脐带出现异常或受压使血流受阻时，将影响胎宝宝的发育，甚至危及他的生命。

脐带最常出现的问题就是脐带打结。而脐带打结有假打结和真打结两种。脐带假打结是指脐带血管比脐带长，血管卷曲似结，或脐静脉比脐动脉长，形成迂曲似结的情况。假打结一般不会出现危险，很少有因血管破裂而出血的情况。而脐带真打结一般多由脐带过长导致，开始时表现为脐带缠绕胎体，后因胎宝宝穿过脐带套环而成真打结。脐带真打结较少见，发生率为1.1%，围产期死亡率为6.1%。如果真打结时脐带未拉紧，则不会出现任何症状，一旦拉紧，胎宝宝血液循环受阻，易导致胎死宫内，这种真打结的情况多数要在分娩后才能确诊。因此，脐带真打结是无法预防的，孕妈妈只能通过观测胎动来进行监控，一旦发现胎动出现了异常，就应立即就医，以免造成胎宝宝死亡。

什么是母子血型不合

母子血型不合是指孕妈妈的血型与胎宝宝的血型不相同，易导致新生儿溶血症。在我国，最为常见的母子血型不合有两种。

1 ABO 溶血症。如果孕妈妈的血型为 O 型，准爸爸是 A、B、AB 型，胎宝宝的血型不与孕妈妈相同，而是与准爸爸相同。那么孕妈妈体内就可能产生对抗胎宝宝血细胞的抗体，并经过胎盘进入胎宝宝体内，导致胎宝宝体内的红细胞遭到破坏，发生 ABO 溶血症。

2 Rh 溶血症。如果孕妈妈血型为 Rh 阴性，胎宝宝血型为 Rh 阳性，那么孕妈妈血液中的抗体就会作用于胎宝宝体内的红细胞，导致 Rh 溶血症。

无论是哪种类型的新生儿溶血症，都会表现为黄疸、贫血、水肿，甚至是核黄疸、抽风、智力障碍和胎死宫内。

对此，孕妈妈要提前做好预防措施。

1 及早测定孕妈妈血清中的血型抗体浓度。

2 按照医嘱服用中药，如一些活血化瘀理气的药物，能够对孕妈妈血中的抗体产生抑制作用。

3 通过一定的医疗手段，如使用静脉注射葡萄糖、口服补充维生素C、维生素E以及间断吸氧的方式，提高胎宝宝的抵抗力。

4 如果孕妈妈的抗体过多，且接近足月，容易产生更多的抗体，在这种情况下，就要考虑是否在妊娠36周左右终止妊娠。

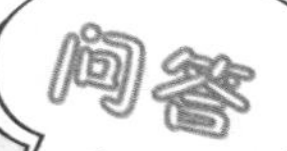

Q：什么样的孕妈妈最容易出现母子血型不合？

A：除去上述孕妈妈和准爸爸间特定的血型关系，还有出现过死胎、死产、新生儿溶血病史的孕妈妈，其再次妊娠时，发生母子血型不合、导致新生儿溶血症的可能性就会较大。

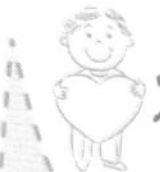

准爸爸的贴心守护

监督孕妈妈吃水果的时间

孕妈妈吃水果能够补充大量的维生素和纤维素，为胎宝宝提供丰富的营养。但是如果没有掌握好正确的吃水果时间，则会造成肥胖，或因不利于吸收而使水果的营养价值大打折扣。那么孕妈妈应该在每天的什么时间吃水果呢。首先，不要在晚饭后以及睡前吃水果，这样会导致大量热量的淤积，影响营养的吸收，使孕妈妈出现过度肥胖。孕妈妈最好在上午10点和下午3~4点的加餐时段吃水果，既易于消化，又能够使水果的营养价值发挥到最高水平。准爸爸要牢记孕妈妈每天的作息和用餐时间，准时提醒健忘的孕妈妈什么时间该吃水果了，有准爸爸如此甜蜜的叮咛，孕妈妈一定会乖乖遵从。

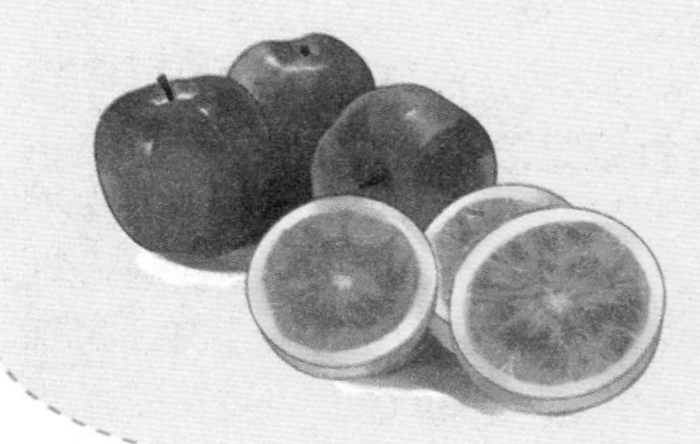

胎教方案

美术胎教：欣赏国画艺术

“国画”即“中国画”的简称，是我国清代以前人们用毛笔蘸水、墨、彩画在绢、宣纸、帛上并加以装裱的卷轴画。国画的题材可分为人物、山水、

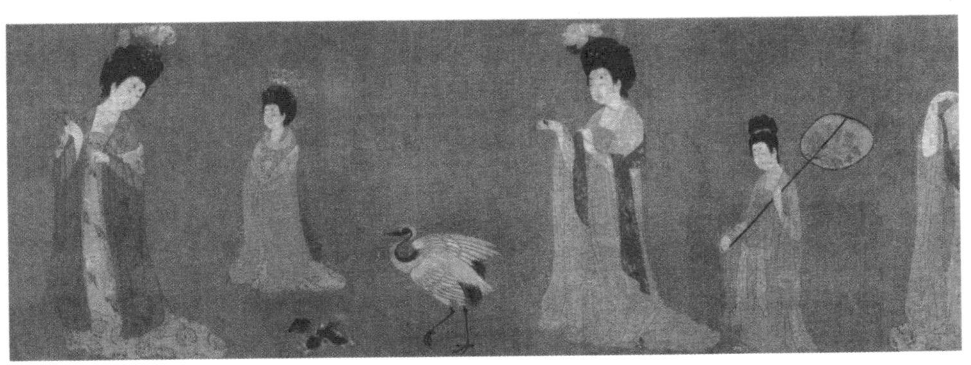

《唐宫仕女图之簪花仕女图》[唐]张萱、周昉绘。画中描绘了几位衣着华贵艳丽的女性在春夏之交抚花游园的场景，展现了她们闲适优雅的生活状态。(局部)

花鸟等，技法可分工笔和写意。这些流传后世的，特别是名家笔下的经典画作，无不体现着古人对自然、社会、政治、哲学、宗教、道德、文艺等方面的认识，给人韵味深远、飘逸洒脱、俊美艳丽、巧夺天工之感。孕妈妈可以从最为知名的中国十大传世名画开始欣赏，它们是晋代顾恺之的《洛神赋图》、唐代阎立本的《步辇图》、唐代韩滉的《五牛图》、唐代张萱、周昉的《唐宫仕女图》、五代顾闳中的《韩熙载夜宴图》、宋代王希孟的《千里江山图》、宋代张择端的《清明上河图》、元代黄公望的《富春山居图》、明代仇英的《汉宫春晓图》，以及清代郎世宁的《百骏图》。通过对这些经典国粹的欣赏，不仅能够使孕妈妈的心绪越发地宁静、平和，还能够传达给胎宝宝极好的艺术熏陶。

知识胎教：学拼音

在学习了26个英文字母的基础上，孕妈妈可以开始教胎宝宝学习汉语拼音了。首先当然还是要制作教学卡片，孕妈妈要23个声母和24个韵母分别单独写在卡片上，一共制作成47张卡片。开始进行胎教时，孕妈妈还是要首先将每个声母或韵母的外形轮廓深刻地印在脑中，然后清晰、缓慢地念出它们的发音，再在脑中反复描摹它们的写法，同时想象一下，将这些声母和韵母单独或组合在一起，能够组成哪些发音。如韵母“ao”，单独可以发出“凹”“熬”“袄”“奥”等音，如果将其与声母“b”“p”“m”组合，则可以发出“宝”“跑”“猫”等字的音。孕妈妈每天主要讲解1~2个声母和韵母即可，可以先教声母，再教韵母，或者反过来，也可以将声母和韵母一起教。

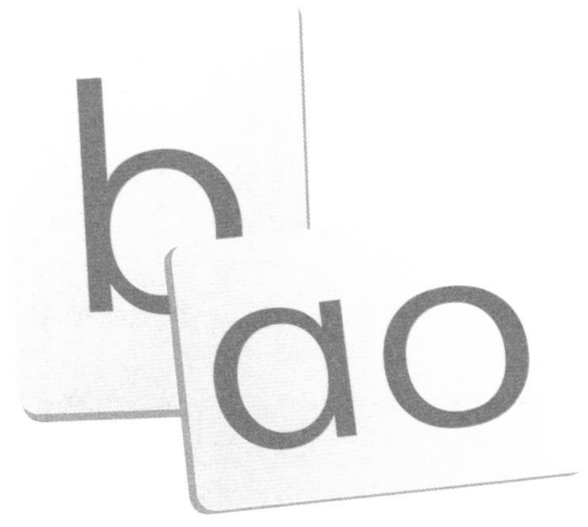

自制的拼音教学卡片

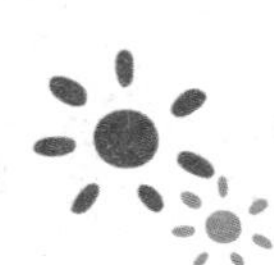

28 周 艰难的时期来临了

胎宝宝的生长发育

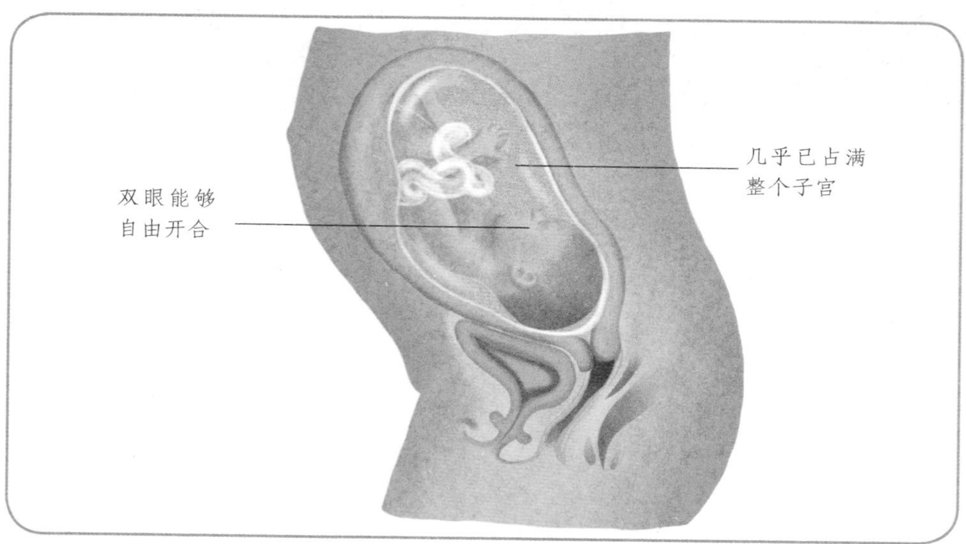

· 身长约 38 厘米，重约 1200 克；

· 几乎已经快占满整个子宫；

· 眼睛开合自如，形成了自己的睡眠周期；

· 肺叶尚未发育完全，但若早产，已经可以借助医疗设备进行呼吸，生存率很高；

· 会做梦了，醒着的时候则不断地运动和玩耍；

· 胎动依据性格出现特征，文静的胎宝宝胎动规律，次数较少，活泼的胎宝宝胎动无规律，胎动较频繁。

孕妈妈的身体变化

子宫底已经上升到了脐上约 8 厘米的位置，孕妈妈此时体重已经增加 8~11 千克。由于子宫在不断地向上压迫，孕妈妈会感到胸口憋闷、呼吸困难。生理性的子宫收缩开始出现，会使孕妈妈的腹部胀满或变硬。水肿的现象也依旧困扰着孕妈妈。此外，从本周开始，孕妈妈将进入妊娠中毒症的多发时期，初产、高龄妊娠、多胎妊娠的孕妈妈都要多加注意，如果每周体重增长超过 500 克，便有患此症的可能，要加强日常的护理工作。如果孕妈妈出现了腹痛或阴道出血，便有可能是早产征兆，要立刻就医。

营养与饮食

补铜预防胎膜早破

研究显示，孕妈妈胎膜早破与血清中铜元素含量较低有关。铜元素对胶原纤维和弹性蛋白的成熟起着至关重要的作用，而这二者又维持着胎膜的弹性与可塑性。因此，孕妈妈体内一旦缺乏铜元素，就会导致胎膜变薄，脆性增加，弹性和韧性降低，从而导致胎膜早破。而胎膜早破可引发胎宝宝的诸多危险状况，如畸形、先天发育不足、早产、胎儿宫内缺氧、宫内窘迫以及新生儿感染、体重较轻、智力低下等。因此，孕妈妈从现在起就要增加每日铜元素的摄入量，多吃动物肝脏、豆类、海产类、粗粮、坚果等食物。但是，孕妈妈也不必太过担忧，只要自己不偏食，多种营养能均衡摄入，就能大大降低胎膜早破的危险。

人参怎么吃

如果孕妈妈体质较弱，可以在孕中期及孕晚期的前四周适当服用一些人参，以增强免疫力，预防疾病侵袭，改善血液循环，防止缺氧，增强心肌收缩力，还能促进胎宝宝的发育。人参的选择以及用量应在医生的指导下进行，不可过量服用。人参的常用量为每天 3~10 克，每次蒸煮 45 分钟左右即可，少量多次地进行服用。蒸煮或服用人参时切不可与萝卜、茶水一同食用，否则会大大影响食补效果。在临近产期时，孕妈妈就不要再服用人参及其制剂了，否则易造成产后出血。如果孕妈妈在服用人参前或服用过程中，出现了头部胀痛、发热、舌苔厚腻、失眠、胸闷、腹胀、皮肤瘙痒、流鼻血等症状，则应立即停服。需要注意的是，人参属于大补元气之品，并非孕期必需品，因此一定要在医师指导下服用。

喝点儿淡绿茶

淡绿茶中含有茶多酚、芳香油、无机盐等营养成分，能够增强孕妈妈的心肾功能，促进血液循环，预防妊娠水肿，促进胎宝宝的成长，孕妈妈在孕中晚期每天喝几口淡淡的绿茶，是十分有益健康的。但是也要注意，饮茶的浓度和饮用量一定要严格把握，否则还是不喝微妙。这是因为茶叶中含有咖啡因和鞣酸，易造成母婴贫血和胎儿先天不足。如果孕妈妈爱喝茶，可以选择喝些口味特别清淡的绿茶，在午饭后 1 小时饮用，孕妈妈最好选择尺寸最小的茶杯，以控制饮用量，每天最多不可饮用超过10毫升。

吃鳝鱼防治妊娠高血压和糖尿病

鳝鱼又名黄鳝，肉嫩味鲜，含有蛋白质、脂肪、磷、钙、铁、维生素 A、硫胺素，以及黄鳝素等多种营养成分，是一种高蛋白、低脂肪的食品，营养价值很高。鳝鱼肉中所含的不饱和脂肪酸是抗氧化的物质，可以降低血中的胆固醇，抑制血小板凝集，从而有效地防止全身小动脉硬化及血栓的形成，正是妊娠高血压患者的理想食品。孕妈妈常吃鳝鱼可以防治妊娠期高血压病。鳝鱼肉中所特有的黄鳝素，能降低血糖和调节血糖，对糖尿病有较好的治疗作用，加之其所含脂肪极少，是妊娠糖尿病患者的理想食品。

不过，孕妈妈吃鳝鱼时要特别注意以下两点。第一，鳝鱼一旦死亡，其体内的组氨酸就会转变为有毒物质，切不可再食用。第二，黄鳝的血液有毒，误食会对人的口腔、消化道黏膜产生刺激作用，严重时会损害人的神经系统，使人四肢麻木、呼吸和循环功能衰竭而死亡。但毒素不耐热，煮熟食用后便不会发生中毒。

孕妈妈食谱推荐

香菇蒸鸡腿

材料：鸡腿300克，香菇30克，葱15克，盐3克，酱油、糖、料酒各适量。

做法：❶鸡腿洗净，切成块；葱洗净，切段；香菇泡软，去蒂。

❷鸡腿、香菇、葱段均放入蒸碗中，加入盐、酱油、糖、料酒拌匀后，放入电饭锅中，外锅加适量水，蒸熟取出即可。

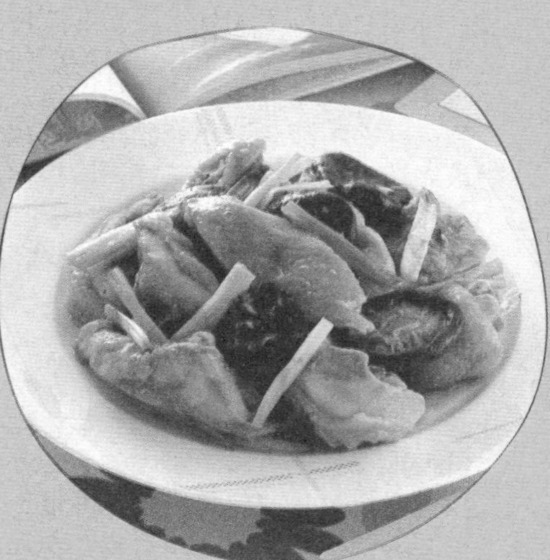

推荐理由：香菇富含铜元素，以及蛋白质、维生素E、钙、铁、锌等营养物质，鸡肉富含蛋白质和矿物质，能够极大地满足孕妈妈在此段时间的营养需求，而且此菜还能够帮助孕妈妈补气养身，提高免疫力。

三色鱿鱼汤

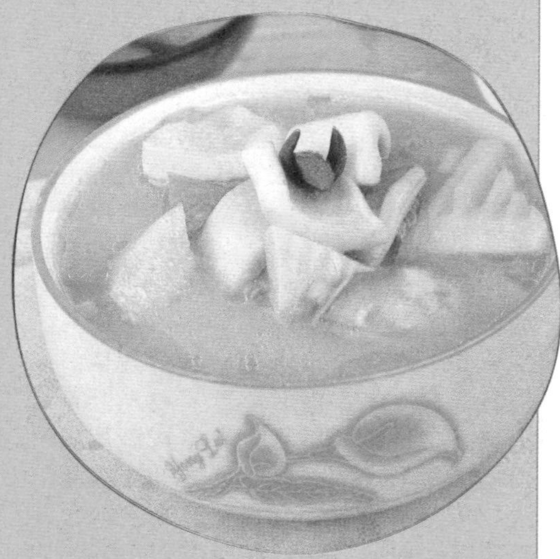

材料：鱿鱼350克，土豆、胡萝卜、笋各25克，高汤适量，精盐6克。

做法：❶将鱿鱼洗净，切块汆水；土豆、胡萝卜、笋去皮洗净，切块备用。

❷锅上火倒入高汤，下入鱿鱼、土豆、胡萝卜、笋，调入精盐煲至熟即可。

推荐理由：鱿鱼中富含极高的各种矿物质，尤其是铜、钙、铁、锌、硒等，土豆、胡萝卜、笋则富含蛋白质和钙，此汤是现阶段最适合孕妈妈饮用的汤品。

环境与孕期护理

提早练习拉梅兹生产运动法

拉梅兹生产运动法是保证孕妈妈分娩时顺产的有效方法，孕妈妈可以在进入孕晚期前就可以开始多做这样的练习，熟悉这些助产动作，使分娩时主要需要用到的身体肌肉得到充分的锻炼，增加体能，掌握更多的有助于分娩的身体技巧，帮助缓解分娩时的疼痛。孕妈妈可以将拉梅兹生产运动法当作自己在孕中晚期长期坚持的运动项目之一。

1 **盘腿运动**。孕妈妈盘腿坐在靠墙的沙发或床上，将背部倚靠住墙壁或沙发背，坚持5分钟，每日可反复练习3~5次。此举能够增加骨盆底的可动性和肌肉的韧性。

2 **摇摆骨盆运动**。孕妈妈仰卧在沙发或床上，吸气并收紧臀部肌肉，呼气时放松，反复练习5次，每日可进行3次。此举可减轻腰背酸痛的状况。

3 **压膝运动**。孕妈妈坐在沙发或床上，将双脚脚心合起，使双脚和两膝尽量靠近身体一侧，双手置于膝上，缓缓下压，再松开，反复练习5次，每日练习3次。此举能够增加骨盆底的可动性和肌肉的韧性。

4 **腿部运动**。孕妈妈仰卧在沙发或床上，双手放于身体两侧，先做深呼吸，然后吸气慢慢抬起一条腿，保持伸直状态，慢慢呼气，放下腿，两腿交替练习，重复5次，每日练习3次。此举能够加强腹部肌肉，并增加大腿和背部肌肉的韧性。

5 **压背和拱背运动**。孕妈妈跪在地上，双手扶地，两膝保持与肩同宽，先做深呼吸，然后吸气抬头，使腹部朝地面下压，让背部下沉，呼气低头，收缩臀部，将背部及腰部拱起，反复练习5次，每日进行3次。此举能够减轻腰酸背痛。

可以使用托腹带了

即将进入孕晚期，面对持续沉重的肚子，孕妈妈最好穿上托腹带，尤其是那些有过生育史、腹壁较为松弛、腹壁较薄、怀有多胞胎、腰背和骨盆较为疼痛、胎位不正、感到腹部坠胀不适的孕妈妈。托腹带可以将孕妈妈的下腹部微微托起，缓解腰部压力，预防腰痛和四肢疼痛，防止子宫下垂，保护胎位，预防腹壁松弛和下垂，保持正确的身体姿势，使身体灵活轻便起来。在选购托腹带时，孕妈妈最好选择可调节空间大、面料舒适透气、弹性好、方便穿脱的，最好准备两条以上，便于换洗。

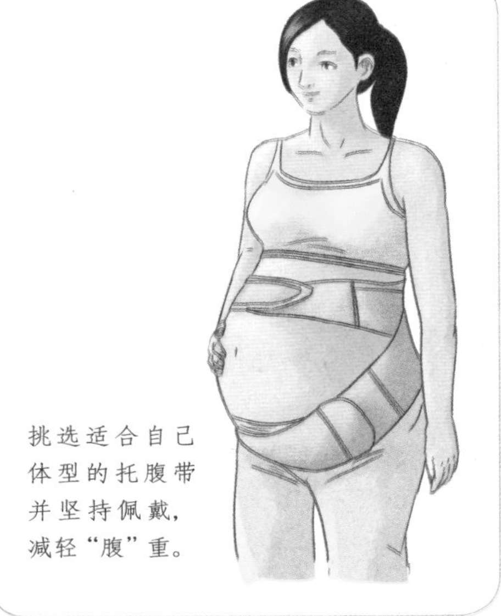

挑选适合自己体型的托腹带并坚持佩戴，减轻“腹”重。

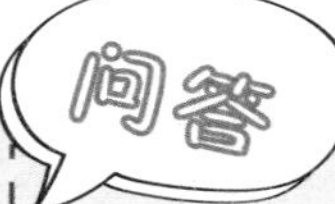

Q：托腹带怎么穿？什么时候穿？

A：将托腹带从后腰到下腹部围一圈，使其平整地贴在皮肤上，不要缠得太紧。感觉起来像是有一双手轻轻托起自己的下腹部，很舒适，没有压迫感，这样才是正确的穿着方式，也不会影响胎宝宝的生长发育。在孕妈妈需要站立和走动的时候再穿托腹带，坐着或睡觉时一定要将其摘下来，使腹部得到放松。

医生叮嘱要遵从

接近孕晚期，各种不适和突发状况将陆续出现，孕妈妈一定要严格遵照医嘱行事，即便孕中期曾经有所怠慢，从本周起一直到分娩，孕妈妈一定要像孕早期那样，时刻加倍小心，坚决做好日常的防护工作。比如，不能吃的药坚决不吃，该休息时就要卧床休息，需要多补充的营养元素一定要及时进补，千万不可逞强或有逆反心理，否则一旦发生流产和早产情况，对胎宝宝会造成极大的影响，到时已无法挽回。

胎教方案

语言胎教：妈妈为你骄傲

即将进入孕晚期，那是迎接宝宝出世的最后一段重要时期，孕妈妈是不是有很多话想要跟胎宝宝分享呢，那就对着他深情地说一说吧。

宝宝，你知道吗，咱们现在已经走完了孕期的大半，就快要抵达胜利的终点了，妈妈现在好开心。咱俩一直很顺利，很健康，即便有时候妈妈身体有些不舒服，不过为了迎接你的到来，再多的苦妈妈也愿意为你承受。你将要迈入“宫中生活”的最后一段时期了，在这个转折点上，你是不是也和妈妈一样怀揣着激动和期盼的心情呢，我相信一定是这样的，因为我们心意相通。爸爸每天都在盼着能赶快见到你，但是妈妈告诉他，你还有快速成长的三个月时间要度过呢。现在，我们仨谁都别着急，一步一步，静静地走完这段最后的旅程吧，你说好吗?

情绪胎教：家庭和谐是胎宝宝快乐的源泉

人们每天有三分之二的时间是待在家中的，因此家庭成员之间关系的和谐，是提升孕妈妈情绪指数和幸福感的源泉，也是让胎宝宝快乐成长的根本所在。无论是孕妈妈、准爸爸，还是双方父母或其他家庭成员，只要共同生活在同一屋檐下，就要尽量和睦相处，即便有过一些磕磕绊绊，但是全家人也要为胎宝宝的健康着想，尽量化解矛盾。家庭成员在孕期与孕妈妈相处时要多加爱护和忍让，多给予她一些关怀、呵护和照顾，多帮她分担一些家庭事务，让孕妈妈的情绪时刻处在平静或愉悦中。孕妈妈自己也要重视家庭和睦的问题，即便产生了摩擦，也要尽早让自己从不良情绪和“战场”中抽离出来，淡忘和忽视这些矛盾，做自己快乐心灵的主人，只有让自己释怀了，才能真正地保护胎宝宝的健康和安全。

孕 7 月常见不适

心悸气喘、呼吸困难

由于血容量的增加，使孕妈妈心脏负担增大，以及子宫不断压迫心脏和肺部，易使孕妈妈出现心悸气喘的现象。对此，孕妈妈要多爱护自己，不要勉强去干体力活，或者拎重物，上下楼要慢慢走，如果在行走中突发心悸气喘或呼吸困难，要立即停下来休息。孕妈妈平时也不要讲话过多，避免使自己劳心劳神。此外，如果孕妈妈患有心脏病、妊娠贫血、妊娠高血压综合征等症，也可能引起心悸和气喘，一定要区别对待，如果心悸、气喘、呼吸困难等问题较为严重或持续存在，就要及时就医，以免耽误治疗。

脱发

如果只是少量的脱发，孕妈妈可以不必在意，这是正常现象。如果孕妈妈出现了大量脱发，则可能是由贫血或营养不良造成的，孕妈妈要及时去医院检查，一旦确诊，就要加强营养的补充，不可怠慢和忽视，以免对胎宝宝造成影响。

腹胀

孕妈妈的胃肠道受到不断增大的子宫的推挤，胃部被稍往上推，肠道被推挤至上方或两侧，进而影响了它们正常的消化和排泄功能，引起腹胀。此外，孕妈妈活动力的减少，胃肠蠕动减弱，以及过多高蛋白、高脂肪食物的摄入，都是造成腹胀的原因之一。对此，孕妈妈要从饮食习惯上多做调整，比如遵照上文所说的要少量多餐、细嚼慢咽、少吃易产气食物、多喝温开水、补充纤维素、加强运动、适当按摩等，都能有助缓解腹胀的症状。

小腿抽筋

进入孕 7 月，小腿抽筋的现象可能依旧如影随形。孕妈妈不必担心，遵照上文介绍的方法进行护理，即可使症状减轻。

乳房胀痛

乳房胀痛持续出现，这是激素的作用，孕妈妈只要及时更换合适的胸罩，每天清洗和护理好乳房，就能保证乳房健康，并适当缓解不适感。孕期已过半，孕妈妈只要再稍稍忍耐几个月，就能顺利度过这段时期。

胎盘早剥

在孕 28 周到分娩期，正常位置的胎盘在胎儿分娩出之前，部分或者全部从子宫壁剥离，这种现象被称为胎盘早剥。这种病症往往起病急、发展快，如果不及时抢救，很有可能会威胁母婴生命。因此，如果孕妈妈出现了阴道流血、子宫板硬、压痛、剧烈腹痛、胎动加快或消失、胎心音含混不清或消失、进入休克状态等症状，要立刻就医。大部分胎盘早剥的出现都与妊娠高血压综合征、慢性高血压、慢性肾炎以及外伤史等因素有关，孕妈妈如果患有这些疾病，一定要加倍小心自身的健康和安全。

妊娠高血压综合征

在孕 7 月末一直到分娩前的这段时间，是妊娠高血压综合征的高发时期。妊娠高血压综合征是指孕妇出现高血压、水肿及蛋白尿，严重时可出现抽搐与昏迷，简称“妊高征”。据孕妇的症状严重程度，临床分为轻度妊高征、中度妊高征、重度妊高征。轻度妊高征是指孕妇血压较基础血压略有升高，有微量尿蛋白或轻度水肿的现象。中度妊高征是指有高血压、尿蛋白、水肿三者中任意两种或两种以上的情况发生。重度妊高征主要是指孕妇患上了先兆子痫和子痫。先兆子痫是指孕妇同时出现高血压、水肿

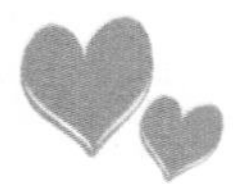

和尿蛋白，并伴有头痛、眼花、胸闷、恶心、上腹不适、呕吐等症状。子痫则是指在先兆子痫的基础上，出现全身抽搐和昏迷的现象，还伴随有肺水肿、急性心力衰竭、急性肾功能不全、吸入性肺炎、窒息、胎死宫内等严重并发症。因此一旦孕妈妈出现了上述症状，应及时送医诊断治疗，以防发生危险。

为避免出现妊高征，孕妈妈在日常生活中要做好以下几点：

1 坚持定期进行产前检查，有必要者增加产前检查次数，以便在病症轻微时就能够得到彻底地治疗和控制；

2 注意饮食调配，保证低盐、低热量、高蛋白的饮食原则，每日饮水量不要过大，每餐以八成饱为宜；

3 注意保暖，保证睡眠，睡姿以左侧卧位为宜；

4 克服恐惧心理，保持心态平和、宁静，不要过度操劳。

此外，患有中度及重度妊高征的孕妈妈，一定要住院治疗，经治疗不愈甚至病情加重时，可以提前分娩或终止妊娠。

假性宫缩与早产宫缩

假性宫缩是一种偶然发生的子宫收缩，并不是早产和足月分娩时产生的真正的宫缩。发生假性宫缩时，孕妈妈会感到肚子发硬、发紧，伴随类似月经来潮时的腹痛，或者没有任何疼痛感，常发生于孕妈妈长久保持一个姿势不动时。假性宫缩持续时间和间隔时间也没有规律，间隔时间一般为十几分钟或 1 小时，持续时间几秒钟或几分钟都有。对此，孕妈妈可以多做深呼吸，或者喝一些水，以及变换一下姿势，都能够得到缓解。

但是如果孕妈妈出现了下列情况之一，就一定要立刻就医，极有可能是出现了早产宫缩，而非属于正常现象的假性宫缩。如宫缩频繁且伴随疼痛，1 小时之内宫缩出现 4 次以上，或者阴道出血，阴道分泌物带有血丝或呈粉红色，腹部有下坠感，后腰明显疼痛等。

妊娠抑郁症

进入孕 7 月以后，随着早产的可能出现，部分孕妈妈容易重新患上妊娠抑郁症。表现为焦急、惶恐、神经过敏、压抑感、自己吓唬自己、担心早产、害怕分娩、担心自己及胎宝宝会发生危险、易怒、害怕责难、害怕孤独，以及在身体上出现头晕目眩、胸口疼痛、便秘、腹泻、头痛、疲惫、虚弱、易累等症状。

如果孕妈妈出现了一些或较多的上述症状，就说明有一定程度的抑郁倾向，一定要及时和家人沟通，及时向医生寻求帮助。此外，孕妈妈还要多进行自我调整，尽可能分散自己的注意力，多做一些能够占据自己思维空间的事情，或者多和好朋友聊聊天，也可以找过来人取取经，尽可能地向她们倾诉自己的困扰，使自己在更多的时间中保持放松和冷静的状态。孕妈妈要客观地看待自己所担心的问题，使自己的内心强大起来，切忌对未知情况妄加揣测。

第四章
孕晚期，迎接新生命的诞生

正式跨入临近分娩的最后3个月，小宝贝随时都有可能降临，孕妈妈又要像孕早期那样，需要加倍注意自己的安全了，以便能够让宝贝足月生产。而诸多的不适感也不断涌来，更多的身心疲惫总是挥之不去，休息静养是关键。孕妈妈要坚强起来，为分娩做足准备，站好属于孕妈妈时期的最后一班岗。

29 周 隔着肚皮能摸到小脚丫了

胎宝宝的生长发育

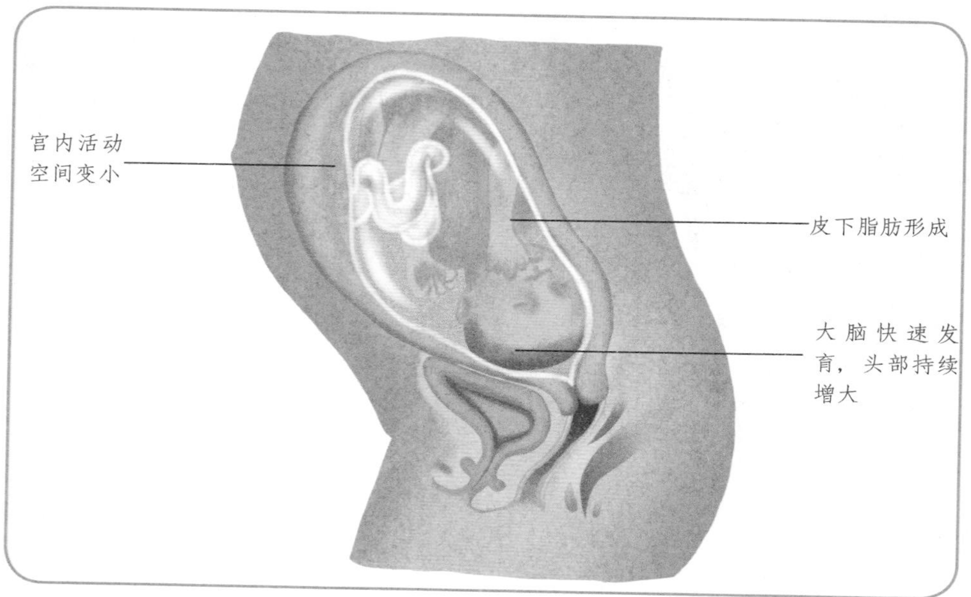

· 身长 38~43 厘米，重 1200~1300 克；
· 器官功能在不断完善，肢体也在不断长大；
· 大脑正在形成数十亿的脑细胞，感官能力提高，大脑能对感官刺激做出反应了；
· 大量神经细胞的形成使头部持续增大；
· 皮下脂肪初步形成，看上去变得光润、饱满了，皮肤也不再皱巴巴的了；
· 宫内活动空间变小，但胎动依旧频繁。

孕妈妈的身体变化

子宫底上升到脐上 8~10 厘米处。从本周开始，孕妈妈会感到肚子偶尔会出现一阵阵的发硬和发紧，这是正常的假性宫缩现象，孕妈妈不必惊慌。此时，孕妈妈如果轻按腹部，不仅能够感觉到胎宝宝的宫内运动，甚至能够摸出小手、小脚、小屁股的形状，非常有意思。但是同时也不可过于麻痹大意，要将早产宫缩和假性宫缩很好地区别开。

进入孕晚期，孕妈妈的生活重点就是要多休息，避免长时间的站立和行走，要回归到孕早期那种谨慎小心的状态中，保护好自己和胎宝宝的安全和健康。

营养与饮食

孕晚期饮食要点

1 **适当增加蛋白质的摄入。**在孕晚期，胎宝宝不断长大，发育加快，孕妈妈的代谢也在增加，而胎盘、子宫、乳房也不断在增长，需要大量的蛋白质的供应，孕妈妈每日应摄入80~100克蛋白质，以提供足够的营养和热量。

2 **保证钙和维生素D的足量供应。**孕妈妈在整个孕期都需要补钙，以孕晚期的需求量为最大，这是因为胎宝宝牙齿和骨骼的钙化在加速，其体内钙质有一半以上是在孕晚期储存的，因此需要更多的钙质。而摄入更多的维生素D，能够促进钙质的吸收。因此在孕晚期，孕妈妈每日应摄入不少于1500毫克的钙和10微克的维生素D。

3 **减少脂肪和碳水化合物的摄入。**过多的脂肪和碳水化合物会使孕妈妈摄入过多热量，加上孕晚期活动量减少，很容易使体重增长过快，或使胎儿生长过大，对分娩造成影响。

4 **补充足量的维生素。**孕妈妈要补充足量的维生素 B_1、维生素 B_2、维生素C等水溶性维生素，这些物质能够保证分娩时子宫收缩强健有力，避免使产程延长。

5 **适当增加零食和夜宵。**孕妈妈要继续贯彻少食多餐的饮食原则，可将餐次增加，适当多吃一些干果、水果等食物当作加餐。如果孕妈妈的体重一直控制在合理范围内，还可以每日增加一次夜宵，但在夜宵中应尽量选择易消化的、少盐、少糖、少油的食物。

6 **继续禁食刺激性食物。**对于咖啡、浓茶、辛辣味道的食品等刺激性食物，孕妈妈一定要忌口，否则会出现或加重痔疮的情况。

孕晚期盐和酱油的摄入量要减半

进入孕晚期，孕妈妈盐的摄入量要从每日不超过6克变为不超过4克，酱油也不要超过10毫升，否则极易加重心脏和血管负担，发生妊高征，增加分娩时的危险。孕妈妈在减少盐和酱油摄入量的同时，食欲必定会受到一定影响，可以多采用一些促进食欲的方法，比如多吃一些少盐和少糖的凉拌菜、蔬菜沙拉或水果沙拉，或者在饭前喝一些肉汤，或在烹制菜肴时稍微多放一些醋，都能适当地增强孕妈妈的食欲，避免营养和热量的摄入不足。此外，孕妈妈还要注意，在孕晚期一定要尽量避免在外就餐，否则依旧容易导致盐和酱油的摄入量超标。

让孕妈妈心情变好的食物

进入孕晚期，孕妈妈又变得容易焦虑和烦躁了，对早产和临产的恐惧可能总是挥之不去，而日益沉重的身体和诸多不适症状也让孕妈妈十分难受，处在这种状态之中的孕妈妈，会使胎宝宝受到一定程度的不良影响，反而会增加早产的概率。因此孕妈妈除了要尽可能地做好自我调节工作外，还可以适当多吃一些能让自己感到轻松、心情变好的食物。

1 香蕉。香蕉能够提供使孕妈妈精力充沛、精神振奋的重要物质酪氨酸，以及令孕妈妈感到精神满足的色氨酸，从而起到预防焦虑情绪产生的作用。

2 豆类食品。豆类食品中普遍富含大脑所需的优质蛋白质和氨基酸，能够增强孕妈妈脑血管的功能，从而促使心情舒畅。

3 南瓜。南瓜富含维生素 B_6 和铁，能够将孕妈妈体内所储存的血糖转变为葡萄糖，而葡萄糖正是大脑所需的燃料，能够帮助赶走不良情绪。

4 樱桃。樱桃能够改善孕妈妈头晕、头痛、疲劳乏力、肌肉酸痛的症状，身体负担减轻了，心情自然能够畅快许多。

5 鱼油。鱼油中的脂肪酸有抗抑郁的作用，能阻断神经传导路径，增加血清素的分泌量，使孕妈妈的心理焦虑得到减轻。

6 牛奶。牛奶能够让孕妈妈紧张、暴躁、焦虑的情绪得到放松。

7 全麦面包和苏打饼干。它们富含矿物质硒，有抗抑郁的作用。

8 海鱼和蘑菇。它们是最佳的维生素 D 的来源，而维生素 D 是促进快乐激素形成的十分重要的营养元素。尤其在冬天，当日照不足或室外活动减少时，孕妈妈更应该适当多吃点儿海鱼和蘑菇。

9 鸡蛋和酸奶。鸡蛋和酸奶富含蛋白质，而蛋白质能够促进神经传输物质的活动，帮助孕妈妈恢复精神。

孕妈妈食谱推荐

香菇鸡肉羹

材料：大米 50 克，香菇 2 朵，鸡胸肉 50 克，青菜 2 棵，植物油 5 克。

做法：❶将大米淘净，香菇切碎，鸡胸肉剁泥，青菜切碎。

❷在锅内倒入植物油加热，加入鸡肉泥、香菇末翻炒。

❸把淘好的米下入锅中翻炒数次，和鸡肉泥、香菇末混匀，然后在锅内加水，煮成粥后，加入青菜碎，熬至黏稠即可。

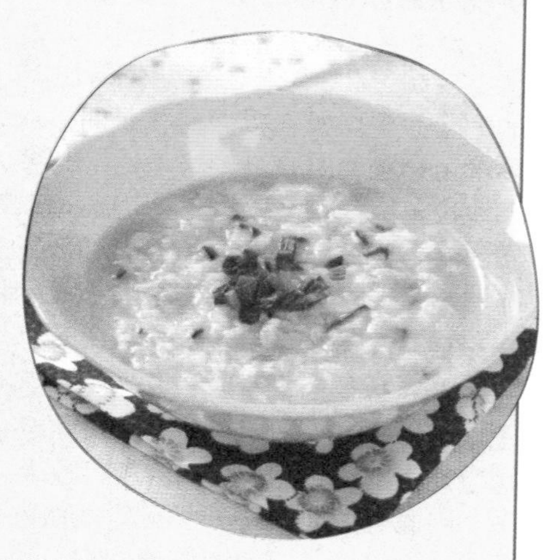

推荐理由：香菇鸡肉羹的热量较低，纯蛋白质含量较高，属于高蛋白类食物，香菇中含有的微量元素可以调节身体状态。

果味鱼片汤

材料：草鱼肉175克，苹果45克，色拉油20克，盐5克，香油4克，葱末、姜片各3克，白糖、味精各2克。

做法：❶将草鱼肉洗净切成片，苹果洗净切成片备用。

❷净锅上火倒入色拉油，将葱、姜炝香，倒入水，调入盐、味精、白糖，下入苹果、鱼片煮至熟，淋入香油即可。

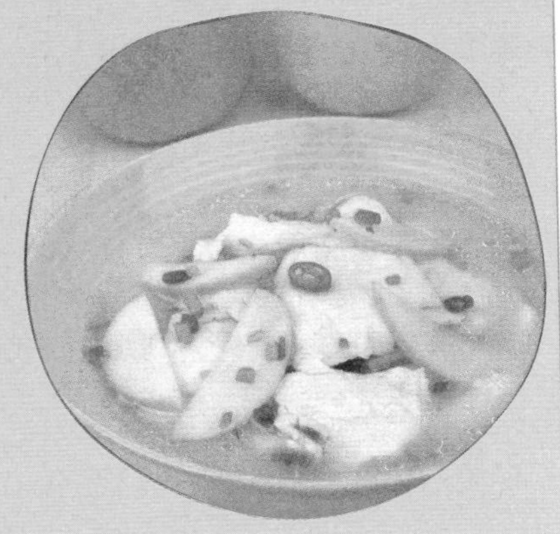

推荐理由：草鱼是营养价值非常高的海产品，能够补充孕妈妈所需的多种矿物质，缓解抑郁情绪，苹果则能够缓解孕妈妈头昏乏力、体虚倦怠的情况，十分适合孕妈妈在孕晚期食用。

环境与孕期护理

开始坚持数胎动

从进入孕晚期的第一周开始，即孕29周，孕妈妈就要坚持每天自行监测胎动了。这是因为胎动是胎宝宝活动的生命体征，也是胎宝宝存活的表现；进入孕晚期，胎宝宝形成了自己的睡眠规律，使胎动的出现也变得更加规律；而且，这时孕妈妈有可能因为各种原因出现早产征兆或导致早产；加之胎宝宝在宫内的活动越来越受限，有可能出现宫内缺氧、宫内窘迫等情况，这些都能够通过对胎动的监测，及时地得以发现，使母婴尽快得到救治。此外，孕妈妈将监测的胎动数据提供给医生，也能为诊断胎宝宝的健康情况提供数据依据。

孕妈妈从现在开始，要每天早、中、晚定时监测胎动，找准胎动出现的规律，每次监测1小时，如早7~8时1次，午1~2时1次，晚8~9时1次，将每日监测的3个时段固定下来。监测结束后，孕妈妈要立即将胎动数字记录下来，将3个时段的胎动数字相加，乘以4，得出当天12小时的胎动总数。此后对比每天的12小时胎动总数，如果变化不大，则说明胎宝宝发育正常，如果变动较大，孕妈妈应立即就医检查。具体来说，每小时的胎动数应不低于3次，如果整个监测时段中都没有胎动，结束后又再出现，说明胎宝宝在监测时段中正在睡觉，这是正常的。如果每日的胎动总数大于30次，属正常，偶尔在20~30次之间，也属正常，但若长期处在30次以下，或突然某一天变为20次以下，孕妈妈应及时就医检查。

此外，孕妈妈也不可机械地将胎动监测情况作为判断胎宝宝健康与否的唯一依据。有时，如果孕妈妈发生高热、严重的腹部撞击、严重外伤、严重的妊娠高血压以及脐带绕颈、打结，都有可能导致胎宝宝出现胎动异常，尤其是当胎动突然变得急剧，然后又突然停止时，孕妈妈要马上警觉，立即就医，不能再依靠分时段监测胎动的方法，否则极易造成胎宝宝宫内缺氧而死亡。

孕晚期要停止性生活

进入孕晚期，孕妈妈的身体变得越来越敏感，如果这时进行性生活，只要准爸爸的动作稍猛或用力稍大，就极可能导致胎膜早破，使羊水大量流出，使胎宝宝发生宫内缺氧或窘迫；还会发生宫内感染，影响胎宝宝的智力及身体发育。此外，还有可能导致更为危险的脐带脱垂，造成早产或胎死宫内。因此，在整个孕晚期，孕妈妈和准爸爸最好像孕早期那样，停止性生活。如果一定要进行性生活，次数也不能频繁，以每周最多 1 次为宜；性生活进行的时间也不宜过长，最好不要超过 5 分钟；准爸爸的动作必须轻柔，避免机械性的反复刺激或刺激孕妈妈的敏感部位；还要注意体位，最好采用准爸爸从背后抱住孕妈妈的侧卧式，并且一定要戴上避孕套。需要注意的是，在整个孕 10 月，由于子宫口张开，使胎宝宝受到细菌侵袭的可能性空前加大，因此要绝对禁止性生活。

克服孕晚期的焦虑情绪

进入孕晚期，孕妈妈最容易出现的问题就是孕晚期焦虑，总会担心将来的分娩是否能够顺利完成，自己生出的宝宝是否健康等。对此，孕妈妈一定要放宽心，以免在孕期的最后阶段，因过多的不良情绪对胎宝宝造成影响，导致功亏一篑。孕妈妈要正视自己即将面临的分娩，多进行自我鼓励和心理调适，多看孕产育儿类的书籍，让自己储备更多的知识，掌握遇到各种问题时的解决办法，懂得越多就能更多地减少对未知的恐惧。孕妈妈要告诉自己，船到桥头自然直，那么多妈妈都能顺利生产，为什么自己不能。而且，只要孕妈妈选择正规的大型医院进行分娩，那里技术设备先进，产科医生和护士都有着丰富的接生经验，而且会有好几位医护人员指导、监控和陪伴孕妈妈度过整个分娩过程，因此发生危险的可能性非常小。对于胎宝宝，只要孕妈妈在整个孕期都坚持做好产前检查工作，而且胎宝宝也没有出现过重大的问题，孕妈妈就完全可以放心，自己的宝宝出生后一定是最健康、最活泼的那一个。

问答

Q：如何面对分娩之痛？

A：分娩时的疼痛是在所难免的，只要咬紧牙关，让自己坚持住，就会很快过去。而且孕妈妈要知道，在自己感到疼痛的同时，胎宝宝也和你一样经受着分娩之痛的洗礼。分娩时，胎宝宝在进入和通过弯曲、狭窄的产道时，会尽自己的最大努力，先让自己的头部挤入产道，然后再不断地扭转身体，以找到最佳的娩出路线，在这一过程中，他也在经受着挤压带来的疼痛，不停地与妈妈一起努力和挣扎，有宝宝的陪伴，孕妈妈应该充满力量和勇气，不会再感到那么害怕了，不是吗？如果自己支撑不住，又怎么能保证胎宝宝的顺利娩出呢。

胎教方案

知识胎教：学汉字

在学习过数字、字母、拼音之后，孕妈妈可以开始教胎宝宝学汉字了。可以从笔画数最少又具有较为简单含义的汉字开始教起，如“一”“二”“十”“人”“儿”“力”等。孕妈妈当然还是要先制作教学卡片，然后再按照上文中介绍的，反复将形象印入脑中、反复念出发音、脑中反复临摹写法、脑中联想搜集形似事物的方法，进行汉字胎教教学。

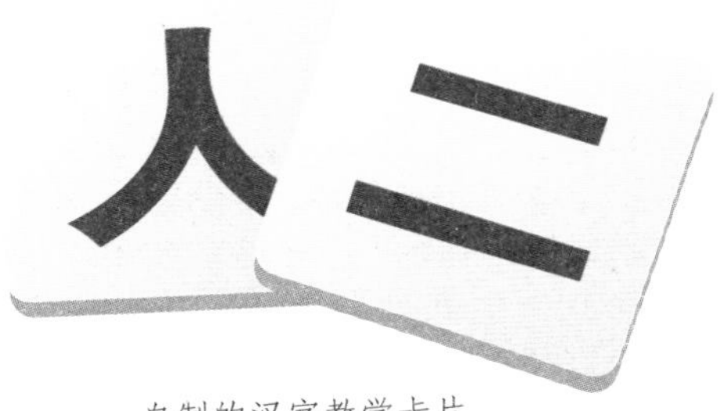

自制的汉字教学卡片

情绪胎教：两个人的“找茬”游戏

在孕晚期，孕妈妈需要更多地进行卧床休息，加上情绪有可能较为紧张和忧虑，此时迫切需要一种既能缓解心情、分散精力，又能作为胎教手段的方法。那就带着胎宝宝玩一玩经典的找茬游戏吧。所谓“找茬游戏”，是指寻找两幅看似相同图画中的不同之处，并尽量找全。孕妈妈最好选择印在书上的找茬游戏，避免电脑和手机的辐射污染，图画内容的选择也要尽量简单，最好是色彩明亮、主题积极的图画，孕妈妈玩起这样的游戏，才能既不感到疲惫，又兴趣盎然。此外，通过这样的胎教方式，还能活跃孕妈妈的大脑，从而带动胎宝宝的大脑运转，让宝宝出生后更聪明。

胎教策略：看电视不是胎教

有的孕妈妈会认为，电视中的信息集中、信息量大，能够从中了解很多事物，因此带着胎宝宝看电视，不是正好有利于胎教吗。这种想法是不正确的，看电视绝不属于胎教。这是因为胎教只能采取信息量少、较为简单、反复重复的教学方法，否则不但达不到胎教效果，还会因过多的信息量、声波和明暗变化，而使胎宝宝在宫内受到很大影响。此外，电视作为电磁辐射源，会污染室内环境，对孕妈妈和胎宝宝的健康不利。因此，看电视不但不能成为胎教的方式之一，孕妈妈还应少看电视。

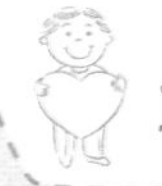

准爸爸的贴心守护

不要让孕妈妈的情绪雪上加霜

孕妈妈在孕晚期可能容易产生焦虑感，担心分娩过程和胎宝宝的健康，准爸爸多多少少也和孕妈妈一样有这样的担忧。但是，准爸爸要尽量避免向孕妈妈袒露自己的这些心情，更不能厉声要求孕妈妈务必保证分娩的顺利进行和宝宝的健康，以免加重孕妈妈的思想负担，雪上加霜，对胎宝宝产生影响，或发生危险。因此，准爸爸要收起自己的担心，在孕妈妈面前更多地扮演乐观好爸爸的角色，体贴周到地呵护孕妈妈的生活，用积极向上的思想宽慰和影响孕妈妈，努力使她也变得坚强、乐观起来，不再受到恐惧心理的摆布。只有这样，夫妻感情才能融洽，孕妈妈才能真正放松下来，从而保证母婴在分娩过程中的安全和健康。

孕晚期应做的检查

开始围产期的产前检查

围产期是指怀孕满28周到产后7天的这段时期。处在孕晚期的孕妈妈和胎宝宝又变得相对脆弱和危险起来，容易出现很多并发症，危及母婴健康。对这些疾病如果能早发现、早治疗，则能帮助母婴顺利地度过围产期。因此坚持定期的产期检查是极为必要的。如果孕妈妈只在出了问题时才到医院进行检查和寻求帮助，由于医生对孕妈妈之前的孕期情况的不了解，手头资料有限，无法做出肯定和准确的判断，则很容易对母婴健康及分娩造成很大的风险和困难。

在孕晚期的头两个月中，孕妈妈要坚持两周一次的产检，严格地说是孕30周、32周、34周、36周共四次检查。进入最后一个月，37~40周，则要坚持每周都进行检查。

骨盆检查

骨盆的大小及形态决定着胎宝宝是否能够顺利从阴道娩出。通过对孕妈妈骨盆的测量检查，即骨盆内径和骨盆出口的大小，医生能够估计出胎宝宝与骨盆之间的比例，从而判断孕妈妈是否能够自然分娩。因此骨盆检查是非常必要的，通常在孕37周时进行，如果骨盆内径过窄、出口过小，医生会建议孕妈妈采取剖宫产。

乳腺和乳头检查

乳腺和乳头检查不在正常的产检项目中，但是孕妈妈也不可忽视这些检查，应主动要求医生为自己进行检查。乳腺方面，孕期由于激素的作用，会导致孕妈妈出现乳腺增生、乳房肿胀等情况，使乳腺炎和乳腺癌的发生率大大增加。这一点通常容易被孕妈妈和家人忽视，这是因为乳腺炎和乳腺癌的症状和正常的妊娠反应十分相似。因此，孕妈妈在整个孕期，尤其是孕晚期，应至少要求做一次乳腺检查。乳头检查则是为了确保孕妈妈在产后能够进行母乳喂养，因此要请医生检查孕妈妈是否有扁平乳头或乳头凹陷的情况，以便及时进行矫正。

超声波检查

孕晚期的超声波检查通常在孕32周那次的产前检查中进行。一般是用于检查胎宝宝的情况是否一切正常、分娩能否顺利进行等。通过超声波检查，医生能够看到胎宝宝的姿势和体积，全面检查胎宝宝的身体器官，查出是否存在功能异常；通过对胎宝宝双顶径、股骨长和腹围的测量，判断胎宝宝是否存在发育不良；还能估测胎宝宝的各种生命活动，如心脏活动、四肢活动、呼吸情况、吞咽情况等；并观察胎宝宝的成长环境，如羊水量的多少、胎盘的位置等。

检查结束后，孕妈妈会拿到超声波检查报告单，医生会在上面写明这次检查的诊断结果，是否发现了特殊情况，胎儿是否发育正常等。此外，孕妈妈也可根据其上所附的正常情况参考值进行对比，确认胎宝宝的生长情况。

衣原体检查

衣原体是一种常见的性传播疾病病原，一般通过性活动进行传播，造成感染。此种感染通常没有任何症状，很难被发现。如果孕妈妈造成了此种感染，则会将衣原体通过产道传播给婴儿，造成新生儿衣原体感染，引发眼疾或肺炎，十分危险，因此孕妈妈要重视衣原体检查。

胎心监护

胎心监护工作一般是在孕36周的产前检查中开始，此后每周的产前检查都会进行。通过胎心监护，能够检查出胎宝宝是否存在宫内缺氧等宫内异常情况。胎心监护一般持续20分钟，如果胎宝宝在此期间胎动次数超过3次，每次胎动时，胎心每分钟加速超过15次，则可以说明胎宝宝在宫内无明显异常。如果没有达到这两项数值，也不能说明胎宝宝出现了异常情况，需要继续监测1小时左右，以得出更加准确的判断。

胎位检查

正常的胎位应是胎体纵轴与母体纵轴平行，胎头俯屈并处在骨盆入口处，称“头位”。而头部仰伸、臀部在下、横卧、斜卧等姿势则属于胎位不正。在孕晚期的产前检查中，医生会通过四步手法来确定胎位是否存在异常。在检查时，医生会将双手分别置于孕妈妈的宫底和腹部两侧、趾骨联合上方等处进行触摸和按压，判断胎宝宝在宫底的身体部位、胎背朝向、先露部位是胎头还是胎臀、胎头入盆程度等。如果孕妈妈胎位不正，则可在孕30周前自行矫正。孕30周后若还未自动复位，则可由医生帮助矫正。若超过孕36周，就很难再进行矫正，医生会根据胎位异常的情况和孕妈妈的身体条件，确定孕妈妈是否必须采取剖宫产的分娩方式。

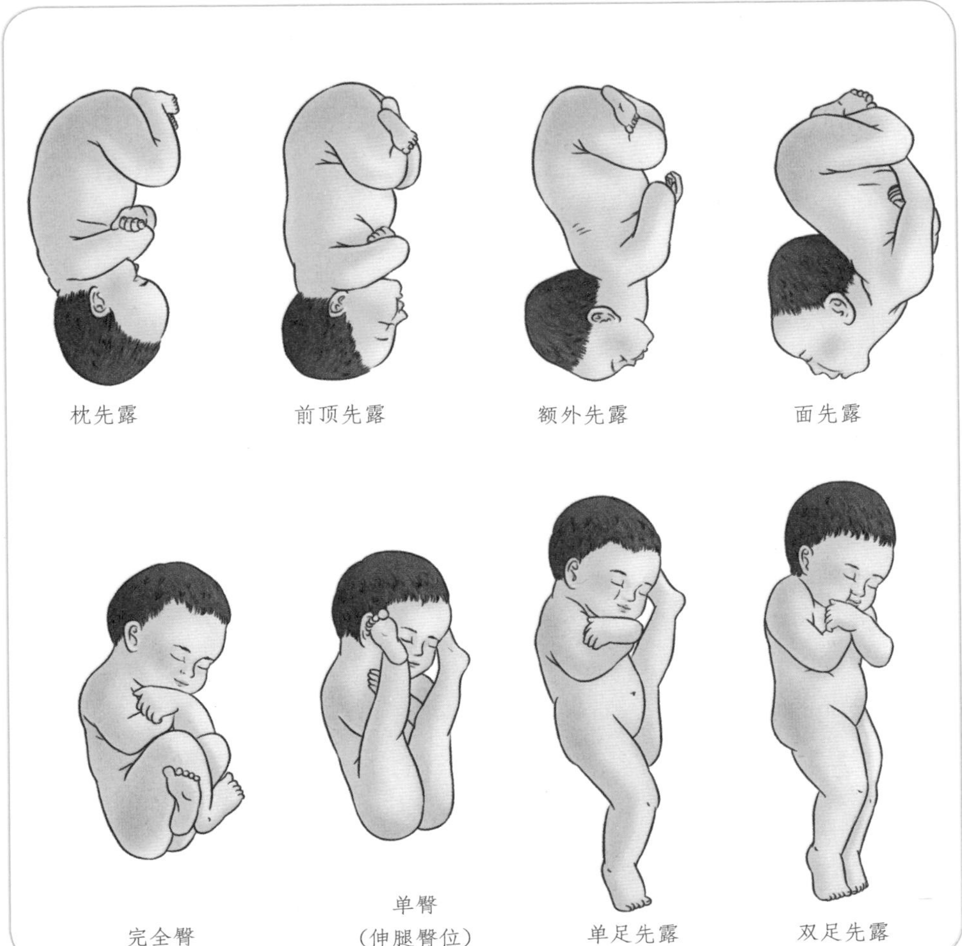

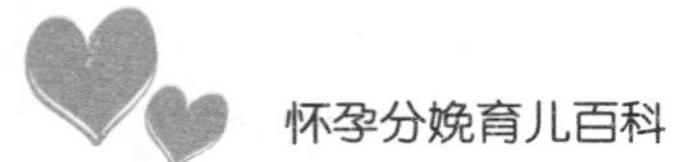

30 周 远离妊娠高血压综合征

胎宝宝的生长发育

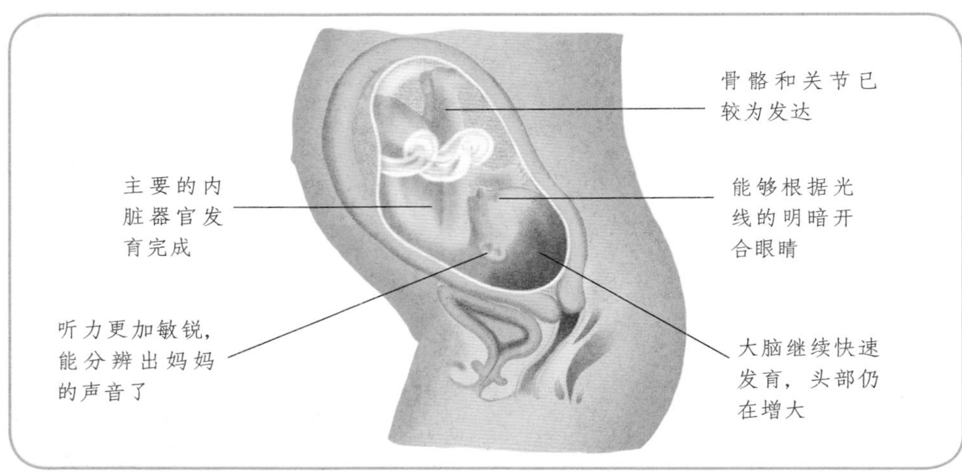

· 顶臀长 27 厘米，身长 43~44 厘米，重约 1500 克；

· 头部继续增大，大脑和神经系统继续快速发育，大脑开始向颅骨外推，形成了更多的沟回，神经网络密布；

· 能够看清子宫内的景象，并能根据光线的明暗开合眼睛，明亮时合上，昏暗时睁开；

· 会因外界噪声而影响睡眠，并踢肚表示抗议；

· 会分辨出妈妈的声音了，听到后会安静下来，并专注地倾听；

· 主要的内脏器官发育完成，达到了出生后的水平；

· 骨骼和关节已较为发达；

· 免疫系统开始发育；

· 如果是男孩，他的睾丸正在从肾脏附近的腹腔沿腹股沟向阴囊下降；

· 如果是女孩，她的阴蒂已经突出出来，但还并未被小阴唇所覆盖；

· 活动空间变小，在子宫中的位置相对固定，随意的转动和翻身逐渐消失。

孕妈妈的身体变化

子宫底上升到了脐上 10~12 厘米的地方，不断膨大的子宫使孕妈妈的腹壁越发紧绷，暗紫色的妊娠纹越发明显。孕妈妈还会持续感到呼吸困难，行动吃力，身体的负担在迅速加重，食欲也开始减退了，这是子宫压迫到胃部的缘故。此外，孕妈妈能够从肚皮上看到胎动了，自己的肚子被胎宝宝顶得东一个包，西一个包，十分有趣。如果孕妈妈出现了无规律的假性宫缩，一定要及时休息，避免发生意外。

营养与饮食

妊娠高血压综合征该怎么吃

1 **必须少盐。**每日摄入量不得超过2克，如果病情较为严重，则需保持零盐摄入。

2 **不吃容易刺激肾脏的食物。**如具有刺激性的辣椒、料酒、辛辣调味料以及韭菜、芹菜、大蒜、蒜苗、葱、姜、洋葱、辣萝卜等。

3 **多吃具有利尿消肿作用的食物。**如冬瓜、西葫芦、茭白、红豆、鲫鱼、鲤鱼、燕麦、莴笋、生菜、黄瓜、糯米、黑豆、荠菜、白萝卜等。

4 **补钙。**妊娠高血压综合征的发生多与孕妈妈缺钙有关，因此要加强补钙。

5 **补充蛋白质。**妊娠高血压综合征会导致孕妈妈体内流失大量的蛋白质，因此要及时补充，尽量选择动物性的优质蛋白质。

6 **补锌。**患有妊娠高血压综合征的孕妈妈通常容易缺锌，因此要多吃瘦肉和鱼虾进行补充。

7 **补充维生素C和维生素E。**孕妈妈通过多吃新鲜的瓜果蔬菜和各种坚果，补充足量的维生素C和维生素E，能够减轻妊娠高血压综合征的症状。

8 **控制脂肪的摄入。**尤其要控制动物性脂肪的摄入，以免加重病情。

应对营养需求高峰的饮食方法

在孕晚期，胎宝宝进入了生长发育的又一个高峰时期，对营养的需求量也达到了高峰，但是孕妈妈究竟该怎么吃，才能一方面应对营养的需求高峰，一方面又能很好地控制体重的过快增长，避免发生妊娠糖尿病、妊娠高血压综合征等疾病，避免生出巨大儿呢？

1 **多吃粗粮。**粗粮富含蛋白质、碳水化合物、叶酸、B族维生素和多种矿物质，能够满足胎宝宝的多种营养需求，因此孕妈妈要多吃玉米、糙米、燕麦、荞麦等食物。

2 **选择体积小、营养价值高的食物。**这样的食物不仅体积小、营养含量丰富，还能帮助孕妈妈减少食用量，从而控制热量的摄入，可谓一举两得，这样的食物有黄豆、虾皮、鸡蛋、鹌鹑蛋、花生、核桃、松子、樱桃等。

3 **以量少而丰富为原则。**孕妈妈除了要坚持少食多餐的原则，还应注意每餐所食用的食材种类，尽量使之丰富，所含的营养素也要尽量多元，如蔬菜、水果、粗粮、肉类、坚果、豆类、奶类、鱼类最好都有一些，其中蔬菜和水果的种类尽量丰富一些。

吃点儿紫色蔬果

蔬菜和水果的颜色深浅与营养价值的高低有着密切关系，无论相同品种或不同品种的蔬果，营养价值越高的食物通常颜色越深。因此孕妈妈不妨多吃一些紫色蔬菜和水果，这些食物中普遍含有花青素，具备很强的抗氧化、预防衰老、预防妊娠高血压综合征、改善肝功能的作用，还能够聪耳明目，改善眼部疲劳，非常适合长期使用电脑、面黄倦怠、易疲劳、长有妊娠斑和妊娠纹的孕妈妈食用。较为常见的紫色蔬果有茄子、紫米、紫玉米、紫甘蓝、紫山药、紫萝卜、紫秋葵、葡萄、蓝莓、桑葚等。

孕妈妈食谱推荐

四季豆西红柿

材料： 四季豆300克，西红柿1个，盐、糖各3克。

做法： ❶四季豆洗净，去头尾，切成段，用沸水焯烫后，放入锅中煸炒熟，盛盘备用。

❷西红柿洗净切片，加水煮熟，加盐、糖调味。

❸将西红柿汁淋于四季豆上即可。

推荐理由： 四季豆和西红柿均含有多种营养成分，能够满足孕妈妈的营养所需。但是制作此菜时也要注意，应少放酱油和盐，以免盐分摄入过多，或加剧孕妈妈的妊娠高血压综合征。

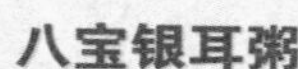

八宝银耳粥

材料： 银耳、麦仁、糯米、红豆、芸豆、绿豆、花生仁、大米各20克，白糖3克。

做法： ❶银耳泡发洗净，择成小朵备用；麦仁、糯米、红豆、芸豆、绿豆、花生米、大米分别泡发半小时后，捞出沥干水分。

❷锅置火上，倒入适量清水，放入除银耳外的所有原材料煮至米粒开花。

❸再放入银耳同煮至粥浓稠时，调入白糖拌匀即可。

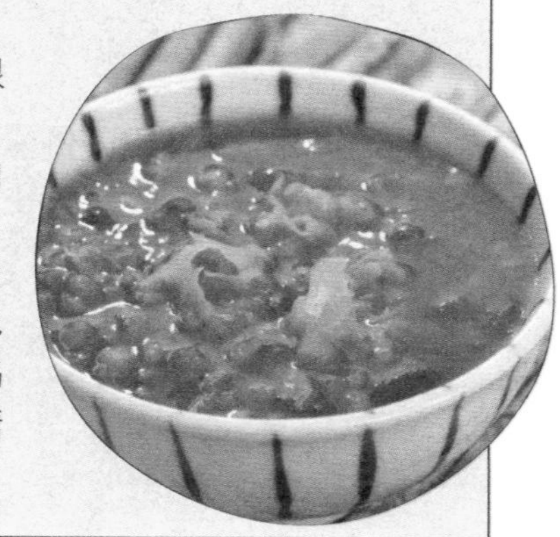

推荐理由： 此粥实可谓是一举数得，包含多种豆类及粗粮，营养丰富，非常适合孕妈妈在孕晚期经常食用。但同时也要注意，白糖的使用量不可过多，以免引发妊娠糖尿病。

环境与孕期护理

避免久站、久坐和提重物

在整个孕期，孕妈妈都不宜久站、久坐和提重物，到了孕晚期，尤其如此。

1 **不宜久站。**由于子宫不断膨大和沉重，使孕妈妈在站立时，腹部向前突出，身体重心也因而前移。孕妈妈为了保持身体平衡，不得不将上半身努力向后仰，此举会使背部肌肉变得紧张，如果长期保持站姿，会造成腰肌劳损，发生腰背疼痛。

2 **不宜久坐。**随着身体负担的加重，孕妈妈下肢静脉曲张、会阴静脉曲张、水肿的现象会所有加重，增加孕妈妈的不适感，还容易造成行动不便和肥胖。

3 **不宜提重物。**孕妈妈应避免做晾晒衣物、提水、攀高、扛重物、搬运重物等劳作，否则极易诱发子宫收缩，导致胎膜早破或早产。

坚持测量宫高、腹围、体重

进入孕晚期，孕妈妈要在准爸爸的帮助下，每周坚持测量宫高、腹围和体重，做好家庭孕期监测工作。如果孕妈妈的宫高、腹围和体重增长过快，则说明有可能发生了羊水过多，或胎宝宝增长过快，有长成巨大儿的危险，易造成难产。因此孕妈妈要及时调整饮食，限制热量的过多摄入。如果发现宫高、腹围和体重没有增长或增长缓慢，则有可能是胎儿生长缓慢，体型过小，此时则要加强营养供给。当然，自行测量的宫高和腹围有可能存在误差，如果发现增长过快或过缓，可以及时到医院进行专业测量和诊断。

远离花粉，避免宝贝患哮喘

进入孕晚期，孕妈妈越来越接近产期，这时可能会有更多的亲朋好友前来探望，赠送鲜花表示慰问。但是鲜花中的花粉，对母婴来说却有着极大的危险性。这些花粉一旦被孕妈妈吸入呼吸道，尤其是对于患有花粉过敏的孕妈妈，极易引发过敏性鼻炎、皮肤荨麻疹等过敏反应，还会使胎宝宝出生后患哮喘的可能性大大增加。尤其是在孕期的最后三个月，也就是整个孕晚期，孕妈妈是否吸入花粉类物质，决定着胎宝宝出生后患哮喘的可能。因此，孕妈妈一定要远离鲜花，婉言谢绝亲朋的好意，不要随意靠近或闻花草的气味，家中如有养花，最好暂时移走，与孕妈妈彻底隔离，尤其对于有花粉过敏的孕妈妈更应如此。此外，孕妈妈出行最好也戴上口罩。

准爸爸的贴心守护

每天帮孕妈妈洗脚

此时的孕妈妈，肚子大得早已看不见自己的双脚了，弯腰、下蹲更是费劲。因此准爸爸要坚持每天为孕妈妈洗脚，做一做足部按摩，并定期修剪脚指甲，让孕妈妈身心得到彻底的放松，缓解她的静脉曲张和腿足水肿症状，还能让孕妈妈有更多地被重视、被呵护之感，从而减轻心理压力和身体不适。

胎教方案

情绪胎教：玩玩智力游戏

上文提到过，孕妈妈在孕期不能让自己的大脑处于停滞状态，否则不能更好地促进胎宝宝脑神经和脑细胞的发育。因此，孕妈妈要勤动脑，不如先做一做爱因斯坦那道著名的谜题。即便孕妈妈曾经做过，也不一定记得思考过程和答案了，不妨再做一遍。这道题是这样出的：

有一排相互毗邻的房子，一共五间，每一间房子的颜色都不同。在这些房子里住着五个不同国籍的人，每个人喂养了不同的动物，喜欢不同的饮料，抽不同的雪茄。

英国人住在红色房子里。瑞典人养狗。丹麦人喜欢喝茶。绿色的房子在白色房子的左边。绿色房子的主人喜欢喝咖啡。抽“Pall Mall”牌雪茄的人养鸟。黄色房子的主人抽“Dunhill”牌雪茄。住在中间房子的人喜欢喝牛奶。挪威人住在第一间房子里。抽“Blends”牌雪茄的人住在养猫的人隔壁。养马的人住在抽“Dunhill”牌雪茄的人隔壁。抽“Blue Master”牌雪茄的人喜欢喝啤酒。德国人抽“Prince”牌雪茄。挪威人住在蓝色房子的隔壁。抽“Blends”牌雪茄的人有一个喜欢喝水的邻居。最后请问，谁养鱼？（答案见下页）

语言胎教：朗朗上口的小童谣

童谣在我国有着悠久的历史，最早始于《诗经》。所谓童谣，就是指传唱于儿童之口的没有乐谱和音节的简短的歌谣。童谣的种类繁多，有摇篮曲、游戏歌、数数歌、问答歌、连锁调、拗口令、颠倒歌、字头歌和谜语歌等。那么从现在起，孕妈妈就每天给胎宝宝念一首朗朗上口的童谣吧。比如：

· 山羊上山，山碰山羊角，水牛下水，水没水牛腰。

· 编、编、编花篮儿，花篮里面有小孩儿，小孩儿的名字叫花篮儿。

· 水牛儿，水牛儿，先出犄角后出头，你爹你妈给你买了烧羊肉，你不吃不吃，全让老猫给你叼走了，喔！

· 奔儿头，奔儿头，下雨不发愁，人家打雨伞，他打大奔儿头。

· 二月二，接宝贝儿，接不着，掉眼泪儿。

· 小白兔儿白又白，两只耳朵竖起来，爱吃萝卜爱吃菜，蹦蹦跳跳真可爱。

· 小皮球，架脚踢，马马莲开花二十一，二五六，二五七，二八二九三十一，三五六，三五七，三八三九四十一……

· 三轮车，跑得快，上面坐着个老太太，要五毛，给一块，你说奇怪不奇怪。

· 我有一个金娃娃，金胳膊金腿金头发。第一天我到河边去打水，丢了我的金娃娃，我哭我哭我哇哇地哭；第二天我去河边去打水，找到了我的金娃娃，我笑我笑我哈哈地笑；第三天日本鬼子来到我的家，抢了我的鸡，抢了我的鸭，抢走了我的金娃娃，最后还给我俩耳光，我哭我哭我哇哇地哭；第四天解放军叔叔来到我的家，还了我的鸡，还了我的鸭，还了我的金娃娃，最后还给了我一个大红花，我笑我笑我哈哈地笑。

· 一个蛤蟆一张嘴，两只眼睛四条腿，扑通一声跳下水。两个蛤蟆两张嘴，四只眼睛八条腿，扑通，扑通，跳下水……

· 我们都是木头人，一不许哭，

二不许笑，三不许漏出大门牙，看谁的立场最坚定。

·摇，摇，摇，摇到外婆桥。外婆对我笑，叫我好宝宝。糖一包，果一包，吃完饼儿还有糕。

·排排坐，吃果果，幼儿园里朋友多。你一个，我一个，大的分给你，小的留给我。

·新年到，放鞭炮，噼噼啪啪真热闹。耍龙灯，踩高跷，包饺子，蒸甜糕，奶奶笑得直揉眼，爷爷乐得胡子翘。

·一二三四五，上山打老虎，老虎没打到，打到小松鼠，松鼠有几只，一二三四五。

·拉大锯，扯大锯，姥姥家里唱大戏。接姑娘，请女婿，就是不让冬冬去。不让去，也得去，骑着小车赶上去。

·一二三，爬上山，四五六，翻跟头，七八九，拍皮球，张开两只手，十个手指头。

·小青蛙，叫呱呱，捉害虫，保庄稼，我们大家都爱它。

·什么好？公鸡好，公鸡喔喔起得早。什么好？小鸭好，小鸭呷呷爱洗澡。什么好？小羊好，小羊细细吃青草。什么好？小兔好，小兔玩耍不吵闹。

·从前有座山，山里有个庙，庙里有个锅，锅里有个盆儿，盆里有个碗儿，碗里有个碟儿，碟里有个勺儿，勺里有个豆儿，我吃了，你馋了，我的故事讲完了。

·一九二九不出手，三九四九冰上走。五九六九，抬头看柳，七九河开，八九雁来，九九加一九，耕牛遍地走。

胎教策略：抓住时机，加强胎教效果

进入孕晚期，胎宝宝的感官能力越来越接近出生后的婴儿，还具备了记忆力。因此，孕妈妈要抓住这进行胎教的最佳时机，不断重复每种胎教中的同一种刺激方法，让胎宝宝对这些胎教内容更加熟悉，使这些信息能够逐渐进入他的记忆系统，在他出生后进行胎教巩固时，就能得到事半功倍的效果。比如，语言胎教反复给胎宝宝朗诵固定的1~2篇故事，音乐胎教则每天都播放同一首歌曲，美术胎教每天都品味同一幅世界名画，知识胎教每天都学习0~9十个数字，等等，重复周期以周为单位，本周重复这一套胎教内容，下周就换另一套。通过这样的办法，不断地强化胎教效果，促进胎宝宝的大脑发育，从而使他在出生后，能够比别的宝宝更快掌握更多的知识，具备更多的艺术天赋，或思维更加灵活。

上页答案：

挪威人住在黄色房子里，抽“Dunhill”牌雪茄，爱喝水，养猫；

丹麦人住在蓝色房子里，抽“Blends ”牌雪茄，爱喝茶，养马；

英国人住在红色房子里，抽“Pall Mall”牌雪茄，爱喝牛奶，养鸟；

德国人住在绿色房子里，抽“Prince”牌雪茄，爱喝咖啡，养鱼；

瑞典人住在白色房子里，抽“Blue Master”牌雪茄，爱喝啤酒，养狗。

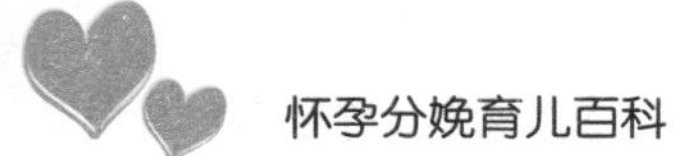

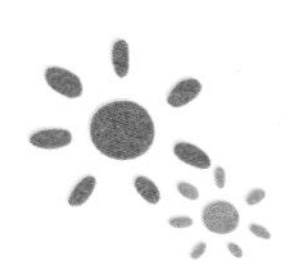

31 周 宝宝的房子变小了

胎宝宝的生长发育

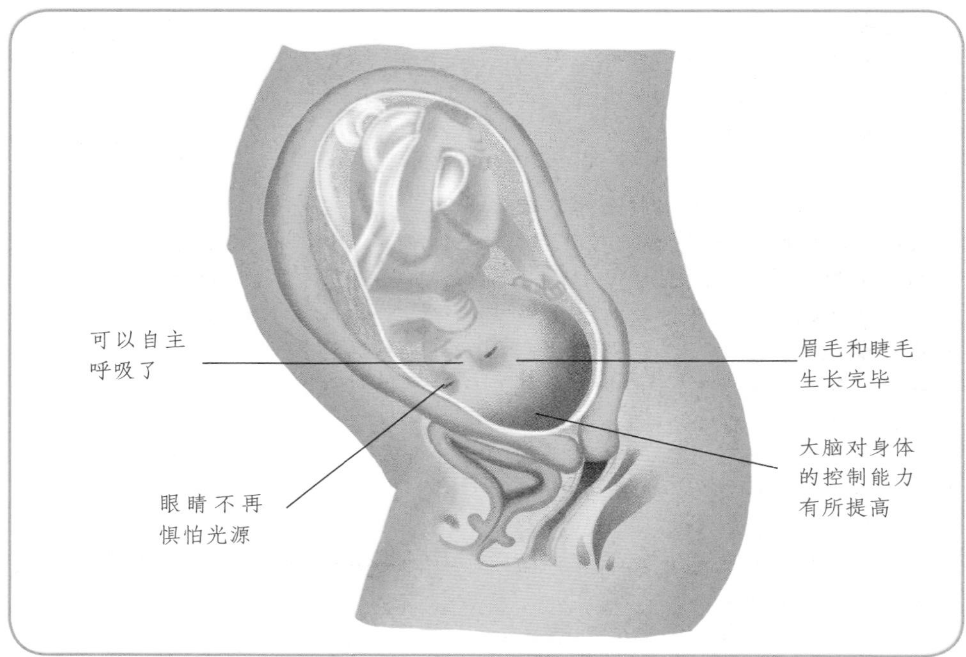

· 顶臀长约 28 厘米，重约 1500 克；

· 肺部和消化系统已经发育完成，若此时早产，已经可以自主进行呼吸了；

· 皮下脂肪不断增厚，皮肤皱纹减少，身体更加光润；

· 大脑对身体的控制能力有所提高；

· 眉毛和睫毛已经长全；

· 眼睛开合自如，不再惧怕光源，而是开始追随光源，甚至会做出伸手想要触摸光源的动作；

· 手指甲和脚指甲生长完毕；

· 胎动的幅度和强度开始减弱，次数开始开始减少。

孕妈妈的身体变化

子宫底高依旧在脐上 10~12 厘米的位置，变化不大。由于子宫底压迫孕妈妈的横膈膜，因此呼吸困难、喘不上气的现象变得更为普遍，这种情况会在几周后得到缓解。孕妈妈还会出现胃胀的情况，导致食量减少，这也是因膨大的子宫带来的压迫力而导致的；但是孕妈妈饿得也很快，使加餐次数变得更多。

营养与饮食

这么吃预防早产

1 多吃鱼。鱼被称为“预防早产的最佳食品”，孕妈妈吃鱼越多，其足月分娩的可能性就越大，生出的宝宝也比一般婴儿更加健康和有活力。孕妈妈以每周吃一次鱼为宜，坚持到分娩，早产的可能性仅为1.9%，而从不吃鱼的孕妈妈早产的可能性为7.1%。但是孕妈妈也要注意避免食用汞含量超标的鱼，以防影响胎宝宝的大脑发育。

2 多吃叶酸含量丰富的食物，也能够延长妊娠时期，预防早产。

3 少吃寒凉食物，如螃蟹、梨、冰激凌、冰镇饮料等，否则易引发早产。

4 少吃过咸的食物，否则易引发妊娠高血压综合征，从而增加早产的发生率。

5 不吃易导致早产的食物，如黑木耳、螃蟹、甲鱼、薏米、马齿苋、山楂、芦荟、桂圆、人参、鹿茸、荔枝、杏、杏仁等，这些食物具有活血化瘀、兴奋子宫、刺激子宫收缩、动胎动血的作用，易引发早产。

适量补充锰元素

锰是人体必需的微量元素之一，它在人体肝脏、骨骼、脑垂体中的含量最高，直接影响到人体骨骼的生长、血液的形成、分泌系统和生殖系统的功能、蛋白质和核酸的合成、糖类和脂肪的正常代谢等。为保证胎宝宝的正常发育，避免出现生长停滞、骨骼畸形或软骨病，孕妈妈一定要补充足够的锰元素，如果过度缺乏，还会导致孕妈妈出现惊厥或死亡。富含锰的食物有粗粮、坚果、豆类和绿叶蔬菜，其中以粗粮含量最为丰富，孕妈妈如果被查出缺乏锰元素，一定要及时进行补充。

孕晚期每天怎么吃

进入孕晚期，孕妈妈需要摄入的营养量在不断增加，三餐和加餐到底该吃什么，怎么吃，才能满足胎宝宝和孕妈妈的双重需要呢，看看下表吧。

餐次	可选内容
早餐	1. 肉包子、素包子、豆包、烧饼、全麦面包、馄饨、什锦饭、葱花饼选其一； 2. 凉拌菜、蔬菜沙拉、苹果适量选其一； 3. 小米粥、南瓜粥、红豆粥、蔬菜粥、蛋花粥、大米粥等选其一； 4. 固定吃鸡蛋1个，喝牛奶1杯。
加餐	各类水果、干果、全麦饼干、全麦面包、汤粥等、凉拌青菜、蔬菜沙拉。
午餐	1. 什锦烧豆腐、凉拌芹菜、凉拌藕片、银耳拌黄豆芽、清炒蚕豆、素烧菜花、清炒莜麦菜、上汤娃娃菜、醋熘绿豆芽、蒸南瓜、素炒小白菜、松仁玉米、番茄炒蛋、西芹百合、烧茄子、清蒸黄豆选其二；

餐次	可选内容
午餐	2. 豇豆炒肉丝、莴笋烧肉、鱿鱼烧茼蒿、肉末炒青椒、腰花炒虾仁、蘑菇肉片、豆角烧肉、肉末四季豆、西红柿牛腩、猪肝胡萝卜、火爆腰花、鱼香肉丝、板栗烧鸡、核桃炒鸡丁选其一； 3. 红烧肉、土豆炖鸡块、红烧鸡翅、红烧鸡腿、瓦罐牛肉、葱爆羊肉、烤乳鸽、烧鹅、红烧海参、清蒸鲫鱼、红烧鲤鱼、红烧带鱼、面筋塞肉、蒸排骨、油焖大虾选其一； 4. 山药羊肉汤、乌鸡汤、蘑菇白菜汤、松仁海带汤、鸭肉冬瓜汤、蛋花汤、鱼头豆腐汤、鸡血豆腐汤、老鸭汤、青菜排骨汤、海参煲、雪菜肉丝汤、汆丸子汤、紫菜蛋花汤、疙瘩汤、冬瓜火腿汤、西红柿鸡蛋汤、鸭血粉丝汤、金针菇蚌肉汤选其一； 5. 米饭、什锦饭、面条、饺子、馒头、花卷、蛋炒饭、烤红薯、粥选其一。
加餐	各类水果、干果、全麦饼干、烤馒头片、全麦面包、酸奶、果汁、凉拌青菜、蔬菜沙拉等。
晚餐	1. 清炒菜心、芹菜香干、清炒空心菜、凉拌海带丝、素炒西蓝花、清炒荷兰豆、清蒸山药、清蒸芋头、洋葱炒鸡蛋、清炒蒜苗、凉拌生菜、素炒芥蓝、凉拌蕨菜、香椿炒鸡蛋、韭菜炒鸡蛋、香菇菜心、凉拌海蜇、凉拌豆腐皮选其二； 2. 胡萝卜炒肉、魔芋烧肉、洋葱炒牛肉、茭白炒肉丝、芦笋炒虾仁、黄花菜炖鸡、丝瓜炒虾仁、西葫芦肉片、口蘑肉片、草菇烧海米、蒜薹炒肉、木须肉、肉末蒸蛋、海米冬瓜、油菜炒肉选其一； 3. 五香鹌鹑蛋、清蒸鸡、笋烧青鱼、清蒸鲈鱼、红烧鳝鱼、烧平鱼、鳕鱼炖豆腐、红烧黄花鱼、清蒸牡蛎、干贝炒肉、清蒸扇贝选其一； 4. 萝卜肉丝汤、黑豆排骨汤、花生鸡脚汤、豆腐鸡蛋汤、金针菇番茄汤、淡菜海带汤、平菇豆芽汤、白菜银耳汤、杂菜汤、番茄丝瓜汤、白菜粉丝汤、豆皮汤、空心菜绿豆汤、洋葱番茄汤、猪脚黄豆汤选其一。
夜宵	米饭、什锦饭、面条、饺子、馒头、花卷、蛋炒饭、烤红薯、粥选其一。 菜汤、清粥、素面、全麦饼干、小花卷、酸奶、黄瓜、西红柿、凉拌青菜等。

需要提醒孕妈妈的是：

1. 三餐的食用量要控制，不可吃得过多、过饱；
2. 早餐尽量丰富，可适当多吃一些；
3. 午餐和晚餐的主食要适当少吃；
4. 晚餐少吃禽畜肉，多吃蔬菜，可适当吃些海鲜；
5. 水果尽量在上午和下午加餐时吃，不要在晚上吃；
6. 夜宵一定要吃低热量的食物。

只要孕妈妈参照推荐食谱进餐，并做到了以上几点，就既能保证三餐和加餐吃得好、营养摄入均衡，又能保证体重不会过度增长。

孕妈妈食谱推荐

金针菇火腿羹

材料：火腿100克，金针菇1包，鸡蛋2个，色拉油20克，精盐少许，鸡精、葱段、香菜末各3克。

做法：❶将火腿切丝，金针菇洗净。

❷净锅上火倒入色拉油，将葱爆香，倒入水，下入金针菇、火腿丝，调入精盐、鸡精煲至熟，打入鸡蛋，撒上香菜即可。

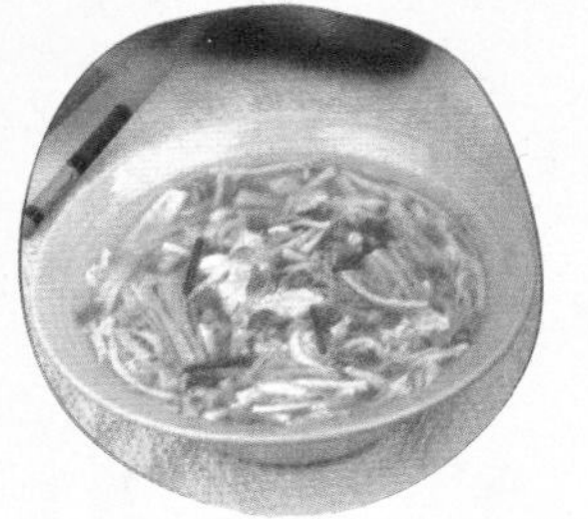

推荐理由：金针菇富含多种矿物质，能够补充孕妈妈的每日所需，而且此汤还能帮助孕妈妈通便利尿，祛除妊娠斑，促进新陈代谢，提高身体免疫力，提高抗病能力，且味道鲜美，热量低，非常适合孕妈妈经常食用。

环境与孕期护理

养护乳房，为母乳喂养做好准备

母乳能够为宝宝提供丰富的天然营养成分，具有更好的吸收性，增强宝宝的免疫力，是最适宜的喂养食物。因此，孕妈妈要从孕8月起，做好乳房的清洁护理和按摩工作，保证产后母乳喂养的顺利进行。

首先，孕妈妈要每天坚持清洁乳房和乳头，在洗澡时除了清洁乳房周边皮肤外，还要用湿毛巾擦洗乳头和乳晕，如果有乳头内陷的情况，则要在清洁后用手指牵拉乳头，严重的乳头内陷情况，还可使用吸奶器帮助牵拉。

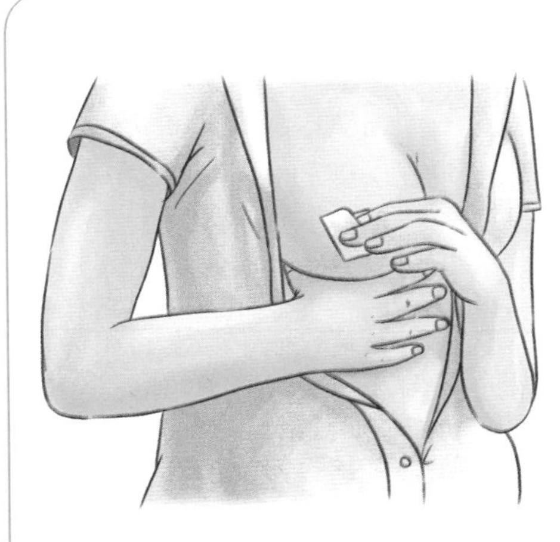

清洁乳房

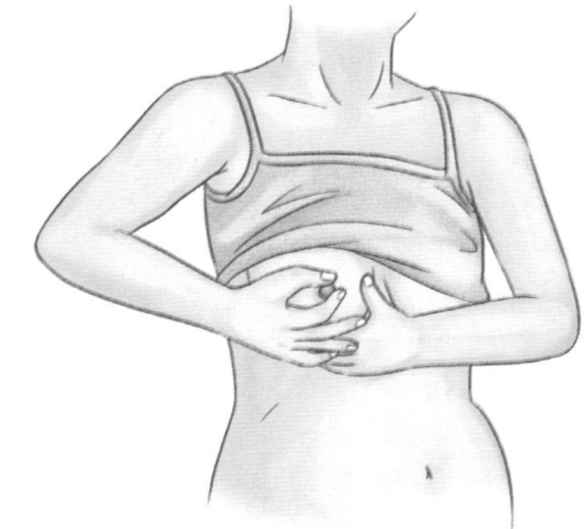

牵拉乳头

另外，孕妈妈还要坚持每天按摩乳房，促进乳房血液循环，松弛内部组织，帮助增加产后的乳汁分泌能力，防止乳汁排出不畅。按摩的方法是，孕妈妈用对侧手掌自内而外地打圈按摩乳房，并从乳房的底部向乳头方向进行搓揉和推进。在按摩一侧乳房时，要将另一侧乳房用衣被覆盖，以免受凉。按摩的手法要由轻到重，用力须柔和，忌粗暴，忌无章法。每次按摩时间控制在 10 分钟左右，次数以每天 1~2 次为宜。

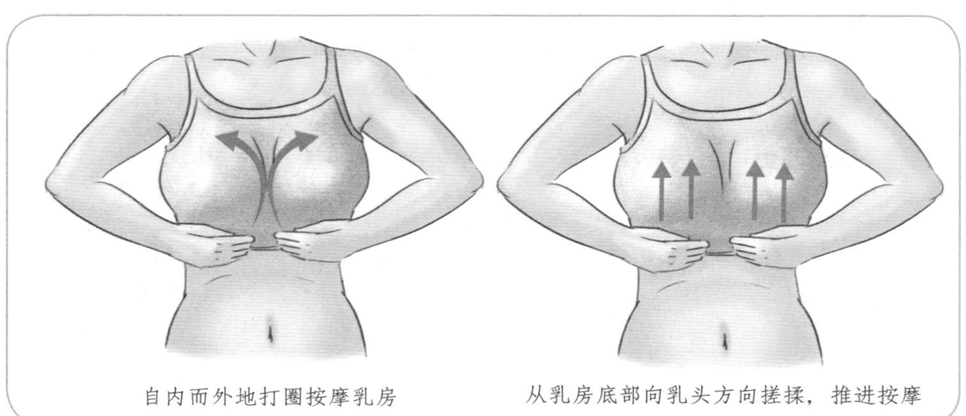

自内而外地打圈按摩乳房　　从乳房底部向乳头方向搓揉，推进按摩

问答

Q：在孕晚期，室内的色调会让孕妈妈感到不适吗？

A：会的。在孕晚期，孕妈妈对色彩会产生更多的视觉敏感，出现瞳孔放大、血压升高、脉搏加快、兴奋等症状，易使胎宝宝变得躁动不安，有导致早产的可能。尤其是当孕妈妈在卧室或客厅整天面对大面积的黑色、鲜亮的大红色等颜色时，更是如此。因此孕妈妈卧室的颜色应尽量柔和舒适，不可过于饱和，其中淡绿色和淡紫色是最好的选择，它们不会对孕妈妈的感官造成过多刺激，还能使孕妈妈产生一种特殊的愉悦心情，改善心烦意乱和神经衰弱的状况。但是，孕妈妈也要注意，此时不是更换居室色调的最佳时机，否则装修污染会对母婴健康造成极大损害。孕妈妈可以更换到色调更为柔和的房间，或者尽量在室内多张贴一些婴儿海报，遮掩住墙壁颜色。

不宜再远行

进入孕晚期，孕妈妈就不能再像孕中期那样，只要身体一切正常，就可以随心所欲地进行旅行。此时，孕妈妈的疲惫感不断增加，对环境的适应能力变差了，久站或久坐很容易出现腰酸背痛。因此，孕妈妈一定要在家中安心静养，不可再进行短途或长途旅行。否则，旅行中的汽油味、长时间乘车、路途颠簸、拥挤、人口密集、空气污浊、病毒和细菌无处不在、不具备急救条件、远离医院等因素，极易使孕妈妈发生恶心呕吐、食欲下降、水肿加剧、睡眠质量下降、情绪烦躁、

身心俱疲、感染病菌等情况，从而导致早产或死胎，如果抢救不及时，还会危及孕妈妈的生命。

孕妈妈不要使用护垫

在孕晚期，阴道分泌物持续增多，而且还容易发生漏尿的现象，对此，有的孕妈妈开始使用护垫。这是非常不正确的。护垫因为厚度的问题，吸水性较差，而且更重要的是，护垫的透气性不好，非常不舒适，容易导致孕妈妈患上阴道炎，平添更多的烦恼，还容易对胎宝宝产生不利影响。对此，孕妈妈可以在内裤中垫一些消毒卫生纸，并注意及时更换即可。

准爸爸的贴心守护

密切关注孕妈妈的心理变化

进入孕晚期，孕妈妈多多少少都会产生一些产前焦虑情绪，有的孕妈妈甚至更严重，容易情绪不稳定、焦躁、易怒、激动、烦闷，甚至变得神经质起来。除了孕妈妈要做好自我心理调适工作外，准爸爸此时也要多留心孕妈妈的情绪变化，同时给予孕妈妈更多的理解、照顾和陪伴，一旦发现孕妈妈情绪过于激动而难以控制，一定要立刻就医，以免发生早产。

胎教方案

语言胎教：爸爸小时候什么样儿

想要争取更多胎教机会的准爸爸，不如和胎宝宝聊一聊自己的童年。给孕妈妈和胎宝宝看看自己小时候的照片，让宝宝看看爸爸刚出生时的模样。再讲一讲自己小时候的趣事，曾经多么调皮，或者多么听话，都干过些什么鬼灵精怪的事情，有过什么有意思的糗事，或者有哪些值得骄傲的回忆，等等。孕妈妈也可以参与进来，对比准爸爸的童年经历，孕妈妈也可以讲讲自己小时候，在爸爸不乖的时候，妈妈是多么地听话懂事，在爸爸调皮捣蛋的时候，妈妈又是如何的乖巧文静；又或者，妈妈比爸爸的淘气要有过之而无不及。通过这样的家庭对话，孕妈妈一定是兴趣盎然又感到身心愉悦的，这样能让胎宝宝也跟着快乐起来，听得“不亦乐乎”。

知识胎教：认识图形

在学习数字、字母、拼音和汉字的同时，孕妈妈可以让胎宝宝认识一些简单的图形了，如正方形、长方形、圆形、半圆形、三角形、梯形、菱形、扇形、心形、星形等平面图形，以及正方体、长方体、球形等立体图形。首先，孕妈妈还是要制作教学卡片，并为各种图形上色，如果孕妈妈认为立体图形不易绘制，也可从网上下载图片、用电脑软件绘制，或直接购买现成的教学图片。开始教学时，孕妈妈还是要按照上文中介绍的，首先反复将图形及其轮廓特征印入脑中，再反复念出这个图形的名称，并在脑中反复临摹图形的轮廓，最后开始在脑中联想搜集形似该图形的事物。其中最后的紧密联系生活实际，是最为重要的。

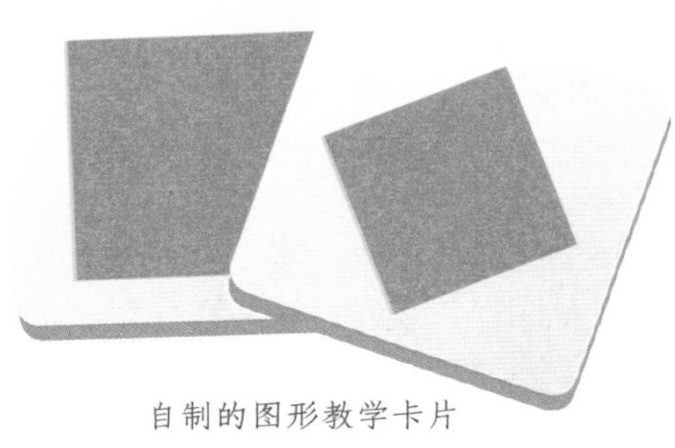

自制的图形教学卡片

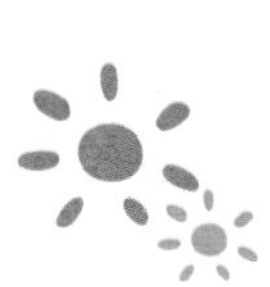

32 周 不能翻跟头了

胎宝宝的生长发育

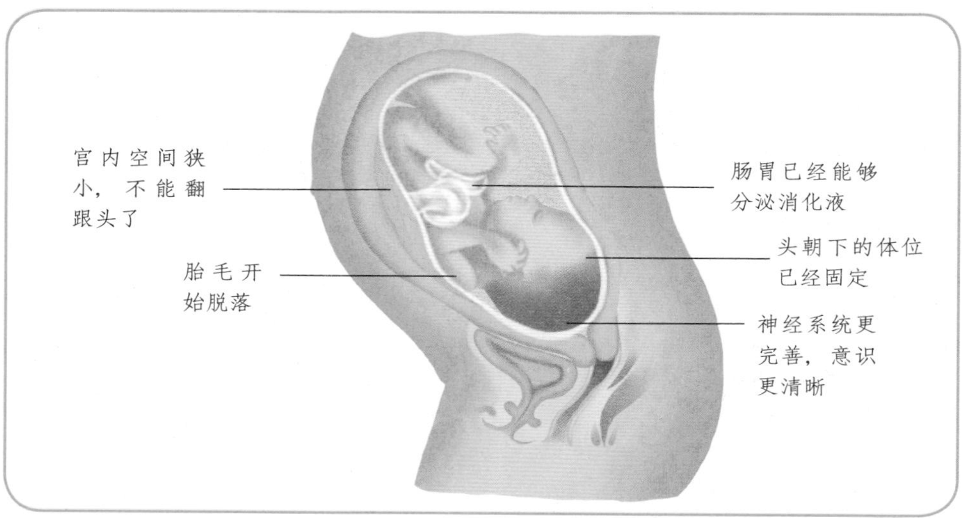

· 顶臀长约 28 厘米，身长约 40 厘米，重 1500~1600 克；
· 进入新的生长发育高峰；
· 头朝下的体位已经固定；
· 继续储备皮下脂肪；
· 肠胃能够分泌消化液了；
· 胎毛开始脱落；
· 神经系统进行了重大改变，神经通路已经接通，并开始活动，脂质鞘形成，能进行更复杂的信息接收和身体运动，意识也越来越清楚，能够感觉到更多的外界刺激，并且能区分出白天和黑夜了；
· 胎动次数继续减少，宫内活动空间变得狭小，无法翻跟头了，手脚也受到了一定的束缚。

孕妈妈的身体变化

到本周结束时，胎宝宝就满 8 个月了，孕妈妈会更容易感到疲劳和行动不便，还会因过于膨大的腹部而休息不好，因此容易出现情绪不佳的情况。此外，食欲下降、阴道分泌物增多、尿频等状况也会伴随孕妈妈左右，孕妈妈要再多忍耐一下，孕期很快就要结束了。胎动的减少有可能也会令孕妈妈感到担心，这是正常现象，因为子宫空间变得狭小，胎宝宝的活动受到了越来越多的限制，只要他还在蠕动，就表示一切正常。

营养与饮食

补镁预防早产

科学家研究发现，矿物质中的镁元素具有降低早产发生率、预防胎儿体重过轻的作用。因此在孕晚期，孕妈妈可以适当多吃一些富含镁元素的食物，比如上文中介绍过的绿叶蔬菜、小米、玉米、荞麦、燕麦、紫菜、土豆、豆类食物、蘑菇、核桃仁、虾米、花生、海产品、香蕉等食物。但是，孕妈妈每天会将大量的镁元素代谢出体外，容易影响补镁效果，孕妈妈可以在医生的指导下服用一些补镁制剂进行补充。

适量吃西瓜

在孕晚期，孕妈妈可适当吃一些西瓜，能够有助缓解孕妈妈水肿和血压升高的现象，还能够促进乳汁的分泌。尤其对于产前或产后的孕妈妈来讲，吃西瓜能够缓解精神紧张，补充能量和水分，补充营养，治疗贫血，促进伤口愈合。但是并不是所有的孕妈妈都适合吃西瓜，对于出现了早产征兆或具有早产危险的孕妈妈，应忌口。而对于能吃西瓜的孕妈妈，也要适量摄入，避免使血糖升高。孕妈妈每天吃1~2块即可，切不可多吃，也不要在饭前或饭后吃，否则会影响孕妈妈的消化和吸收功能。此外，也是最为重要的一点，孕妈妈一定不能吃冰镇西瓜和不新鲜的西瓜，否则极易引发肠胃疾病和早产。

保证β－胡萝卜素的供应

β－胡萝卜素可在孕妈妈体内转化为维生素A，提供给胎宝宝后，能够促进胎宝宝骨骼、皮肤与黏膜组织的生长，维持视力正常，还能保护孕妈妈和胎宝宝细胞组织的健全。缺乏β－胡萝卜素和维生素A，会造成胎宝宝的心智发育受到影响，提高其患病率和死亡率。

富含β－胡萝卜素的食物主要是那些带有亮丽颜色的蔬果，即橘色、黄色、红色及绿色的新鲜蔬菜和水果。孕妈妈每天应该至少食用3种蔬菜和2种水果，其中应至少包括1种这样的蔬菜和1种这样的水果。β－胡萝卜素较为稳定，蔬菜类食物最好在加热后食用，能更好地被孕妈妈吸收。

孕妈妈食谱推荐

土豆玉米棒牛肉汤

材料： 熟牛肉200克，土豆100克，玉米棒65克，花生油25克，精盐少许，鸡精3克，姜2克，香油2克，葱3克。

做法： ❶将牛肉洗净、切块，土豆去皮、洗净、切块，玉米棒洗净切块。

❷炒锅上火倒入花生油，将姜煸香后倒入水，调入精盐、鸡精，下入牛肉、土豆、玉米棒煲至熟淋入香油，撒上葱花即可。

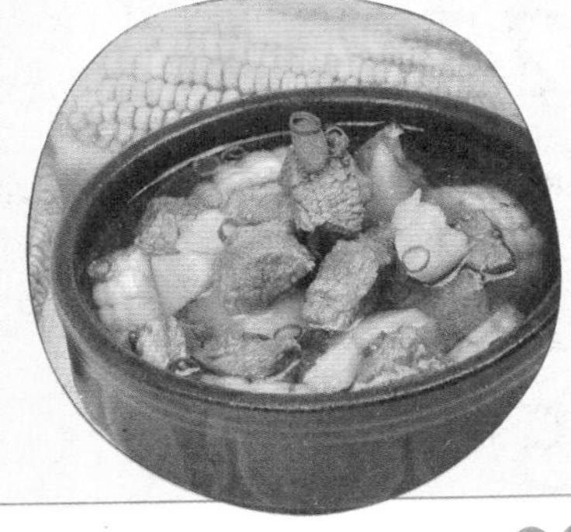

推荐理由： 此汤能够补充胎宝宝生长所必需的营养，并帮助预防早产，还能够起到开胃、清热解毒、利尿消肿的作用，非常适合孕妈妈食用。

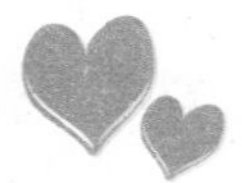

糖醋胡萝卜

材料：胡萝卜350克，蘑菇、豌豆各100克，白糖、醋各50克，盐、酱油各3克，淀粉、水淀粉、面粉各适量。

做法：❶胡萝卜洗净切丁，加面粉、淀粉拌匀挂浆；蘑菇洗净切丁；豌豆洗净；将醋、白糖、酱油、盐放入碗中兑成糖醋汁。

❷油烧热，放入胡萝卜丁，炸至金黄色时捞出，沥油。锅留底油，下入蘑菇、豌豆煸炒至熟，淋入糖醋汁，胡萝卜丁倒入翻炒，勾芡。

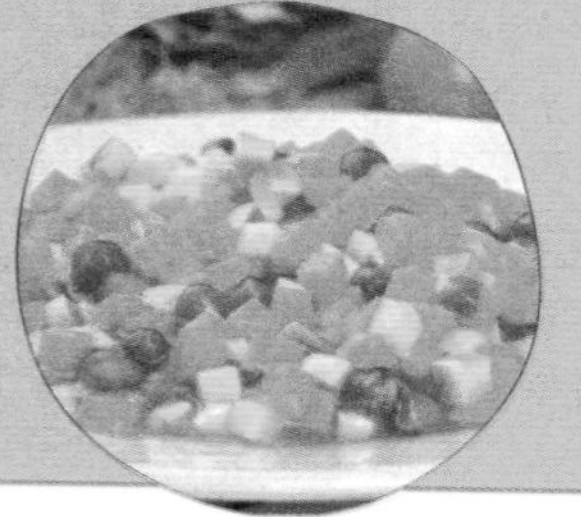

推荐理由：胡萝卜富含β-胡萝卜素，蘑菇和豌豆富含维生素E和极丰富的矿物质，此菜能够使孕妈妈增进食欲、补肝明目、消肿通便、增强抗病能力，还能保证胎宝宝骨骼、大脑和视力的正常发育。

环境与孕期护理

孕妈妈用枕头有讲究

进入孕晚期，孕妈妈的睡眠质量普遍下降了，这时枕头的好坏就变得尤为重要。孕妈妈不能使用又旧又脏的枕头，要及时清洗或更换，否则很容易滋生霉菌和螨虫，进而引发呼吸道疾病或者过敏。而高度不合适的枕头则会压迫颈椎，影响睡眠质量。枕头的高度如上文所说，应控制在10厘米左右。如果孕妈妈的枕头出现了如下状况，就应该立即更换。

1. 在身体没有不适的情况下，起床后常常感到颈部酸胀发麻。
2. 枕头已经失去了弹性，需要经常或长时间拍打，才能使其恢复一些弹性。
3. 在拍打过后，很容易再次失去弹性。
4. 出现凹凸不平和结块的现象。
5. 填充物有类似受潮的异味。

别让情绪影响胎宝宝

孕妈妈恶劣情绪究竟会对胎宝宝起到怎样的影响，影响到底有多大，看看这样一个真实的案例吧。在日本，有一位高龄孕妈妈，在如愿以偿怀上宝宝后，当她第一次从超声波图像中看到自己宝宝模样的时候，激动地哭了。在她哭的时候，医生从图像中看到了这样的画面，随着妈妈的哭泣，胎宝宝从一开始的蠕动，突然变得心跳加速起来，动作幅度越来越大，频率越来越快，头部、胸部和腹部相继开始抽动，并伴随轻微的痉挛，随后全身都抽搐起来。

这就是母婴之间的特殊联系，孕妈妈如果情绪激动或失控，就会通过内分泌的变化传导给胎宝宝，使他发生一系列的反常举动，影响了他的正常生长发育状态和健康。因此在孕晚期，孕妈妈一定要努力克制自己的情绪，找到最适合自己的疏导和派遣方式，为胎宝宝创造最后的舒适家园。

几个小运动帮你减轻不适

到了孕晚期，诸多不适困扰着孕妈妈，疲惫感无以复加，不如尝试着放下正在做的事情，起身做一做这样几个简单的小运动，能够有效缓解身体的各种疲劳。

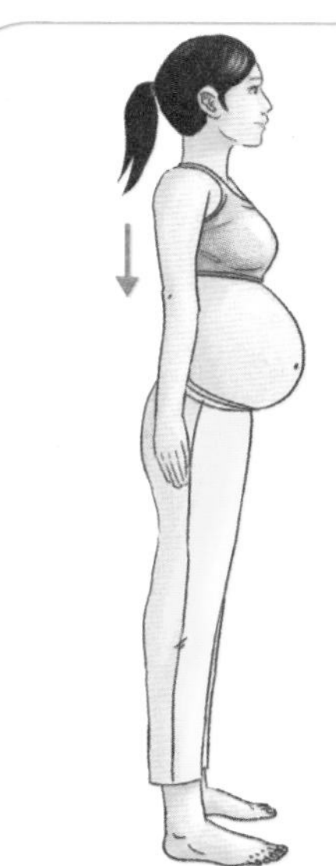

1. 减轻“腹”重。

孕妈妈保持直立站姿，挺胸抬头，缓缓将肩胛骨向背后收起并下移，停留10秒钟，如此重复2~3次。

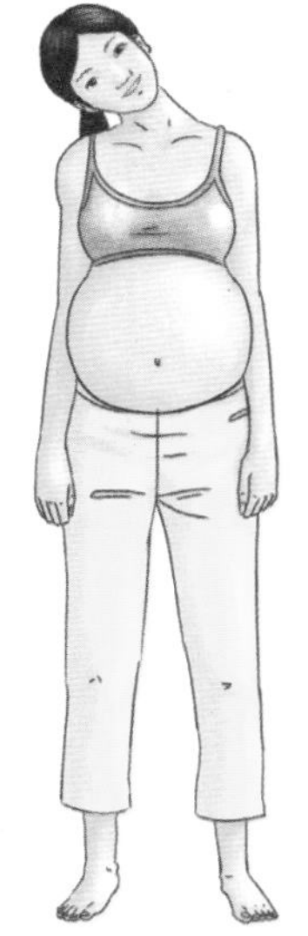

2. 改善颈部疼痛。

孕妈妈保持直立站姿，挺胸抬头，慢慢将头部像身体左侧下放，使左耳尽量贴近左肩，再缓慢使头回到原位，再将头向身体右侧做相同动作。左右为一组，做2~3组。

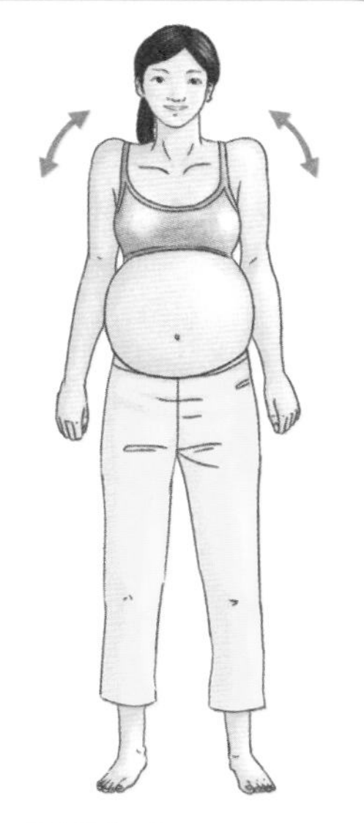

3. 缓解肩痛。

孕妈妈依旧保持直立站姿，挺胸抬头，将两肩向上耸起，尽量贴近耳朵，保持住，停留10秒钟，再缓缓放松下来，回到原位。重复此动作2~3次。

不要穿袜口太紧的袜子

由于子宫的压迫，孕妈妈会逐渐发生腿部静脉曲张的现象。尤其到了孕晚期，静脉曲张和水肿的现象越发严重，使部分孕妈妈的小腿“青筋”暴出。这时，孕妈妈要注意，无论是长袜还是短袜，一定不要穿着袜口过紧的袜子，否则会使血流不畅，加重静脉曲张和水肿，使孕妈妈更容易出现行动不便、血压升高、易疲劳、腿部疼痛等问题。

准爸爸的贴心守护

一定不要让孕妈妈单独行动

在孕晚期，孕妈妈的安全是首要大事，准爸爸一定要尽量抽出更多的时间陪伴在孕妈妈左右，一定不能让孕妈妈单独出行。如果准爸爸没有时间，要安排家人、朋友或者保姆陪伴孕妈妈出行，以保安全。

布置婴儿房时注意照明设计

不少爸妈已经开始布置婴儿房了。婴儿房的设计中最重要的一点就是照明问题。只有舒适、充足的光源才能让宝宝的房间温暖而有安全感，有助于消除宝宝初生时天生的恐惧感。婴儿房的全面照明度要高，但要确保不会刺激到宝宝的视力。最好采用多光源组合设计，将天花板的吊灯、壁灯和台灯组合起来，顶棚的照明灯要足够亮，壁灯和台灯则要够柔和。可以设置几个低瓦数的小射灯，使角度可任意调转，将灯光打在墙面上，不直接对准宝宝的眼睛。款式上面可以多选择卡通造型，增加婴儿房的童趣。还可以购买一些花朵、星星、月亮造型的塑料壁挂灯，造型可爱，价格适中，灯面有密密的细孔，令灯光可以分散且自然地为婴儿房提供光源。

胎教方案

情绪胎教：玩玩数独

数独游戏有着极强的趣味性和益智作用，能帮助孕妈妈开动脑筋，充分锻炼逻辑推算能力，从而对胎宝宝的智力发育产生良性刺激，促进他的大脑神经和细胞的发育。通过数独游戏，孕妈妈还能获得极大的满足感和自信，暂时忘记不适感，给孕妈妈带来更多感官上的愉悦。不过，孕妈妈也要注意，玩数独不可上瘾，不能占据太多的时间，不能影响正常的生活起居，否则不如不玩。

数独的游戏规则是这样的，游戏要在一个9×9的方格内进行，这个大方格又被分成9个3×3的小区域，要使每个区域、每一大行、每一大列中，都是1~9这9个数字，不能重复，也就是说，每个数字在每一个区域、每一大行、每一大列中只能出现一次，而且每个格子只允许填入1个数字。孕妈妈现在就来做做下面这个数独游戏吧。

（答案见后页）

	6		5	9	3			
9		1				5		
	3		4				9	
1		8		2				4
4			3		9			1
2				1		6		9
	8				6		2	
		4				8		7
			7	8	5		1	

影音胎教：《天鹅湖》——你在我肚里跳舞了吗

《天鹅湖》是俄罗斯著名作曲家柴可夫斯基所创作的一首芭蕾舞曲，后被搬上了歌剧院的舞台，成为世界上最著名的芭蕾舞剧。孕妈妈带着胎宝宝徜徉在美丽纯洁的乐曲声中，欣赏着芭蕾舞演员们优雅动人的舞姿，那种美好的双重艺术熏陶，能对胎宝宝产生深远的影响。一边欣赏，孕妈妈也可以想象一下此刻胎宝宝在自己腹中的样子，他是不是也激动地随着律动正翩翩起舞呢，一会儿扬起小胳膊，一会儿伸伸小脚丫，也可想象成与电视里的舞蹈演员们一样，能够灵活轻快地舞动起来。想到他可爱、笨拙的样子，孕妈妈是不是已经陶醉其中了呢。

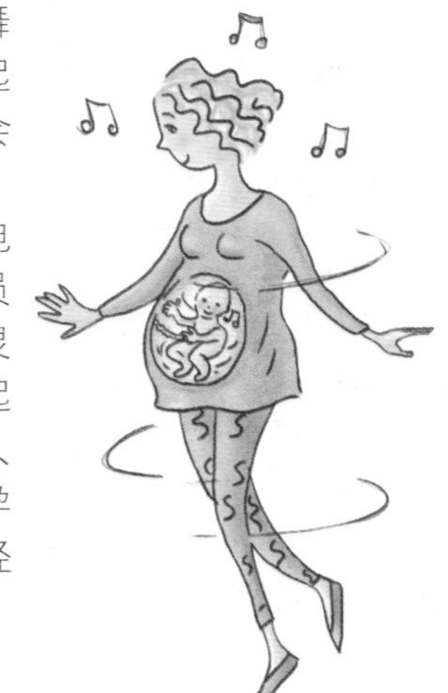

孕 8 月常见不适

干眼症

进入孕晚期，孕妈妈容易患上干眼症，这是由于激素分泌的变化，引起泪液膜减少及质的不稳定所造成的。如果孕妈妈患上干眼症，需要每天坚持做眼保健操，多休息眼睛，注意眼部卫生，保证午睡时间和质量，多喝水，多吃一些富含维生素 A 和维生素 C 的食物。

阴道炎和外阴炎

在孕晚期，孕妈妈由于体内雌激素不断增多，导致每天出现大量的白带，一旦护理不当，就有可能患上阴道炎或外阴炎。如果不及时加以护理和治疗，很有可能导致胎宝宝出生时遭受感染。因此，一旦孕妈妈被确诊患上了阴道炎或外阴炎，除了遵照医嘱用药治疗外，孕妈妈还要严格注意阴道的卫生和清洁工作，要每天用温开水清洗外阴 1~2 次；并使用自己专用的毛巾和水盆，毛巾要每星期消毒 1~2 次；坚持每天更换内裤，内裤在清洗时也要进行消毒，并放在日光下晾晒。

皮疹

孕 8 月以后，孕妈妈有可能会患上皮疹。由于激素的作用，导致孕妈妈的乳房下部或腹股沟处的皮肤褶皱内出现红色的皮疹，此症状常见于体重超重或较容易出汗的孕妈妈。对此，孕妈妈平时要使用无香型的肥皂清洗患处，并使之干燥，也可在医生的指导下使用一些安全的药物或痱子水，然后尽量穿上一些较为宽大的棉质衣服，以免皮肤和衣服频繁接触，伤害到患处。

尿频、漏尿

尿频的现象到了孕晚期又开始显著起来，同时孕妈妈还出现了漏尿的现象。有时候孕妈妈大笑几声，打个喷嚏，咳嗽几下，甚至是在弯腰时，都有可能有少量尿液溢出，这是因为孕妈妈的骨盆底肌肉和括约肌变松，而子宫对膀胱的挤压逐渐严重而导致的。对于尿频，孕妈妈在晚饭后要少喝水，全天的饮水量不要过大，但也不能过少，要控制在 1~1.5 升之间。对于漏尿，上文曾经提到过，孕妈妈最好不要食用护垫或者卫生巾，以免引发阴道炎，可以垫上一些消毒卫生纸，并每天清洗阴道，每天更换内裤，及时消毒、清洗内裤即可。

问答

Q：尿不尽和尿灼痛也是怀孕引起的吗？

A：尿不尽无法进行简单判断，而尿灼痛则一定是发生了尿路感染，无论出现了哪种情况，都建议孕妈妈及时到医院进行检查，一旦发现患上了尿路感染等疾病，要及时采取治疗措施，以免延误病情。

7	6	2	5	9	3	1	4	8
9	4	1	2	7	8	5	3	6
8	3	5	4	6	1	7	9	2
1	9	8	6	2	7	3	5	4
4	7	6	3	5	9	2	8	1
2	5	3	8	1	4	6	7	9
3	8	7	1	4	6	9	2	5
5	1	4	9	3	2	8	6	7
6	2	9	7	8	5	4	1	3

（上页答案）

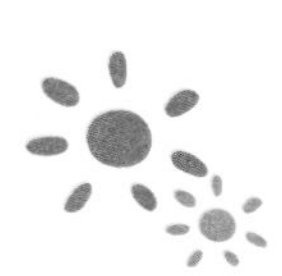

33周 胎头开始下降

胎宝宝的生长发育

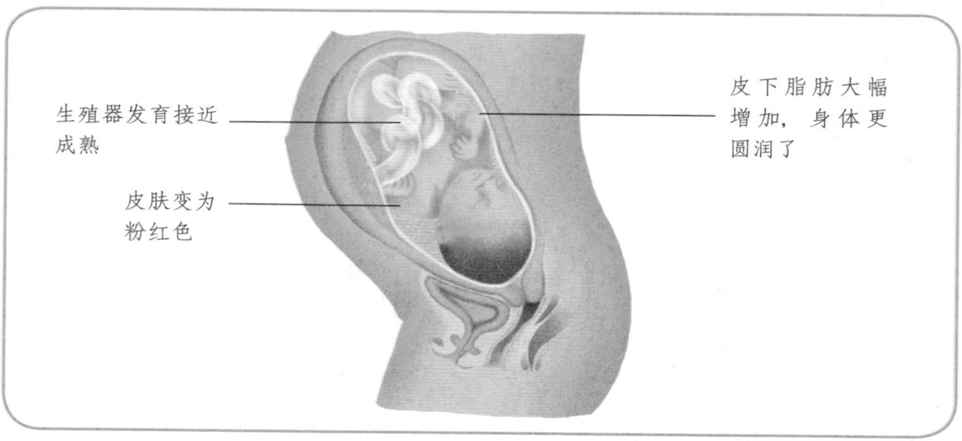

·身长43~45厘米，重约1800克；

·从本周起，体重迅速增长，其增长量比此前增长总量的一半还多；

·皮下脂肪大大增加，身体皱纹又减少了许多，更加圆润了；

·生殖器发育接近成熟，如果是男孩，他的睾丸从腹腔降入了阴囊，但也有部分宝宝在出生当天或之后睾丸才会降入阴囊，如果是女孩，她的外阴唇已经明显隆起，左右紧贴；

·皮肤变成了粉红色；

·体温调节系统开始工作；

·指甲和趾甲已经长到了指尖，但一般不会超过指尖；

·头围在本周将增长9.5毫米；

·部分胎宝宝的头发已经非常浓密，也有的比较稀疏，但这并不能决定其日后头发的浓密程度；

·头朝下的体位固定下来，部分胎宝宝的头部已经率先降入骨盆，但是大部分胎宝宝要等到孕34周以后。

孕妈妈的身体变化

孕妈妈的子宫底上升到了脐上13厘米处，体重将以每周500克的速度增长，这是因为胎宝宝的体重将开始猛增的缘故，其中有一半的重量是胎宝宝增加的。尿频、气喘、胃胀、食欲减退、腰酸背痛、静脉曲张、易疲劳等不适还会伴随孕妈妈左右。此外，有时孕妈妈还会感到骨盆和趾骨联合处酸痛，这是此处肌肉和韧带变松软的缘故。而且假性宫缩的次数也在增多，这些都标志着胎宝宝在逐渐下降。虽然沉重的身体更易使孕妈妈感到疲惫，但是适当的运动还是必要的，这可以为分娩锻炼出更好的体能。

营养与饮食

持续补钙不间断

从本周起，胎宝宝将以前所未有的速度开始迅速长大，孕妈妈自然要为他提供足够的钙质。据研究显示，足月胎儿所需的钙质有 80% 都是在孕期的最后 3 个月获得的。如果钙质摄入不足，将导致胎宝宝骨骼和牙齿发育不良、新生儿出牙晚、水肿、惊厥、佝偻病、智力发展缓慢、体弱多病等严重后果。而孕妈妈也会因此出现腿抽筋、腰腿酸痛、骨关节痛、水肿等问题，严重者还可能转为高血压、难产、骨质疏松、软骨症、骨盆畸形、牙齿松动等病症。因此，孕妈妈至少要从本周开始加强补钙，每天保证摄入 1500 毫克的钙，如果经检查摄入不足，还可以在医生的指导下服用补钙制剂。

多补维生素 C，降低羊膜早破风险

如果孕妈妈在孕晚期维生素 C 摄入量不足，则有发生羊膜早破的危险。这是因为维生素 C 能够使羊膜中胶原组织的构成更加牢固。因此，在整个孕晚期，孕妈妈都要持续补充维生素 C，参照上文所提供的富含维生素 C 食物的列表，多吃这些食物，每天应补充 100 毫克左右。

重点补充膳食纤维

进入孕 9 月后，便秘的问题会持续地困扰孕妈妈，甚至会使孕妈妈患上痔疮。因此孕妈妈应该在饮食中注意多补充足量的膳食纤维，帮助促进肠道蠕动，缓解便秘的问题。孕妈妈可以适当多吃一些全麦面包、芹菜、胡萝卜、豆芽、菜花、红薯等食物，能够为孕妈妈提供大量的膳食纤维。此外，孕妈妈还要保证适当的户外运动，不要让自己久坐或久站，以免使便秘和痔疮加重。

预防感冒的绝佳汤饮

到了孕 9 月，孕妈妈仍要积极预防感冒，避免接触患感冒的家庭成员使用过的碗筷。只要家中有人感冒，即便是在家里，孕妈妈也要戴上口罩。

以下几种汤饮趁热服用，可以有效预防感冒。对于已经感冒的孕妈妈，喝完之后盖上被子，微微出点儿汗，睡上一觉，有助于降低体温，缓解头痛和身体疼痛。

◆橘皮姜片茶：橘皮、生姜各 10 克，加水煎，饮时加红糖调味。

◆姜蒜茶：大蒜、生姜各 15 克，切片加水一碗，煎至半碗，饮时加红糖调味。

◆姜糖饮：生姜片 15 克，3 厘米长的葱白 3 段，加水 50 克煮沸后加红糖。

◆菜根汤：白菜根 3 个，洗净切片，加大葱根 7 个，煎汤加糖，趁热服。

◆杭菊糖茶：杭白菊 30 克，糖适量，加适量开水浸泡，代茶饮。

孕妈妈食谱推荐

西蓝花炒腐竹

材料： 西蓝花300克，腐竹、黄瓜、胡萝卜各150克，盐3克，鸡精2克。

做法： ❶ 西蓝花洗净，掰成小朵；腐竹泡发，洗净，切段；黄瓜洗净，切片；胡萝卜去皮，洗净，切片。

❷锅入水烧开，放入西蓝花焯烫片刻，捞出沥干备用。

❸锅下油烧热，入西蓝花、腐竹、黄瓜、胡萝卜翻炒片刻，加盐、鸡精炒匀，待熟装盘即可。

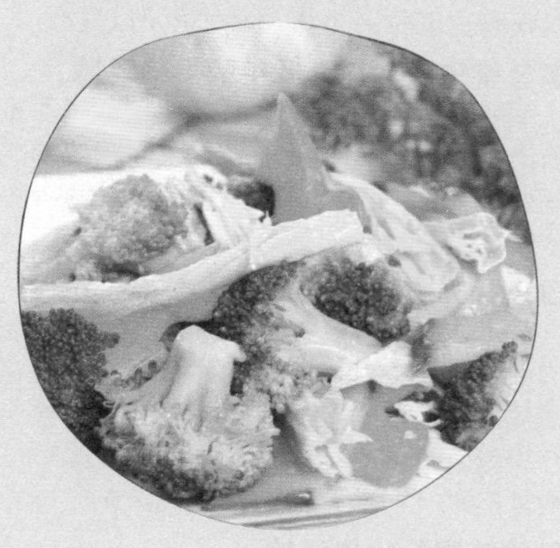

推荐理由： 西蓝花富含丰富的维生素A、维生素C和钙，还含有大量的膳食纤维，腐竹则含有丰富的蛋白质和矿物质，此菜味道香醇浓郁，营养极丰富，能够极大地满足孕妈妈的每日营养所需，是可实现一举数得的上选佳肴。

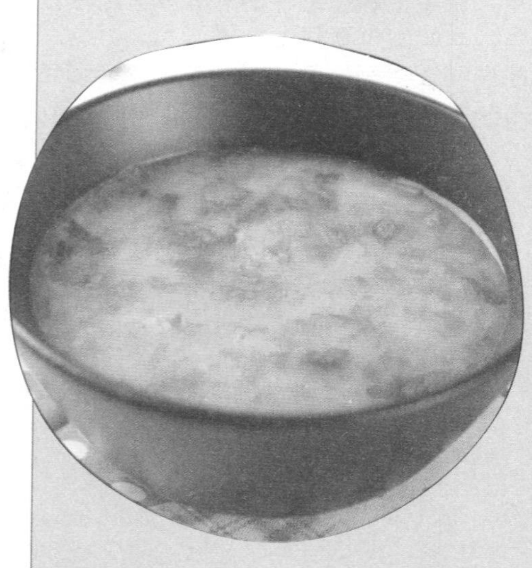

芹菜米粉汤

材料： 芹菜（含芹菜叶）100克，米粉50克。

做法： ❶芹菜洗净切碎，米粉泡软待用。

❷将汤锅内加水烧开，放入芹菜碎和米粉，焖煮3分钟即可食用。

推荐理由： 米粉含有丰富的碳水化合物、维生素、矿物质及酵素等，能迅速熟透、易于消化；芹菜则可以为孕妈妈提供丰富的维生素、纤维素，能够帮助孕妈妈改善便秘和痔疮的现象。

环境与孕期护理

哪些孕妈妈易发生早产

1 年龄小于18岁或大于40岁者；

2 体重过轻或过重者；

3 孕前或孕期心脏、肝、肺、肾等脏器功能不佳者；

4 双胞胎或多胞妊娠者；

5 曾发生过早产、早发阵痛、妊娠早期或中期流产者；

6 先天性宫颈发育不良，或因分娩、流产、手术操作造成的后天宫颈损伤者；

7 羊膜囊向宫颈管膨出、绒毛膜羊膜炎、胎膜早破者；

8 怀孕期间患有急性病或急性传染病，如风疹、流感、急性传染性肝炎、急性肾盂肾炎、急性胆囊炎、急性阑尾炎，以及患有妊娠高血压综合征、妊娠糖尿病、心脏病者；

9 孕期有外伤及做过手术者；

10 精神压力大、情绪失控、极度缺乏休息者。

怎样才能有效预防早产

1 积极配合医生，定期进行产前检查，找到自身可能存在的早产危险因素，及时采取预防措施；

2 做好生活护理工作，如上文提到过的，在孕晚期要避免外出出差或旅行、禁止性生活、不去人多拥挤的地方、避免久站或久坐、睡觉采取左卧位姿势、营养摄入均衡合理等。此外，孕妈妈还要注意，在上下楼时要踩稳，避免摔跤；要注意劳动强度，增加休息时间；

3 调节情绪，避免因紧张、焦虑、抑郁等情绪导致早产；

4 关注自身健康，如果患有孕期疾病，则要积极配合医生进行治疗，监控自己的病情发展，做好特殊的孕期保健和护理工作，一旦发现异常，要及时就医；

5 治愈生殖系统感染，否则细菌会侵入绒毛膜和羊膜，导致早产；

6 坚决杜绝烟酒。

了解早产征兆

如果孕妈妈出现了以下征兆，一定要第一时间就医：

1 阴道分泌物增多，或分泌物性状发生改变；

2 出现阴道流血或点滴出血的现象；

3 出现破水，即有一股无色、清澈并带有腥味的液体不自主地从阴道流出；

4 腹部疼痛，类似月经期发生的疼痛，或者1小时内宫缩超过4次；

5 骨盆底部有逐渐增加的压迫感；

6 腰背部疼痛，特别是在没有腰背部疼痛史的情况下。

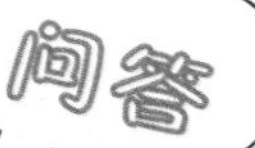

Q：顺产和剖官产该怎么选？

A：医生一般会在孕9月末或孕10月初给出分娩方案，如果孕妈妈年纪较轻，身体素质好，符合自然产的要求，最好选择顺产。虽然现在的剖官产技术较为先进，但是无论是产后恢复情况、胎儿健康方面，还是再次分娩方面，顺产都更有优势。如果医生给出的建议是希望孕妈妈顺产，那么孕妈妈最好遵从医生的建议，不要固执己见，以避免风险。此外，有的孕妈妈在生产时会因过于疼痛等原因而临时更换分娩方案，这样很容易为分娩造成一定的麻烦，甚至增加分娩的危险性，因此孕妈妈一定要谨慎思考，多和准爸爸及家人沟通协商，不要一个人决定，一旦选定分娩方案，就不要再进行更改。

胎教方案

光照胎教：追视光源的训练

胎宝宝在此前虽然能够感受到光线的明暗，但是却一直在躲避光源。现在，胎宝宝不但能追随光源，还能凝视光源了，光照到哪里，他就把头和视线转移到哪里。根据这个可喜的成长变化，孕妈妈和准爸爸要更加重视对胎宝宝的光照胎教。选择在胎宝宝醒着的时候，将手电筒打开，找准胎宝宝头部所在的位置进行照射，持续2分钟后，将手电筒水平缓慢移动，换到一个新的照射位置，再停留2分钟。之后可以开关几次手电筒，帮助胎宝宝提高对光源的注意力，然后关闭，再水平移动到第三个位置，打开手电筒持续照射2分钟。每天重复这样的照射方法，每次选择3~5个照射点即可。此外，孕妈妈和准爸爸还要注意观察胎宝宝的反应，如果经过照射，胎动突然变得频繁和激烈，动作幅度很大，则说明胎宝宝不适应这样的光照强度、照射方法或停留时间，应立即停止光照胎教。隔天换一种强度更小的光源，将照射距离稍微拉大，照射时间相对缩减，再进行尝试，直到寻找到适合的光照胎教方式为止。

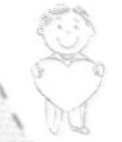

准爸爸的贴心守护

重新布置居室环境

进入孕9月，孕妈妈即将临盆，宝宝就要出世了，准爸爸这时该做点儿什么呢？那就是把房间重新整理、收拾一遍，尤其是宝宝的婴儿房，要提前将各项用具准备齐全。还要把所有的房间，尤其是孕妈妈和宝宝的卧室清扫干净，消除各种卫生隐患，如蟑螂、蚂蚁、细菌等，定期清洗被褥和衣物则自不必说，一定要为孕妈妈打造一个无菌的待产和产后环境。

游戏胎教：带着胎宝宝玩扑克牌

孕妈妈可以和准爸爸一起带宝宝玩扑克牌。首先要教给胎宝宝的是接龙游戏。先拿出一种花色的牌，摆在桌上由小到大或由大到小依次排序。再依次拿出其余三种花色的牌，将四种花色被拿出的先后顺序牢牢记住。将四种花色的牌都拿出并排好序后，再全部打乱，重新排序，重复上述操作，并给予宝宝适当的解释。这个游戏可以加深胎宝宝对数字递增和递减规律的感知。此外，用扑克牌来计算加减法也是一个不错的游戏，可以为提高宝宝将来对算术的兴趣、促进宝宝计算能力的发展打下基础。

知识胎教：教胎宝宝堆积木

堆积木是儿童最喜欢的游戏之一，用来提高学龄前儿童的手脑互动能力。现在选择堆积木作为胎教课程，一样可以起到刺激胎宝宝大脑良性发展的作用。孕妈妈可以选择颜色鲜艳、形状简单的积木作为道具，试着把积木排成长长的一列，然后再打乱，重新排列，并在脑中把所有的信息形象化，并把信息传递给胎宝宝。孕妈妈也可以将积木由低到高堆起来，但要注意避免积木落地的声音，否则会影响胎教效果。

情绪胎教：准爸爸的“见面礼”

在孕妈妈亲手给胎宝宝做过玩偶之后，准爸爸也应该开始准备一些“见面礼”给出世后的宝宝了。准爸爸可以为宝宝绘制一幅肖像，无论是想象中胎儿时期的模样，还是婴幼儿甚至是青少年、成年后的样子，都可以画出来留给宝宝看。也可以给宝宝亲手打造一个小摇篮、小木马，或是任何准爸爸认为有意思的玩具。如果准爸爸自认为没那么心灵手巧、富有艺术细胞，也可以制作一张简单的卡片或相册，写下对宝宝的期待和浓浓的爱。无论准爸爸送什么给宝宝当见面礼，都一定要先展示给孕妈妈看，要么让孕妈妈旁观整个制作过程，要么就做好后讲给孕妈妈听，这是一个多么别出心裁的礼物，让母子都能感受到准爸爸的深情厚谊和爱子之心。

胎教策略：把自己的爱好传给胎宝宝

一般说来，能通过胎教传给孩子的个人爱好和才能主要是音乐。

有记者问加拿大汉密尔顿交响乐团指挥博利顿•希罗特：“你是怎样对音乐发生兴趣的？”希罗特的回答是：“在出生之前音乐就已经是我的一部分了。”他解释说：“那是我年轻的时候，当我发觉自己有异常的才能时，我感到疑惑不解。初次登台就可以不看乐谱指挥，大提琴的旋律不断地浮现在脑海里。而且不翻乐谱就能准确地知道下面的旋律。有一天，当母亲正在拉大提琴的时候，我向她诉说了此事。母亲问我脑海里浮现出什么曲子时，谜被解开了。原来，我初次指挥的那支曲子，就是我还在母亲腹内时她经常拉奏的那支曲子。”这说明，音乐爱好是会通过胎教传给孩子的。国外出现过不少音乐世家，如巴赫、海顿家族出过好几代音乐家，其原因很可能和有意或无意的音乐胎教有关。

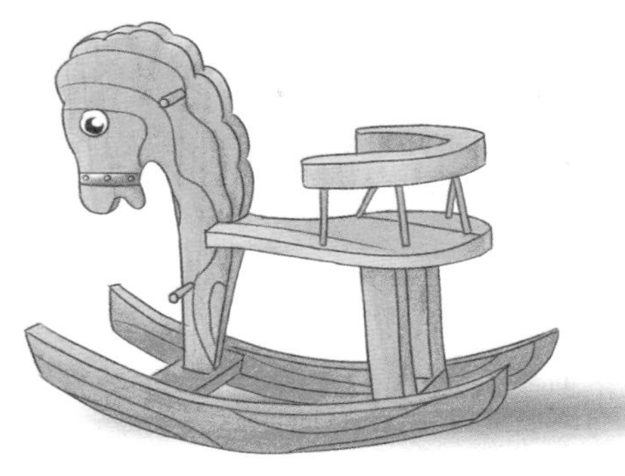

准爸爸亲手给宝宝做个木马摇椅吧。

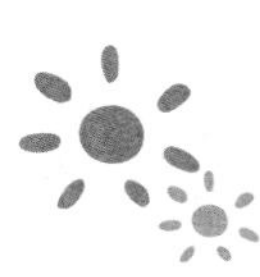

34 周 身体在为分娩做准备

胎宝宝的生长发育

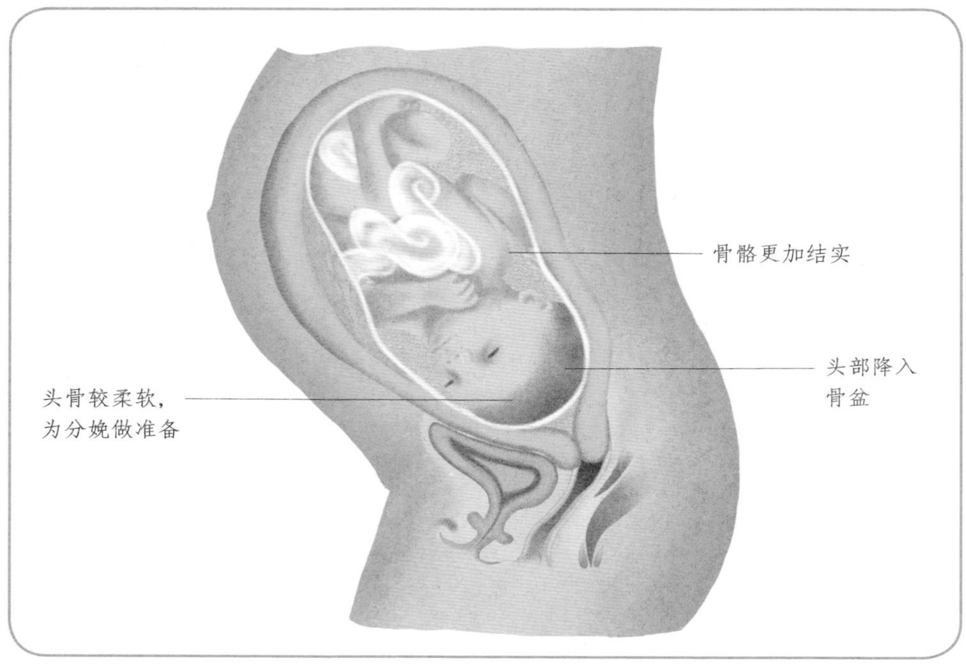

·顶臀长约 30 厘米，身长 45~48 厘米，重约 2300 克；

·头部已经降入骨盆，紧压在子宫颈口，也有部分胎宝宝会在分娩前才入盆；

·身体骨骼变得越发结实；

·头骨较为柔软，骨头之间留有空间，这是在为分娩时能够顺利通过产道做准备；

·免疫系统迅速发育。

孕妈妈的身体变化

子宫高度因胎儿头部的下降而降至横膈膜以下，处在脐上 14 厘米左右的位置。子宫的下降，使孕妈妈感到呼吸和进食顺畅多了。但同时，水肿的现象却更加严重起来，这是正常的，孕妈妈要多加忍耐。不过若是脸和手也跟着肿胀起来，孕妈妈就要注意了，这并非正常现象，要及时就医。孕妈妈的骨盆和趾骨联合处的肌肉和韧带继续变松弛，全身的关节和韧带也开始松弛，外阴变得柔软肿胀，这都标志着身体在为分娩进行着准备。

营养与饮食

补锌可以有助顺产

孕妈妈体内如果含有足量的锌元素，能够保证孕妈妈在分娩时子宫收缩强劲有力，促进自然生产的顺利进行，还能缩短产程。但若孕妈妈如果缺乏锌元素，则可能导致子宫收缩乏力，必须依靠助产术，或者改为剖宫产进行生产。在孕晚期，孕妈妈每日需要补充 30 毫克的锌元素，可以通过食补的方式进行补充。含锌量最丰富的常见食物要数牡蛎，每百克中含有高达 71.2 毫克的锌，其次依次是扇贝、口蘑、干蘑类食物、干奶酪、山核桃、榛子、松子、章鱼、动物肝脏、牛肉、蛋黄、大麦、腰果、黑豆、鳟鱼、虾仁、黄花菜、豆腐皮、黑米、腐竹、荞麦、蚕豆、黄豆、青豆、羊肉等。除食补外，孕妈妈也可遵照医嘱服用一些补锌制剂，但是也要注意，补锌不可过量，否则会影响孕妈妈对铁元素的吸收。

补充维生素 K

维生素 K 是促进血液正常凝固及骨骼生长的重要维生素，具有防止出血的作用，有“止血功臣”的美称。如果孕妈妈缺乏维生素 K，则易导致生产时大出血，而胎宝宝比孕妈妈更容易缺乏这种维生素，易导致出生时或出生后颅内出血、消化道出血、先天性失明、智力发育迟缓等严重后果。那么对于这种孕妈妈普遍较为陌生的维生素，究竟该如何补充呢。深绿色蔬菜及酸奶是日常饮食中含有维生素 K 最多的食物，因此孕妈妈要从孕 9 月开始，每天多吃一些富含维生素 K 的食物，必要时可在医生的指导下每天口服维生素 K 制剂。这样可以预防产后出血及增加母乳中维生素 K 的含量。

孕妈妈食谱推荐

野山菌炒鲜贝

材料：野山菌、鲜贝肉各 250 克，红椒 50 克，盐 4 克，料酒 8 克。

做法：❶鲜贝肉洗净；红椒洗净，切条；野山菌洗净，去根部备用。

❷油锅烧热，放鲜贝肉，烹料酒，滑熟，捞出；另起油锅，放野山菌翻炒。

❸炒至八成熟时，放入鲜贝肉、红椒炒匀，加盐调味，装盘即可。

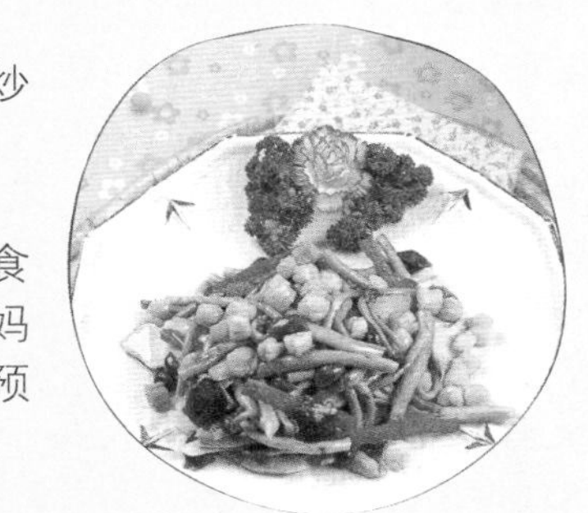

推荐理由：鲜贝富含丰富的锌，菌类食物也含有大量矿物质，此菜能够帮助孕妈妈补充每日足够的锌元素，还能滋补肝肾、预防心血管疾病和抗癌。

肉末炒小白菜

材料：猪瘦肉100克，小白菜400克，盐3克，鸡精2克，老抽10克，水淀粉15克。

做法：❶猪瘦肉洗净，剁成末，加盐、老抽和水淀粉搅拌均匀；小白菜洗净，切段。

❷锅注油烧热，放入猪瘦肉末煸炒至熟，装盘待用；锅再注油烧热，放入小白菜段翻炒，导入炒好的肉末翻炒均匀。

❸最后调入盐和鸡精，装盘即可。

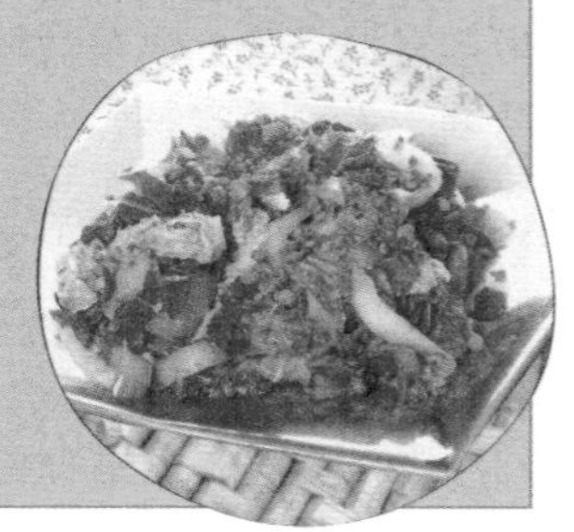

推荐理由：此菜鲜香清淡，小白菜富含胡萝卜素、维生素K和钙，非常适合孕妈妈用来补充营养。

环境与孕期护理

什么情况下必须做会阴侧切手术

会阴侧切术是指在分娩时对产妇会阴部做一斜形切口以防止产妇会阴撕裂、保护盆底肌肉的一种助产手段，简称“侧切”。如果孕妈妈的会阴肌肉韧性良好，能够让胎宝宝顺利从阴道娩出，不会导致会阴撕裂，就完全可以不必做会阴侧切手术。但是如果孕妈妈出现了以下情况，就必须要接受侧切。

1 孕妈妈的会阴部弹性较差，阴道狭小，或其会阴部有炎症、水肿等情况；

2 胎儿较大，胎头位置不正，或产力不足时；

3 35岁以上的高龄初产妇，或合并有心脏病、妊娠高血压综合征者；

4 当子宫颈口已开全，胎头位置也较低时，胎儿却出现了明显的缺氧症状，如胎心跳动过快或过慢，羊水混浊不清甚至混有胎儿的粪便等；

5 临产时出现异常情况，需要使用产钳或胎头吸引器助产时。

有些孕妈妈会担心，做过会阴侧切手术后会使性生活受到影响，因此坚持不做侧切手术。这种想法是错误的，正相反，侧切手术能够保护孕妈妈的会阴肌肉，从而保证产后的性生活质量。这是因为，如果孕妈妈没有进行侧切，在分娩中导致会阴发生了不同程度的撕裂，其伤口的边缘很不整齐，这样不仅会使会阴伤口的愈合时间延长，还极易形成瘢痕，从而使孕妈妈在产后过性生活时会感到有异物感，影响了性生活的质量。

还有些孕妈妈也在担心，做了侧切手术后，会使阴道内的神经受损，而手术缝合使用的线结也会残留在阴道内，使阴道变得松弛，从而影响产后的性生活。这种担心也是没有必要的。会阴侧切手术只是在阴道外口做一个几厘米长的小切口，不会伤及神经，切口一般5天左右就会长好，并进行拆线；而且切口缝合使用的是羊肠线，不会造成线结残留和阴道松弛，也不会使孕妈妈在产后性生活中有异物感。

提前做好工作上的交接准备

虽然孕妈妈在通常情况下，要等到孕 38 周左右才可以休产假，但是对于职场女性来说，提早做好工作的交接准备，以及做好目前的工作总结和未来工作的规划是十分必要的。孕妈妈最好提前几个月就和即将接手自己工作的同事进行沟通，让他更早地熟悉岗位要求和工作性质，给他一个熟悉和接手的过程，以便能够更早、更全面地发现他在工作中可能遇到的各种问题，尽早进行指导和解决，以免孕妈妈一旦休产假，因联系不上或沟通不畅而导致工作延误。此外，孕妈妈还要对自己手头的工作做好充分的总结，以便在重回岗位时能够更好地衔接，保证工作的顺利进行。孕妈妈还要在产前对自己的未来职业发展有一个规划和设想，比如，产假结束后，自己能否回到原来的岗位；回到岗位后，可能出现哪些变化，要如何进行自我工作调整；或者利用怀孕分娩这个契机，是否能够调换到自己更心仪的岗位或其他公司等。

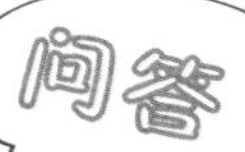

Q：检查出脐带绕颈该怎么办？

A：在孕晚期的产前检查中，脐带绕颈的现象非常常见，脐带绕颈一周或两周都属正常，孕妈妈不必担心。由于脐带较长，一般不会导致胎宝宝宫内窒息，而且随着胎宝宝的运动，脐带有可能被胎宝宝自己绕开。若孕妈妈被诊断为脐带绕颈，应每日注意监测胎动和胎心音，减少身体振动，保持左侧卧位睡姿，一旦发现异常要立即就医。

胎教方案

音乐胎教：听准爸爸即兴哼歌

胎宝宝总是能随时随地听到孕妈妈的声音，却不能时刻追踪准爸爸的音频。准爸爸除了增加和胎宝宝的对话时间，也可以一展歌喉，多给宝宝唱几首好听的歌，让胎宝宝从那熟悉的低沉、浑厚的男中音中获得更多的安全感和满足感。如果准爸爸没有准备，不如即兴哼几首自创的旋律，也可以是自己喜欢的歌曲，最好是诙谐幽默、趣味盎然或者抒情优美的，让胎宝宝沉浸在这样的积极美好的氛围中，感受到更多的音乐熏陶和亲情传递。

情绪胎教：孕妈妈多看幸福图画

准备迎接宝宝的降生，孕妈妈此时一定要保证愉悦的好心情，为胎宝宝的最后成长阶段以及顺利出世创造良好的环境和氛围。为此，孕妈妈可以多找一些能让自己感到幸福、温暖、甜蜜的图画，如一些漂亮宝贝的照片、一家三口的温馨合影、自己或其他夫妻的“孕味”照等，只要是自己喜欢的，能够让自己产生幸福、愉悦情绪的图画或照片均可，这样一来，孕妈妈在进行情绪胎教的同时，还能带着胎宝宝欣赏到更多既美丽又动人的艺术元素，美术胎教也在不知不觉中悄然进行。

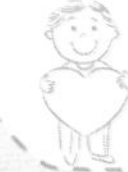

准爸爸的贴心守护

睡觉时帮孕妈妈翻身

在孕 9 月，即将临盆的孕妈妈肚子越发沉重，尤其是在睡觉的时候，想要翻个身都很困难，很容易影响睡眠质量。此时准爸爸要尽量体贴孕妈妈，牺牲一下自己的睡眠，让孕妈妈在想要翻身的时候推醒自己，帮助孕妈妈挪动身体和盖好被子，让孕妈妈和胎宝宝都能有个好睡眠。

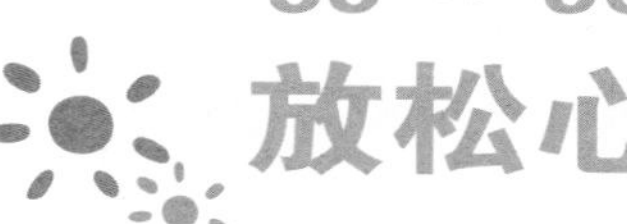

35 ~ 36 周 放松心情，减少产前焦虑

胎宝宝的生长发育

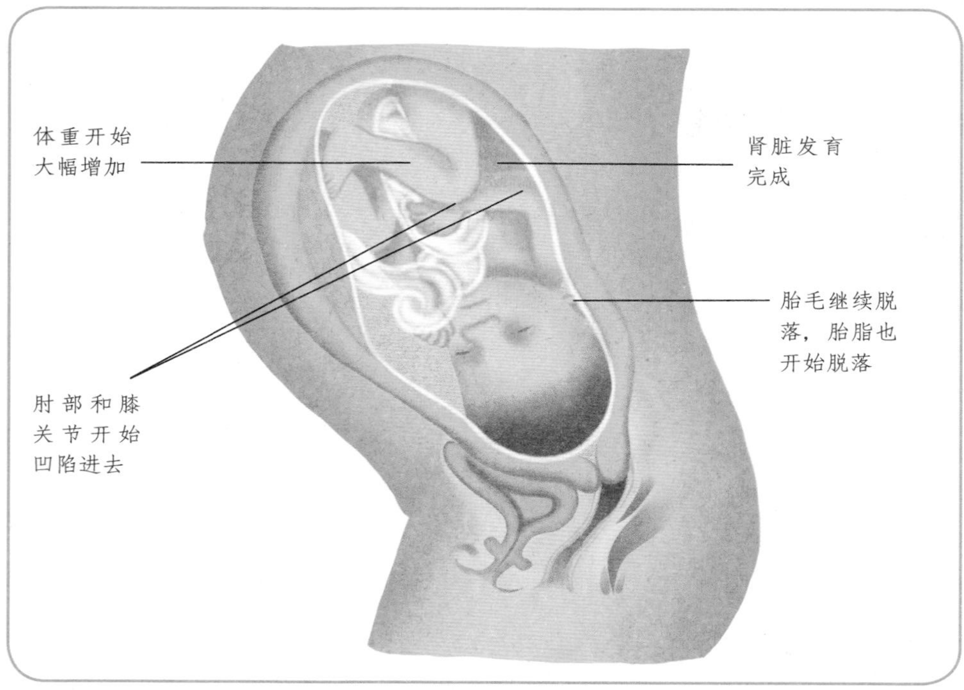

- 身长 45~50 厘米，重 2300~2700 克；
- 身长变化开始减慢，此后增长幅度不大，体重则会继续大幅增加；
- 肘部和膝关节开始凹陷进去；
- 胎毛继续脱落，胎脂也开始脱落；
- 中枢神经系统接近成熟，反应更加灵敏，在睡眠中也更易被惊醒；
- 肾脏发育完全。

孕妈妈的身体变化

到了本周，孕妈妈的子宫底上升到了脐上约 15 厘米的位置，体重已经增加了 11~13 千克。即将临产的感觉越来越强烈，腰酸、腹部坠胀、骨盆肌肉和韧带麻木或牵拉疼痛、分泌初乳，以及反胃、胸闷等不适统统袭来，而且行动也越发不便了，孕妈妈要坚强地度过这段最后的时期。从孕 36 周起，孕妈妈要开始进行每周一次的产前检查了，同时也要注意每天的胎动监测工作。如果孕妈妈感到心中憋闷和彷徨，不妨找亲朋好友或过来人聊一聊，以此解忧。

营养与饮食

适当增加蛋白质的摄入

在孕9月，胎宝宝的体重大幅增长，脑细胞也在迅速增值，需要大量蛋白质的支持，与此同时，胎宝宝也会储存一定的蛋白质在自己体内。因此，孕妈妈应适当增加对蛋白质的摄入，其中动物性蛋白质应占到每日摄入量的三分之二左右。补充足够的蛋白质，不仅能够满足胎宝宝的发育需要，还能使孕妈妈减少难产概率，避免出现孕期贫血、妊娠高血压以及营养缺乏性水肿、产后乳汁分泌不足等病症。孕妈妈每日应比孕中期多摄入20~25克的蛋白质，保证每日摄入80~100克，可以通过多吃鸡蛋、牛奶、黄豆、豆腐、豆腐干、瘦肉等食物进行补充。

孕晚期每日该摄入多少热量

进入孕晚期，孕妈妈每日增加约200卡路里的热量即可，相当于1个鸡蛋加1中杯牛奶，或1片面包加1杯酸奶等。孕妈妈还可以根据自己的年龄、身高、体重参考下面这个热量计算公式，计算出在同等条件下一般女性的每日所需热量，在此基础上加上200卡路里，即为孕妈妈在孕晚期每日所需的热量值。一般女性每日所需热量 =[65.5+9.6× 体重（千克）+1.9× 身高（厘米）−4.7× 年龄]× 活动量（活动量大乘以1.3，活动量小则乘以1.1）。

孕妈妈食谱推荐

清炖牛肉

材料： 牛肉400克，白萝卜、胡萝卜各适量，盐、胡椒粉、料酒各适量，葱、姜少许。

做法： ❶牛肉洗净，汆水；白萝卜、胡萝卜洗净切块；葱洗净切段；姜洗净切片备用。

❷油锅烧热，爆香姜片，注入清汤，下入牛肉块炖煮30分钟，调入盐、胡椒粉、料酒，加白萝卜、胡萝卜炖煮30分钟，撒上葱段。

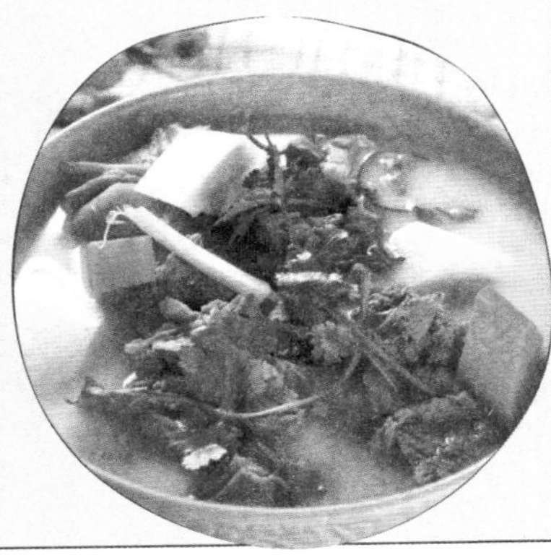

推荐理由： 此汤能够为孕妈妈补充大量的蛋白质、碳水化合物、胡萝卜素和矿物质，满足孕妈妈在孕晚期的营养需求。

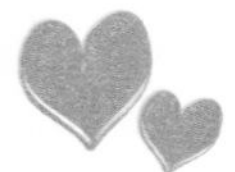

冬瓜丸子汤

材料：冬瓜150克，牛肉丸200克，盐3克，清汤适量，姜2片。

做法：❶冬瓜去皮洗净，去子去瓤后挖成球状；牛肉丸洗净，放入沸水中氽一下。

❷锅中倒入清汤烧开，放入牛肉丸、冬瓜、姜片煲至熟透，调入盐即可。

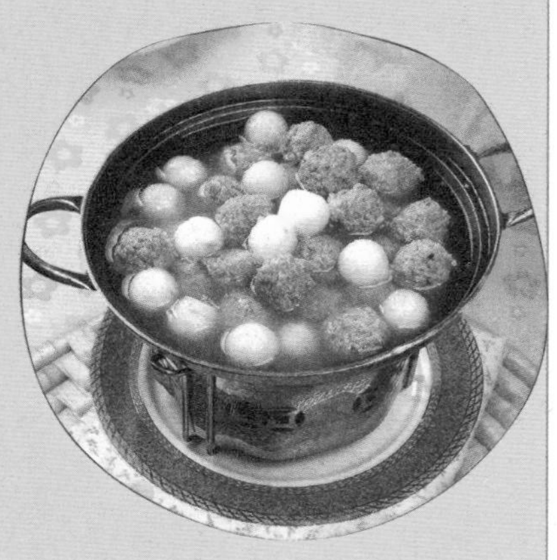

推荐理由：此汤非常适合胃口不佳、水肿、营养不良的孕妈妈食用，能够为孕妈妈补充大量营养物质。

环境与孕期护理

孕妈妈该何时入院

对于入院待产的时间，医生一般建议不宜太早，在孕妈妈出现了临产征兆，如破水、见红等，以及宫缩变得很规律的时候再入院即可。当然也不能太迟入院，否则极易发生危险。尤其是当预产期已过，而临产征兆却一直没有出现的时候，孕妈妈不能再等待，应在预产期过后的两天左右及时到医院检查，根据医生建议决定是否入院待产。但是，若孕妈妈出现了下列情况，则需要提前入院：

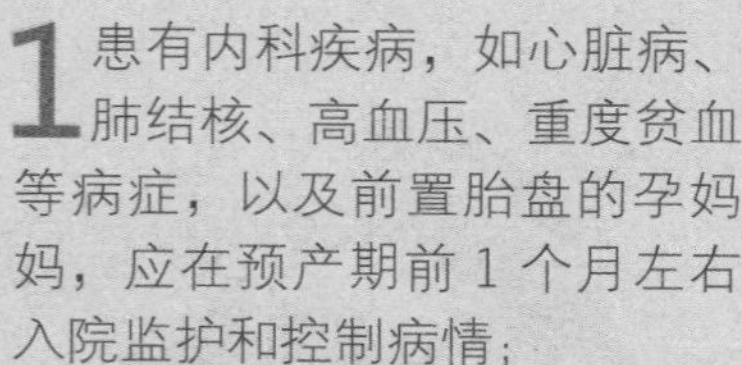

1 患有内科疾病，如心脏病、肺结核、高血压、重度贫血等病症，以及前置胎盘的孕妈妈，应在预产期前1个月左右入院监护和控制病情；

2 患有中度及重度妊娠高血压综合征，以及突发抽搐、恶心呕吐、头晕眼花、严重胸闷、头痛等情况的孕妈妈，应立即入院，控制住病情后，适时进行分娩；

3 骨盆及产道异常，不能经阴道分娩的孕妈妈，要选择一个合适的时间入院进行剖宫产；

4 胎位不正、双胞胎及多胎妊娠的孕妈妈，应在预产期前两周左右入院做好剖宫产的准备；

5 有急产史的孕妈妈应在预产期前两周左右入院待产，以防再次出现急产。

孕晚期的运动原则

1 做任何运动都应本着“慢慢来”的原则；

2 运动时间不宜过长，即使是散步，也不宜超过 20 分钟；

3 适当做一些健身体操，如伸展运动、屈伸双腿运动、扭动骨盆等，能够使身体肌肉得到伸展和放松，还能为宝宝创造更佳的生长环境；

4 适当练习生产训练法，如拉梅兹生产运动法和呼吸法等，帮助孕妈妈锻炼分娩时所需的身体肌肉，帮助缩短产程、促进顺利分娩；

5 运动后要及时补充水分；

6 注意运动中的自我保护，避免造成身体疼痛、虚脱、头晕等状况；

7 运动时最好有亲友陪伴在侧，一旦突发不适及危机情况，要立即就医。

问答

Q：难产会发生在我身上吗？

A：临近分娩，孕妈妈难免担心自己会发生难产，其实只有少数孕妈妈会出现这样的情况，大部分孕妈妈都能顺利生产。通常造成难产的因素主要是孕妈妈患有妊娠糖尿病，体重过重，以及胎位不正、胎儿过大、胎儿患有先天性肿瘤等，只要孕妈妈在产检中一切指标正常，就不必担心。如果孕妈妈被诊断为上述情况，也要放宽心，不要给自己过多压力，否则会增加难产的风险。这样的孕妈妈要在产前严格控制自己的血糖和体重，多进行适当的身体运动，做好产前检查工作，根据医生建议决定是否进行剖宫产。

准爸爸的贴心守护

克服自己的焦虑情绪

准爸爸作为家庭的支柱，面临着各方的压力，尤其是在孕妈妈即将分娩的时期，准爸爸也会和孕妈妈一样，出现焦虑和恐惧情绪，比如担心分娩无法顺利进行，担心孩子不健康，担心即将承担的责任和育儿压力等。对此，准爸爸首先一定要注意不要将自己的不良情绪传染给孕妈妈，要保证孕妈妈的好心情和良好的待产氛围，可以通过与其他家人和朋友的交流进行倾诉；同时还要找到适合自己的宣泄方式，如运动、听音乐、看电影等；多学习分娩、育儿知识，多学习过来人的育儿经验，从中调整自己的看法和心态，克服焦虑情绪。此外，如果准爸爸十分担心孕妈妈在分娩时会发生危急情况，可以先反复熟悉一下从家到医院的路线，算好大概所需的时间，留出堵车和发生各种临时情况的时间，然后再去医院的产科实地感受和了解一下情况，做到心中有数，从而消除自己的疑虑。

胎教方案

美术胎教：欣赏民间的剪纸艺术

中国的剪纸艺术历史悠久，可追溯到公元6世纪，剪纸又名“刻纸”，是一门用剪刀或刻刀在纸张、金银箔、树皮、树叶、布、皮、革等片状材料上进行创作的镂空艺术。剪纸艺术讲究玲珑剔透的视觉效果，强调活灵活现的轮廓造型，给人趣味横生、赏心悦目、叹为观止之感。孕妈妈不妨多找一些漂亮的剪纸图案进行欣赏，细细品味每幅图案中的各种人物和动物姿态、想要表达的主题、所蕴含寓意等，最后再给每幅图案起个动听的名字，并将自己的理解和观感讲给胎宝宝听。

语言胎教：宝宝，你的新家布置好啦

在期盼宝宝出世的同时，孕妈妈可以跟宝宝汇报一下他的“新家”的布置情况，比如：“妈妈买了一张漂亮的婴儿床，上面挂满了许多有意思的小玩具，还买了一个像妈妈小时候用过的那样的小老虎枕头，还有很多各种颜色和款式的小衣服，妈妈一定要把你打扮得漂漂亮亮的，又时尚又可爱，成为众多宝宝中最出色的一个。妈妈和爸爸还买了小被褥、奶瓶、婴儿奶粉、纸尿裤和各种玩具，就等着你的到来了，宝宝，你喜欢妈妈准备的这些东西吗？妈妈每天都想象着你在使用这些东西时候的样子，那么享受，那么舒适。宝宝你一定要茁壮成长，再有一个多月，咱们就可以见面了！”

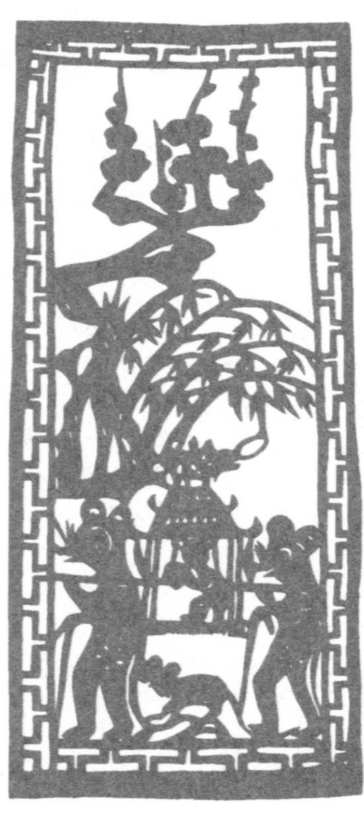

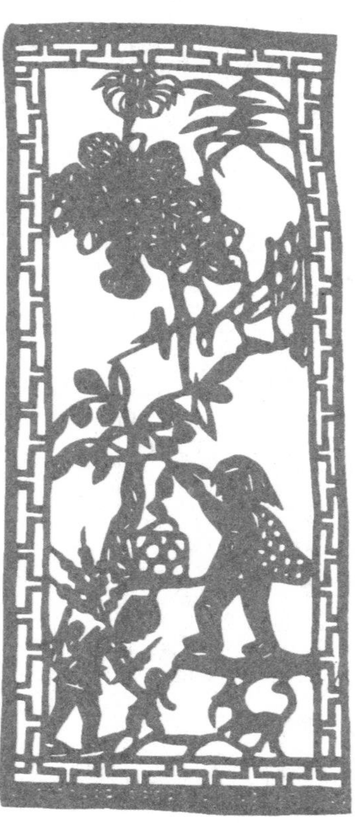

栩栩如生的民间剪纸艺术

孕9月常见不适

尿频、漏尿

尿频和漏尿的现象持续存在，孕妈妈可参照孕8月中介绍的方式进行护理。对于尿频，孕妈妈一定不要憋尿，可以将频繁的上厕所当作一种运动，尤其对于职场孕妈妈，可以借此换换脑子，顺便舒活一下身体，和同事聊聊天等，避免久坐造成各种不适。而对于漏尿现象，孕妈妈还要多进行骨盆底肌肉的锻炼，避免拎提重物，防止便秘的出现，多上厕所排尿，以此进行缓解。

牙龈肿痛、牙龈出血

牙龈问题在孕期可能持续困扰着孕妈妈，直到孕晚期亦是如此。孕妈妈依旧要保持餐后及时漱口或刷牙的好习惯。这里的“餐后”不仅仅指三餐之后，而是每次吃过东西之后，都要立刻漱口或刷牙。漱口水最好选择淡盐水，以避免食物残渣发酵腐蚀牙齿，并减少口腔细菌的繁殖。牙刷尽量选择刷毛最软的品种，牙膏每次也不要挤太多，以占到刷头面积三分之一或四分之一为宜，刷牙要彻底，要使用正确的刷牙方式，不要使脆弱的牙龈再受到伤害。

水肿

在孕晚期，孕妈妈仍旧可能持续出现水肿的情况，对此，孕妈妈可以参照上文中提到过的清淡饮食、经常泡脚、足部按摩、抬高双腿、避免劳累、不吃或少吃夜宵、晚饭后少喝水等生活护理原则进行调适，如果症状严重，大腿以上部分也出现水肿现象，则要立即就医。

疲惫

进入孕9月，沉重的身体极易使孕妈妈感到一波又一波的疲倦，有时白天就睡意十足，晚上则需要更长的睡眠时间，有时还会因此而感到烦闷。孕妈妈出现了这些症状时，要尽可能地多休息，做一些能使身体放松的体操或锻炼，减少日间工作量，晚上提早上床睡觉。

气喘

气喘的现象也在持续出现，对此，孕妈妈能做的还是要尽量多休息，一定不要过于劳累，夜间睡觉保持多加一个枕头，如果情况严重，一定要及时就医。

小腿抽筋

小腿抽筋在孕晚期容易经常发作，孕妈妈在发作时可以请准爸爸帮忙按摩抽筋的部位，或稍微走动和活动一下，改善血液循环，如果疼痛有所减轻，可以适当加大活动量。此外，如果是缺钙导致的小腿抽筋，孕妈妈要注意在饮食中多补充钙质。

假性临产征兆

假性临产会使孕妈妈出现无规律的镇痛，休息一下或运动一下疼痛感会减轻或消失，不会呈加重的状态；而疼痛的部位仅仅是子宫的局部，通常是子宫的下部。还会出现无规律、强度较弱的假性宫缩现象，也是在休息或运动过后会减轻或消失。孕妈妈对出现的这些现象要保持冷静，仔细分辨是否属于假性临产征兆，如果是，多是由子宫压力过大或胎宝宝的胎动所造成的，不必惊慌，及时休息调整即可。

37 ~ 38 周 保持适当活动和充分休息

胎宝宝的生长发育

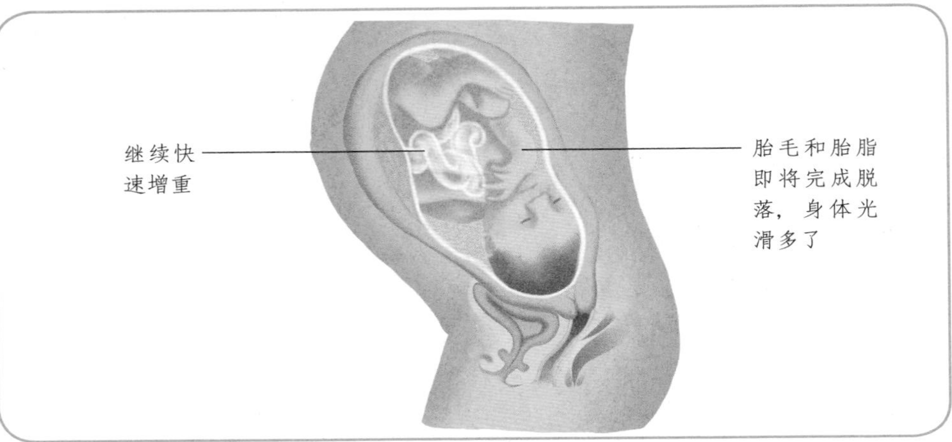

- 身长 51~52 厘米，重 3000~3200 克；
- 胎宝宝终于足月了；
- 胎毛和胎脂即将脱落完毕，身体看上去光滑多了；
- 继续快速增重。

孕妈妈的身体变化

子宫底已经上升到了脐上 16~18 厘米的地方。由于胎宝宝在孕妈妈腹中不断下降，从而导致和加剧了小腹的坠胀感，排尿和排便的次数不断增多，阴道分泌物也增多了。对此，孕妈妈要充分休息，调整好自己的情绪和心态，适当活动身体，密切关注身体变化，一旦出现临产征兆，要立即去医院。从孕 37 周开始，产前检查会更多地关注胎位和胎宝宝入盆的情况。如果还未入盆，医生会估算入盆时间；如果胎位不正，而医生也无法进行纠正，则很可能建议孕妈妈采取剖宫产的分娩方式。

营养与饮食

为生产补充适当的能量

在孕期的最后一个月，孕妈妈一定要从饮食上为分娩储备一定的能量，主要以蛋白质和碳水化合物为主，这样能够避免孕妈妈在自然分娩时出现宫缩无力、产力低下，否则就需要借助助产工具或剖宫产完成分娩。但是，孕妈妈也不能一味地多吃这些高热量的食物，否则容易使胎宝宝生长成巨大儿，造成难产，同样不能保证自然分娩的顺利进行。因此，蛋白质的摄入量每天不要超过 100 克，碳水化合物的摄入量每天不超过 500 克，以此标准合理安排自己的饮食，同时也要注意将体重的增长控制在合理范围内。

有助于缓解产前焦虑的营养素

1 **维生素C**。能够帮助孕妈妈制造肾上腺皮质激素，驱赶压力和疲劳，孕妈妈可以适当多吃鲜枣、芥蓝、青椒、菜花、草莓、大白菜等食物。

2 **钙**。被称为“神经稳定剂”，能够帮助孕妈妈松弛容易紧张的神经，稳定烦躁和抑郁情绪，比如牛奶、豆腐、黄豆、虾皮等食物。

3 **镁**。能够帮助孕妈妈放松身体肌肉，从而稳定心律，安抚焦躁不安的情绪，香蕉、豆类食物、燕麦、紫菜、蘑菇、花生等食物都具有这样的作用。

4 **B族维生素**。能够帮助孕妈妈调理内分泌，稳定情绪，孕妈妈可以多吃谷物类食物、深绿色蔬菜以及豆类食物。

5 **色氨酸**。能够对孕妈妈的大脑起到镇静作用，帮助孕妈妈宁神静心，如谷物类食物、豆类食物、坚果类食物、鸡肉、猪肉、羊肉、蛋类食物、鱼类食物等。

重点补充维生素B_1

进入孕10月，孕妈妈距离分娩已进入倒计时阶段，此时要重点补充能够促进分娩、缩减产程的营养素和食物。比如维生素B_1，如果孕妈妈缺乏这种营养物质，容易引起呕吐、疲倦、乏力，并会造成分娩时子宫收缩无力，使产程延长，造成分娩困难。因此，在孕期的最后一个月，孕妈妈要重点补充维生素B_1，每日的摄入量应保证不低于1.5毫克，多吃谷物类食物、豆类食物、坚果类食物、猪瘦肉和蛋类食物，动物肝脏也可以适当吃一些。

孕妈妈食谱推荐

香蕉牛奶汁

材料：香蕉1根，牛奶50克，火龙果少许。

做法：❶将香蕉去皮，切成段；火龙果去皮，切成小块，与牛奶、香蕉一起放入榨汁机中，搅打成汁。

❷将香蕉牛奶汁倒入杯中即可。

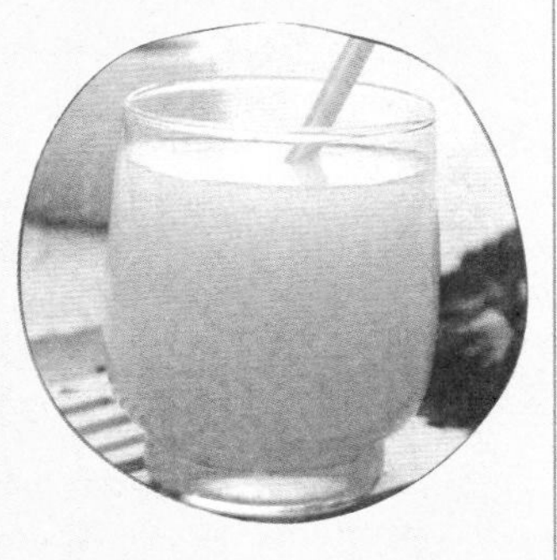

推荐理由：香蕉、牛奶、火龙果能够帮助孕妈妈放松紧张、焦虑的神经，还能够补充蛋白质、钙、镁、铁、维生素E和B族维生素等营养物质，可谓一举两得。如果孕妈妈担心热量问题，可以少加或不加蜂蜜。

白菜紫菜猪肉粥

材料：白菜心 30 克，紫菜 20 克，猪肉 80 克，虾米 30 克，大米 150 克，盐 3 克，味精 1 克。

做法：❶猪肉洗净，切丝；白菜心洗净，切成丝；紫菜泡发，洗净；虾米洗净；大米淘净，泡好。

❷锅中放水，大米入锅，旺火煮开，改中火，下入猪肉、虾米，煮至虾米变红。

❸改小火，放入白菜心、紫菜，慢熬成粥，下入盐、味精即可。

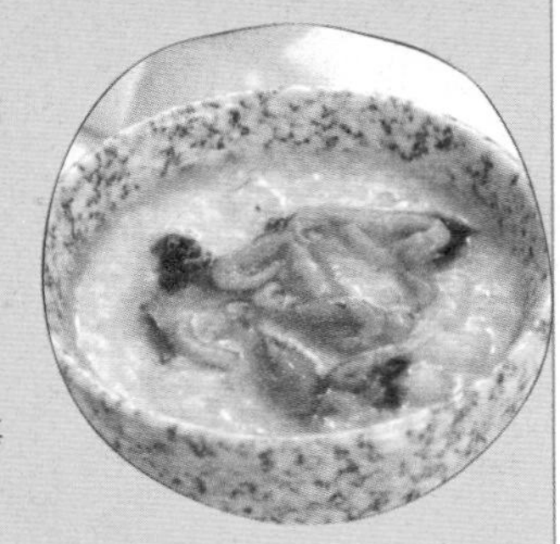

推荐理由：此粥能够给孕妈妈补充蛋白质、碳水化合物、B 族维生素、维生素 C、铁、钙等营养物质，帮助孕妈妈储备更多的营养和能量。

环境与孕期护理

临产要做好哪些准备

在孕 37 周以后，已经过了早产期，孕妈妈随时都有可能生产，此时孕妈妈要开始谋划关于产前的一些事务性安排和准备了，比如：

1 收拾好入院用品，分门别类，自己熟知什么东西放在哪里；

2 确认在出现临产征兆或紧急情况时，如何与医院进行联系，如何在医生和护士下班后找到他们；

3 如何用最短的时间达到医院，这其中要考虑到堵车的问题，最好有一条备用路线，并计算好达到医院的时间，可以请准爸爸事先在不同的路况下反复多走几次；

4 准备好交通工具，如果家中有车，准爸爸要将车保养好，加满油，准备随时开车送孕妈妈去医院；如果家中没有车，准爸爸则要联系几位有车的亲朋好友，或者准备好出租车公司的电话，一旦临产，能够立刻找到车以最快的速度将孕妈妈送到医院；

5 要和家人确认，临产时都有谁陪在自己身边，准爸爸是否要进入产房陪产；

6 确认工作安排是否妥当，因为此时孕妈妈已经可以开始休产假了，要和领导、同事沟通好，并告知自己的预产期，是否欢迎同事们来探望等；

7 最后还要确认产后在医院和家中，由何人来照顾孕妈妈和宝宝。

对于这些事务性的准备和确认工作，孕妈妈可以多向过来人请教，多和家人沟通和商量，尽量考虑全面，安排妥当。

提前了解一下产房

如果孕妈妈和准爸爸对分娩的担心和恐惧较大，可以先行到医院参观一下产房，了解产房内的各种设施及其用途，消除自己对分娩过程中可能出现的一些问题的担忧，通过对这些助产设备的了解，也能够给孕妈妈和准爸爸更多的信心和鼓励。在产房中，有能够帮助孕妈妈分娩的带支架的产床，有可以时刻监测胎宝宝心跳和孕妈妈宫缩情况的胎儿检测仪，有增强宫缩耐受力和胎儿氧气供给的吸氧设备，有减少肺部疾患可能性的羊水和胎粪吸引器，还有防止新生儿体温降低的保温箱，等等。

胎教方案

音乐胎教：准爸妈唱起那熟悉的旋律

进入孕期的尾声，宝宝马上就要出世了，此时孕妈妈和准爸爸可能十分焦急不安，没准儿这也顺带影响了胎宝宝的情绪，让他无法安安稳稳地在“家”中住到预产期的来临。这时，孕妈妈和准爸爸不妨唱一唱在孕期经常唱给宝宝听的歌曲，唤起胎宝宝对那些音频的记忆，让他在小小的躁动中安静下来，感受到更多的安全感和惬意，也让爸妈在这些熟悉的旋律中，找回往昔在那些美好“孕”日中的安详与平和。

语言胎教：悠扬吟诵唐诗三百首

在胎教末期，孕妈妈可以开始给胎宝宝吟诵一些经典的唐诗，要注意吟诵的语气——声情并茂。孕妈妈在吟诵前，要充分理解诗句含义和主题，一边吟诵，一边在脑中勾勒诗中所描绘的场景或景象，将诗句转换为“影画”传递给胎宝宝，让他沉浸在悠扬的中国古典文学氛围中，感受到更多的诗情画意和语言的韵律美。孕妈妈可以选择《唐诗三百首》中的《春》《回乡偶书》《登鹳雀楼》《江雪》等名篇进行诵读，每次胎教选择一首即可。

胎教策略：抓紧最后的宫内外对话时机

还有不到 1 个月的时间，胎宝宝就要“破壳而出”了。在此之前，准爸妈要抓紧最后的胎教时机，把更多想说的话、想讲的故事、想教授的知识，尽可能地传达给胎宝宝，让他的大脑发育得更完善，身体发育得更加协调和健康。准爸妈不要偷懒，以为马上就可以见到宝宝了，到时再交流也不迟。这样的想法是错误的，胎教的实施应当是持之以恒并且有规律的，不宜中途停止，否则极易影响此前的胎教效果。此外，孕妈妈也可以多做胎教成果的巩固工作，将曾经实施的各种胎教内容反复“重演”，进行循环“播放”，将胎教效果维持在最佳状态。在不错过胎教时机的同时，孕妈妈也要注意休息，不可过度胎教，这样不仅会影响母子的休息和睡眠，产生诸多不利影响，也会使胎教效果适得其反。

准爸爸的贴心守护

做好入院前的准备

孕妈妈即将临盆，准爸爸首先要做好充足的经济准备，根据分娩方案，大体计算出入院期间所需费用的上限，这其中要预留出一部分额外的应急支出，将这笔准备好的费用放到可以随时取用的银行卡上，以备随时使用。此外，由于孕妈妈在孕 37 周后随时可能分娩，准爸爸要安排好自己的工作，做好请假陪产的准备，并多学习分娩和产后保健知识，做好孕妈妈的分娩护航工作。

孕前
1周 2周 3周 4周 5周 6周 7周 8周 9周 10周 11周 12周 13周 14周 15周 16周 17周 18周 19周 20周 21周 22周 23周 24周 25周 26周 27周 28周 29周 30周 31周 32周 33周 34周 35周 36周 37周 38周 39周 40周
分娩
1月 2月 3月 4月 5月 6月 7月 8月 9月 10月 11月 12月

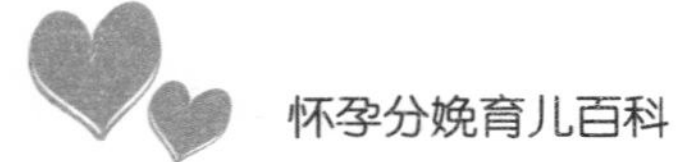

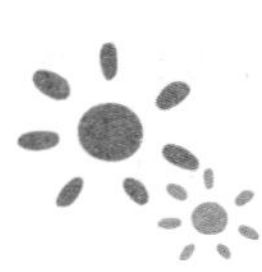

39 ~ 40 周 分娩倒计时

胎宝宝的生长发育

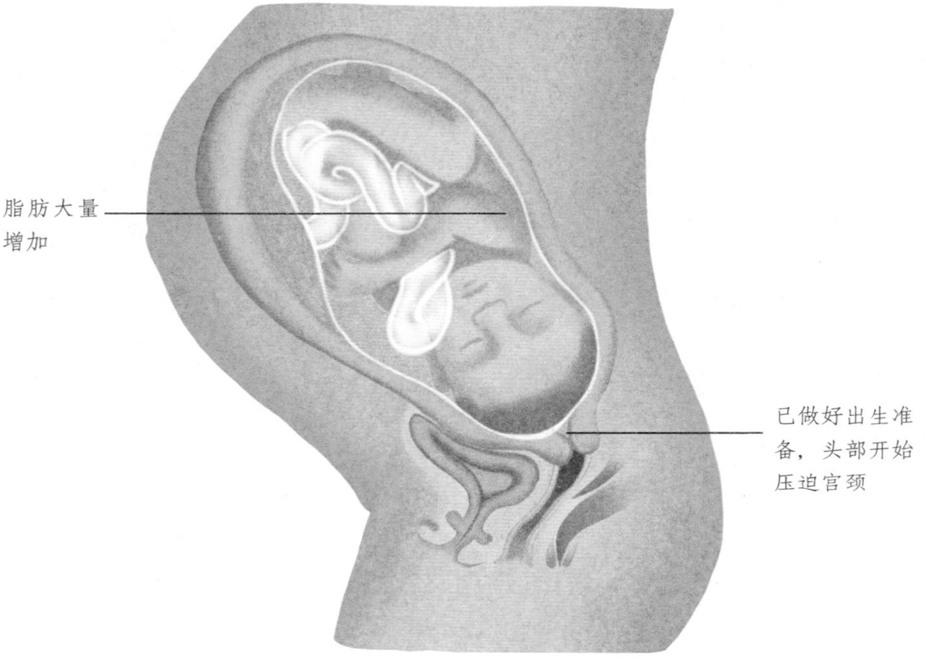

脂肪大量增加

已做好出生准备，头部开始压迫宫颈

- 身长 51~53 厘米，重 3200~4000 克；
- 胎宝宝已经做好了出生准备，集中精力向下运动，使头部压迫子宫颈；
- 脂肪大量增加；
- 羊水由透明透明色变为乳白色，胎盘的功能开始退化。

孕妈妈的身体变化

进入孕期的最后两周，胎宝宝的体重还在增加，孕妈妈要注意饮食的摄入量，避免使胎宝宝长成体重在 4000 克以上的巨大儿。孕妈妈此时也许总是处在慌张和担忧的情绪中，但还是要尽量放松自己，多和准爸爸交流，抓紧时间享受最后的二人世界。此外，孕妈妈还要特别注意预防各种突发状况，如胎膜早破等，保护好自己和胎宝宝的安全。最后的胜利就在眼前了，一切的付出都显得那么值得，孕妈妈只要再稍稍忍耐，就能重回“自由身”了。

营养与饮食

哪些食物可助产

1 **鸡蛋**。鸡蛋富含蛋白质和B族维生素，能够为孕妈妈储存更多的能量，促进孕妈妈的身体代谢。在孕期的最后一个月，适当多吃一些鸡蛋，能够使孕妈妈体力更充沛。但若孕妈妈感到煮鸡蛋难以消化，吃多了容易引起腹胀等不适症状，可以将鸡蛋制成鸡蛋羹或蛋花汤食用。

2 **巧克力**。巧克力同样能够为孕妈妈储存大量的能量和体力，并能舒缓孕妈妈在待产时期的紧张情绪，带来更多的感官愉悦。巧克力可以在孕妈妈马上要分娩、进入分娩室之前再吃，建议孕妈妈吃黑巧克力或牛奶巧克力，太过甜腻的巧克力适口性较差。

3 **海带**。海带能够促进体内放射性物质的排出，减少孕妈妈在分娩过程中身体功能出现异常的可能性。因而在最后一个孕月，孕妈妈可以多喝一些海带汤。

4 **禽畜血**。如猪血、鸡血、鸭血等食物能够起到解毒和滑肠的作用，促进孕妈妈排便，消除代谢负担。在出现临产征兆之后，孕妈妈适当食用一些禽畜血，能够加快分娩的进行。

5 **木瓜**。木瓜含有木瓜酵素，能够帮助孕妈妈消化体内的食物，降低肠胃负担，加快孕妈妈的新陈代谢，从而能够对分娩起到助推作用。此外，木瓜还有催乳的作用，能够预防孕妈妈产后缺乳。因此孕妈妈可在临产时吃一些木瓜。

6 **豆腐皮粳米粥**。孕妈妈在即将分娩时，喝一些用豆腐皮、粳米和冰糖煮成的粥，能够促进排便，滑胎催生，缩短产程，使胎宝宝更容易娩出，从而保证自然分娩的顺利进行。

7 **红牛饮料**。红牛饮料具有增强体质和体力、减轻疲劳、促进能量代谢的作用，能够帮助孕妈妈驱赶疲劳、兴奋神经，使孕妈妈在产程中保持清醒，氧气供给量充足。但若饮用过多，也会导致孕妈妈产后疲劳。因此孕妈妈可以在待产时期感到疲倦时，少量饮用一些红牛饮料；在分娩过程中，若感到体力消耗过大也可以适当饮用一些。其余时间则要避免饮用。对于心脏承受能力较弱，或者患有妊娠高血压综合征、妊娠糖尿病的孕妈妈，则不适合饮用。

8 **运动型饮料**。这类饮料中含有大量的矿物质和维生素，能够帮助处在分娩过程中的孕妈妈补充流失掉的大量水分和电解质。因此孕妈妈可以在出现临产征兆后，少量多次饮用一些运动型饮料，这对体力是一个很好的保障。

9 **红糖水**。红糖的主要成分是蔗糖，能够为孕妈妈快速个大量的能量和体液，因此孕妈妈在开始分娩后，可以适当喝一些红糖水，对于缓解饥饿和疲劳，以及补充体力十分有帮助。

临产饮食该怎么安排

从规律宫缩开始出现，一直到胎宝宝顺利娩出的这一过程，通常要持续12个小时以上，在这段难熬的时期，孕妈妈的能量消耗是巨大的，需要少量多次地补充一定的能量。

1 尽量选择形式为易消化、少渣、适口的流食或半流食，成分为高糖或淀粉的食物，如芝麻糊、面条汤、鸡汤、排骨汤、瘦肉粥、混沌、牛奶、酸奶、糖水、藕粉糊以及一些炖菜等，不要吃大块状的固体食物或豆类食品，这些食物极易造成腹胀和消化不良，非常不利于生产。此外，孕妈妈还要吃一些易消化的补铁食物，以应对在生产过程中的失血状况，如黑木耳、枸杞、紫菜、海带等。

2 选对饮食补充体能的时机，一般是在见红以后，就需要开始集中进行专门的饮食能量储备了。

3 再按照产程，第一产程时以半流食或软烂的食物为主；第二产程以流食和能够迅速补充大量能量的食物为主，避免食用油腻食物。

4 避免吃桂圆。桂圆虽然能够提供较多的能量，但是它进入孕妈妈的胃中后，需要一个相当长的消化吸收过程，不能迅速供给能量，而且还有可能减慢分娩过程，造成产后出血。因此孕妈妈在孕10月以及分娩过程不能吃桂圆。

5 如果孕妈妈的分娩计划是实施剖宫产手术，则要在手术前一天的午夜十二点之后不要进食，手术前的6~8小时不要喝水，以保证手术的顺利进行。此外，在进行剖宫产之前，孕妈妈的饮食中不要出现人参，否则会严重影响手术的进行，也不利于术后伤口的愈合。

孕妈妈食谱推荐

黄绿汤

材料：南瓜350克，绿豆100克，冰糖少许。

做法：❶将南瓜去皮、子，洗净切丁，绿豆淘洗净备用。

❷净锅上火倒入水，下入南瓜、绿豆煮至瓜、豆软烂，调入冰糖煲至熟即可。

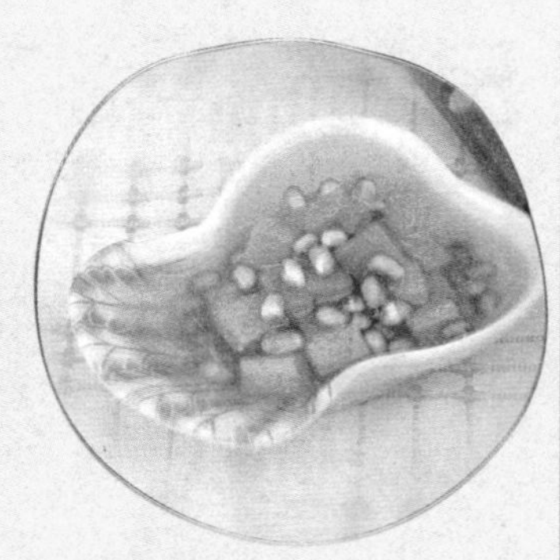

推荐理由：此汤能够为孕妈妈补充大量的铁、蛋白质、维生素和能量，十分适合待产期食用。在分娩过程中孕妈妈也可以通过此汤迅速补充体能。

胡萝卜鱼丸汤

材料： 鱼肉 100 克，土豆、胡萝卜各 1/5 个，海带清汤 1/4 杯，淀粉、盐少许。

做法： ❶将鱼肉剖开剔除鱼刺、剁碎，与淀粉、盐和在一起搅拌。

❷将和好的鱼肉淀粉制成鱼丸。将土豆、胡萝卜切小碎块，加海带清汤一起煮。

❸蔬菜煮烂后，再放入鱼丸同煮即可。

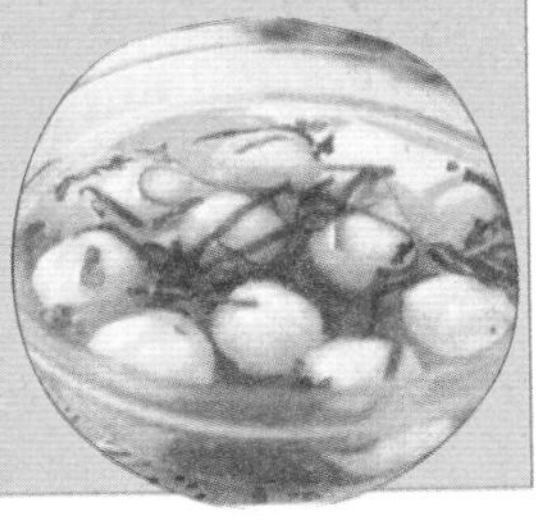

推荐理由： 此汤含有丰富的蛋白质、钙、磷、铁、钾和维生素 A、维生素 C 及胡萝卜素，不仅营养丰富，还易于消化和吸收，帮助孕妈妈补充体力，非常适合待产和处在产程中的孕妈妈食用。

环境与孕期护理

预防宫内窒息

宫内窒息是指胎宝宝因急性或慢性缺氧，而导致的危及胎宝宝健康和生命的情况。发生宫内窒息的情况有很多，如胎位不正、胎盘早剥、前置胎盘、妊娠高血压综合征、妊娠糖尿病、贫血、过期妊娠、脐带异常、巨大儿以及情绪过度紧张等。对此，孕妈妈要做好日常护理工作。

1 如果孕妈妈被检查出胎位不正，如臀位、横位等，最好提前请假回家休养，保证每日足够的休息时间，一定不要使自己感到劳累。

2 做好各种孕期并发症的预防工作，如上述提到的妊娠高血压综合征、妊娠糖尿病、贫血等，一经发现，需要立即接受治疗，切不可耽误病情。

3 做好产前情绪调整，避免因精神过度紧张而引发难产，造成宫内窒息。

4 临产前做好胎宝宝心跳和胎动的监测工作，因为心跳的强弱以及胎动的突然变化，能够非常直接地反映出胎宝宝的异常情况。

宝宝要降临的信号

对于临产征兆，前面已经介绍过一些早产征兆，除去那些症状外，孕妈妈还可以同时参考其他的一些特征进行判断，如：

1 突如其来的莫名烦躁感，有时还会出现燥热、头痛、心跳加快等症状；

2 或者没有胃口，或者特别饥饿，或者出现严重的腹泻或便秘；

3 阴道和膀胱有被压迫感；

4 出现规律的阵痛，每 4~5 分钟出现一次，每次持续疼痛约 1 分钟，时长持续了 1 小时；

5 孕妈妈真切地感到马上就要见到宝宝了。

做好产前最后的心理准备和身体准备

1 克服分娩恐惧，不要自己吓唬自己，多做积极的自我心理暗示和催眠。比如，我和宝宝一定能平安度过分娩；只要忍耐十几个小时我就能完成这项艰巨的任务；别人都能顺利生产因此我也一定可以；妇产科医生丰富的经验足以帮助我；有准爸爸在身边，没什么好怕的；产前检查一切正常，我也一直遵照医嘱行事，一定不会有问题，等等。

2 珍惜最后的孕时光，在最后阶段不可懈怠，要将良好的饮食和生活习惯坚持到足月生产，否则一旦造成胎宝宝出现异常，导致功亏一篑，会留下终生的遗憾。

3 临产前一定要绝对禁止性生活，以免发生胎膜早破和分娩感染，危及胎宝宝的健康和生命安全。

4 待产期间，一定做好应急措施，孕妈妈如果自己睡，则要保证自己和准爸爸及其他家人的联络畅通，除了手机要 24 小时不关机外，还可以使用电话分机、对讲机等装备，确保孕妈妈的呼叫能够让家人及时听到。

分娩时的尴尬该如何应对

孕妈妈在分娩过程中，难免会遇到一些尴尬的情况，孕妈妈可以先将可能出现的情况设想周全，做好思想准备，找好应对办法，以便在生产时能够从容面对。

1 男医生负责接生。很多容易害羞、心理负担重的孕妈妈在面对男医生进行分娩时，多多少少会感到有些难为情。其实这大可不必，孕妈妈要将主要精力放在如何配合医生进行分娩上，不要过多关注和思考其他事情。而且男医生也有天然的优势，他们普遍力气更大，心理素质也更好，能够给孕妈妈更多一重的可信赖感和安全感。对于医生性别的问题，孕妈妈要先做好充分的思想准备和自我心理建设，准备好有可能要与男医生配合进行生产。如果孕妈妈实在觉得难为情，可以申请更换医生。

2 分娩过程中的各种奇怪声响。如因身体颤抖而发出的牙齿磕碰声；因肠道先受到挤压，后又放松，无法控制地出现肛门排气和排便现象，等等。对此孕妈妈不必感到难为情，这都是非常正常的生理现象，医生对此也是司空见惯，不以为意。

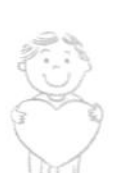

准爸爸的贴心守护

做好陪产准备

在孕期的最后两周时间里，准爸爸应该请好假，时刻陪伴在孕妈妈身边，以便随时送孕妈妈进医院生产。在帮助孕妈妈收拾、整理待产包的同时，准爸爸也别忘了自己，一些简单的洗漱用具、照相机或摄像机等用品准爸爸也要带上。因为初产妇的产程一般都较长，准爸爸为方便照顾孕妈妈，需要在医院过夜；而且对于与宝宝的第一次相见，以及整个生产过程，准爸爸可能都想记录下来，因此照相、摄像设备必不可少，但是别忘记还要带上充电器和备用电池。

胎教方案

冥想胎教：舒缓紧张情绪

马上就要生产了，孕妈妈的胎教机会本就不多，一定要多加珍惜，更不能忽视自己与胎宝宝之间的连接纽带，不要将自己的不良情绪传达给胎宝宝。因为根据研究显示，只要胎宝宝在妈妈腹中，就能够敏锐地感知妈妈的思维、心理活动和对自己的态度。如果孕妈妈情绪不佳，表现出十分厌倦和焦虑的心理状态，很可能影响胎宝宝在妈妈腹中的心智发育。因此，孕妈妈不妨多像孕早期那样，使用冥想胎教的方式，一方面使自己的情绪得到更好的控制，一方面又让胎宝宝获益良多。

音乐胎教：平和宁静的中外古典音乐

在进行冥想的同时，孕妈妈也可以带着胎宝宝听一听中外古典音乐，在那悠扬、平和、宁静的乐曲声中，孕妈妈同样能感到心绪的放松和舒缓。如《平沙落雁》《梅花三弄》《渔樵问答》《广陵散》《流水》《春江花月夜》《渔舟唱晚》《蓝色多瑙河》《杜鹃圆舞曲》《欢乐颂》《波兰舞曲》《吉他协奏曲》《溜冰圆舞曲》《爱之梦》《西班牙小夜曲》《卡门组曲》等。

胎教策略：出生后的胎教巩固

完整的胎教，应该是从孕妈妈受孕之日起，直到胎宝宝出生后继续进行早教的全过程。也就是说，胎教万万不能少了出生后巩固这一环。如果不进行胎教巩固，就会前功尽弃，使之前的胎教失去意义，而宝宝也不能更好地被激发出大脑和身体潜能，无法比其他孩子更早、更快地学习和掌握语言、行走、认知、艺术等方面的技能。因此，孕妈妈一定要记得在宝宝出生后，给他“重放”曾进行过的胎教内容，比如讲过的故事、唱过的歌、听过的音乐、看过的画、说过的绵绵细语、进行过的卡片教学等。让宝宝终于能直观地看、听、学，这样才能将胎教的效果最大化地延伸，使之对胎宝宝起到有效的潜能开发作用。胎教巩固工作既是早教的一部分，也是胎教过程中最为重要的一环，亦是决定胎教成效的最重要因素，一定要引起孕妈妈和准爸爸足够的重视。

孕 10 月常见不适

牙龈肿痛、牙龈出血

牙龈问题可能一直到分娩前都在困扰着孕妈妈，有的孕妈妈还会出现蛀牙，孕妈妈一定要坚持餐后漱口和刷牙的好习惯，遵照医嘱做好最后的孕期保健工作。

小腿抽筋

在孕 10 月，小腿抽筋的现象可能越发严重，这通常发生于伸腿、同时将脚尖向下绷直时，一般持续 3~5 分钟，痛感强烈。孕妈妈可以及时按摩抽筋部位，或者走动一下，改善血液循环，都能减轻疼痛，同时也要注意钙质的合理供应。

头晕

由于妊娠期血压较低，尤其是在临产的孕 10 月，孕妈妈会突然感觉头昏眼花，站立不稳，这时要立刻坐下或躺下休息。也可以保持坐姿，让自己的头部尽量靠近两膝，直到感觉稍好。如果孕妈妈经常发生头晕现象，则要注意在起床或站起时不要过快，要给身体和大脑一个缓冲时间，如仰卧时，孕妈妈要先将身体转向一侧，再慢慢做起。

心慌气短

进入身体最为沉重的孕 10 月，心脏的工作量和负荷量达到了前所未有的高峰，会使孕妈妈感到做一点儿事就容易心慌气短，甚至大口喘着粗气。对此，孕妈妈不必担心，只要立

即进行休息，就能得到缓解。

尿频、漏尿

尿频和漏尿的现象会贯穿整个孕晚期，尤其是在即将分娩的孕期最后一个月，尤其明显。孕妈妈要参照上文介绍过的方法做好护理工作，其中可以多做一些盆底肌肉的锻炼。

胃灼痛

在孕晚期，由于孕妈妈胃部入口处的瓣膜越发松弛，容易使胃酸逆流到食管，从而易引发胃灼痛，使孕妈妈感到胸部中央有强烈的烧灼行疼痛感。对此，孕妈妈要避免食用过多的谷物类食物豆类食物、煎炸食物以及口味重的食物。可以在睡前喝一杯牛奶，或者请医生开一些安全的治疗胃酸过多的药物。

便秘、痔疮

便秘和痔疮的现象依旧会在孕10月出现，孕妈妈要加强护理工作，如果症状较重，可用冰袋敷于患处，并向医生寻求帮助。

失眠

在孕期的最后一个月，诸多因素都有可能导致孕妈妈失眠，如精神紧张、身体疲惫、饮食过饱等。孕妈妈一定要积极克服各类因素，保证自己的睡眠质量，保障胎宝宝的顺利生产。

水肿

对于恼人的水肿症状，孕妈妈可以参照上文所介绍的护理方法，如果一旦发现异常情况，要及时就医诊治。

阴道炎和外阴炎

如果在孕10月，孕妈妈还发现自己患有阴道炎和外阴炎，则要引起高度的重视。如果不及时加以治疗，很有可能使胎宝宝在分娩中受到感染。孕妈妈要避免穿着紧身裤和非纯棉质地的内裤，尽快就医进行诊治，争取在分娩前将其治愈。

疲倦

疲倦在孕10月是在所难免的，随着胎宝宝的持续增重，孕妈妈的疲劳感也在持续上升。对此，孕妈妈要多做身体松弛训练，多休息，尽可能地缓解疲劳。

静脉曲张

在孕末期，孕妈妈可能会发现自己的静脉曲张越来越严重了。不必着急，这些不适症状都会随着孕期的结束而逐渐消失，孕妈妈此时只要更多地将腿抬高，经常活动双腿，避免久站和久坐，就能顺利度过孕期的最后时光。

频繁宫缩

如果孕妈妈的假性宫缩达到了每小时10次以上，应及时就医，在医生的指导下服用一些抑制宫缩的药物。如果孕妈妈无法分辨自己是假性宫缩还是真性临产，也要尽快就医进行检查判断。

羊膜早破

羊膜早破是指在出现阵痛、子宫口开大或子宫口开全、胎儿进入产道前的羊膜破裂、羊水流出的现象。一旦发生羊膜早破，无论是否伴有宫缩和阵痛，孕妈妈也要第一时间就医。发现羊膜早破后，孕妈妈要立即躺下，用垫子将自己的臀部垫高，防止脐带脱垂，可用干净的卫生巾垫在内裤上。在去医院的途中，孕妈妈也要想方设法使自己的臀部保持抬高的状态。如果不及时处理羊膜早破，很有可能引发胎宝宝宫内感染，引起多种并发症，危及胎宝宝的健康和生命安全。如果孕妈妈认为无法区分羊膜早破与漏尿，可以使用羊膜早破试纸，如果试纸颜色变为深绿色，则说明是羊膜早破，要立即就医。

第五章 分娩，其实并不可怕

随着预产期的到来，孕妈妈在欣喜的同时，心中的恐惧也越来越重：分娩痛不痛？剖宫产对宝宝好不好？宝宝的物品还需要什么？自己的身材会发生怎样的变化？……这些问题如果不及时加以处理，很容易造成心理负担，产生心理障碍。

为此，孕妈妈不但要积极学习孕产知识，还要学会生理和心理调适方法，这样才有助于提高分娩的安全性。

临产前的物质准备

临产前妈妈的准备

衣物用品：棉拖鞋 1 双；棉内裤 3~4 条或一次性内裤若干；较厚的袜子 3~4 双；前扣式的睡衣或睡袍；开襟外套；出院服装一套；束腹带 1 个。

盥洗用品：牙刷、牙膏、梳子、毛巾、脸盆、茶杯。

乳房护理用品：哺乳式文胸 2~3 个；吸奶器 1 个；乳房衬垫 1 个；用于治疗乳头疼痛的药膏。

卫生用品：餐巾纸、卫生纸（大卷）、湿巾纸、大号（长度大于42厘米）或者特大号（长度大于 50 厘米）的卫生巾。

一般物品：水果汁、蜂蜜、葡萄糖，以备饥饿和生产时接力用的巧克力；CD 机或 MP3、图书或杂志，阵痛间隙放松精神，分散自己的注意力。

产前应为宝宝准备的物品

喂养用品：奶瓶、奶瓶消毒器、奶粉（小袋装，在母乳不足时补充营养）。

婴儿护理用品：尿不湿至少 4 包或尿布若干；脱脂棉 3 大卷；婴儿湿纸巾 1 包；护臀霜 1 瓶；爽身粉 1 盒。

衣被用品：婴儿衣服 2 套；围嘴 2 个；包被 1 条；婴儿车 1 辆。

分娩前孕妈妈贴心提示

1 孕妈妈分娩时体力消耗比较大，因此分娩前必须保证充足的睡眠。

2 分娩前孕妈妈尽量不要外出或旅行，以免途中分娩不能及时就医，措手不及；也不要天天卧床休息，做一些力所能及的轻微运动是有好处的。

3 分娩前孕妈妈要自我检测胎动，因为胎动是评判胎儿是否宫内缺氧的最敏感指标。

4 若无异常情况，尚未临产的产妇不必提前住院，以免带来心理恐慌。

5 孕妈妈要注意保持身体的清洁，由于产后不能马上洗澡，因此在住院之前应洗澡，以保持身体的清洁。

6 发生胎膜早破（在家）时，应该采取平卧位来医院，以免发生脐带脱垂。

7 有妊高征的孕妈妈应在产前及时接受治疗，否则对母子健康都极不利。

小贴士

部分医院会提供奶粉、待产包等，具体情况可事先咨询待产医院。

爸爸应做的准备

1 爸爸应该在孕妈妈分娩前将房子清扫布置好，要保证房间采光和通风情况良好，以便孕妈妈在产后愉快地度过月子期，让母子生活在清洁、安全、舒适的环境中。

2 爸爸应该将家中的衣物、被褥、床单、枕巾、枕头拆洗干净，在阳光下暴晒消毒，以便孕妈妈产后备用。

3 购买物品、用具。包括挂面或龙须面、小米、大米、红枣、面粉、红糖等这些产妇必需的食品，还应购置洗涤用品，如肥皂、洗衣粉、洗洁精、去污粉。

其他需要准备的物品

证件类：身份证、准生证、医保卡、母子健康手册、住院证、病历、献血证。

笔和笔记本：住院期间记事用。

住院或手术押金：提前了解医院的支付方式，带好现金和银行卡。

有的医院可能会提供部分母婴用品，孕妈妈可以提前了解一下。此外不要担心自己准备的东西不够，就算到时候缺一两样，让家人临时准备也是没有问题的。

除了上述已经成为经验之谈的“硬件”准备工作之外，还应做好如下的“软件”准备工作：

1 应提前将预产期告知上司和同事。

2 什么时候给医生打电话?

3 是先给医生打电话还是直接去医院?

4 是否有人时刻守在孕妇身旁?

5 乘什么交通工具去医院?

6 在上下班高峰期，从家里去医院要多久?

7 最好预先演练一下去医院的路程和时间。

8 寻找一条备用道路，以便尽快达到医院。

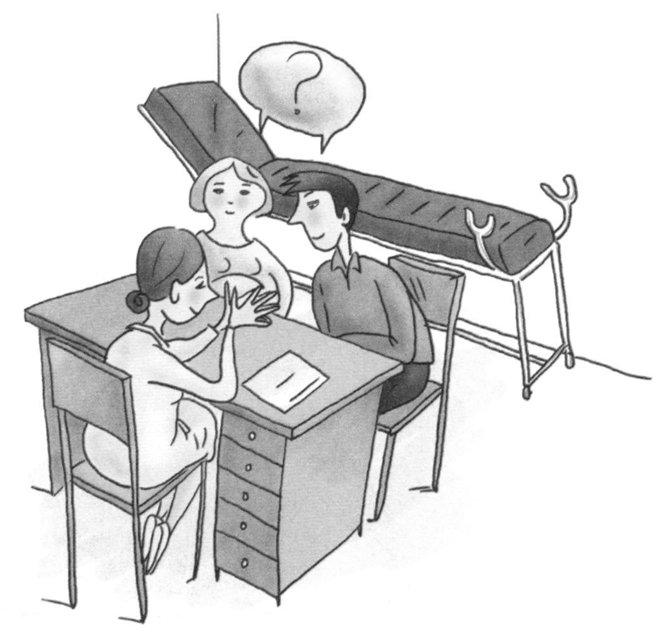

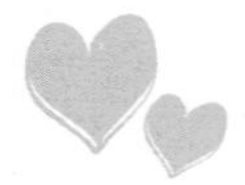

产前体操，助产有益

产前的呼吸练习

在分娩中正确的呼吸方法可以帮助孕妈妈放松身体、缓解疼痛。从第 4 个月开始孕妈妈就可以练习，直到分娩。做这个练习时要躺着、腿弯曲，或者把腿放在椅子上稍稍分开。如果你做这个动作有点儿困难，你也可以盘腿而坐。

深呼吸

缓慢的深呼吸有松弛的效果，还可以为血液提供大量的氧气，将会给你带来舒适和放松。

开始时，先用鼻子慢慢地深吸一口气，同时使肚子膨胀（如图 2），然后让气以一种长而稳的方式从嘴巴呼出，最大限度地缩回肚子，呼气时，脸部肌肉要放松，同时放松四肢。非常慢地做这个动作，然后重新开始做几次。

孕妈妈也可以这样做：想象空气沿着子宫，同时也沿着想象中画在肚子上的一条灰色的线上升。当你吸气到最大限度的时候，不要停止，并开始呼气，同时，想象着你呼出的气体沿着你的脊柱一直到底并朝向会阴和子宫颈口的方向。你的呼吸形成了一个圈，围绕着子宫和你的宝宝。想象的循环对呼吸的循环很有帮助。

浅呼吸

浅呼吸将会在因子宫颈扩大而引起的强烈收缩时派上用场，在你想用力时，用这种方法可以帮助你，但是在子宫颈扩大结束和娩出时不能运用这种呼吸方式。

开始时先吸一口气，然后轻轻地快速地呼气，不要发出声音。只有胸部较高的部分起伏；肚子几乎保持不动。（如图 1）这种呼吸应该是有节奏的。不要呼吸得越来越重，而是伴随着规律的节奏越来越快：大概 2 秒钟呼吸一次（吸气和呼气）。做这种呼吸时闭上眼睛很可能会做得更好。

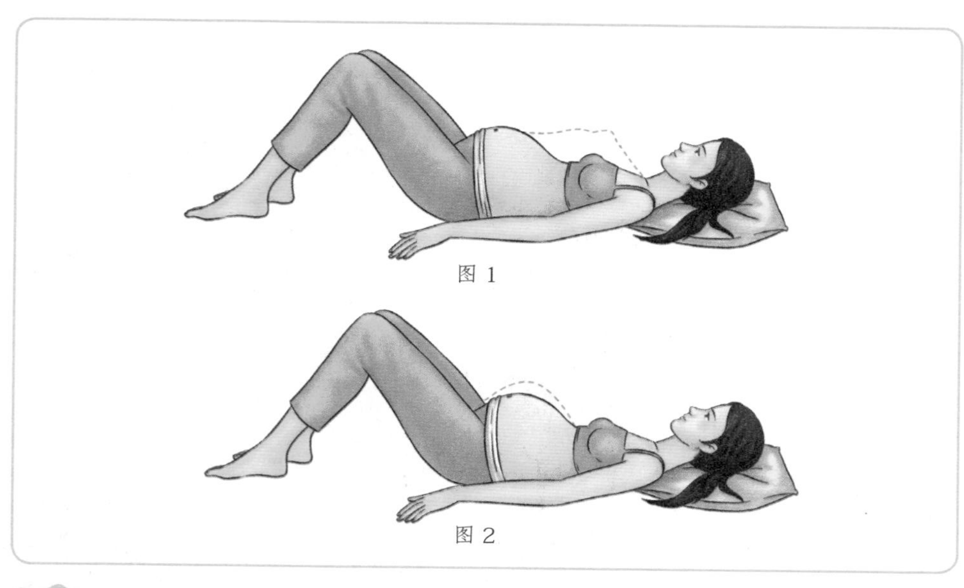

图 1

图 2

用力时的呼吸

这时的呼吸涉及分娩的最后阶段：孩子下降直到出生。此时有两种呼吸方式。

1 **屏息。**即传统的“吸气、屏气、用力”。可以进行以下练习：深深地吸气，到达吸气顶点时，保持住呼吸，脑子里数到5，然后用嘴呼出那口气。逐渐地你将会数到10、20甚至30，也就是说屏气半分钟。

2 **抑制呼气。**先做一个深深的腹部的吸气，同时鼓起肚子，在缩回肚子时，空气通过嘴轻轻地呼出；腹肌尽最大可能地收缩。这和深呼吸是一个方法，但是我们着重强调腹肌的收缩来帮助胎儿出生。为了训练，你可以吹气球。但是不要在第9个月做这个练习，以免使子宫颈承受压力。

产前的肌肉练习

这些练习是在第4~7个月做的。产前肌肉运动不仅可以帮助孕妈妈松弛肌肉和关节、增加体能，更重要的是使孕妈妈练习控制与生产有关的肌肉，以减少生产时的痛楚，使生产得以顺利进行。

增强骨盆关节的柔韧度

1 **下蹲。**一开始，把脚在地板上放平将会很困难，你会感到小腿的肌肉和大腿的肌肉很疼痛地紧绷着（如图3）。不用过于坚持，因为只要几天的时间你就能毫无困难地做这个练习了。要习惯于你每次弯腰俯身时就做这个动作，而不是向前倾斜。要学会抬高分开的膝盖，背挺直，尤其要避免弯成弓形。为了更好地做出这个动作，请深呼吸，在呼气时重新挺直。

2 **盘腿而坐。**脚后跟放在臀部下面，膝盖离地，保持背部挺直（如图4）。一开始，你很快就会感到累，为了放松，可把腿向前伸开。这个姿势有利于拉牵大腿肌肉和增强骨盆关节的柔韧度，当你习惯了这个姿势时，在读书、看电视等时都可以采用它。如果这个姿势对你来说很困难，可以在臀部下面放一个垫子。

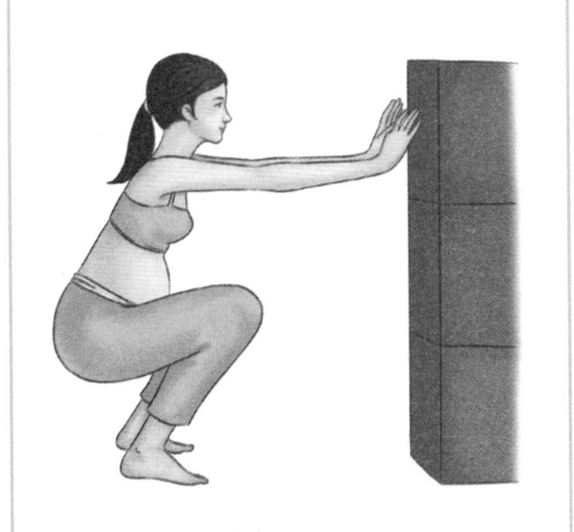

图 3

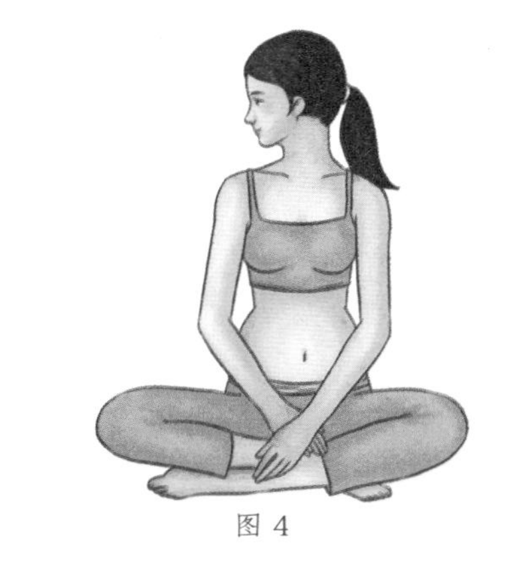

图 4

增强会阴的弹性

会阴是胎儿娩出母体的地方，在临产前对会阴部进行锻炼可以增加产道的弹性，相对降低分娩时的痛楚。

1 坐下，稍稍向前倾，膝盖彼此分开，前臂和肘放在大腿上：慢慢地收缩会阴，保持几秒钟，然后放松双倍的时间（如图5）。这个练习坐着站着都可以做，重复12次，一天2~3遍。这个运动可以一直持续到分娩。为了使会阴的肌肉变发达，做练习时应该有点儿强度，每次至少保持5秒钟。如果中途没有坚持住，要循序渐进地做练习，不能急于求成。

2 锻炼腹肌。深深地吸气，然后在呼气时缩回腹部大概10秒钟，放松自己，然后重新开始。你一天中可以做好几次这个练习。

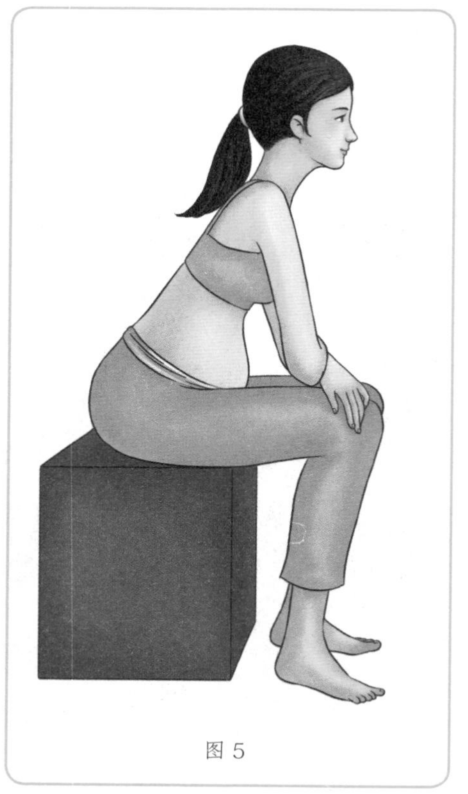

图5

骨盆摇摆运动

站立，腰部挺直，腹部朝前，把左手放在腹部，右手放在臀部，吸气（如图6）。然后，慢慢地逐渐收缩腹肌，夹紧臀部同时向前向下推动。呼气（如图7）。为了帮助你很好地完成这个动作，把右手向下伸，左手向上伸；如此，力作用于骨盆，使其改变方向。当你能够正确地做这个动作时，你就不用手的帮助了。

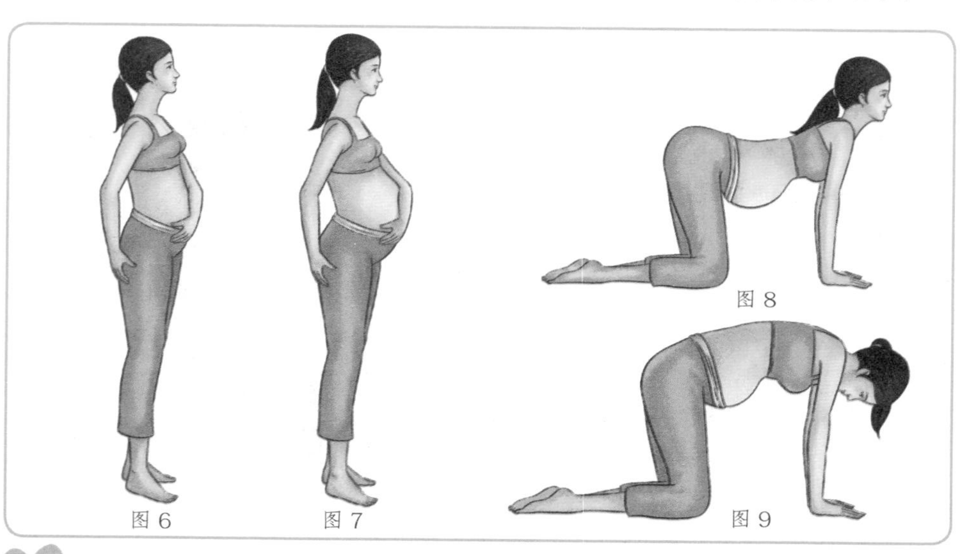

图6　图7　图8　图9

现在同样是做骨盆摇摆运动，不过是通过爬行：胳膊伸直并且垂直，两手相隔 30 厘米，大腿同样垂直，膝盖相隔 20 厘米。

慢慢地使背部成凹形，抬头，尽可能高地提臀（如图 8），做这些动作时吸气，并且使腹部放松。然后，像小猫一样把背弓成弧形，收缩腹部，最大限度夹紧臀部并垂向地面，轻轻地把头垂向两个胳膊之间（如图 9），做这些运动时要吸气。

保持胸形

站直，肩部向后张。有规律地运动支撑腰部的肌肉。

1 把肘抬高到和肩一样高，手指分开，两手在第一个指节处相触，两掌尽最大力量互压（如图 10）。停止互压，但是手不要分开，放下肘部，然后重新开始（10 次）。

2 成水平伸开两臂，然后尽可能地向后伸。最后沿着身体归位（10 次）。

3 把两臂伸直水平画圆圈，圈要尽可能地大（10 次）。

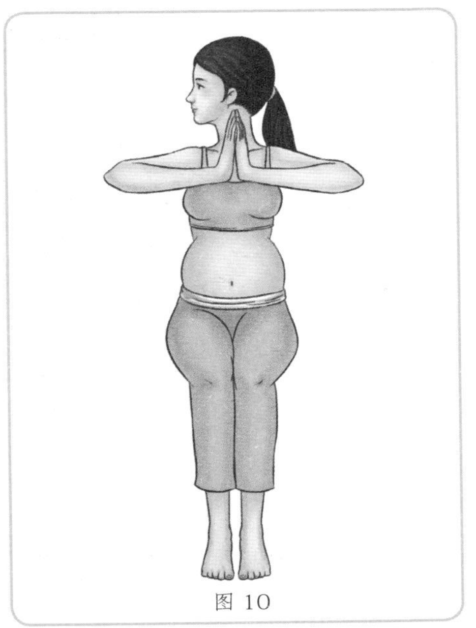

图 10

提肛运动

盆底肌肉支撑着直肠、阴道、尿道，而提肛运动可以增强盆底肌肉的强度，增加会阴的弹性，可以避免分娩时阴部肌肉被撕伤，还能有助于避免孕中后期出现的尿失禁现象。

提肛运动的方法：以中断排尿的方法用力收缩肛门，收缩盆底肌群 10~15 秒，放松 5 秒钟；重复做 10~20 次，一天做 3 次。孕妈妈在站立、坐或者躺下时都可以做这项运动。

产期的放松练习

分娩前的放松练习

这个练习应从第 4 个月开始做，并一直持续到分娩。

躺在一个有点儿硬的床垫上，或者铺上毯子躺在地上。准备 3 个枕头（如图 11）：一个在头下，一个在膝盖下，一个用来垫脚，以便身体的所有部分都被很好地支撑。

先从右手开始，轻轻握拳，保持几秒钟，然后逐渐地松开。再慢慢地收缩胳膊，保持几秒钟压力，再慢慢地放松。左手和左臂也做同样的练习。然后轮到腿，相继地收缩和放松脚趾、小腿和大腿的肌肉。

然后从四肢转移到身体的躯干部分收缩臀部、腹部、会阴等的肌肉，最后是面部。一开始要想完全放松面部可能会有困难，因为面部有接近 60 块肌肉。首先试试同时收缩这些肌肉：闭上眼睛和嘴，收缩上下颌，别忘了额头。这样保持上几秒钟。然后完全放松。重复练习 3~4 次。

接下来同时放松身体的所有肌肉。深呼吸 3~4 次，然后，在吸气的同时收缩所有的肌肉：胳膊、腿、腹部、会阴、面部。保持 3~4 秒钟。然后呼气的同时完全放松，保持 10~15 分钟。

放松之后不要突然站起来，这样会头晕。先做两三个深呼吸，伸长胳膊和腿，坐起来，最后慢慢地起身。

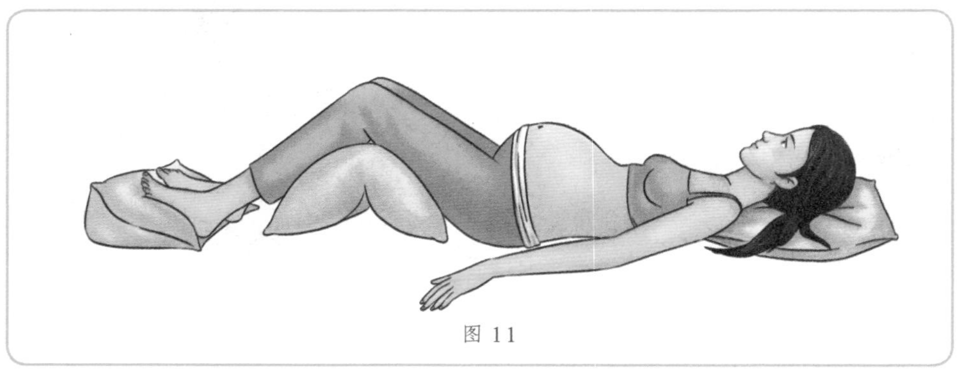

图 11

接近预产期应该控制运动强度

令人期待的时刻越来越近了。随着妊娠月份的增加，孕妈妈的肚子逐渐突出，使身体的重心向前移，背部及腰部的肌肉常处在紧张的状态。此外，增大的子宫会压迫腰部神经，容易造成腰背疼痛。这时候运动的目的是舒展和活动筋骨。

散步是接近预产期时最适宜的运动方式。散步可以让孕妈妈呼吸新鲜空气，还可以帮助胎儿下降入盆，松弛骨盆韧带，为分娩做准备。散步可分早、晚两次安排，每次 30 分钟左右，也可早中晚三次，每次 20 分钟。散步地点最好选择环境清幽的地方，周围不要有污染物，也不要在公路边散步。散步时应边走动，边按摩，边和孩子交谈，和他一起聆听小鸟的欢唱，蟋蟀的喧哗。

经常可以听到医生对已经过了预产期还没有动静的孕妈妈说："去爬楼梯吧！"爬楼梯可以锻炼大腿和臀部的肌肉群，可以帮助胎儿入盆，使第一产程尽快到来。

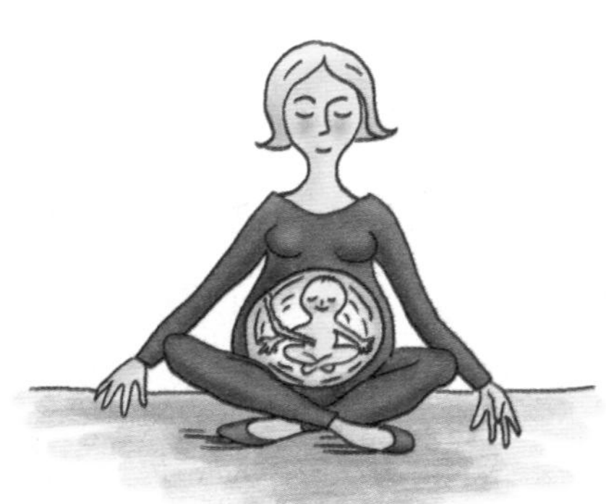

此外，孕产期还可以进行一些适合自然分娩的辅助运动，以稍慢的体操为主。比如简单的伸展运动；坐在垫子上屈伸双腿；平躺下来，轻轻扭动骨盆等。这些运动能加强骨盆关节和腰部肌肉的柔软性，既能松弛骨盆和腰部关节，又可以使产道出口肌肉柔软，同时还能锻炼下腹部肌肉。

需要注意的是，接近孕产期的孕妈妈在运动时，要注意控制运动强度，时间以 30~40 分钟为宜，脉搏不要超过 140 次 / 分钟，体温不要超过 38℃，也不要久站、久坐或者长时间走路。

学习和掌握分娩技巧

分娩前宫缩与分娩宫缩

分娩前宫缩

也称假宫缩，往往不规则，可能连续几小时都没有明显的规律，强度、持续时间、频率都没有增加，一般持续时间短。分娩前宫缩多出现在身体前部、腹部下方，引起疼痛一般在腹部下方而不是在子宫内。

分娩宫缩

也称真宫缩，往往有规律可循，宫缩会越来越强、持续时间更久、次数更多，宫缩时间变长，间隔则缩短。

分娩宫缩大部分出现在腹部下方，但是会扩散到背部下方，会有紧绷、拉扯的疼痛，但是通过有意识的放松其他肌肉，这种疼痛状况是可以减轻的，甚至克服。出现分娩宫缩时通常会“见红”。

区分分娩前宫缩与分娩宫缩，还可以采用“1-5-1”的原则来判定，即如果宫缩持续至少 1 分钟、每次间隔 5 分钟（或更短）、这种状况持续至少 1 小时，那么即可认定是分娩宫缩。

记录宫缩时间

记录宫缩的频率是要在第一次阵痛时看表，然后记录宫缩持续的时间长度，直到下一次宫缩的第一次阵痛。宫缩频率或许会比每次宫缩时间的变化小，这个测量能更为准确地表明临产的进程。宫缩的时间以及间隙长短可以很好地显示你临产的进程。医生或者助产士可能会询问你宫缩的频率以及时间长短。

孕妈妈可以开始制作如下的“自行监测宫缩表”：

分娩的疼痛现象

为什么生孩子这么痛

其实，分娩疼痛并不是因为子宫肌肉收缩，而是由于胎宝宝在通过子宫颈、阴道、周围组织在时的拉扯造成的。在分娩过程中，宫缩的目的不是把胎宝宝挤出来，而是把子宫颈的肌肉往上拉，让出通道，好让胎宝宝的头被推出去。骨盆的肌肉和韧带布满各种接收压力和疼痛的神经末梢感受器，所以会牵扯子宫邻近的某些组织器官，产生局部痛感。

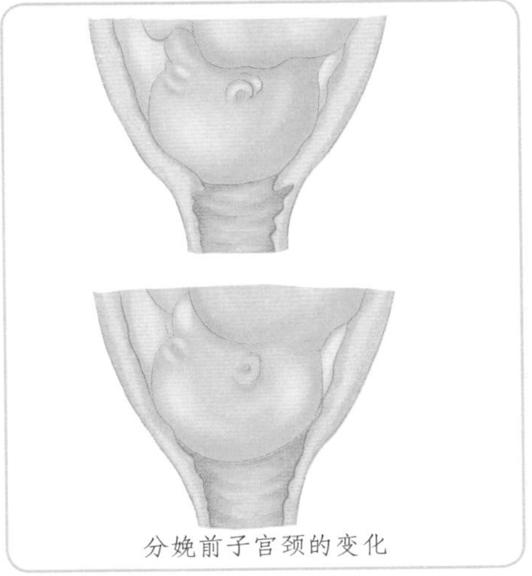

分娩前子宫颈的变化

开始时间	持续时间
下午 14:02	60 秒
下午 14:06	65 秒
下午 14:10	50 秒
下午 14:13	40 秒
下午 14:17	65 秒
下午 14:22	60 秒

体力劳动者平时活动量大，分娩时比较顺利，痛感也相应减轻。脑力劳动者或平时活动少的孕妇，常常因极度紧张和恐惧而加剧疼痛。

分娩的疼痛程度和精神紧张因素密切相关。精神越是紧张，疼产痛就越厉害。孕妈妈要掌握分娩的技巧，学会按照产程进度呼吸、放松和用力，学会把宫缩、阵痛的过程看作自己的呼吸、用力、放松的过程，能转移对于疼痛的注意力。

缓解分娩疼痛的方法

分娩时子宫一开始收缩，组织就会拉扯，然后神经系统中微小的压力神经末梢感受器就会受到刺激，并发出闪电般快速的冲动，随着神经到达脊髓。如果周围的肌肉很紧张，疼痛神经末梢感受器也会受到刺激并发出冲动。这些冲动必须在脊髓那里通过一道闸门，这道门可以决定把哪些神经冲动挡在门外，哪些可以通过并继续传往大脑。到了大脑，这些冲动就被当成疼痛。因此，可以在3个地方影响疼痛的产生：疼痛产生的源头、脊髓的闸门、感知疼痛的大脑。在找出驾驭疼痛的技巧时，你应该选用可以同时在这3处控制疼痛的镇痛方法。

首先，你可以练习放松技巧，避免肌肉疲劳或紧张，同时采用有效的分娩姿势，让肌肉按照天生的功能去运作。

其次，就是关闭脊髓的闸门。舒服的触摸刺激就像按摩，可以发出正面的冲动来阻挡疼痛冲动通过脊髓的传送过程。你也可以利用譬如音乐、明确的想象或是对抗压力等，来缓解疼痛的刺激。

最后，你还可以把大脑的神经末梢填满。一般的镇痛药物就是堵住这第三个地点——疼痛感受点的入口。你也可以制造“身体本身的止痛剂”(内啡肽)，用这种自然方法来达到同样的效果。

另外，分散注意力的技巧也可以用来填满大脑疼痛神经末梢的空间，达到阻止接收疼痛的效果。分散注意力的方法就是努力让大脑填满各种其他的影像，而忽略对疼痛的感受。

减轻分娩疼痛的心理疗法

1 相信自己会顺利分娩，保持良好的情绪，可提高对疼痛的耐受性。

2 借助想象与暗示，在脑海中想象宫缩时子宫口在慢慢张开，阴道在扩张，胎儿渐渐下降，同时告诉自己：“生产很顺利，很快就可以见到宝宝了。”

3 有助于放松的方法有肌肉松弛训练、深呼吸、温水浴、按摩、改变体位等。

4 看看喜欢的杂志、听音乐、跟家人交谈等，分散注意力，缓解疼痛。

5 借助呻吟和呼气等发泄方法减轻疼痛。

孕妈妈要克服产前恐惧

有的孕妇，尤其是初产孕妇对临产非常恐惧，害怕痛苦和出现意外，其实这是不必要的。

怀孕、分娩是大自然赋予女性的天然能力，是每一个健康的育龄女性完全能够承受得住的。每一位孕妈妈应该相信自己的能力，相信自己也可以撑过去。所以孕妈妈不必惊慌、恐惧，顺其自然就好。相反，如果临产时精神紧张，忧心忡忡，将会影响产力，从而导致产程延长，造成分娩困难，带来多余的麻烦和痛苦。

要克服产前恐惧症，需要家人多对孕妈妈进行开导，尤其是准爸爸要多抽出点儿时间来陪妻子，以抵消忧虑；其次，孕妈妈多进行散步、深呼吸等舒缓的运动，以提高身心的自我调节能力；另外，孕妈妈可以多听些音乐以调节心情，在舒缓情绪的同时，还具有胎教的功效。

硬脊膜外麻醉的注射过程

在注射硬脊膜外麻醉之前，孕妈妈要接受静脉注射液，以增加血液量并预防硬脊膜外注射可能引起的血压降低。

医生会要求孕妈妈坐起来或侧躺着，并且将膝弯曲接近胸部以使下背部呈圆弧状，然后医生会对孕妈妈下背部进行消毒。接着，在下背部皮下注射局部麻醉药，这时孕妈妈会感到轻微刺痛。当注射区周围充分麻醉之后，医生就在硬脊膜外腔用一根勺状穿刺针头穿刺，接上注有少量测试剂的针筒，继续进针。一旦针筒插好，医生就会把一根塑料导管穿过针筒直接进入硬脊膜外腔，然后再将针筒移开，让弹性较好的导管留在原位。

然后，医生会将麻醉药通过这条导管分次注入孕妈妈体内。几分钟之后，孕妈妈可能会感到强烈的刺痛，像是被电击一样，很快就会觉得肚脐以下已经麻痹，或是觉得双腿热热的。在10~20分钟之内，孕妈妈会觉得下半身变得疲惫、沉重，或有麻木的感觉，然后，宫缩的疼痛就会逐渐消退。因为感觉不到排空膀胱的压力，所以医生会插一根导尿管帮孕妈妈排除尿液。

因为硬脊膜外注射可能会导致血压降低，医生可能会每2~5分钟就给孕妈妈量血压，等血压稳定后改为每15分钟量一次。同时，为了观察胎宝宝对硬脊膜外麻醉的反应，孕妈妈还必须接上电子胎儿监护仪。

医生每隔一小段时间就会触摸孕妈妈腹部的皮肤，以检查麻醉药的量是否足以减轻疼痛，而不至于影响呼吸，保证分娩顺利地进行。

硬膜外麻醉的注射位置

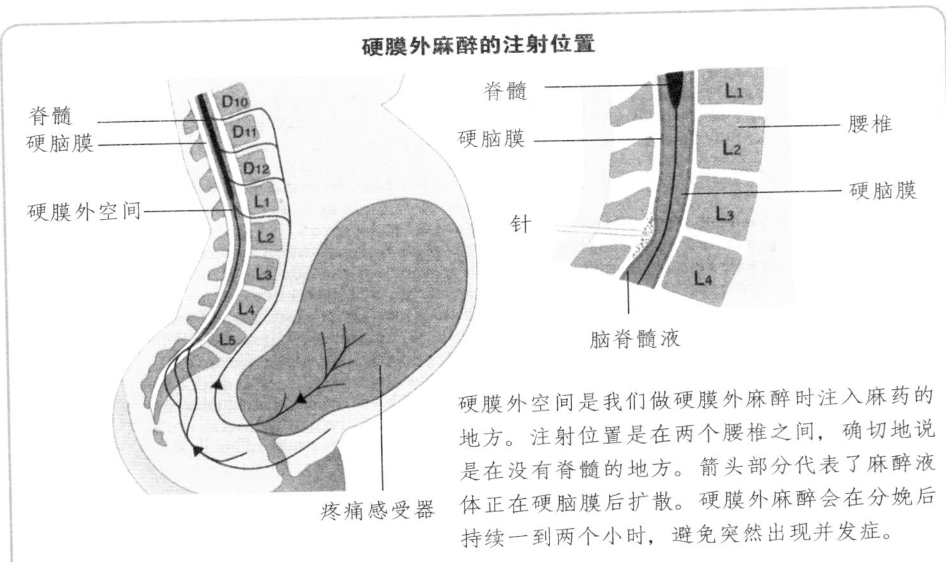

硬膜外空间是我们做硬膜外麻醉时注入麻药的地方。注射位置是在两个腰椎之间，确切地说是在没有脊髓的地方。箭头部分代表了麻醉液体正在硬脑膜后扩散。硬膜外麻醉会在分娩后持续一到两个小时，避免突然出现并发症。

最佳分娩三策略

策略一：与医生多多沟通

1. 与产科医生保持良好的沟通。孕妈妈在待产时，应把自己疼痛频率和疼痛程度的变化及时与医生交流，如果对自己的身体状况有任何的担忧和疑虑都可以毫不犹豫地向医生提出，千万别有顾虑，只有足够的沟通，才能让医生了解自己的状况，才能正确评价产程进展是否顺利，并做出相应的决策。如果为了躲避检查，一味忍耐疼痛，甚至拒绝检查，将延误产程处理时机，给自己和宝贝带来不良后果。

2. 和医生一起制订一个合理的分娩计划。分娩计划最好在孕妈妈怀孕第 36 周的时候制订好，以防分娩过早开始。孕妈妈制订好分娩计划书之后，需要产科医生医生来作审核，医生拥有丰富的专业知识和经验，而且对孕妈妈的情况也非常熟悉，会给予更好的建议。即使不写下来，也要把分娩过程提前想想，并提前与产科医生讨论，这都会对分娩有帮助。即使做了计划，还要有随时根据情况改变计划的心理准备，最重要的是确保宝宝的安全。

策略二：发挥身体的力量

1. 孕期多做运动可以减轻分娩疼痛。适度的运动能加速孕妈妈的血液流动、心血管储备力和适应性，还能调节神经系统，增强内脏功能，帮助消化，促进血液循环，有利于减轻腰酸腿痛、下肢水肿等压迫性症状，从而增强孕妈妈的体质，为以后的分娩提供体能上的储备。多数的直立姿态可以使骨盆扩张的更大，和跪立、端坐等姿态一样，能帮孕妈妈提高耐力，平安分娩。

2. 对自己的身体要有信心。如果孕妈妈产前体检显示胎位、骨盆大小等各项指标都很正常，医生就会建议孕妈妈选择自然分娩。此时孕妈妈要对自己的身体有信心，这样才能有一个健康聪明的宝宝。有的孕妈妈明明知道自己产检各项指标都很正常，却还是要求剖宫产，说明她对自己的身体缺乏信心。

策略三：放松心情是顺利分娩的保障

1. 放松心情有助于分娩。一般而言，心情舒展，肌肉也会放松，心情越紧张，肌肉就会绷得越紧。如果孕妈妈此时精神极度紧张，心理负担很重，则肌肉也会绷得很紧，产道也不容易扩张，延缓分娩时间，加剧产痛，还可能会导致难产、滞产、新生儿窒息等状况。孕妈妈可以通过深呼吸、联想、转移注意力等方法放松心情。

2. 家人的关爱是顺利分娩的强大力量。家人关爱的恰当表达，可以缓解孕妈妈待产和分娩时的紧张情绪，使孕妈妈顺利度过分娩期。准爸爸的陪伴对孕妈妈具有独特的作用，准爸爸能够知道孕妈妈的爱好，可以在她们疼痛时给予爱抚、安慰及感情上的支持。孕妈妈在得到丈夫亲密无间的关爱与体贴时，也可以缓解紧张恐惧的心理，减少了孤独感。

大多数人这样生——顺产

顺产

顺产是一种不加任何人工干预手段，在有安全保障的前提下，让胎儿经阴道娩出的分娩方式。

分娩时，胎儿会根据产妇骨盆的形态大小，被动地进行一系列适应性转动。顺产时，胎儿头的枕骨一般位于产妇骨盆前方，叫作枕前位。

胎头进入骨盆时，呈半俯屈状态，胎头的前后径与母体骨盆的横径或斜颈一致。产妇的规律性收缩，推动胎儿下降，等到达骨盆中部，胎头的前后径转成和母体骨盆前后径一致，即枕部转到母体的耻骨下方，胎儿的头部更加俯屈，下颌会接触到胸部。在骨盆出口时，胎儿头伸转出骨盆外，此时在阴道口可以看见，胎儿头转向一侧，面朝产妇侧方，先娩出前肩、后肩，然后整个胎儿随之娩出。胎儿娩出后，医生会协助产妇娩出胎盘，轻拉脐带的同时，轻压子宫底，以使胎盘完整娩出。胎盘娩出后，医生会检查产妇阴道有无裂伤，对伤者施行缝合术。

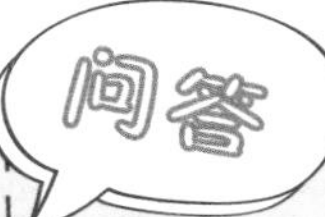

Q: 胎儿娩出后就立即剪断脐带么?

A: 脐带不是在胎儿娩出后立马剪断的，为避免部分血液滞留于胎盘中，也为了避免宝宝缺氧，一般情况下是在脐带变白、变软，停止搏动后才剪断。

顺产的优缺点

顺产相对于其他分娩方式，对孕妈妈和宝宝的健康都十分有利。

顺产对孕妈妈的好处

1 顺产时的分娩阵痛会刺激孕妈妈的垂体分泌一种叫催产素的激素，这种激素不但能促进产程的进展，还可以促进孕妈妈产后乳汁的分泌，甚至在增进母子感情中也起到一定的作用。

2 顺产损伤小、出血少，住院时间短，并发症少。

3 腹部恢复快，可很快恢复原来的平坦。

4 顺产能降低再次怀孕时的风险。

顺产对宝宝的好处

1 在顺产产程中，经过产道的挤压，胎儿呼吸道内的液体大部分排出，有利于宝宝出生后建立呼吸循环，还可预防新生儿吸入性肺炎和新生儿湿肺的发生。

2 通过产道分娩的宝宝，由于头部受到产道的挤压，对今后大大脑以及智力发育都有一定的好处。

3 宝宝在经过产道时会主动参与一系列适应性转动，并发生了一系列形态变化，特别是适应功能方面的变化，这会增加他皮肤及末梢神经的敏感性，为日后身心协调打下良好的基础。

4 产后可以立即进食，可以喂哺母乳。

顺产的缺点

顺产是一种推崇的安全健康生产方式，但是也不是十全十美的，顺产也存在一定的缺点与危险性。

1 产程较长，会有持久阵痛。

2 可能会毫无征兆的发生羊水栓塞。

3 胎儿在子宫内发生意外，如脐绕颈、打结或脱垂等现象。

4 会发生急产(产程不到3小时)，尤其是经产妇以及子宫颈松弛的患者。

5 如果羊水中产生胎便，会导致新生儿胎便吸入综合征。

6 如果胎儿过重，易造成肩难产，导致新生儿锁骨骨折或者臂神经丛损伤。

7 如果胎儿难产或母体精力耗尽，需用产钳或真空吸引，协助生产时会引起胎儿头部血肿。

8 顺产会伤害到会阴组织，容易造成感染或外阴血肿等情况。

9 会导致阴道松弛、子宫膀胱脱垂后遗症。

10 产后可能会因子宫收缩不好而出血，若产后出血无法控制，需紧急剖宫产处理，严重者需切除子宫，甚至危及生命。

分娩是否顺利的四要素

顺产，即自然分娩，是最有益于孕妈妈和宝宝的分娩方式，但并非所有的孕妈妈都能选择顺产，一般情况下，这种分娩方式只有在具备下面四大条件时才能顺利完成。

1 产力：顺产的力量来源

产力即将胎儿推挤出产道的力量，包括产妇的子宫收缩力，腹肌和肛提肌的收缩力以及膈肌的收缩力，其中子宫的收缩力是主要的产力。只有经过充分时间的宫缩，才能迫使宫口扩张全开，以利于胎儿的下降及顺利娩出。

2 产道：胎宝宝顺利娩出的前提

产道即分娩胎儿的通道，是一个形态不规则的椭圆形弯曲轨道，分骨产道和软产道。骨产道是指产妇的骨盆。骨盆的大小、形态直接影响到分娩。软产道是指产妇的宫颈、阴道及外阴，如果宫颈开口全、阴道没阻力，胎儿就能顺利通过，正常娩出。

3 胎儿：顺产的重要因素

胎儿的大小、有无畸形及胎位是否正常，直接与分娩是否顺利有关。

4 精神因素：影响顺 9 成功的关键

产妇的精神状态对是否能顺利分娩起着非常重要的作用。在分娩过程中，孕妈妈应该正视宫缩带来的不适和疼痛，战胜对分娩的恐惧，对自己和胎宝宝有信心。

顺产的三大产程

分娩的过程分为第一产程、第二产程、第三产程。

第一产程（6~12 小时）

第一产程从出现规律性的宫缩开始，直到子宫口逐渐扩张到 10 厘米。

子宫开始有规律地收缩，阵痛开始。随着产程的进行，当宫颈口扩张到 3~4 厘米时，宫缩会变得越来越强烈、越来越频繁，而且每次宫缩持续的时间也变得越来越长。在宫颈口扩张到 8~10 厘米的过程中，宫缩每次持续时间可达到一分钟到一分半钟，每两三分钟一次，疼痛最为强烈。第一产程末，宫缩暂停，产妇可以稍做休息。

第二产程（1~2 小时）

第二产程从宫口开全到胎宝宝娩出。

当宫颈全开、胎头慢慢下降，会对会阴后部产生一种压力，迫使产妇在每次宫缩时不由自主地向下用力，推压胎儿穿过骨盆，从阴道娩出，第二产程结束。这一产程最耗体力，准妈妈可能感觉剧痛难忍。通常初产妇持续 30 分钟至 2 小时，经产妇 5~60 分钟。

第三产程（10~15 分钟）

第三产程从胎宝宝娩出到胎盘娩出。

胎儿娩出后，宫缩会重新开始。随着宫缩，胎盘会从子宫壁上剥离下来，到达子宫的下方，带着胎膜和一些羊水一起排出阴道。当胎盘娩出，会阴伤口顺利缝合后，第三产程结束。这一过程一般需要 5~15 分钟，但有时也会长达 1 小时。

三大产程三注意

第一产程时间长，产妇应吃好、喝好、睡好，按时排便。分娩时，可以利用呼吸法来松弛全身，减轻子宫阵缩及宫颈口扩张引起的不适。

第二产程产妇要听从医护人员的指导，利用腹部肌肉收缩的压力配合宫缩，将胎儿顺利生出。因此，产妇必须学会正确运用腹压。

腹压的运用方法是在宫缩刚一开始时，深吸一口气，使胸腔充满气，屏住气，像排大便一样向下用力，用力后慢慢呼气。宫缩间歇时，则安静休息不再用力。这样反复的子宫收缩和腹肌压力密切配合，直到宫缩完为止。腹压法可以加速胎宝宝的娩出，缩短第二产程。

第三产程胎盘娩出后，应仔细检查会阴、小阴唇内侧、尿道口周围、阴道及宫颈有无裂伤。若有裂伤，应立即缝合。

小贴士

分娩后的缝合

在分娩时，产妇一般都会经历撕裂或外阴切开术，所有的外阴切开术和撕裂（除了表皮的撕裂）都需要在分娩后缝合。

但是，需要注意的是，任何切口或撕裂伤口都要在胎盘一出来后就立即得到专业的缝合。修复工作做得越快，组织就能恢复的越好，这对于肌肉组织受到损伤的二级程度和三级程度的撕裂尤为重要。如果给予组织恢复的最佳机会，那么分娩时的损伤就不会给将来的性生活和生育带来任何问题。

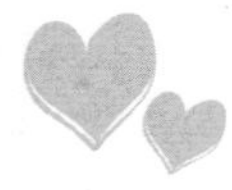

早知道早有数——剖宫产和难产

选择剖宫产的情况

剖宫产母体方面的手术指征

（1）高龄初产。

（2）孕妈妈骨盆狭窄或畸形，阻碍产道。

（3）孕妈妈生殖道受到感染。

（4）孕妈妈有两次以上不良产科病史。

（5）孕妈妈以前因子宫颈闭锁不全接受永久性缝合手术。

（6）孕妈妈以前曾经做过子宫手术，如剖宫产、子宫肌瘤切除手术、子宫切开手术或子宫成形术。

（7）孕妈妈患有慢性或由怀孕导致的疾病。

（8）产程迟滞，子宫口停止扩张，或胎宝宝停止在产道中继续下降刺激宫缩。

（9）如前置胎盘、胎盘早期剥离、子宫破裂、前置血管等引起的出血会危及母子生命。

剖宫产胎儿方面的手术指征

（1）双胞胎和多胞胎。

（2）胎儿畸形。

（3）胎位异常，如臀围、横位等。

（4）胎儿比例不均匀。如胎儿过大，胎儿过重或过小。

（5）胎儿窘迫，胎心音发生变化，或胎儿缺氧，出现胎便。

（6）子宫颈未全开而有脐带脱出。

剖宫产是如何实施的

手术前的准备

孕妈妈在剖宫产手术的前一天孕妇就要住院，手术前先要做一系列检查，包括体温、脉搏、呼吸、血压、既往病史、血型、肝功能、HIV 病毒、丙肝、梅毒等以确定孕妇和胎儿的健康状况。在手术当天，孕妈妈还应禁饮食，并听从医生的安排进行术前准备，包括备皮、取血、放置导尿管、听取胎心音等，然后送进手术室。

手术的实施

手术开始前，麻醉师会对产妇进行麻醉，一般采用局部麻醉。一旦麻醉药开始起作用，就应该立即插入导尿管，并用杀菌剂为腹部消毒，将接受手术部位的体毛全部剔除，然后用消毒巾遮盖住下身。

手术一般是在阴部上方做一个15~20厘米的横切口。切开腹部方式有中线纵切口、中线旁纵切口和耻骨联合上横切口，在紧急情况下，医生会在脐部下方至阴部上方做一纵向切口，纵向切口有助于胎儿的快速分娩出来，但不利于产妇的再次怀孕时顺产的尝试。切口的大小应以充分暴露子宫下段以及顺利娩出胎儿为原则。

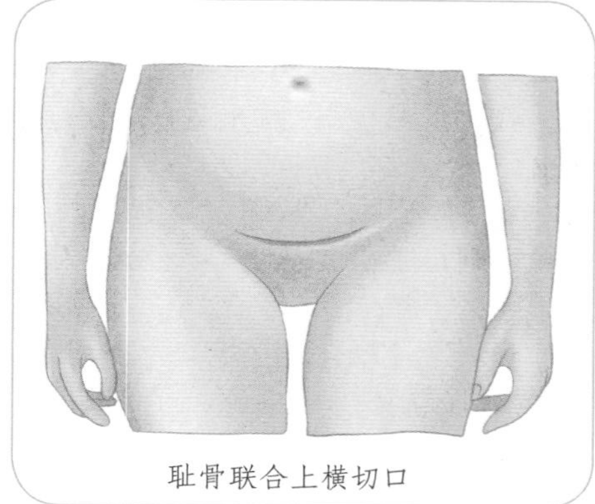

耻骨联合上横切口

接下来医生会切开羊膜囊，排出羊水，以右手进入宫内，托起胎儿头部，另一只手在子宫底部加压将胎儿推出。胎儿娩出后医生会立即挤出胎儿口、鼻腔中的液体，或用橡皮球及吸管吸出口、鼻腔中的液体，剪断脐带后，新生儿交护士处理。

接着，就是通过切口娩出胎盘，打催产素以帮助子宫收缩。在检查完子宫、卵巢、输卵管之后，就是缝合子宫和腹部切口了。一般时间不会很长，大约 45 分钟。

产妇腹部的刀口缝合以后，会被带入一个“恢复”病房，然后才能进入普通病房。术后往往要留院观察几天，到了第 4 天或第 5 天，腹部的缝线可以被拆掉。

别把剖宫产当分娩捷径

剖宫产是在不可能或者很难实行顺产的情况下采取的非正常措施，而不是常规分娩方法，身体条件不适合顺产的孕妈妈可以选用，剖宫产在一定程度上减轻了异常分娩条件下孕妇的痛苦，保护母婴健康。

但是，一般来说，不建议没有任何医学指征的健康孕妇选择剖宫产，剖宫产与顺产相比，危害要多得多。

1. 剖宫产并发症多，手术期间容易大量出血或感染。
2. 剖宫产还会打乱孕妈妈体内激素调节，影响母乳分泌使哺乳的时间推迟，不能及时给孩子喂奶。
3. 胎儿肺液未经产道挤压，不能完全排出，容易引起新生儿窒息、肺炎等多发症。
4. 剖宫产的宝宝由于缺乏分娩过程中的应激反应，更易患小儿多动症和小脑不平衡综合征。
5. 剖宫产产后恢复也没有顺产那么快，往往术后 5~6 天伤口才能愈合。

剖宫产的误区

通常，在孕妈妈进入第 37~42 周预产期时，医生都会劝孕妈妈选择顺产，但是实际到了临产的时候，还是有很多人望而却步选择了剖宫产，这说明人们对剖宫产的认识已经陷入了误区。

误区一：剖宫产比较不痛

由于分娩时子宫收缩和胎儿的压迫，使子宫壁受压，子宫肌缺血缺氧，由此会出现程度不同的分娩痛。剖宫产由于麻醉药的止痛作用，分娩时的痛是减轻了，但是产后还是会痛的，甚至疼痛会加剧，且伤口有感染风险。顺产就没有这些麻烦。现在很多医院也推出了无痛分娩、水中分娩等方法，可以减轻阵痛。

误区二：万一难产，再手术更痛苦

有的产妇怕万一分娩时生产困难，再做手术，会吃两遍苦，所以直接选择剖宫产。其实，这一点大可不必为此而担忧，在产前医生会根据产力、产道和胎儿的状况决定最佳分娩方式，产妇最好遵照医嘱。

误区三：剖宫产的孩子聪明

有人认为，剖宫产时，胎儿头部不会受到产道的挤压，因此，孩子会更聪明。其实事实并非如此，自然分娩并不会对胎儿的脑部造成伤害，因为胎儿在经过产道时，颅骨会自然重叠以适应产道环境，防止脑组织受压。反而剖宫产会使胎儿因胸部未受到挤压，呼吸道中的黏液、水均滞留于肺部，易发生小儿吸入性肺炎，甚至导致婴儿缺氧，有损于大脑发育，影响小儿智商。

误区四：顺产会怕影响性爱

有部分产妇担心顺产会导致阴道扩张，使其失去弹性，会导致性敏感度降低而影响性爱。其实，一部分顺产的产妇产后出现性能力下降，往往

由以下原因导致：一是分娩后体内性激素水平骤降，而唤不起性欲；二是，分娩时阴道壁神经受压，性刺激敏感降低；三是因产后哺乳、护理婴儿导致精力不足，使性欲下降。但是随着产妇身体的复原，性激素水平回升到原水平，性功能低下也会随之恢复。

误区五：顺产不易恢复身材

有一部分产妇怕顺产会影响形体而选择剖宫产，而事实恰恰相反，顺产不但产后恢复得比较快，一般在生产后第二天就可以给新生儿喂奶了，而且产后可以及早进行锻炼，因而更容易恢复体形。而剖宫产的孕妇一般要3~7天才能出院，身体要一个月左右时间才能完全康复。

误区六：剖宫产可以自己挑日子，希望孩子哪天出生就哪天生

“瓜熟蒂落”自然生产，是人类传承最自然的现象，婴儿的出生，自然也应遵循自然规律。自然分娩符合人体的生理规律，剖宫产是不得已而为之。如果为了选择一个好日子，而盲目选择剖宫产和择时分娩，只会给发育尚未成熟或已成熟的婴儿带来危险，导致一些并发症的产生：提前生产可能影响孩子呼吸系统的发育，拖后生产则可能造成孩子缺氧、窒息等危险。

遭遇难产相信医学也相信自己

前面提到能否正常分娩取决于产力、产道、胎儿以及产妇心理四大因素，如果上述因素中的任何一个发生了异常，都可能导致胎儿不能顺利经由阴道娩出，而需要使用助产技术或剖宫产手术完成分娩过程，医学上称为“难产”。

但是，即使发生难产，胎儿无法经阴道分娩，医生还是可以通过手术帮助产妇分娩的，只要处理及时，这并不会对宝宝造成伤害。如医生可能会根据产妇的情况相应采取会阴切开助娩、产钳助娩，或剖宫产助娩等方式。

所以遇到难产，孕妈妈一定要相信医学技术，相信医生；当然也要更加相信自己，对自己有充分的信心：一定能渡过难关，顺利分娩，自己和宝宝都会健康平安。

难产的预防

1 做好产前检查，早发现早纠正。

在怀孕过程中要在指定的医院进行定期产前检查，在整个妊娠期，孕妈妈一般要进行10~15次产前检查。通过这些产前检查，医生能够及时发现孕妈妈本身是否存在可能造成难产的因素以及胎儿的大小及位置是否正常。一旦发现不良因素，可以采取有效的措施进行纠正。

2 孕期营养要合理。

孕妈妈要注意充分的营养，以保证宝宝健康生长。但要注意的是注意营养，并不是多吃，如果妈妈营养摄入过多，易造成胎儿过大，在分娩时难产的可能性就会大大增加。

3 孕妈妈要保持轻松愉悦的情绪。

大多数难产是可以预测和避免的，关键是孕妈妈和医生的相互配合，而且即使发生难产，只要发现处理及时，都能使宝宝健康顺利地分娩。孕妈妈一定要以一个健康平和的心态来面对怀孕分娩。

第六章 坐月子，马虎不得

产妇由于分娩时出血多，加上出汗、腰酸、腹痛，非常耗损体力，气血、筋骨都很虚弱，很容易受到风寒的侵袭，需要一段时间的调补，所以产后必须坐月子才能恢复健康，坐月子的过程，实际上是妈妈整个生殖系统恢复的一个过程。

在产褥期里，乳房要泌乳，子宫要复原，各个系统要逐渐恢复正常状态，血液浓缩，出汗增多，尿量增多，消化系统恢复正常。因此，月子坐得好不好，对女性的一生都是至关重要的。

关于坐月子的几件事

坐月子是改善体质的好时机

中医认为，生产过后“气血大失”，坐月子期间，由于身体处于较为虚弱的状态，更容易接受调养，因而，坐月子是妈妈改善体质的好时机。坐月子的目的是在这段时间内做适度的运动与休养、恰当的食补与食疗，能使子宫恢复生产前的大小，气血经过调理也都能恢复，甚至比以前更好，将不好的体质在这段时间慢慢改变过来。妈妈应该把握这个改善体质的关键期，根据自己产前的身体状况，按需调养。

养“月子”原则

1 **充分休息**。在产后24小时要有充足的睡眠，不能过度劳累，以免影响子宫恢复，可以卧床静养。

2 **调整饮食**。多吃一些营养高且易消化的食物，忌食生冷辛辣食物，可以采用少食多餐的方法，适当补充维生素和铁元素。

3 **适当运动**。在产后的第二天新妈妈就可以下床走动了，适当运动有助于身体状况的恢复。

4 **清洁护理**。每天用温开水或是洗剂清洁阴部，保证干燥清爽。此外，还要避免在伤口没愈合时过性生活。

5 **尽早哺乳**。尽早哺乳有利于刺激乳汁分泌，促进子宫收缩和复原。哺乳前后，注意双手保持清洁，保持乳头、乳房的卫生。

问答

Q：坐月子需要多长时间？

A：传统上人们将产后一个月称为“坐月子”，但实际上，经过一个月的调整，身体许多器官并未得到完全的复原。月子并不是一般人所说的30天，而是42天。

月子期间应抛弃的错误观点

观点1：产妇不可受风。

其实产妇只要衣着妥当，室内是可以通风的。密闭的环境空气污浊，容易滋生细菌，会增加妈妈和宝宝患呼吸道传染病的可能性。

观点2：产后出汗多是因为身体虚弱。

产后出汗多是一种生理现象，因为孕期体内积存了大量液体，分布在血液及组织间，产后需要排出，所以产后前几天汗多，这时，产妇应多饮水，多吃蔬菜水果，勤换衣服。

观点3：产后不宜洗澡。

产妇在月子期间很容易出汗，有恶露现象，这都会导致细菌的生成，分娩过后的较短日子里，产妇可以用擦浴的办法清洗，但是要注重保暖，不可盆浴。

观点4：产后三天不下床。

为产妇在产后24小时就可以下床做一些轻微的日常活动了，多走动有助于恶露的排出，帮助子宫收缩，有利于恢复肌肉的力量。

观点5：灰奶不能喝。

灰奶就是妈妈的初乳，不给宝宝喝初乳是错误的做法，妈妈的初乳有很多的营养成分，还含有大量的免疫物质，可以保护宝宝在出生后的前几个月不受疾病的困扰。

如何减少产后脱发

1 不要给自己压力，产后脱发是一种正常现象，产妇应保持积极乐观的心态。

2 经常洗头，保持头皮清洁，有利于新发生长。

3 经常用木梳梳头，用手指有节奏地按摩，促进头皮的血液循环和新陈代谢。

4 在饮食方面多吃含铁的食物，比如豆类、蛋类、鱼类；黑芝麻、玉米等食物的植物蛋白比较丰富，对头发有好处；补碘能增强头发光泽，可多吃海带、紫菜、牡蛎等食品。

5 适当补充B族维生素和谷维素，对防止产后脱发很有益处。

关于妊娠斑、纹的消失问题

妊娠纹主要是妊娠期受荷尔蒙影响，孕期腹部和大腿等地方膨胀，皮肤日益变得薄细，当皮肤的弹力纤维和胶原纤维因拉扯而遭受损伤或断裂时，皮肤上就会出现一些宽窄、长短不同的粉红、紫红色花纹，一旦分娩结束，它们就会逐渐消失，留下白色有光泽的瘢痕纹线。

要避免妊娠纹的形成，孕妈妈就要在怀孕期间避免摄取过多的甜食及油炸食品，少喝浓汤和含糖量高的食品，多吃些对皮肤内胶原纤维有利的食品以改善皮肤的肤质，帮助皮肤增强弹性；可以每天早晚喝两杯脱脂牛奶，多吃纤维丰富的蔬菜、水果和富含维生素C的食物，以此增加细胞膜的通透性和皮肤的新陈代谢功能。

此外，正确的喝水习惯也会有效提升皮肤弹性。孕妈妈可以在为早上起床后，先喝一大杯温水，刺激肠胃蠕动，使内脏进入工作状态。如果有便秘现象的话，可以在水中加一点儿盐。

要防止妊娠纹，孕妈妈一定要在孕期严格控制自己的体重，原则上每个月体重增加不宜超过2千克，整个怀孕过程应控制在11~14千克；可以辅助使用一些妊娠纹防护产品，以到达减少妊娠纹出现、淡化妊娠纹纹路等效果。

剖宫产瘢痕最小化的方法

1 产前产后都要加强营养，多食新鲜的水果、蔬菜、蛋、奶、瘦肉、肉皮等富含维生素C、维生素E和人体必需氨基酸的食物，可以促进血液循环，改善表皮代谢功能。

2 术前进行全身清洗，适当应用抗生素。

3 术后勤换药，保持伤口和周围环境清洁干爽，以免造成感染、血肿。

4 休息时最好采取侧卧微屈体位，可以减少腹壁张力。

5 瘢痕瘙痒不要用手抓挠、用衣服摩擦或用水烫洗，正确的处理方法是涂抹一些外用药，如氟轻松、曲安西龙、地塞米松等。

6 拆线前后避免剧烈活动，避免身体过度伸展或侧曲。

7 拆线后立即用硅胶弹力绷带或弹力网套等敷料加压包扎，可有效地预防瘢痕的产生。

预防产后乳房下垂的方法

1 **哺乳期正确喂奶。**当妈妈感觉胀奶而宝宝不想吃时，就把奶挤出来，乳汁在乳房长时间积聚会导致皮肤过度拉伸，引起乳房松弛、下垂。哺乳完后，要用温清水将乳房和乳头擦拭干净。不能使用香皂和酒精之类的化学用品来擦洗乳头，否则会因乳房局部防御能力下降，乳头干裂而导致细菌感染，乳房下垂就更容易了。

2 **健胸运动。**健胸运动不是一日之功，需要长期坚持才能使乳房看上去更坚挺、结实和丰满。妈妈可以在生产以后坚持每天做简单的扩胸运动，帮助锻炼胸部肌肉，如果能做一些专门的产后恢复操则更好。至于全身运动，可以选择去健身房跳健美操等，但是必须在产后6个月以后方可进行。

3 **沐浴乳房。**沐浴时，使用莲蓬头冲乳房，建议冷热交替喷洒，因为冷热的交替有助于提高胸部皮肤张力，促进乳房血液循环，以达到防止乳房下垂的效果。

4 **健胸操。**临睡或起床前，躺在床上自行按摩，可促进局部的血液循环，增加乳房的营养供给，并有利于雌激素的分泌，最后达到防止乳房下垂的效果。

5 **戴胸罩。**戴胸罩不仅可以起到支撑和扶托作用，还可以保护乳头不受擦伤，并促进乳房的血液循环和畅通，防止乳房下垂。

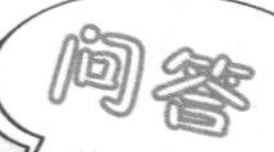

Q: 母乳喂养会破坏胸形么?

A: 很多年轻的妈妈都会问到这个问题。产科医生认为，并不是母乳喂养破坏了胸形，而是妊娠破坏了胸形：乳腺体积会因为妊娠而减少。为了防止乳腺体积骤减，母乳喂养其实有一定积极作用的。而在不谨慎的情况下突然停止母乳喂养则会破坏胸形。

另外，吃太多，摄入过多容易发胖的食物也会破坏胸形，这是因为脂肪的重量会引起乳房下垂。但是如果注意穿上合适的胸衣并保持平衡膳食结构，可以使胸部重新恢复到孕前的状态。

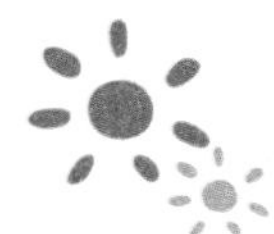

月子里的起居注意

产后保证睡眠质量

在月子里很多妈妈的睡眠质量都非常差，产后如果睡眠不足不仅容易出现情绪低落、头痛、易怒等症状，而且还会导致体重增加，不利于身材的恢复。

为了保证睡眠质量，月子里妈妈睡前3小时不要吃太多食物，尤其是甜食，很容易让人感到激动、兴奋，影响睡眠。如果实在饿了，可以喝一点儿白粥或红酒，以起到暖身、暖胃、催眠的功效；睡前40分钟喝一杯温开水或热牛奶可以起到镇静、催眠的功效，还可以在睡前洗个热水澡来让自己的身心得到充分的休息；为自己营造一个温馨、舒适的月子环境，将卧室中的其他的灯都关掉而只保留一个台灯或壁灯，灯光最好采用暖色调，可以安抚妈妈的情绪而有助于睡眠。

食谱推荐

药膳银耳汤

材料：水发银耳120克，菜心30克，当归、党参各2克，色拉油25克，精盐6克，鸡精3克，葱、姜各2克，香油适量。

做法：❶将水发银耳洗净撕成小朵；菜心洗净备用。

❷净锅上火倒入色拉油，将葱、姜、当归、党参炒香，倒入水，调入精盐、鸡精烧开，下入水发银耳、菜心，淋入香油即可。

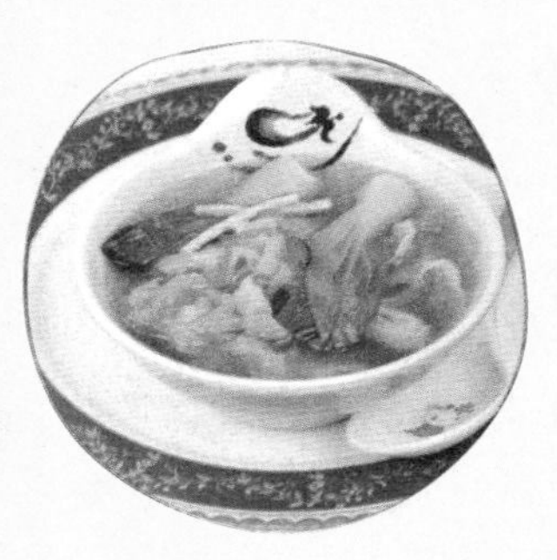

推荐理由：此餐不仅可以帮助入眠，减少噩梦，还有美容养颜的功效。

坐月子也应下地活动

坐月子期间产妇确实需要得到良好的休息，但是总是坐在床上不运动对身体也没好处，可以适当地进行一些轻微的床边活动及产后保健操等，一般产妇在产后24小时候就可以下床在室内活动了。

产后活动可以促进血液循环，有利于伤口的愈合，有利于子宫收缩和恶露的排出，从而减少感染的机会，还可以加快胃肠蠕动，促进血液循环以及膀胱排尿功能的恢复，也助于增加乳汁分泌。

对于剖宫产的产妇来说，适当地运动能够促进组织新陈代谢，防止血栓的形成，尤其适合患有心脏病的剖宫产妇，适量的运动可以防止肠粘连的发生，对身体很有帮助。

此外，产后下床活动还可以缓解人体的紧张情绪，改善产妇的心理状态，提高其自信，使产妇可以生活在和谐的氛围中。

产后要保护牙齿和眼睛

产妇在妊娠、分娩过程中体力和精力消耗都很大，会对肝、肾造成一定影响，同程度地出现气血两亏、肝肾两虚的现象，这都会对产妇的视力产生一定影响。

产妇可以经常吃些富含维生素 A 和维生素 B_2，如动物肝脏、蜂蜜、胡萝卜、黄绿色蔬菜等，同时要注意不要在强光或者阴暗的光线中看书报杂志。

产后注意口腔卫生

妊娠期和分娩后一两个月内，产妇体内雌性激素，黄体酮、绒毛膜促性腺激素明显增加，以至于牙龈毛细血管扩张，易出现妊娠期牙龈炎，因此产妇必须注意牙齿的健康。产妇可以用温水刷牙或漱口，有条件的话，最好在分娩两个月后到医院做一次口腔健康检查。

需要注意的是，为了保证牙齿生长代谢的特殊需要，防止牙齿松动，产妇要注意调整饮食结构，多吃含钙、磷、铁及维生素 A、维生素 D 丰富的食物。

月子期间产妇应该坚持每天早晚各刷一次牙，刷牙时要用温水，牙刷不能太硬，正确的刷牙方法是：上牙从上往下刷，下牙从下往上刷，而且里外都要刷。

除了刷牙，还可在产后的 3 天采用指漱，方法是：将右手示指洗净，或用干净的纱布包住示指，将牙膏挤在纱布上，像用牙刷一样来回上下揩拭，然后按摩牙龈数遍。

正确的刷牙方法

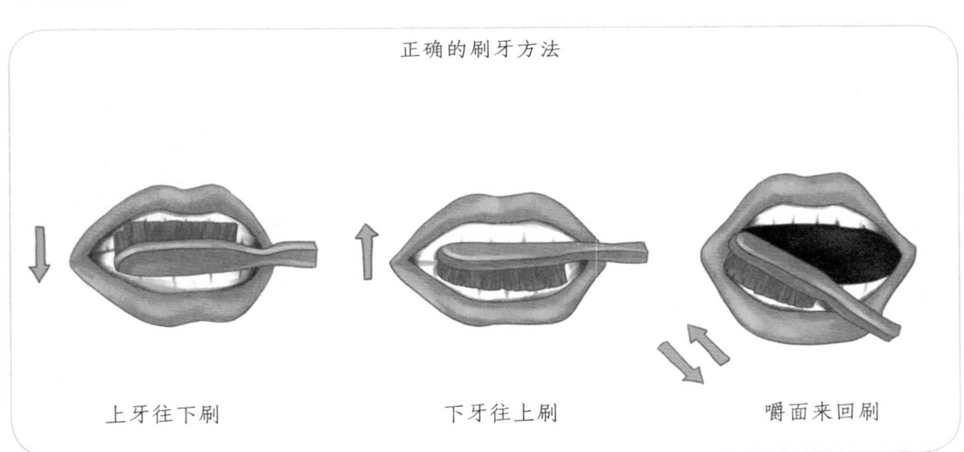

月子期间应常梳头

梳头可以去掉头发中的灰尘、污垢，还可以刺激头皮，对头皮起到按摩作用，促进局部皮肤血液循环，满足头发生长所需要的营养，达到防止脱发、早白、发丝断裂的作用。另外梳头还可振奋人的精神，使人心情舒畅，达到美容效果。

要注意的是，产妇不要用新梳子梳头，新梳子的梳齿往往会比较锋利，容易刺破头皮，可选用牛角梳。

月子中如何正确洗头

在月子期间只要控制好温度，掌握正确的方法，避免着凉，洗头和洗澡就对产后恢复没有什么影响。

1 洗头发时水温要适宜，最好保持在37℃左右，洗头时可以用指腹抚触头皮。

2 即使头发比较油，也不要用刺激性强的洗发用品。

3 洗发时，洗发液、护发素要及时冲洗干净。

4 洗完头后及时擦干，要用干毛巾包一下，避免受冷气吹袭。

5 不要去美容院洗头，因为对于产妇而言，那里往往冷气较强，而且卫生条件没有保障。

6 如果条件实在不允许，产妇可以准备一块干净的纱布，用酒精将纱布蘸湿，将湿纱布套在梳子上，梳头发的同时就可以清洁头皮。

月子期间洗澡的方法

产妇洗澡的时机可视自身恢复条件而定。一般产后一周可以洗澡，但在伤口愈合之前应坚持擦浴，不能洗盆浴，以免洗澡脏水进入阴道引起感染，六周以后可以采用淋浴。如果是剖宫产，在洗澡的时候最好用防水胶布将伤口遮挡一下。

洗澡时，室温要以20℃为最宜，水温应保持在37~40℃。洗澡时间不要过长，以5~15分钟为宜。并且，要注意浴后保暖，在擦干身体后尽快穿上御寒的衣服，再走出浴室，避免着凉。

月子中穿衣注意事项

1 产后出汗多，是一种正常的生理现象，身体在以出汗的形式排除孕期体内增加的水分，应该选择棉质、宽松舒适的衣服，既保暖又吸汗。

2 衣着要厚薄适中，产后因抵抗力下降，衣着应根据季节变化，注意增减。

3 母乳喂养的妈妈可以选择前开式设计的胸衣，方便哺乳。

4 鞋子宜软，勿穿硬底鞋，不要穿高跟鞋，也不要赤脚，以防受凉。

5 换下来的衣物最好能尽快清洗，特别是贴身内衣，更应经常换洗，以保持卫生。

产后束腰危害多

不少年轻妈妈为了产后恢复形体，常常束紧腰部。在产前就准备好腹带，等孩子一生下来，就将自己从腰部至腹部仅仅裹住，以至于弯腰都十分困难。其实这样做是不科学的。

产褥期束腰，不仅无法恢复腹壁的紧张状态，而且会因腹部增加、产后盆地支持组织和韧带对生殖器的支撑力下降，导致子宫下垂、子宫严重后倾后屈、阴道前后壁膨出等。因生殖器官正常位置的改变，使盆腔血液运行不畅，抵抗力下降，容易引起盆腔炎、附件炎、盆腔瘀血综合征等各种妇科疾患，严重影响产妇健康。

另外，剖宫产的女性在术后7天内使用腹带可减少腹壁的抖动，有利于伤口的愈合，但在腹部伤口拆线后，则不宜再使用腹带。

恢复体型的有效办法，一是产后锻炼，二是母乳喂养，产后哺乳不仅有助于恢复体形，还可促进子宫的复位。

月子结束莫忘做健康检查

经过产褥期的休息和调养，产妇身体各器官究竟恢复得怎么样，需要做一次认真的产后检查。产后检查的时间一般是在产后42~56天之间进行。

产后体检项目主要包括体重、血压、血常规和尿常规、乳房、盆腔器官、内科检查等。

1 体重

测体重的最佳时间是午饭后两个小时左右。体重测量可以监测产妇的营养摄入情况和身体恢复状态，时刻提醒产妇，防止不均衡的营养摄入和活动量的不协调危害自己的健康。

2 血压

无论妊娠期的血压是否正常，产后都应测量血压。在家中自测需自备测压仪，按照测压仪的说明进行，最好每天都能观察一次，并尽量保证在同一时间、相同部位、固定同一侧手臂，如果血压尚未恢复正常，就应进一步治疗。

3 尿常规和血常规

通过血、尿常规检查可以检测产妇身体的各种系统的运作情况，在微观上为身体把关。尤其对于妊娠时有妊娠高血压综合征、小便中有蛋白等情况的产妇，这两项检查更重要。

4 乳房检查

产后可以进行一次乳房彩超检查，全面了解乳房组织情况，检查是否有乳房组织疾病。平时通过触诊或自检即可，主要检查乳房皮肤表面、乳头乳晕、乳房肿块、乳头溢液等情况。

5 盆腔器官检查

检查会阴及产道的裂伤愈合情况，骨盆底肌、组织紧张力恢复情况，以及阴道壁有无膨出，检查子宫的复位情况、子宫的附件及周围组织有无炎症及包块。剖宫产的产妇还要查看刀口的愈合情况，是否有感染等。

6 内科检查

患有妊娠并发症的产妇，如患有肝病、心脏病、肾炎等，应到内科检查病情变化。另外，对于无奶或奶少的产妇，医生要进行饮示指导，或给予药物治疗。

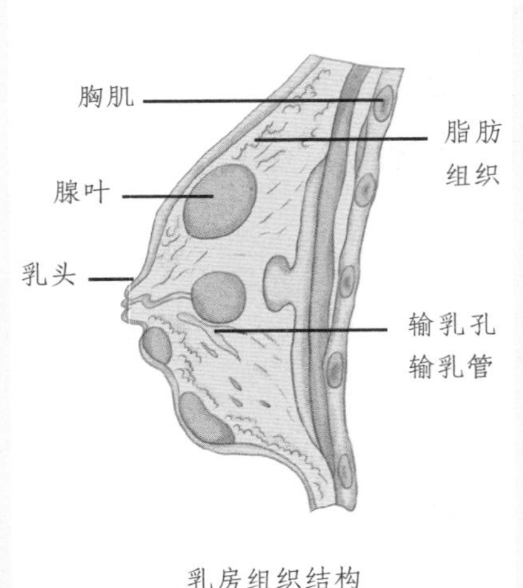

乳房组织结构

产后7大食补原则

原则1：营养进补因体质而异

坐月子期间的食材、药膳以及进补方法，要依据产妇的体质来选择，比如寒性体质的人要选择温补，尽量避免油腻；热性体质的人要注意减少香油、姜的用量等。

产妇可以通过咨询医生，找到适合自己的食材与药膳，只有找到适合自己的进补方法，才能达到养身体的效果。

原则2：进补要分阶段、有重点

产妇刚生完孩子身体很虚弱的，不能一味地进补，最好做到边调理边进补。根据产后不同阶段来满足产妇的不同需求，主要分为以下四个阶段：

第1周：补血、排净恶露、愈合伤口。

多吃动物肝脏，多吃粥品或汤品，避免油腻的食物。

第2周：修复组织、促进泌乳。

多吃杜仲、猪腰、猪蹄、木瓜等，可以在饮食中加入少许香油。避免食用人参、麦乳精、麦芽糖等减少或抑制泌乳的食物。

第3周：增强体质、滋补元气。

多吃牛奶和鸡蛋，增加蔬菜水果的摄入量，体质较虚的产妇尽量避免凉性的蔬菜如苦瓜、枸杞菜、萝卜缨、黄瓜等。

第4周：健体修身、美容养颜。

饮食以“低热量，少脂肪”为原则，适当进补莲子、雪蛤等药材，多吃蔬菜，另外，食用菌可以帮助产妇重塑身体免疫系统。

原则3：进补重质不重量

食材的选择应以温和为宜，避免寒凉、油腻、燥热的食材，不仅对身体刺激大而且不易消化吸收；水果蔬菜最好选择当季的，不仅可以减少化学药剂的摄入，还能保持最好的营养。

原则4：兼顾营养均衡与热量控制

想要保证营养均衡，主要的六大类食物不能忽视：五谷根茎类、奶类、鱼肉豆蛋类、蔬菜类、水果类、油脂类。要想营养均衡就要保证食物种类丰富，摄取足够的营养和热量。

原则5：饮食以清淡为宜

产妇的消化功能往往较差，特别是在分娩后的半个月之内，故应吃些清淡而又能健胃的食品，如豆腐、薏仁粥、玉米粥、红枣薏仁粥、瘦猪肉汤、蒸蛋等。

原则6：少食多餐的饮食原则

产后食物不仅要清淡，还要少食多餐，每日可由平时3餐增至5~6餐。少食多餐是最适合产妇的进食方式，不仅可以减轻胃肠的负担，还有利于更好地吸收营养，让身体慢慢恢复。而盲目的进补容易导致新妈妈便秘、上火、口臭等不良症状。

原则7：养心与食补相搭配

产后由于体内的黄体激素和雌激素因妊娠的结束而骤减，可能对产妇的情绪、心理活动产生很大的影响。家人一方面要在情绪上多关心产妇，另一方面要注意产妇的饮食安排，应多摄取富含维生素B、维生素C以及矿物质如镁、锌的食物，这些食物都有抗压及抗抑郁的功效。

月子里的饮食禁忌

月子期间的饮食误区

误区1：产后出血多，应多吃桂圆、红枣、赤豆补血

桂圆、红枣、赤豆是具有活血化瘀的功效，多吃不但不会补血，反而增加出血量。这些食物比较适合在产后2周或恶露干净之后再吃。

误区2：产后不能吃水果蔬菜

蔬菜和水果富含人体“三宝”，即维生素、矿物元素和膳食纤维，可促进胃肠功能恢复，增进食欲，促进糖分和蛋白质的吸收利用，对防止产后便秘也是有利的。同时，适当进食蔬菜水果还有助于改善乳汁质量，促进婴儿健康。

误区3：火腿有利于愈合伤口，要多吃

火腿是腌腊制品，含有大量致癌的亚硝酸盐类物质，摄入过多不利于正常新陈代谢，对机体产生危害。另外，产妇吃火腿也会使产妇乳汁中含有亚硝酸盐类物质，给宝宝的健康带来潜在的危害，所以，产妇不宜多吃火腿。

产后饮食六不宜

1. 产后不宜久食红糖

红糖有活血作用，如过多食用，易引起阴道出血增加。所以产后进食姜或红糖应适时、适量、适度：适时是指要待恶露转为颜色淡黄或白色恶露时；适量指以隔天小半碗或一碗为宜；适度是指饮用时间不宜太长，一般可持续10天左右。

2. 产后3个月内不宜食味精

产妇产后3个月内摄入味精会产生一系列不良后果：产妇味觉差、畏食，甚至造成智力减退；婴儿生长发育迟缓以及性晚熟等。

3. 产后不宜滋补过甚

因此，每个人的体质不同，对营养的需求也不完全相同，适当地补充人体所缺的营养品或是中药是有利于身体的平衡健康的，而不适当或过量的补充反而有害身体。产妇滋补过度，容易导致肥胖，而肥胖往往是罹患高血压、冠心病、糖尿病之源；滋补过度，会使产妇奶水中的脂肪含量过高，造成婴儿肥胖或导致婴儿出现脂肪泻——长期慢性腹泻，这些都影响婴儿的健康成长。

4. 产后不宜立即服用人参

产妇生产以后，如果马上服用人参，就会因兴奋而难以安睡，休息不好，不但不能尽快恢复健康，相反会影响精力和体力的尽快恢复。另外摄入人参不但不会加速产妇伤口的愈合，相反，可能影响受损血管的正常愈合时间，甚至会造成流血不止，给产妇增添更大的麻烦。因此，产妇刚生过孩子后是不宜立即服用人参进行滋补。

5. 产后不宜喝麦乳精

产妇需要乳腺大量分泌乳汁，以便能更好地喂养婴儿，如果饮用麦乳精，乳腺分泌乳腺分泌的乳汁减少，则不利于婴儿的喂养，甚至发生婴儿营养不良等病，所以产妇不宜服用麦乳精，可用奶粉、鸡蛋、鱼肉等食品补充营养。

6. 产后不宜马上节食

产妇产后不仅不可立即节食减肥，而且应该多吃一些富含营养的食物，每天吸收不少于280千卡的热量。只有如此，才能保证哺乳和自身身体的需要。若想节食减肥，适应了哺乳期后再开始。

剖宫产——术后特别照护

剖宫产疼痛的处理方法

1. 阴部疼痛

阴部疼痛是一般人都会考虑到的疼痛，如果手术中使用了真空吸引术和产钳，就会更疼。产妇可以在产后冷敷或者进行坐浴，有条件的还可以使用一种专门可冷却的卫生护垫，这会对阴部疼痛的缓解很有帮助。

2. 子宫疼痛

产后子宫疼痛的原因主要有两种：一是为减少胎盘剥离后的出血，子宫在产后会出现强直性收缩；二是子宫感染。应对子宫疼痛通常可使用抗生素和止痛药，并且加以适当引流。

3. 头痛

产后头痛最常见的是“紧张性头痛”，多是由于激素分泌水平的改变而引起。应对这种头痛的最好的方法就是放松，疼痛会随着产后激素分泌的逐渐恢复而缓解直至消失，如果有必要，也可以适当使用止痛药物。

另外，分娩时采用硬脊膜外麻醉的产妇，产后也可能会产生剧烈头痛，这种情况并不多见，如出现这种情况要及时就医。

4. 乳房疼痛

产后乳房疼痛多是由于乳腺管没有完全畅通，引起乳房发胀、刺痛。应对乳房疼痛的最好方法是哺乳，还可以采用热敷或者乳房按摩的方法。最好不要使用吸奶器，这会使乳房分泌出更多的乳汁，加剧疼痛。

剖宫产术后伤口的护理方法

如果产妇选择的分娩方式是剖宫产，那么产后一定要特别注意腹部伤口的愈合及护理。

关注伤口的愈合状况

一般情况下，剖宫产术后伤口要换药两次，产后第七天基本恢复。在“月子”期间伤口已经愈合到一定程度，产妇应密切关注伤口的恢复状况，避免切口裂开，如果出现伤口红肿、流脓或者感染等现象，要及时告诉医生或就诊。

日常生活中保护好伤口

1. 避免衣服压迫伤口

产妇要选择大一号的系带子的内裤或平角内裤，或者继续穿孕妇装，让伤口感觉更舒服。

2. 避免伤口沾水

伤口沾水有可能引发感染，产妇在洗澡的时候，最好用防水胶布遮挡一下，洗澡后用干毛巾将胶纸轻轻擦干，保持切口干燥。

3. 防止切口裂开

产妇在月子期间，不要提举任何重物。解便时先收敛会阴和臀部，然后再坐在马桶上。打喷嚏、咳嗽或笑，可以用手撑住伤口或用枕头顶住胃部，以减缓伤口的疼痛。

剖宫产术后护理要点

1. 坚持补液

术后3天内要常输液，补充水分，纠正脱水状态，防止血液浓缩而形成血栓。此外，术后6小时可进食些炖蛋、蛋花汤、藕粉等流质食物，术后第二天可吃粥、鲫鱼汤等半流质的食物。

2. 少用止痛药物

一般在剖宫产术后数小时，麻醉药作用逐渐消失，伤口会疼痛，产妇可以请医生在手术当天使用止痛药物。在此之后，尽量不要使用药物止痛，以免影响肠蠕动功能的恢复。一般来讲，疼痛会在3天后自动消失。

3. 术后应该多翻身

麻醉药物可抑制肠蠕动，引起腹胀。剖宫产的产妇产后可多做翻身动作，促进肠肌蠕动能及早恢复，使肠道内的气体尽快排出。术后12小时，可泡番泻叶水喝，以减轻腹胀。

4. 卧床宜取半卧姿位

剖宫产的产妇身体恢复较慢，采取半卧位，配合多翻身，就可以促使恶露排出，避免恶露淤积在子宫腔内，引起感染而影响子宫复位，也利于子宫切口的愈合。

5. 不要进食胀气食物

剖宫产术后约24小时，产妇肠胃功能才可恢复，宜食用流质或半流质的食物，如稀饭、汤面、混沌等。产妇要忌食牛奶、豆浆、大量蔗糖等胀气食物。

6. 不要忘记量体温

产后最好每天测量1次体温，便于及时发现低热。如果等到高热再去就医，不但治疗麻烦而且易转为慢性输卵管炎，从而导致继发不孕或异位妊娠。

7. 产后要及时排尿

在导尿管拔除后3~4小时，产妇就应该及时排尿，无论有无尿意应主动排尿，以降低导尿管保留时间过长引起尿道细菌感染的危险性。

8. 保持阴部以及腹部切口清洁

术后两周内，避免腹部切口沾水，宜采用擦浴，恶露未排尽干净之前禁止盆浴。每日冲洗外阴1~2次，月经带、月经垫要勤换。

9. 尽量早下床活动

体力许可时，在术后24小时后可试着下地活动，并逐日增加活动量，这样不仅能增加肠蠕动、促进子宫复位，还可以避免肠粘连、血栓性静脉炎的发生。

10. 月子期间禁止房事

剖宫产后，子宫切口瘢痕永远存在，要特别重视避孕，性生活一般于产后42天，即恶露完全干净后，再过3天方可开始，初期宜采用避孕套。产后3个月，去原手术医院放宫内节育器，因为剖宫产后，一旦受孕再做人工流产，就可危及生命。

剖宫产手术后的饮食

剖宫产手术中的麻醉、开腹等治疗手段对产妇身体是一次考验，剖宫产的产妇产后恢复比正常分娩者要慢。为能使术后尽快恢复如初，产妇饮食上的禁忌尤为重要。

1 术后6小时内禁食。剖宫产后，肠道蠕动变慢，与手术时进入腹腔的空气共同作用，使产妇感到腹胀，6小时后可以吃一些萝卜汤之类的流食，以促进排气。

2 术后第1天，产妇排气后，饮食可以由流质变成半流质，一般以稀粥、米粉、藕粉、果汁、鱼汤、肉汤等流质食物为主，分6~8次给予。

3 术后第2天，产妇可以吃些稀、软、烂的半流质食物，如肉末、肝泥、鱼肉、蛋羹、烂面、烂饭等，每天吃4~5次，保证充足的摄取。

4 术后第3天以后，产妇就可以食用普通饮食了，但要注意不要太油腻，要多吃蔬菜，保持营养均衡。为了促进伤口愈合，应多吃高蛋白质的食物，如蛋、肉、鱼汤等。

5 不要急于喝过多的汤，避免乳房乳汁过度瘀胀。鸡汤、鲫鱼等油腻肉类汤和催乳食物，可在手术后7~10天后再食用。

产后卫生与疾病预防

产妇应保持良好的卫生习惯

良好的个人卫生习惯是产妇避免产褥期感染的重要措施。

第一，要做好会阴清洁

为术后为防止感染，应由护士每日冲洗会阴部两次，保持会阴干净，并观察出血状况。大小便后用温水冲洗外阴。“月子”里产妇的会阴部分泌物较多，每天应用温开水清洗外阴部。勤换卫生贴、会阴垫，保持会阴部清洁和干燥。恶露大约会在产后4个星期至6个星期排干净。

第二，产后产妇应勤洗澡，勤换内衣，保持皮肤清洁与干燥

一般产后一周可以洗澡、洗头，但必须坚持擦浴，不能洗盆浴，以免洗澡用过的脏水灌入阴道而引起感染。6周后可以洗淋浴，洗完澡后注意不要马上进入通风的环境，不要对着吹空调，不要用吹风机。若是剖宫产的产妇可在产后2周后开始洗澡。

第三，保持大小便通畅

产后4小时应解小便，因为膀胱膨胀能影响子宫收缩及恶露排出。如果大便秘结，可多吃蔬菜，多下床活动，必要时可用开塞露、果导片等。

第四，卧室要保持安静、清洁，温度适宜，空气新鲜

冬天要注意保温，不能吹冷风；夏日则要注意通风凉爽，衣着要适当，以防中暑。

小心产后常见并发症

严格讲，产后应该是没有并发症的，但是如果产妇有内科疾病，或者是有妊娠并发症，那么它可能在产后会延续一段时间。产后常见并发症有贫血、乳汁少、乳腺炎、子宫炎、筋骨疼痛、腰酸、头痛、腹泻、便秘等，产后处理恰当与否还是很重要的。

贫血的妈妈可多吃富含铁质的食物，如肉类、黑糯米、红豆汤等；若是胀奶，可用1两麦芽糖、3钱蒲公英、3钱王不留行，共同炖煮食物吃，可促进排乳；如果便秘，要调节饮食，多吃蔬菜、水果、蜂蜜，忌饮酒、喝浓茶、喝咖啡，忌吃辣椒等刺激性食物，平时自己做腹部按摩，可喝蜂蜜水等。产妇若是因乳腺炎、妇科炎症而有发热现象，必须立即就医治疗。

问答

Q：产后发热应考虑哪些疾病？

A：产后发热主要由以下集中情况：

第一，上呼吸道感染。主要症状有头痛、咳嗽、咽痛、发热等。

第二，急性乳腺炎。主要症状有乳房红肿、疼痛，伴有高热、寒战，体温可达38~40℃。

第三，急性肾盂肾炎。主要症状有持续发热，肾区有叩击痛，腰痛。导尿镜检有大量脓球。

第四，产褥感染。主要症状有胃寒，发热持续不降，腹部疼痛，子宫压痛，恶露增多，混浊有臭味。

产后不适调理

恶露不下

通常情况下，产妇在分娩后，随着子宫内膜（特别是胎盘附着地方的内膜）脱落，子宫分泌的黏液等也随之从阴道内流出，这就是恶露。产后2~3天为恶露最多的时期，如果宫内的余血浊液留滞不下或下亦甚少，并伴有小腹疼痛，就有可能出现恶露不下的症状。

热敷防治恶露不下

产妇可以用热敷的方法促进恶露的排出，可选用艾叶、陈皮、柚子皮、生姜、桂皮、花椒、葱、川芎、红花、乳香等，任选2~3味适量，炒热或者蒸热，用纱布包扎，外熨腹部疼痛的位置。若药中再加少量白酒，其效果更好。在月子期间，一定要注意防风保暖，防止风寒外袭导致的恶露异常。

调试好产后情绪

若分娩后产后情绪低落，也会导致恶露不下。产妇一定要保持精神愉快，避免各种影响情绪的因素，并使用一些应对产后抑郁的方法，是自己身心放松。

有助于排除恶露的食物

恶露不下的产妇应该多吃一些具有补血调经、活血化瘀、促进血液循环等功效的食物。比如山楂不仅能够帮助产妇增进食欲、促进消化，还可以散瘀血，促进恶露的顺利排出；醪糟有补气、生血、活络、通经、润肺之功效；红糖有补血益血的功效，可以促进恶露尽快化瘀、排尽；阿胶具有补血、止血的功效，对子宫出血具有辅助治疗作用，对产后阴血不足、血虚生热、热迫血溢引起的恶露不尽有治疗作用。

食谱推荐

鸡蛋红枣醪糟粥

材料： 醪糟、大米各20克，鸡蛋1个，红枣5颗，白糖5克。

做法： ❶大米洗净；鸡蛋煮熟切碎；红枣洗净。

❷锅置火上，注入清水，放入大米、醪糟煮至七成熟。

❸放入红枣，煮至米粒开花；放入鸡蛋，加白糖调匀即可。

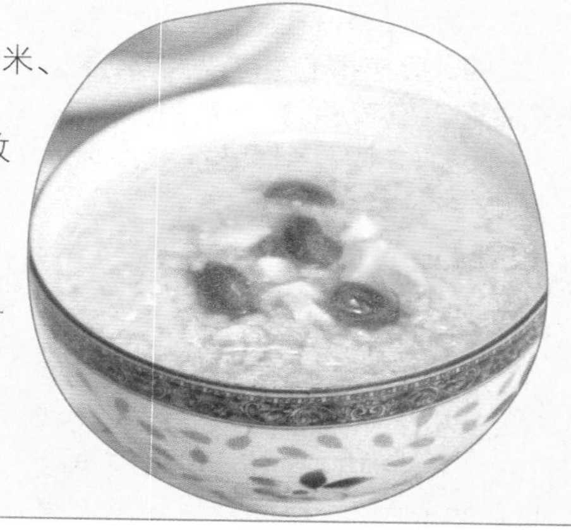

推荐理由： 此餐可以提高产妇食欲，并具有补血活血的效果，有助于去除恶露。

恶露不尽

恶露一般在产后 4~6 周内恶露即可排除干净，但如果超过这段时间仍然淋漓不绝者，即为“恶露不尽”。

恶露不尽的预防方法

1 对胎膜早破、产程长者或剖宫产后，给予抗生素预防感染。

2 分娩后仔细检查胎盘、胎膜是否完全，如有残留者及时处理，以防感染引发恶露不尽。

3 为避免恶露不尽，产妇应少吃桂圆、人参等补益性食品，饮食宜清淡而富于营养，慎食生冷、辛辣之物。

4 坚持母乳喂养，有利于子宫收缩和恶露的排出。

5 室内空气要流通，若身体条件允许，产妇可以早日起床活动，这有助于气血运行，排尽恶露。

食谱推荐

银耳莲子冰糖饮

材料：水发银耳 150 克，水发莲子 30 克，水发百合 25 克，冰糖适量。

做法：❶将水发银耳择洗净，撕成小朵，水发莲子、水发百合洗净备用。

❷净锅上火倒入纯净水，调入冰糖，下入水发银耳、莲子、百合煲至熟即可。

推荐理由：此餐可以增进食欲、散瘀血、养心安神。

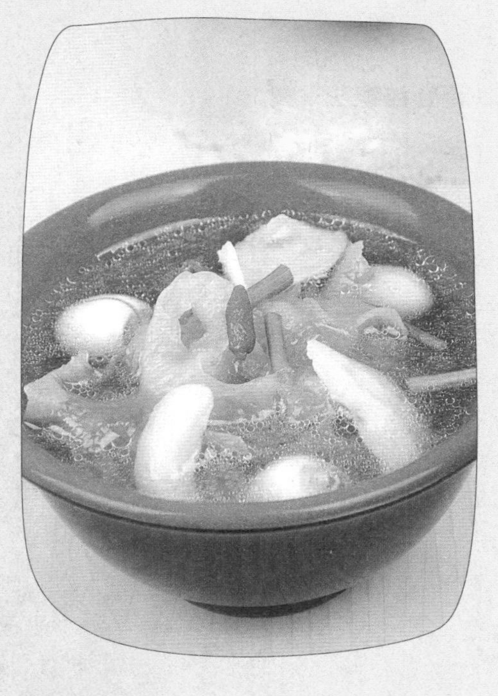

产后风湿

产妇分娩后，因皮肤的毛孔和关节张开，产后气血两虚，受到风寒的侵袭，伤及关节、筋脉、肌肉、皮肤等组织所引起的肌肉关节酸困、疼痛，出现怕“风”、怕“冷”的情况，特别是冬天，这种症状会加重，也就是所谓的“月子病”。

产妇在月子期间要加强护理，拒绝产后风湿的困扰。

1 保证室内的温度和湿度，不能让冷风直接吹身体，以防风寒侵入。

2 平时注意保暖，避免受凉，洗浴时注意水温，洗澡时间不宜过长。

3 多晒晒太阳，适当地运动，如伸展运动、半仰卧起坐运动，以舒松关节。

4 不要过于劳累，尤其产后2~3周内绝对不能过度活动关节。

5 注意营养均衡，多吃含钙的食物，禁食寒凉食物和冷饮，促进身体功能的恢复。

食谱推荐

百合桂圆薏米粥

材料：百合、桂圆肉各25克，薏米100克，白糖5克，葱花少许。

做法：❶薏米洗净，放入清水中浸泡；百合、桂圆肉洗净。

❷锅置火上，放入薏米，加适量清水煮至粥将成。

❸放入百合、桂圆肉煮至米烂，加白糖稍煮后调匀，撒葱花便可。

推荐理由：此餐清新爽口，有排湿、排毒的功效，有助于产后恢复。

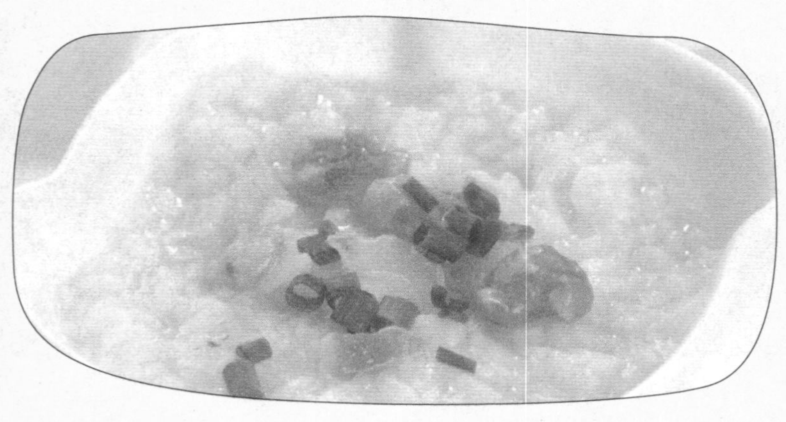

急性乳腺炎

初产妇在哺乳期很容易患急性乳腺炎，多发生在产后第 2~9 周。

急性乳腺炎产生的原因主要有两方面：一方面，妈妈往往在哺乳时未让宝宝将乳汁吸尽，致使乳汁郁积在乳腺小叶中，加上初产妇的乳汁中又含有比较多的脱落上皮细胞，更容易引起乳管阻塞，使乳汁淤积加重，导致入侵细菌的繁殖生长；另一方面，细菌可能由乳头破损、皲裂处入侵，沿淋巴管入侵是感染的主要途径之一。

乳腺炎病程早期，乳房疼痛伴发热，体温在 38℃左右，疼痛，出现界限不清的肿块，伴有明显的触痛，表面皮肤微红或者颜色未变。

预防急性乳腺炎，关键在于防止乳头损伤，避免乳汁淤积，保持乳房清洁。

1 经常用温水或者浓度为 75% 的酒精擦洗乳头、乳晕区，以增强乳房皮肤的抗感染能力。

2 养成自我按摩乳房的习惯可使乳腺管就通畅。不容易造成乳汁淤积。

3 养成定时哺乳的习惯，注意乳头清洁，哺乳后应用温开水清洗乳头。

4 每次哺乳尽量将乳汁吸空，如果产妇乳汁过多，哺乳不能排尽时，可用吸乳器或用手按摩乳房，但不要用力挤压或旋转按压。

5 如果发现乳头破损或皲裂，可用麻油、蛋黄油外擦，及时处理。

食谱推荐

陈皮花生大米粥

材料：陈皮适量，花生米 40 克，大米 80 克，白糖 4 克，葱 5 克。

做法：❶大米泡发洗净；花生米洗净；陈皮洗净，切丝；葱洗净，切成花。

❷锅置火上，加入适量清水，放入大米、花生煮至米粒开花。

❸再下入陈皮煮至浓稠状，撒上葱花，调入白糖拌匀即可。

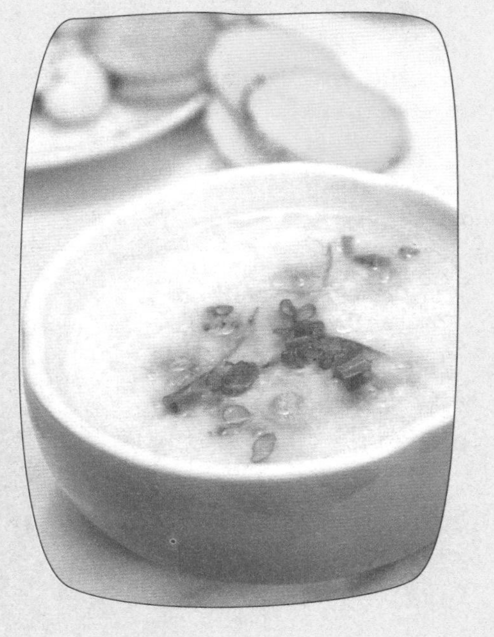

推荐理由：此餐具有止痛补虚、活血化瘀的功效，有助于乳汁分泌，增强抵抗力。

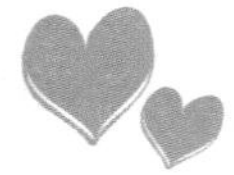

子宫脱垂

子宫脱垂是指子宫从正常位置沿阴道下降到坐骨棘水平下，甚至脱出于阴道口外。

造成子宫脱垂的原因，主要是由于分娩时损伤盆底肌、阴道，产后失于将养，不能完全复原而致，或因产后便秘，长期咳嗽，持续下蹲动作造成子宫下垂。

减少产后子宫脱垂，最重要的是预防，预防的方法有以下几点：

1 多休息，不要过早地参加体力劳动，避免过度体力劳动，尤其不可做上举劳作。

2 最好保持右侧卧姿，伤口恢复后左右卧姿交换进行，不要长期仰卧，以防子宫后倾，导致子宫脱出。

3 月子期间，转身、翻身动作尽量不要太大，必要时，穿上束腹带可以加速子宫复原、减轻不适。

4 保持大便畅通，禁止排便困难时过分用力。

5 注意保暖防寒，防止感冒咳嗽。患有慢性咳嗽者应积极治疗。

6 加强盆底肌和肛提肌的收缩运动，如抬臀运动。若已发生子宫脱垂，应绝对卧床休息，可多食补气升阳益血的药。

食谱推荐

香菇牛肉青豆粥

材料： 大米 100 克，牛肉 50 克，香菇 30 克，鸡蛋 1 个，青豆 30 克，盐 3 克，鸡精 2 克，葱花适量。

做法： ❶香菇洗净，切成细丝；大米淘净，泡好；鸡蛋打入碗中，搅拌均匀；青豆洗净；牛肉洗净，切丝。

❷锅中注水，下入大米，旺火烧沸，下入香菇、青豆，转中火熬煮。

❸等粥熬出香味，下入牛肉丝、鸡蛋液煮至熟，调入盐、鸡精调味，撒上葱花即可。

推荐理由： 此餐含有丰富的维生素以及氨基酸等营养物质，有利于产后身体组织的恢复。

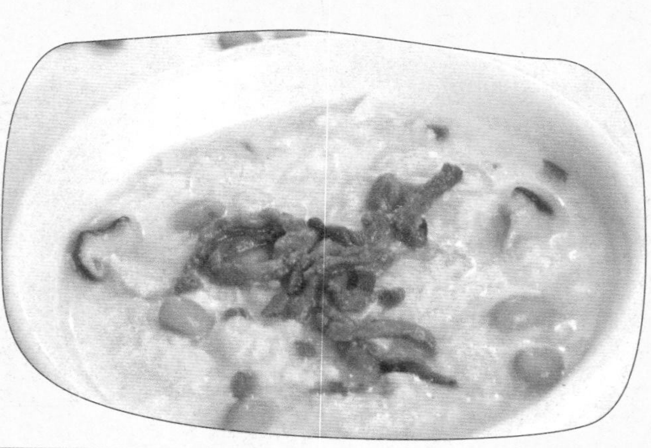

产后便秘

由于产褥期胃肠功能减弱，肠蠕动慢，肠内容物在肠内停留时间长，使水分吸收造成大便干结，所以产后经常有便秘现象。

要预防产后便秘现象，要从以下几点入手：

1 适当活动，不要长时间卧床。健康、顺产的产妇在产后第二天即可开始下床活动，逐日增加的起床时间和活动范围，以此促进肠蠕动，帮助恢复肌肉紧张度。

2 产妇饮食要合理搭配，荤素结合，多吃一些含纤维多的食物，如新鲜的蔬菜瓜果等，香蕉就有较好的通便的作用。

3 平时应保持精神愉悦，心情舒畅，避免不良的精神刺激，因为不良情绪可以使胃酸分泌量下降，肠胃蠕动减慢。

4 注意保持每日定时排便的习惯，以便形成条件反射。大便已秘结，无法排出体外时，可使用开塞露，待大便软化后就可以排出。

食谱推荐

山药薏米白菜粥

材料： 山药、薏米各20克，白菜30克，大米70克，枸杞10克，盐2克。

做法： ❶大米、薏米均泡发洗净；山药洗净；白菜洗净，切丝。
❷锅置火上，倒入清水，放入大米、薏米、山药、枸杞，以大火煮开。
❸加入白菜煮至浓稠状，调入盐拌匀即可。

推荐理由： 此粥富含维生素C和纤维质，有促进伤口复原、改善便秘的功效。

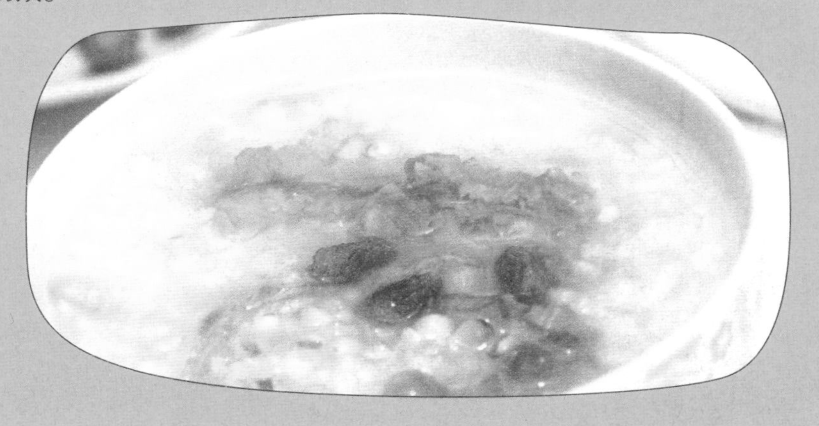

产后排尿困难

产后排尿困难属于尿潴留，是产后常见的并发症之一，多见于初产妇或产程较长的产妇。在分娩过程中，胎儿头部经过产道时，会挤压到产妇的尿道，使得产后的排尿发生困难，加上生产过程中膀胱受压而充血水肿、肌张力的降低以及产后会阴处伤口疼痛等原因，造成很多产妇在生完孩子后都可能出现排尿困难的状况。

产妇在产后 6~8 小时就要主动排尿，不要等到有尿意了再去解。一旦发生排尿困难，首先应放松心态，告诉自己这是产后常见的症状，产妇可以在下腹部用热水袋热敷或用温水熏洗外阴和尿道口周围，也可用滴水声诱导排尿。如果状况仍旧得不到改善，情况严重者应及时去医院。

食谱推荐

南瓜薏米粥

材料：南瓜 40 克，薏米 20 克，大米 70 克，盐 2 克，葱 8 克。

做法：❶大米、薏米均泡发洗净；南瓜去皮洗净，切丁。

❷锅置火上，倒入清水，放入大米、薏米，以大火煮开。

❸加入南瓜煮至浓稠状，调入盐拌匀，撒上葱花即可。

推荐理由：此粥具有清热解毒、消炎止痛之效，可以协助体内水分排出。

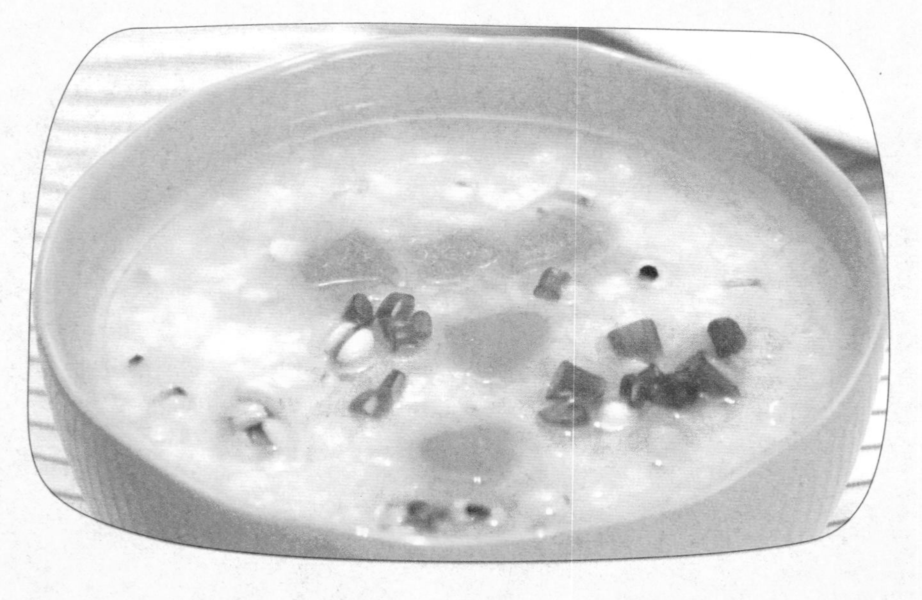

产后手脚疼痛

产妇在产后由于内分泌激素的变化，身体肌肉、肌腱的弹性和力量会有不同程度的下降，关节囊和关节附近的韧带也会出现张力下降，导致关节松弛，如果产妇不注意休息就容易出现手脚疼痛的症状。

产妇应充分休息，避免做过多的家务，注意避免寒冷的刺激，同时也应适当下床活动，可以防止脚跟脂肪垫退化，避免产后脚痛的发生。应对产后手脚痛，可以用热毛巾敷，有条件的还可以加上一些活血通络、驱寒祛湿的中草药。也可以采用按摩法，在痛点处先轻压 30 秒，后放开 15 秒，交替进行。

食谱推荐

蛋黄鸡肝粥

材料：大米 150 克，熟鸡蛋黄 2 个，鸡肝 60 克，枸杞 10 克，盐 3 克，鸡精 1 克，香菜少许。

做法：①大米淘净，泡半小时；鸡肝用水泡洗干净，切片；枸杞洗净；熟鸡蛋黄捣碎。

②大米放入锅中，放适量清水煮沸，放入枸杞，转中火熬煮至米粒开花。

③下入鸡肝、熟鸡蛋黄，小火熬煮成粥，加盐、鸡精调味，撒入香菜即可。

推荐理由：此餐有助于体力恢复，消除疲劳。

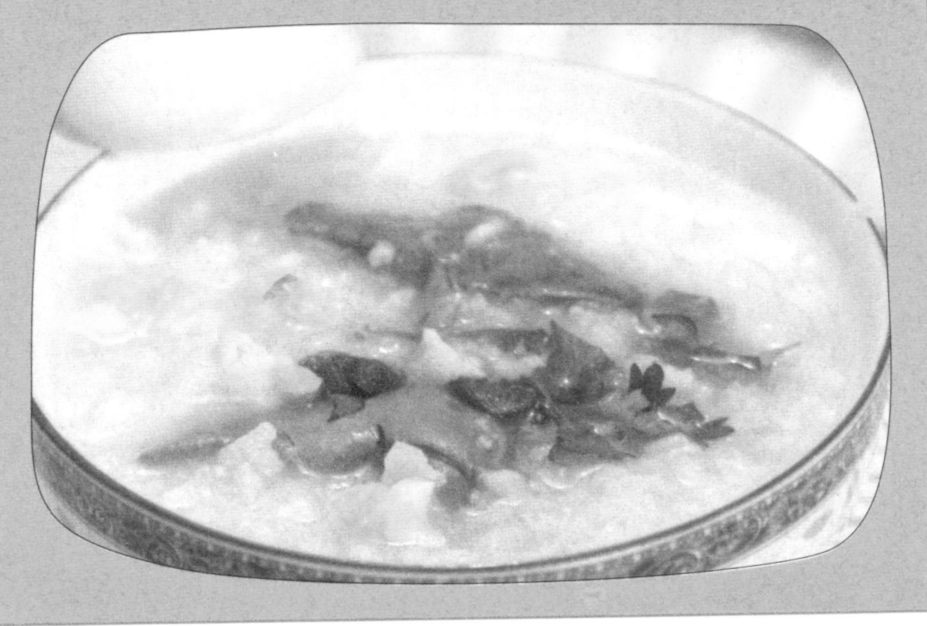

产后背颈酸痛

产后颈背疼痛是一种常见现象，这主要是因为产妇不正确的哺乳姿势造成的。

一般妈妈在给宝宝喂奶时，都喜欢低头看着宝宝吃奶，长期如此，颈背肌肉疲劳，就容易导致酸痛。或者为了夜间能照顾宝宝，妈妈习惯用一个固定的姿势睡觉，会引起单侧颈背肌肉紧张，导致颈背酸痛。

此外，如果妈妈患有某些疾病，如颈椎病，也会加剧神经受压的程度，导致颈背酸痛。

预防颈背酸痛主要有以下措施：

1 采用正确的哺乳姿势，并且避免长时间低头喂奶，喂奶的过程中，可以间断性地转动颈部或者做头部后仰的动作。

2 改掉夜间单侧睡觉的习惯，以减少颈背肌肉、韧带紧张与疲劳。

3 平时要进行适度的锻炼和活动，舒活筋骨，以改善颈背部的血液循环。

4 注意颈背部的保暖，夏天避免电风扇直吹头颈部。

5 要加强营养，可以进食一些补肝养肾、强筋健骨的食物，比如猪腰、栗子、豆腐等。

食谱推荐

黑耳枣香猪蹄汤

材料：猪蹄200克，水发黑木耳15克，红枣6颗，精盐适量。

做法：❶将猪蹄洗净、切块、汆水。

❷水发黑木耳择洗净，撕成小朵。

❸红枣洗净，备用。

❹净锅上火倒入水，调入精盐，下入猪蹄、红枣、水发黑木耳煲至熟即可。

推荐理由：此餐能提高食欲，有助于皮肤和骨骼健康，具有健胃驱寒、强身健体之效。

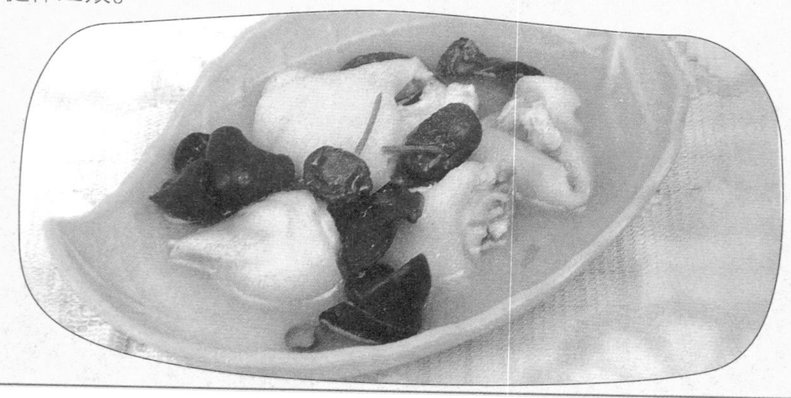

产后腰腿疼痛

很多产妇产后会觉得腰腿疼痛，这是因为耻骨联合分离、骶髂韧带劳损或骶髂关节损伤所致。在孕期，为了分娩时能使胎儿顺利娩出，骨盆的各种韧带会受到损伤，如果分娩时用力不当、产后过早劳动，都会对骨盆的各种韧带造成损伤，从而产生疼痛。另外，如果产后劳累过度、哺乳姿势不当，产后不慎着凉等都会诱发腰腿痛。

预防产后腰腿疼痛预防就要从日常起居的小细节做起，产后要避免过重的家务活，注意休息和均衡营养，不要过早长久地站立或端坐，注意避风寒，每天坚持做一些简单的腰部旋转或者伸展动作，来舒缓肌肉疲劳。

一般来说，产后腰腿痛经过几个月甚至 1 年左右，疼痛会自然缓解。如果长期不愈，可采用推拿、理疗等方法治疗，并可服消炎止痛药，既可减轻疼痛，又可促进局部炎症吸收。

食谱推荐

山药鱼头汤

材料：鲢鱼头 1 个，山药 150 克，豌豆苗、海带结各适量。植物油、盐、味精、胡椒粉、姜片各适量。

做法：❶炒锅内倒油烧热，下鱼头煎至两面微黄时取出。

❷另起一锅，放入水、鱼头、山药块、海带结、姜片，大火煮沸后转小火慢慢熬煮 30 分钟。放入豌豆苗，煮 1 分钟，放入盐、味精、胡椒粉调味即可。

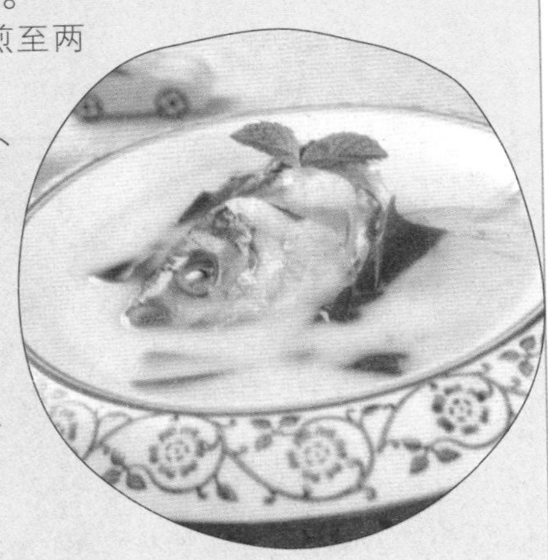

推荐理由：此汤有助于改善产后腰肌酸痛的症状，具有补气固表、生肌利尿、止汗去肿的功效。

小贴士

如果出现以下情况，产妇应引起重视，并及时去就诊：

1 分娩 4 天以后，恶露仍然是鲜红色的。

2 血量大到不正常的程度甚至排出烂肉样的东西，或者胎膜样物，这时应考虑子宫内可能有胎盘或胎膜残留。

3 恶露有臭味，或者产妇出现发热或者打寒战症状。

4 恶露颜色变浅后，又出现鲜红色的血点。

新妈妈的哺乳课

为什么选择母乳喂养

母乳喂养不只是给婴儿提供营养那么简单。哺乳时宝宝在妈妈的怀里，沉醉于妈妈的体温和气味之中，并逐渐习惯聆听妈妈心跳的声音，这对于妈妈和宝宝双方来讲，都是令人满意的、充满爱的经历。

第一，母乳喂养可以促进妈妈产后子宫更快恢复，减少产后出血，还可以降低妈妈患乳腺癌和乳巢癌的危险。

第二，母乳是最好的婴儿食品，初乳（生产前后数日所分泌的乳汁）富含抗体、营养物质和促进排便的成分，可以刺激宝宝排出黏性的胎粪。在宝宝出生几天后，妈妈开始分泌真正的成熟乳汁，这种乳汁含高脂肪和高蛋白，不仅可以给宝宝提供成长所需的能量，而且还含有帮助宝宝抵抗疾病和感染的抗体。

第三，母乳喂养可以使产妇放松。产妇必须坐下来，然后才能哺乳，这就意味着身体可以得到休息。同时，哺乳的妈妈体内泌乳激素的含量更高，这种激素具有镇定和安神的作用，可以帮助产妇在哺乳后很快入睡。

另外，哺乳还可以促进产妇身材的恢复。哺乳能分泌一种脑下垂体后叶激素，从而促进子宫恢复到正常的大小，并且，乳汁分泌可以消耗孕期母体内储存的脂肪。

小贴士

母乳含有丰富的蛋白质、脂肪、糖以及各种矿物质，而且营养比例最适合宝宝消化吸收，其成分比例还会随着宝宝月龄的增长而有所变化以适应宝宝的成长同步需要。

1 与牛奶相比，母乳不易形成凝乳，更好消化。

2 牛奶中不含有容易引起过敏反应的 β－乳球蛋白。

3 乳球蛋白可以与铁结合，对肠道内的某些细菌有抑制作用，母乳中乳球蛋白含量比牛奶高。

4 母乳的抗菌力比牛奶高出3000倍，这是其他任何食品不能比拟的。

5 牛磺酸有助于促进宝宝脑、神经、视网膜的发育，母乳中的含量是牛奶的80倍。

6 母乳喂养可以强化母子关系，为宝宝的情商培养奠定基础。

7 母乳温度适宜，不必提前准备。

哺乳时的正确姿势

妈妈在哺乳时可以采用坐着、向后斜靠着、侧卧或站立等各种姿势。无论哪种姿势，只要能让宝宝自然地含着乳头，同时自己觉得舒适放松即可。

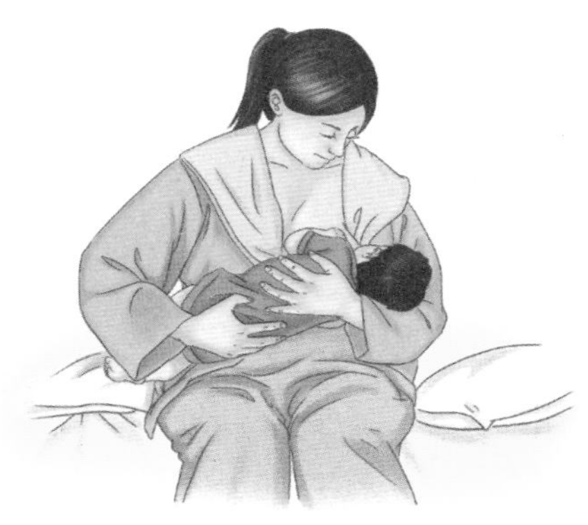

1. 摇篮式抱姿

让宝宝的头靠在妈妈的前臂刚刚低于臂弯的位置上，将宝宝的身体顺着前臂托起来，并且用手抱住宝宝的臀部。然后把宝宝的胳膊围到妈妈腰间，这种姿势可以使妈妈在哺乳时感觉很舒服。

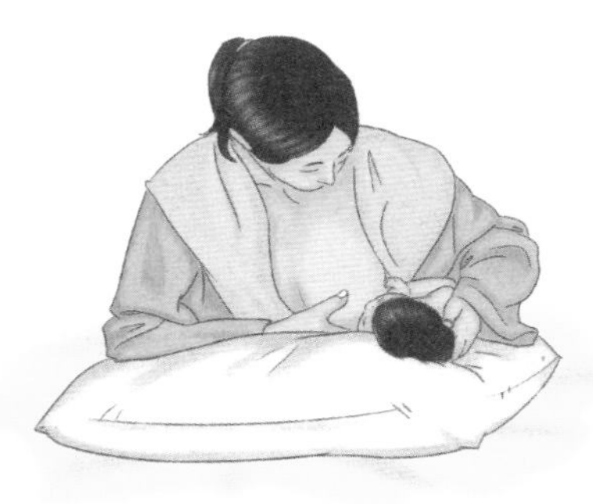

2. 紧握式抱姿

把宝宝面向妈妈，夹到妈妈胳膊下方，手捧着宝宝的头和肩，用胳膊支好宝宝后背，并把宝宝的双腿放到自己身后的枕头上休息。这是很好的入门级姿势，如果你是剖宫产，那么不妨使用这种姿势哺乳，另外，如果同时给两个婴儿哺乳也可采用这个姿势。

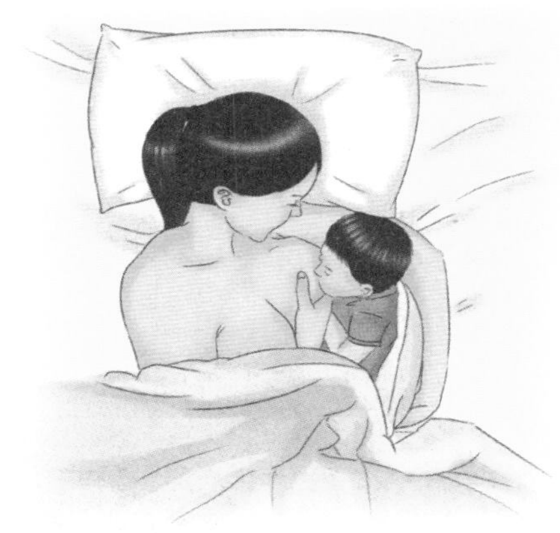

3. 躺卧哺乳的姿势

妈妈和宝宝面对面侧卧，把枕头垫到头部下方、背后以及双膝间以便提供额外的支持。妈妈将胳膊举过头顶，或者用胳膊挽住宝宝的肩膀和头部。这种姿势适合夜间哺乳。

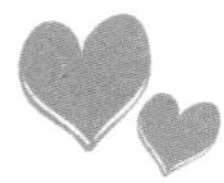

妈妈尚未开奶怎么办

在宝宝出生后的第2~7天妈妈正处于泌乳期，乳汁由少到多需要一个过程，早开奶、多吸吮、按需哺乳是促进乳汁分泌的有效措施。

有不少妈妈在宝宝出生后还未开奶，或者奶水很少，即便如此也要让宝宝多吮吸，这样才能产生泌乳反射，以使妈妈尽快下奶。而且宝宝在出生前，体内已经贮存一部分的营养和水分，足够维持到妈妈开奶，所以只要妈妈坚持不懈地给宝宝喂奶，即便是少量的初乳也可以满足宝宝的需要。妈妈千万不要因为最初几天乳汁不足，就放弃母乳喂养。

需要注意的是，刚刚开奶的妈妈，乳汁分泌少，乳头娇嫩，为了避免乳头受伤，妈妈在喂奶时一定注意要让宝宝应含住乳晕吸吮而不是仅仅含住乳头，要把握好单侧喂奶的时间。

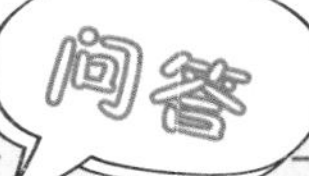

Q:乳汁分泌推迟时怎么哺乳？

A:1.不必烦恼，精神状况和乳汁分泌之间有一定的联系，尤其是在最初乳汁分泌还没形成规律的时候，越烦恼，乳汁分泌越容易不正常。

2.疲劳会减少乳汁分泌，因此产妇应注意保持充足休息。

3.刺激乳汁分泌最有效的方法就是让宝宝有规律地吮吸乳头。也可以使用吸奶器。

4.等待尽可能长的时间后再开始使用奶瓶。

合理膳食改善乳汁营养

母乳是由妈妈体内营养转化而成，所以乳汁的分泌与质量取决于妈妈的饮食，因而妈妈应注意饮食均衡，营养全面，保证膳食的多样化。

妈妈食物中蛋白质含量直接关系到乳汁的分泌量和质量，所以妈妈要多吃蛋白质含量丰富的食物，如瘦肉、猪蹄豆制品等，最好选用含有丰富亚油酸和 α-亚麻酸的食用油，如大豆油、核桃油，这两种脂肪酸能让宝宝更聪明。妈妈还应保证摄入足够的热量和水，较多的钙、铁、维生素 B_1 和维生素 C，每天坚持喝500毫升奶，多吃水果蔬菜，每周保证进食一两次动物肝脏。妈妈的膳食应该多样化，荤素搭配，营养全面，不应偏食、挑食，否则会影响母乳质量。

食谱推荐

木瓜猪肺汤

材料：猪肺250克，木瓜100克，枸杞10克，精盐少许，白糖5克，高汤适量。

做法：❶炒锅上火倒入水，加入猪肺焯水备用。

❷净锅上火倒入高汤，调入精盐、白糖、枸杞，下入猪肺、木瓜煲至熟即可。

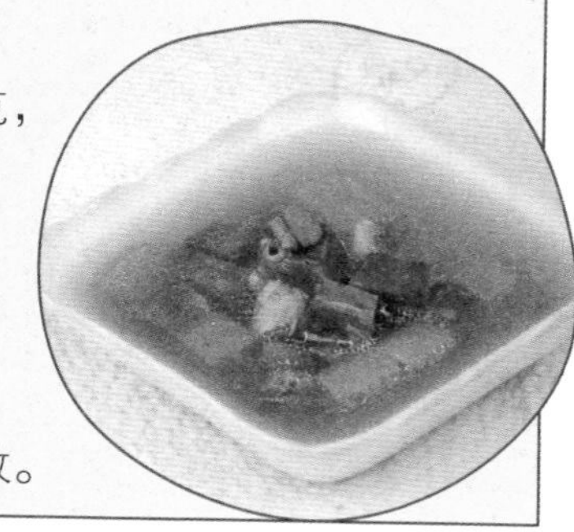

推荐理由：此餐具有健乳通乳、健胃开胃之效。

哺乳期妈妈乳房护理

哺乳的时候，必须注意防止皮肤皴裂，乳头皮肤上的小裂口会很疼。为了避免皴裂应注意以下几点。

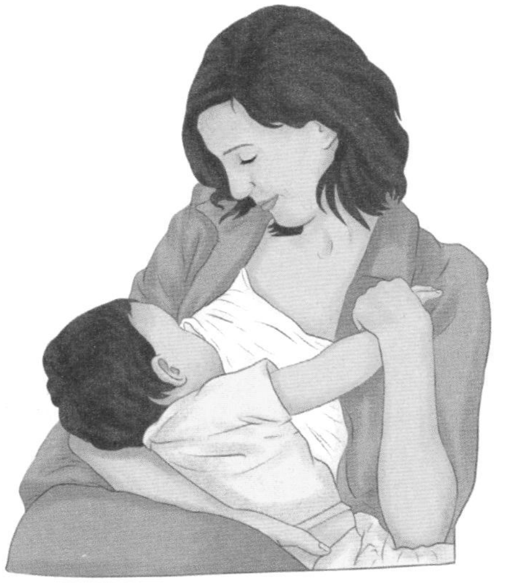

1. 哺乳时注意宝宝是否把乳头周围的乳晕很好的含在嘴里，形成“腹部相贴”的姿势。
2. 避免长时间地哺乳，避免哺乳结束时宝宝轻咬乳头而不再吃奶；为避免单次哺乳时间太长，起初最好常给孩子哺乳（平均每 24 小时 6~8 次）。
3. 哺乳时要保持良好的卫生条件，经常对乳房进行与身体其他部位一样的清洁就够了，应用无香的中性肥皂进行清洗。
4. 戴棉质的胸罩。合成布料往往会引发皴裂。
5. 避免乳房被浸泡。应经常换洗哺乳垫。

母亲安顿舒适了，宝宝可以高兴地吃奶，这是亲密接触的精彩时刻，可以说悄悄话，做手指游戏，用手势、目光、微笑和抚摸进行交流。目光的交流有时可以产生很强烈的作用，使宝宝吃奶时，变得越来越积极、机灵，宝宝甚至会把手放在乳房上。

小贴士

母乳分泌机制

当宝宝吮吸乳头时，刺激被传输到妈妈大脑下垂体并分泌出催乳素和催产素。所以宝宝对乳头的多次吮吸，是促进母乳分泌的关键，而保证充足乳汁的要点在于尽早开奶。妈妈要按宝宝的需求喂奶，只要宝宝饿了就要喂奶，不必限制喂奶的时间和次数，乳房吸得越空，下一次分泌的乳汁就会越多。

问答

Q：哺乳时应用一侧乳房还是两侧乳房？

A：哺乳时妈妈应该让宝宝吮吸一侧乳房的时间和他需要的一样长。如果一侧乳房的乳汁被吮吸干净后宝宝还觉得饿时，妈妈再用另一侧乳房喂奶，等到下次哺乳时，可以先用另一侧乳房喂，以此保证哺乳过程中两侧乳房交替使用。

乳头疼痛时如何哺乳

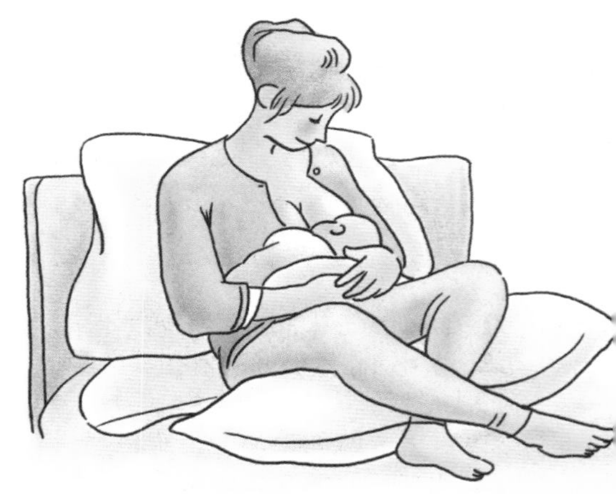

乳头疼痛多是由于不正确的哺乳姿势引发的。避免这种疼痛的最好方法就是，确保宝宝每次都能正确的含住乳头。另外充足的休息可以使妈妈在每次哺乳时不至于一直处于痛苦之中。乳头能逐渐适应婴儿的吮吸，这样，慢慢地妈妈就能够更加娴熟地引导宝宝以正确的方式含住乳头。另外，还可以尝试以下自助措施。

1 每次哺乳后轻轻地擦去乳头周围的乳汁，让其自然风干。养成有规律地给胸部通风的习惯，这样做有利于身体的迅速康复。如果是在家里，则完全可以不穿胸衣。

2 用羊毛脂护肤霜涂抹乳头来治疗裂口，也可以使用金盏草护肤霜，但在哺乳宝宝前营洗净所有护肤霜残余。

3 不要限制饮食，这可能会使宝宝更紧地含咬乳头，而且吮吸更加用力。

4 如果上述方法不奏效，可以试试乳头保护罩，在哺乳时将保护罩罩在乳头上。有很多产科医生不建议使用乳头保护罩，因为它会让宝宝吮吸非常吃力。但是如果妈妈的乳头确实觉得很疼，这倒不失为一种临时的应急措施，特别是当乳头开裂时。如果发现在婴儿吮吸了数分钟乳汁后，保护罩内有乳汁残留，那么宝宝很可能已经吃饱了。

乳腺管阻塞后如何哺乳

当乳腺管阻塞时，乳房上会肿起一些小硬块，它不会造成伤害，但是必须给予疏通，以免引发乳腺炎。乳腺阻塞可能是由于胸罩过紧或者哺乳时为给宝宝鼻子留出空间而用手指压迫乳房而造成的。一个经常性的原因是宝宝吃奶时含咬住乳头的姿势不对，以至于乳房不能排空乳汁。治疗乳腺阻塞的方法有：

1 换上宽松的胸罩或者哺乳时停止按压乳房。

2 在哺乳之前和哺乳过程中用保暖的法兰绒盖住乳房，也可以用冰敷布。

3 经常喂奶。

4 试着经常换一换哺乳姿势，这样宝宝可以从不同的方向吃奶。

5 哺乳时用手指轻轻地顺着乳头方向按摩乳房。

6 为了促进乳汁流动，哺乳之前试试甩甩手臂。

产后形体恢复方案

产后，不少产妇总是奇怪地发现自己的身体完全是另外一个样子了，就审美的角度看，不管是脸还是身体都会发生一些改变。所以很多产妇还没有从初为人母的喜悦中平息下来，就开始筹划减肥塑身的大计了。

但是产妇必须先确定自己的健康没有问题，器官的功能也完全恢复之后，在考虑减肥瘦身比较合适。在做产后运动时，一定要依照循序渐进、量力而行为原则，若产后伤口比较大或剖宫产，最好先请教医生的意见。

恢复局部曲线

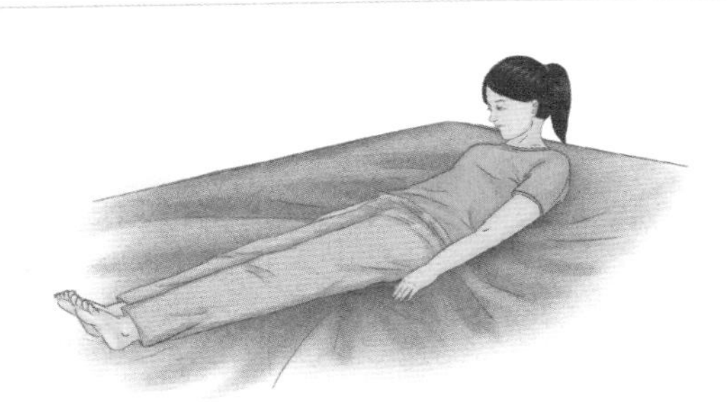

头颈部运动

产后第3天开始做。

产妇仰卧在床上，全身放平，四肢伸直，慢慢抬起颈部，尽量向前驱，使下颏贴近胸部，重复10次。每日1遍。

颈部运动

产后第2天开始。

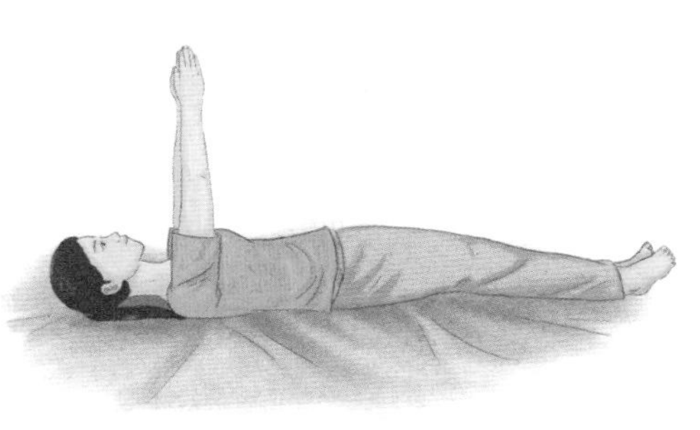

❶产妇平躺，双手自然平放在身体两侧，双臂平行地面向上移动至与肩呈一条直线，然后将双臂向前举至与身体呈90°角，双掌相合，再将双臂向下伸直平放，最后恢复原始姿势。重复5~10次。

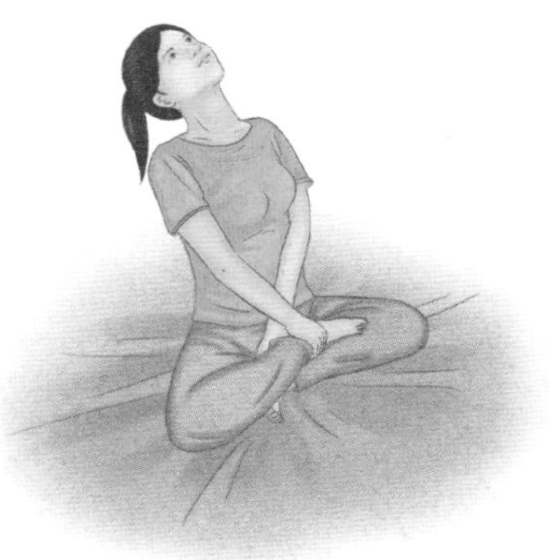

❷产妇盘膝坐在床上，双手握住脚踝，头向后仰，做30次。

会阴收缩运动

产后第 8 天开始做。

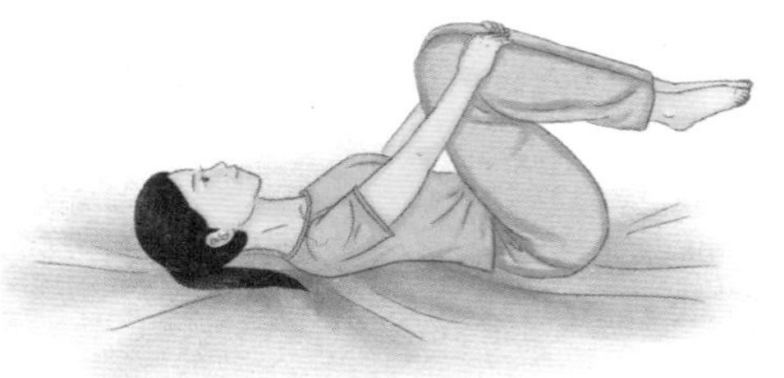

①产妇平躺在床上，双腿屈起，双手抱住膝盖，向身体靠拢，同时收缩肛门，然后放开双腿，并放松肛门。如此重复 5 次。

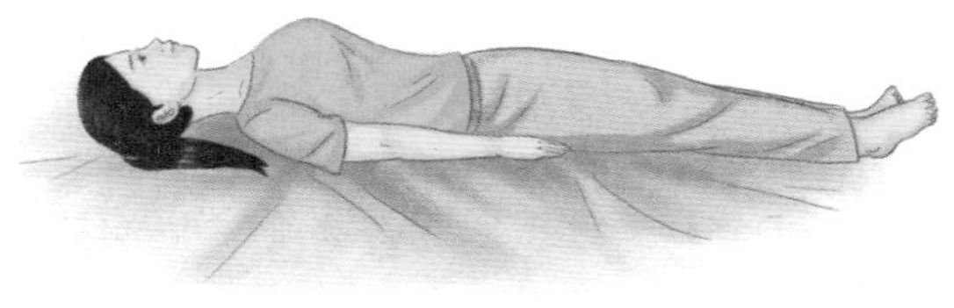

②产妇平躺床上，吸气，同时慢慢紧缩阴道周围及肛门口肌肉，持续 1~3 秒，再慢慢放松吐气。重复 5 次。

腰部运动

产后第 10~15 天开始。

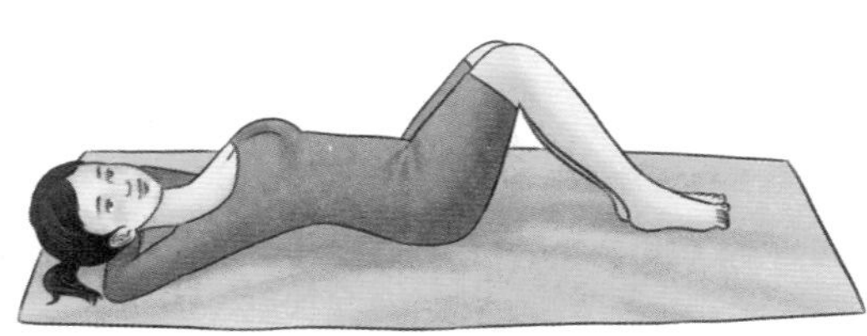

①产妇平躺床上，弯曲双膝，大腿和小腿呈 90° 角，两脚分开与肩同宽，利用肩部及足部的力量将臀部向上抬起，两膝并拢，坚持 3 秒后再将腿打开，慢慢放下臀部。重复做 10 次。

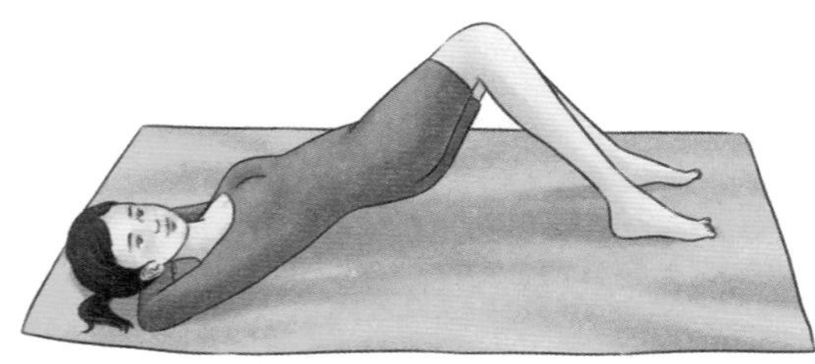

②产妇平躺床上，双臂齐肩平放，吸气，使骨盆腔向上悬起并左右摇摆，然后慢慢呼吸同时放平身体。重复做 5~10 次。

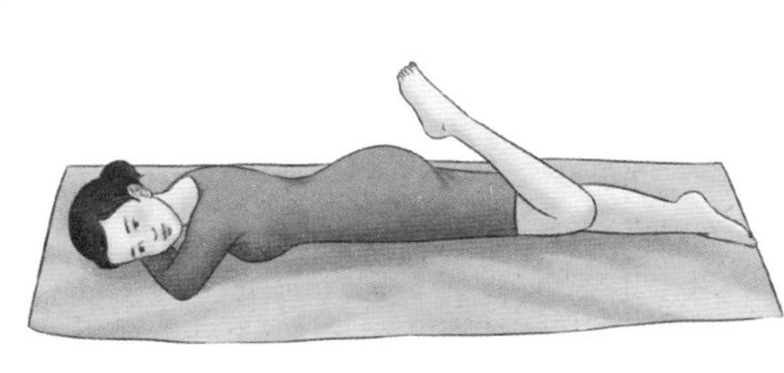

③产后第 15 天开始做。

产妇平躺在床上，右膝曲起，使脚部尽量贴近臀部，然后再伸直放回原位，左右两腿交替动作。重复做 10 次。

脚踝运动

产后第 1 天开始做。

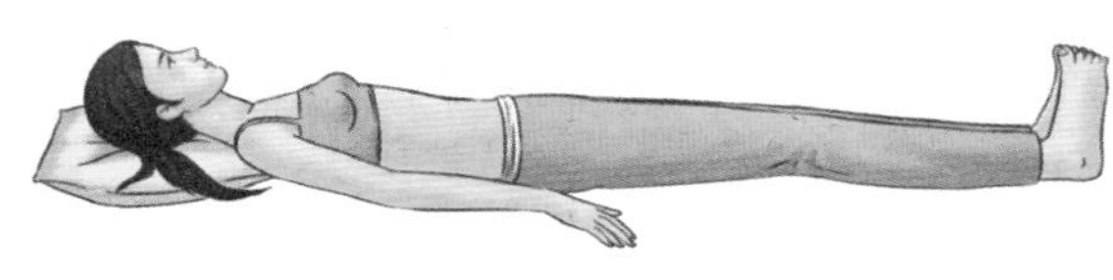

产妇平躺在床上，后脚跟贴地板，伸长脚尖，弓起脚，然后让两脚底对碰。重复做 5~10 次。

剖宫产妈妈产后复原操

产后深呼吸运动

产妇仰卧床上，两手贴着大腿，慢慢吐气。然后再吸气，同时将手臂向上抬高至与肩膀呈一条直线。两手继续上抬至头顶，两掌相合，暂时闭气。再缓缓吐气，同时把手移动到头部上方，作膜拜姿势。最后两掌相扣，慢慢往下移动，并尽可能下压，同时吐气，吐完气之后，双手松开，恢复原姿势。反复做 5 次。

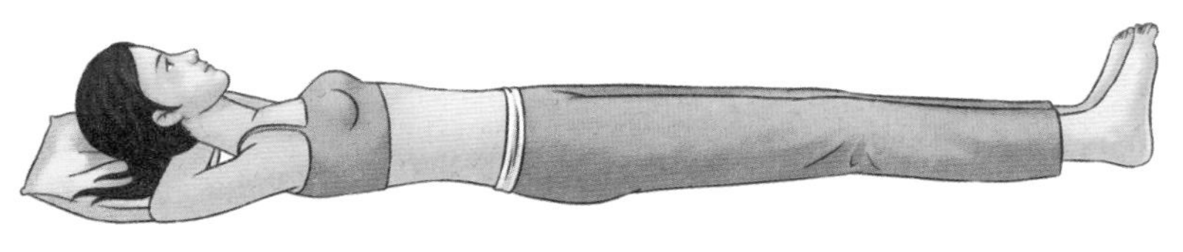

下半身伸展运动

产妇仰卧床上，两掌相对，放在胸上。右腿保持原姿势，将左脚尽可能伸直向上抬，左右交替进行。重复做 5 次。

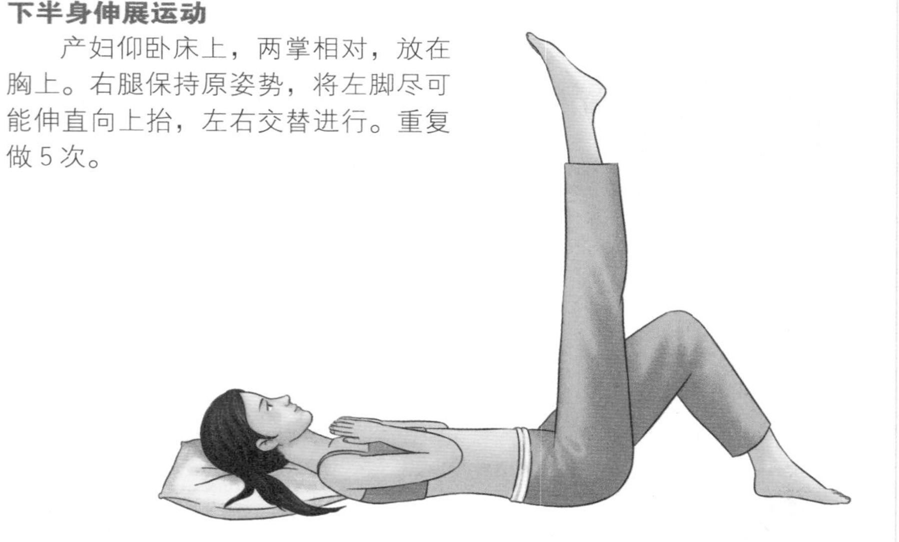

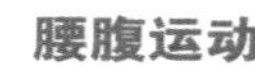

腰腹运动

产妇平躺在床上，辅助者用左手扶住产妇的颈下方，将产妇的头抬起，做这一动作时产妇暂时闭气，再缓缓吐气。接着辅助者慢慢扶起产妇的上半身，产妇在这个过程中保持吐气。最后产妇整个上半身完全坐直，休息几秒钟。接着一面吸气，一面慢慢由坐姿恢复原始姿势。重复做 5 次。

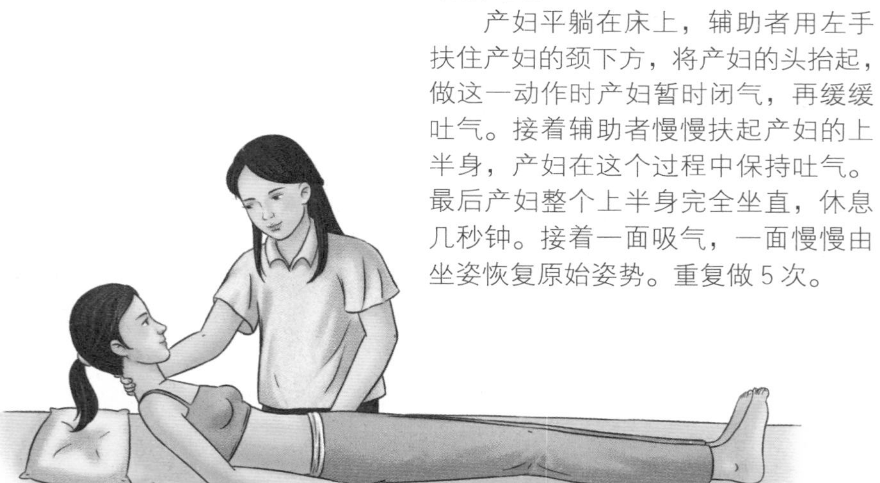

第七章 诞生至 28 天新生儿养育

十月怀胎，宝宝终于降生了，当爸爸妈妈还沉浸在喜悦中时，喂养、护理等诸多新问题也随之而来。

从出生到 28 天的宝宝，称为新生儿，很多爸爸妈妈由于经验不足，误把新生儿的某些正常生理现象当作疾病征兆，引起不必要的紧张。对新生儿进行全面正确的了解，才会找出适合自己宝宝的养育方式，这样做不仅有助于减轻焦虑，而且也有利于宝宝的健康成长。

新生儿生理特点

新生儿呼吸特点

新生儿呼吸运动比较浅，呼吸频率较快，每分钟约 45 次，而且在出生头两周呼吸频率波动会较大，这是正常生理现象，爸爸妈妈不必紧张。当新生儿每分钟的呼吸次数超过了 80 次，或者少于 20 次时，就要引起重视了，应该及时看医生。

新生儿循环特点

新生儿诞生的最初几天，由于新生儿动脉导管暂时没有关闭，血液流动时，宝宝的心脏可能会有杂音，这属于正常生理现象，爸爸妈妈大可不必惊慌。

新生儿心率波动范围较大，生后 24 小时内，心率可能会在每分钟 90~150 次之间波动；生后一周内，可能会在每分钟 100~180 次之间波动；生后 2~4 周内，可能会在每分钟 120~190 次之间波动。这些也都是正常的。

新生儿血液多集中于躯干，四肢血液相对减少，所以四肢容易发冷，血管末梢容易出现青紫，因此要注意给新生儿肢体保温。

新生儿睡眠特点

新生儿诞生初期睡眠大多不分昼夜，每天的睡眠时间可达 20 小时以上，晚期新生儿睡眠时间有所减少，每天在 17 小时左右，如果妈妈有意在后半夜推迟喂奶，一次睡眠时间可延长到五六个小时。

新生儿采取仰卧位睡姿最合适；俯卧睡姿可以促进大脑发育，锻炼胸式呼吸，但是要在新生儿觉醒状态下，并且有人看护时方可尝试；尽量不要采取侧卧睡姿，如果无人看护，侧卧睡姿很容易转变成俯卧睡姿，极易造成新生儿猝死。

新生儿泌尿特点

新生儿在正常情况下每天排尿 20 次左右，尿液的颜色呈微黄色，一般不染尿布，容易洗净。如果尿液较黄，染尿布，不易洗净，就要做尿液检查。母乳喂养的妈妈应注意适当减少自身盐的摄入量，因为新生儿肾脏功能还不成熟，排出钠的能力低。

另外，新生儿肾脏的浓缩功能相对不足，如果乳汁较浓，就可能导致新生儿血液中尿素氮含量增高，尿素氮是人体内有毒物质，对新生儿来说，危害更大。

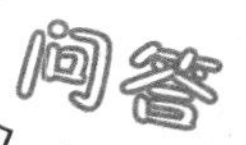

Q: 整个新生儿期睡眠时间都一样么？

A: 不是的。新生儿在早期睡眠时间相对较长，大多不分昼夜，每天睡眠可达 20 小时以上；到了新生儿晚期睡眠时间会明显减少，每天只需 16～18 小时，并且随着年龄的增加，睡眠时间逐渐减少。如果妈妈在后半夜有意推迟喂奶，一次睡眠时间可以延长五六个小时。但是需要妈妈们注意的是，新生儿糖源储备少，延长喂奶间隔易引起低血糖，因此，新生儿期喂奶间隔最好不要超过 4 小时。

新生儿体温特点

一般来说，新生儿在刚出生时体温在37.6~37.8℃之间，出生半小时到1小时之后会下降2~3℃，以后再慢慢回升至正常。

通常判断新生儿是否发热 通过摸宝宝额头就可以，如果要准确地给新生儿测量体温，方法主要有腋下测量、肛门内测量和口腔内测量三种。一般而言，宜采用腋下测量和肛门内测量。正常新生儿的肛温在36.2~37.8℃之间，腋下温度在36~37℃之间；新生儿肛温超过37.8℃，腋温超过37℃，即为发热。新生儿体温超过40℃，可以引起惊厥发作，甚至造成脑损伤，应引起爸爸妈妈的高度重视。

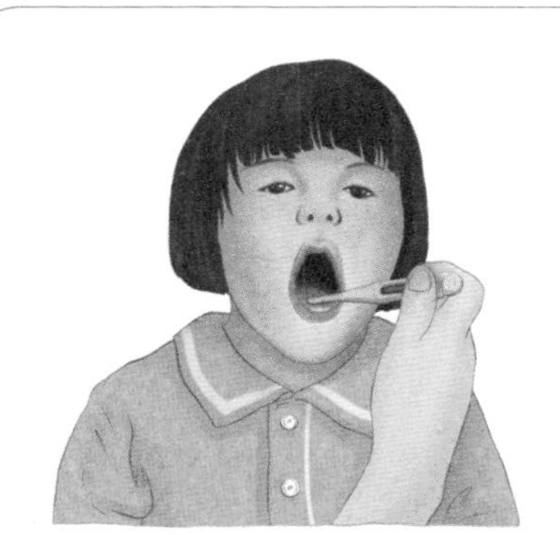

口腔测量

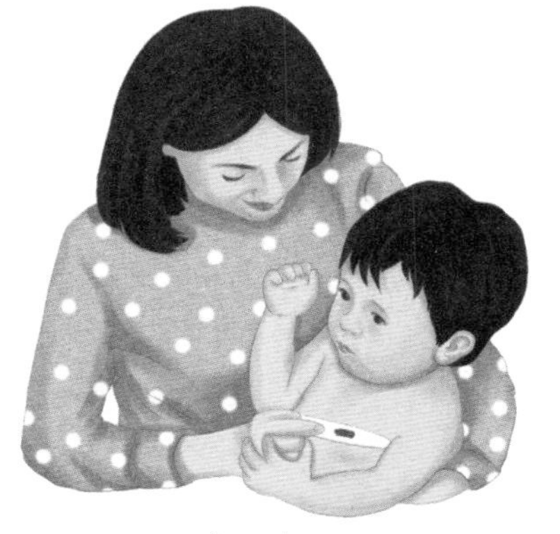

腋下测量

新生儿血液特点

新生儿血容量与脐带结扎时间有关，一个3000克重的新生儿，出生时全身约240毫升血，如推迟结扎脐带5分钟，可使血容量增加120毫升。新生儿的血象也与脐带结扎时间有关。迟结扎的新生儿，血红蛋白和红细胞均较高。胎儿的白细胞，在出生后前3天比较高，出生5天后，就降到正常婴儿的水平了。

新生儿肠胃特点

新生儿消化道面积相对较大，肌层薄，能够适应较大量流质食物的消化吸收。新生儿出生后，吞咽功能已发育完善。吸吮母乳是新生儿的本能，不用教就会，所以妈妈只需准备充足的乳汁就可以了。出生两周内食管和胃的肌肉发育不全，尤其是胃的出口（幽门）比入口（贲门）肌肉发育好，这就是新生儿吃奶后容易溢乳的原因。新生儿的小肠吸收能力较好，肠蠕动较强，排便次数也多。

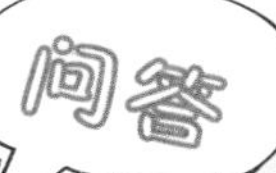

Q：给宝宝测体温时，注意些什么？

A：第一，给宝宝测量体温要等宝宝安静时再测；

第二，给宝宝测量体温时不应在刚吃完奶后，因为这个时段体温较高；

第三，不要在刚给宝宝洗完澡后测量体温，因为刚洗完澡宝宝体温较低。

第四，给新生儿测量体温的时间以5~10分钟为宜。

新生儿体态姿势特点

清醒状态下的新生儿总是双拳紧握，四肢屈曲，显出警觉的样子。新生儿神经系统发育尚不完善，对外界刺激的反应缺乏定位性，是泛化的。新妈妈可以尝试一下，用手轻触宝宝身体的任何部位，宝宝反应都是一样的：四肢会突然由屈变直，出现抖动。其实这不过是宝宝对刺激的泛化反应，而非受到惊吓，不必紧张。

新生儿颈、肩、胸、背部肌肉发育尚不完善，不足以支撑脊柱和头部，爸爸妈妈在抱宝宝时千万注意不能竖着抱，必须用手把宝宝的头、背、臀部几点固定好，以免对新生儿脊柱造成损伤。

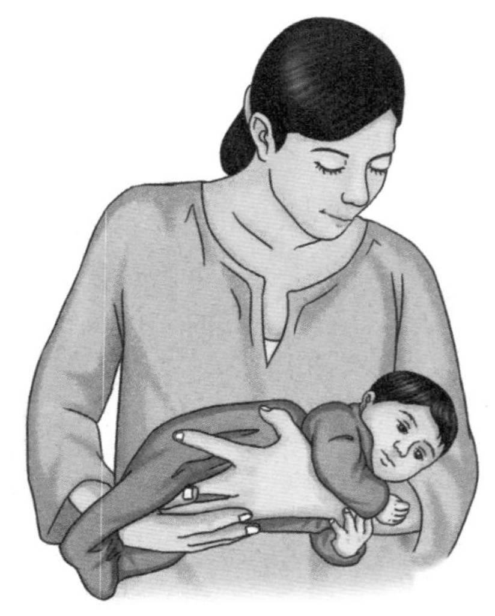

将新生儿面向下抱着

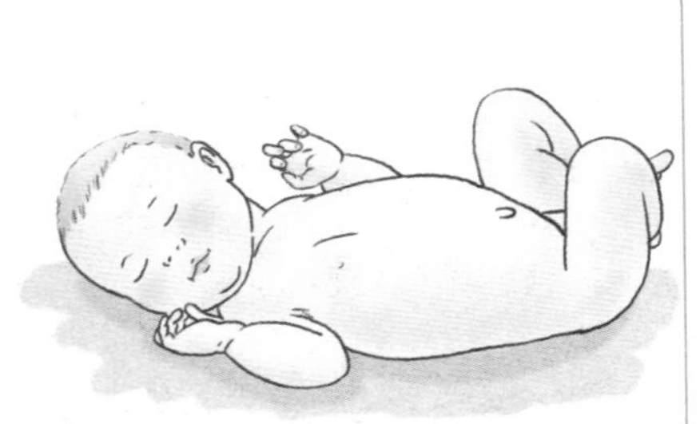

新生儿总是双拳紧握，四肢屈曲。

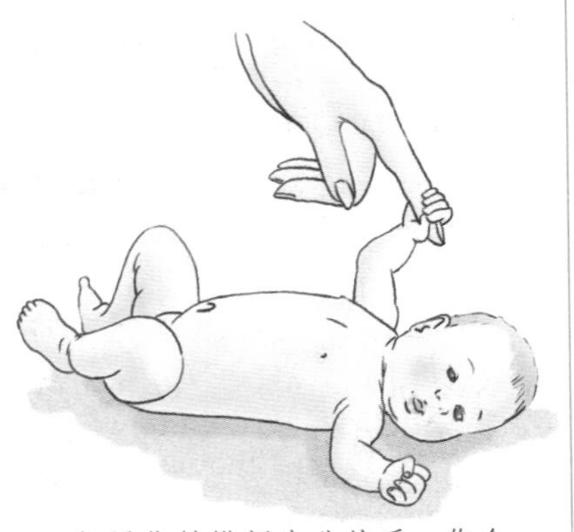

如果你触摸新生儿的手，你会感到宝宝的小手紧握着你的手指头。

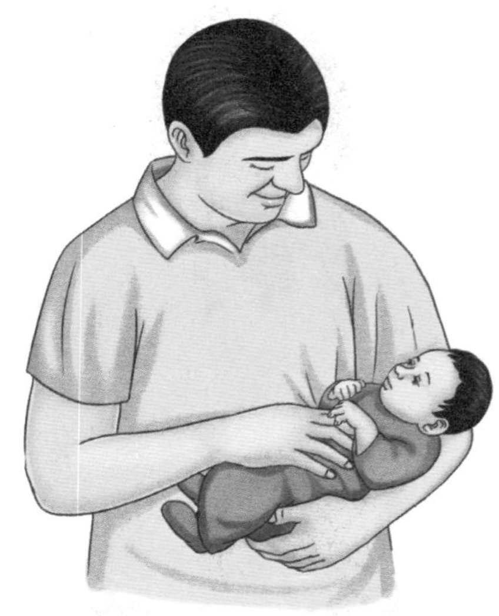

将新生儿抱于手臂中

新生儿特有生理现象

新生儿溢乳

由于新生儿胃入口贲门肌发育还不完善，非常松弛，而胃的出口幽门很容易发生痉挛，加上食道较短，进入胃里的奶汁便不易通过紧张的幽门进入肠道，反而通过松弛的贲门反流回食道，溢入口中，并从小嘴巴里流出来，出现溢乳；另外，新生儿消化道神经调节功能尚未完善，这也是造成奶汁反流的原因。生理性溢乳不需要治疗，只要留意护理，一般随着月龄的增长，都会慢慢减轻直至消失。

溢乳的解决方法有以下几种

1 在宝宝吃奶前提前换好尿布，如果喂奶后发现宝宝尿了或是拉了，也不要急于换尿布，要等宝宝熟睡后再轻轻调换，避免宝宝由于尿湿而大哭，引发溢乳。

2 每次喂的奶量要少，一般30~50毫升为宜。

3 若宝宝吃奶急的话，要恰当控制一下：如果奶水比较冲的话，妈妈要用手指轻轻夹住乳晕后部，保证奶水缓缓流出；如果是人工喂养，奶头孔不要太大。

4 要让宝宝含住乳晕，以免吸入过多的空气，更要避免宝宝吸空奶头。

5 使用空瓶时，要让奶汁充满奶嘴，以免宝宝吸入空气。

6 喂奶后要将宝宝竖起轻拍背部，让他打出嗝来，再缓缓放下，尽量不再挪动宝宝。

新生儿上皮珠、马牙和螳螂嘴

有的新生儿口腔硬腭上，可见一些白色小珠，医学上成为上皮珠。上皮珠是细胞脱落不完全所致，对宝宝没有任何影响，几天后就会自动消失，不必处理。

新生儿齿龈上也可能有白色小珠，看起来像刚刚萌出的小牙，即“马牙”。另外，新生儿双侧脸颊可能不对称，出现脂肪性隆起，俗称“螳螂嘴”。和上皮珠一样，马牙、螳螂嘴也不需要处理，数周后会自行消失的。

新生儿暂时性黄疸

新生儿出生72小时后，可能出现暂时性黄疸，也称为新生儿生理性黄疸。这是因新生儿胆红素代谢的特殊性引起的黄疸，属于正常生理现象，出生7~10天后，自然消退。

新生儿生理性体重降低（塌水膘）

新生儿出生后的最初几天，睡眠时间长，吸吮力弱，吃奶时间和次数少，肺和皮肤蒸发大量水分，大小便排泄量也相对多，再加上妈妈开始时乳汁分泌量少，所以新生儿在出生的头几天，体重不增加，反而下降，俗称“塌水膘”，这是正常生理现象。之后的几个月，新生儿体重会迅速增长。

新生儿生理性脱皮

新生儿出生两周左右，出现脱皮现象。好好的宝宝，一夜之间稚嫩的皮肤开始爆皮，紧接着开始脱皮，漂亮的宝宝好像涂了一层糨糊。这是新生儿皮肤的新陈代谢，旧的上皮细胞脱落，新的上皮细胞生成。出生时附

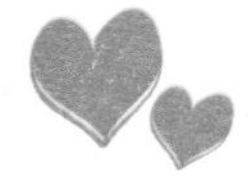

着在新生儿皮肤上的胎脂，随着上皮细胞的脱落而脱落，这就形成了新生儿生理性脱皮的现象，不需要治疗。

有些新生儿在出生后几个月内出现脱发，多数是隐性脱发，即原本浓密黑亮的头发，逐渐变得绵细，色淡，稀疏；极少数是突发性脱发，几乎一夜之间就脱发了。新生儿生理性脱发，大多数会逐渐复原，属于正常现象，妈妈不要着急。目前医学对新生儿生理性脱发，还没有清晰的解释。

新生儿先锋头（产瘤）

经产道分娩的新生儿，头部受到产道的外力挤压，引发头皮水肿、瘀血、充血，颅骨出现部分重叠，头部高而尖，像个“先锋”，医生们称之为“先锋头”，也叫产瘤。剖宫产的新生儿，头部比较圆，没有明显的变形，所以就不存在先锋头了。产瘤是正常的生理现象，出生后数天就会慢慢转变过来。

新生儿呼吸时快时慢

新生儿胸腔小，气体交换量少，主要靠呼吸次数的增加，维持气体交换。新生儿正常的呼吸频率是每分钟40~50次。新生儿中枢神经系统的发育还不成熟，呼吸节律有时候不规则，特别是睡梦中，会出现呼吸快慢不均匀、屏气等现象，这些都是正常的。

新生儿面部表情出怪相

新生儿会出现一些让妈妈难以理解的怪表情，如皱眉，咧嘴，空吮吸，咂嘴，屈鼻等，会认为这是宝宝“有问题”，其实这是新生儿的正常表情，与疾病无关。但是当宝宝长时间重复出现一种表情动作时，就应该及时看医生了，以排除抽搐的可能。

新生儿挣劲

细心的妈妈会发现，宝宝总是使劲，尤其是快醒的时候，有时憋得满脸通红，因此，担心宝宝是否有哪里不舒服。其实这是新生儿活动筋骨的一种运动，妈妈不必紧张。

新生儿惊吓

新生儿神经系统的发育尚未完善，神经管还没有被完全包裹住，当外界有刺激时，宝宝会突然一惊，或者哭闹。妈妈们为了避免宝宝受到“惊吓”，多把宝宝的肢体包裹上，使其睡得安稳些。但是要注意，长期包裹不利于宝宝的成长；当宝宝醒来时，就该打开包裹；一定不要“蜡烛包”——把宝宝裹得直挺挺的，就像蜡烛一样。“蜡烛包”对宝宝的发育是有害的。

新生儿打嗝

新生儿吃得急或吃得哪里不对时，就会持续地打嗝，宝宝很不舒服。有效地解决方法是，妈妈用中指弹击宝宝足底，令其啼哭数声，哭声停止后，打嗝也就随之停止了。如果没有停止，可以重复上述方法。

新生儿皮肤红斑

新生儿出生头几天，就可能出现皮肤红斑。红斑的形状不一、大小不等，色为鲜红，分布全身，以头面部和躯干为主。新生儿有不适感，但是一般几天后即可消失，很少超过一周。个别新生儿出现红斑时，还伴有脱皮现象。新生儿红斑对健康没有任何威胁，不用处理，自行消退。

新生儿鼻塞、打喷嚏

新生儿鼻黏膜发达，毛细血管扩张且鼻道狭窄。有分泌物时，新生儿都会出现鼻塞。爸爸妈妈要学会为宝宝清理鼻道。新生儿洗澡或者换尿布时，受凉就会打喷嚏。这是身体的自我保护，不一定就是感冒。

新生儿喂养

新生儿喂养的特点

新生儿的营养需要包括维持基础代谢和生长发育的能量消耗。一般环境温度下，基础热量消耗为每千克50千卡，加上活动、食物的特殊动力作用，每餐共需摄入热量为每千克59.7~80.1千卡。

对于新生儿来说，最理想的营养就是母乳。如果宝宝健康足月的话，就没有必要给宝宝额外补充其他的营养物质。

不宜进行母乳喂养的情况

宝宝方面的原因

（1）如果宝宝患有母乳性黄疸，应该暂停母乳48小时之后在进行喂养。

（2）患有乳糖不耐受综合征的宝宝不宜喂母乳。因为患此病的宝宝体内缺乏乳糖酶，乳糖不能被消化吸收，吃了母乳或牛乳后易出现腹泻。

（3）宝宝氨基酸代谢异常的宝宝不宜喂母乳。氨基酸的代谢关系到神经系统发育水平，尤其是宝宝智力发育水平。氨基酸代谢异常可引起多种疾病，比较常见的就是苯丙酮尿症。

妈妈方面的原因

（1）处于细菌或病毒急性感染期的妈妈不宜母乳喂养，以免致病的细菌或病毒通过乳汁传给宝宝。

（2）正在进行放射性碘治疗的妈妈不宜母乳喂养。因为碘可以进入乳汁，对宝宝甲状腺的功能造成损伤。

（3）患慢性病需长期用药的妈妈不宜母乳喂养。因为药物可进入乳汁，对宝宝不利。

（4）患严重心脏病和心功能衰竭的妈妈不宜母乳喂养，以免病情恶化，危及生命。

（5）如果妈妈患有一下几种病时，也不宜母乳喂养。如：产后抑郁症、乳头疾病、严重的产后并发症、红斑狼疮、恶性肿瘤、严重肾脏疾病、肾功能不全以及严重精神病等。

掌握好哺乳的时间和量

母乳喂养

对于刚刚出生的宝宝，喂奶的时间不用固定。妈妈可以按照“按需喂养”的原则，只要宝宝有饥饿的表现，如啼哭，或表现得更警觉、更活跃、小嘴不停地张合，四处寻找奶头时，就应该喂奶。

新生儿出生1~2周内吃奶的次数比较多，到了3~4周之后，宝宝吃奶的次数会明显减少，每天约有7~8次，很多时候可以整个后半夜直接睡过去，5~6个小时都不吃奶。因此，吃奶的时间和次数应按照宝宝的需求而来，每个宝宝需求的情况都不太一

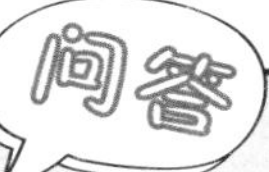

Q：母乳喂养的新生儿用喂水吗？

A：母乳喂养宝宝不需要额外添加水或者饮料，因为母乳中有90%是水分，已经足够宝宝的身体需要，即便在炎热的夏季，母乳喂养宝宝也不需要额外为宝宝喂水。另外，给母乳喂养的宝宝喂水，将会抑制宝宝的吸吮能力，减少宝宝对乳汁的吸吮，对宝宝成长发育不利。

样，随着慢慢喂养，妈妈自然会掌握一套自己宝宝的喂食规律。

人工喂养

人工喂养与母乳喂养一样，也要按需喂养，第一次喂奶可以先冲 30 毫升左右，如果能吃完，第二次可以冲 50~60 毫升。到宝宝满月后，食量会增加到每顿 90~110 毫升，一天需要 500~900 毫升的配方奶。人工喂养的频率及判断宝宝是否吃饱的方式与母乳喂养的宝宝基本一致。

混合喂养时以母乳为主

在母乳喂养时，由于乳汁分泌不足、重返工作岗位等原因，无法坚持纯母乳喂养，就需要给宝宝添加配方乳，即为混合喂养。

混合喂养仍需以母乳为主，要充分利用有限的母乳，让宝宝多吃母乳。另外母乳喂养的次数要均匀分开，不要很长一段时间都不喂母乳，千万不要因母乳不足从而放弃母乳喂养，至少应坚持母乳喂养到宝宝 6 个月后再完全使用配方乳。另外母乳往往越吸分泌得越多的，多多让宝宝吮吸在一定程度上也可以促进乳汁的分泌。

需要注意的是，新生儿的混合喂养一次只可以喂一种奶，如果吃母乳的话就只吃母乳，如果吃配方乳的话就只吃配方乳，最好不要交叉着喂，否则会引起宝宝消化不良。

从母乳喂养过渡到奶瓶喂养

从母乳喂养向奶瓶喂养时没有必要非用瓶子不可，一个小嘴的水杯就行。

最好选择在宝宝不累或者不饿的时候开始由母乳喂养向奶瓶喂养过渡，可以让爸爸、爷爷、奶奶或者其他人来负责最开始几次的奶瓶喂养，而妈妈离开房间，这样宝宝连妈妈乳房的气味都闻不到，效果会更好。

如何给双胞胎哺乳

开始时最好同时给他们哺乳，这样可以刺激乳汁分泌，垫子对于摆好哺乳姿势很有用，例如，妈妈可以让宝宝对着自己，用垫子垫在宝宝的背部，或者将宝宝分别放在妈妈的两个肘弯处，脚交叉在妈妈的肚子上，此时垫子可以将妈妈围住，并且支撑妈妈的肘关节。

如果最后几周，妈妈决定采用混合喂养，可先用一侧乳房给一个宝宝喂奶，用奶瓶给另一个宝宝喂奶，下一次的时候调换过来。

小贴士

怎样挤奶

在怀孕之前，你可能会认为自己应该经常挤奶，以便休息的时候丈夫来喂宝宝。但是到时候你会发现，自己既没有时间也不愿意去挤奶。假如宝宝在接受特别医疗护理，或者你的乳头疼痛甚至破裂，又或者你着急回到工作岗位上去，这些情况下，挤奶便是一份不可或缺的差事。有 3 种挤奶方法：手工挤奶、手压吸奶器挤奶和电动吸乳器挤奶。电动吸乳器挤奶是最快的，但是有些妈妈更倾向于手压吸奶器挤奶的方式。若选择手工挤奶，速度会慢一些，但是不需要任何设备，而且对乳汁分泌较快的女性来说，手工挤奶很便捷。如果打算给宝宝使用奶瓶，那么从宝宝约 6 个星期大开始每周用奶瓶喂一次挤出的乳汁。

新生儿营养需求

营养素	所具备的功效	孩子需求量	其他说明
热量	满足基础代谢、活动、生长、食物特殊动力、排泄等需要	每天每千克体重23~28千卡	孩子对热量的需求在刚出生时最高，随着月龄的增加逐渐减少
蛋白质	构成身体器官和组织	每天每千克体重2~3克	过量摄入会引起腹泻、发热、酸中毒等不良反应
脂肪	提供热量，促进孩子生长发育	每天总需求量为9~17克/100卡	过量摄入易引起食欲不振、消化不良及肥胖
糖类	提供热量，构成身体组织，促进生长发育	足月儿每天需糖17~34克/100卡	主要摄入乳糖或配方奶获取
维生素	维持正常生理功能	根据实际情况而定	健康孕妇分娩的新生儿很少缺少维生素，一般不需要额外补充
钙	组成骨骼和牙齿，维持神经的正常兴奋性，预防佝偻病	每天400毫克	母乳喂养的孩子一般不缺钙，人工喂养的孩子应在医生指导下补钙
铁	预防缺铁性贫血	一般体内有足够的存储，不需要额外补充	4个月内母乳喂养的新生儿一般不需要补充铁
水分	细胞的重要组成物质，参与绝大多数生理活动，维持正常的新陈代谢，调节体温	每天每千克体重75~100毫升	母乳喂养的孩子不需要额外补充，人工喂养的孩子应注意补充水分

掌握好人工喂养的方法

1. 配方奶温度要适宜

配方奶的温度应以50~60℃为宜。在喂奶前，要检查一下奶的温度。

2. 检查奶的流速

喂奶前要提前检查好奶的流速，合适的流速应该是在瓶口向下时，牛奶能以连续的奶滴状流出。

3. 让奶瓶里进点空气

喂奶前应该要把奶瓶的盖子略微松开一点儿，以便空气进入瓶内，以补充吸出奶后的空间。否则奶瓶瓶内容易形成负压使瓶子变成扁形，让宝宝的吸吮也会变得非常费力。

4. 刺激宝宝吸吮奶嘴

在喂奶的时候，可以轻轻地触碰宝宝靠近妈妈一侧的脸蛋，诱发出宝宝的吸吮反射。当宝宝把头转向你的时候，顺势把奶嘴送入宝宝的嘴里。

5. 吃奶后立即拿开奶瓶

当宝宝吃过奶后，妈妈要轻缓且及时地移去奶瓶，以防宝宝吸入空气。

6. 保持安静舒适的环境

给宝宝喂奶时，一定要找一个安静、舒适的地方坐下来，不要把宝宝水平放置，应该让其呈半坐姿势，这样才能保证宝宝的呼吸和吞咽安全，也不会呛着宝宝。

7. 喂奶时也要注重交流

喂奶的时候，妈妈要亲切注视着宝宝的眼睛和他的表情，不要只是静静地坐着，可以对着宝宝说说话、唱唱歌，或是发出一些能令宝宝感到舒服和高兴的声音，同时要保持亲切的微笑。另外吃完奶时可以轻拍宝宝的背部让宝宝打一打嗝。

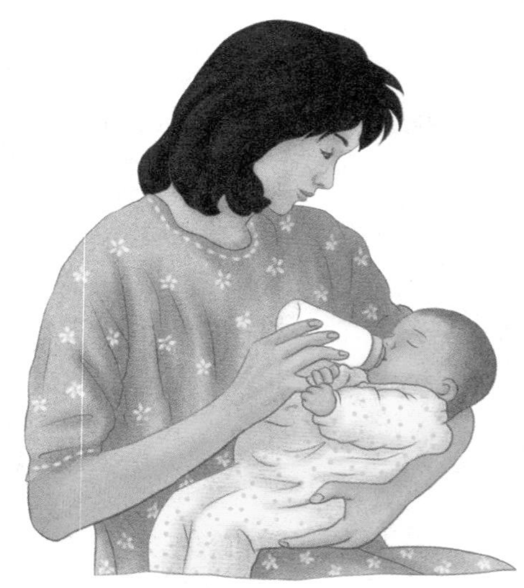

①喂奶前，要先给宝宝穿上围兜。让宝宝在你怀里呈斜躺的姿势，这样比较容易吞下奶。

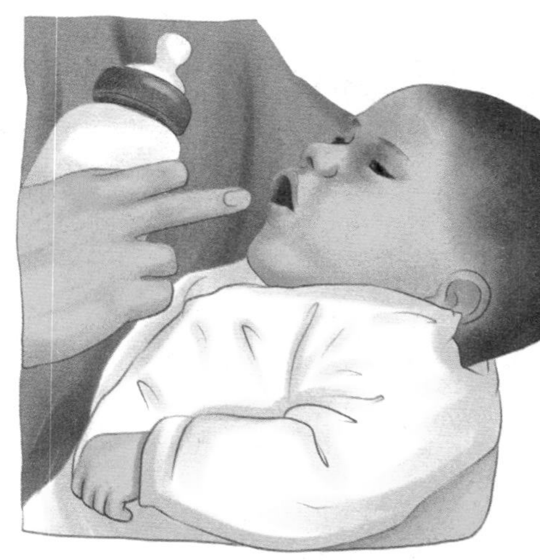

②摸宝宝靠近你身体一侧的脸颊，他应该会转过头并张开嘴巴。也可以在奶嘴上滴一滴奶，去接触宝宝的嘴唇，以促使他张嘴。

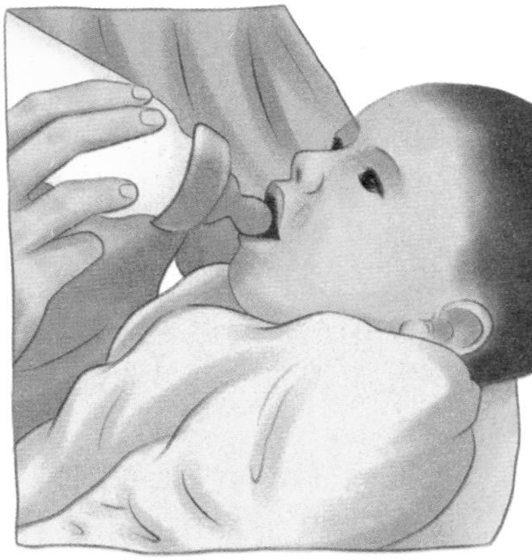

③奶嘴要倾斜着拿，要使奶嘴里充满奶而不是空气。如果奶瓶瘪下去了，可以在宝宝嘴里转动一下奶瓶，让空气再进入瓶内。

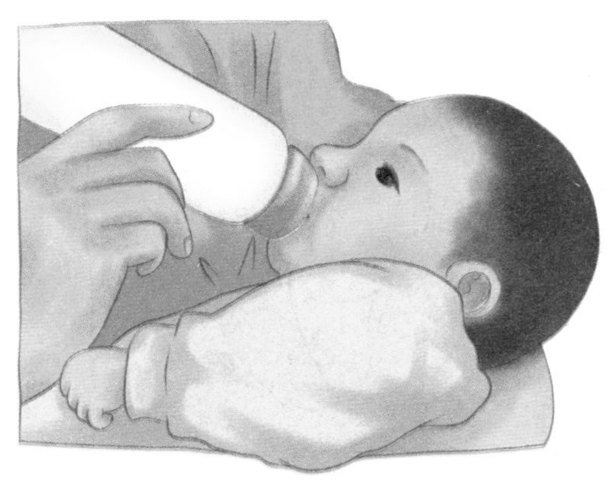

④当宝宝喝完一瓶奶的时候，一定要拿出奶瓶。如果宝宝还想吮吸，可以把你干净的小指放进宝宝嘴里，然后你就会感受到宝宝是否吃饱。

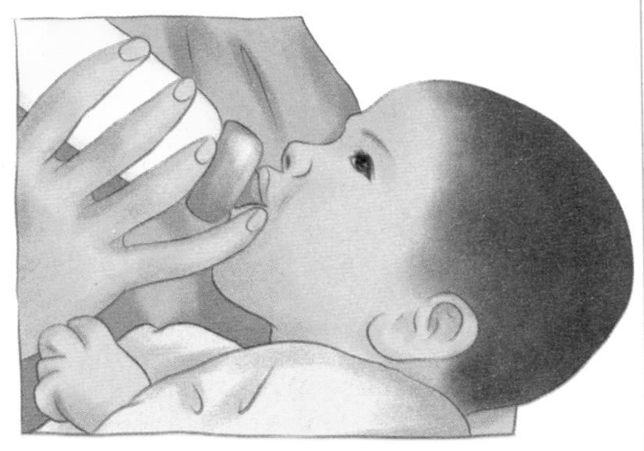

⑤如果宝宝喝完奶后，不让你拿走奶瓶，你可以用小指沿着奶嘴放到宝宝嘴巴里，这样宝宝就会放开奶嘴。

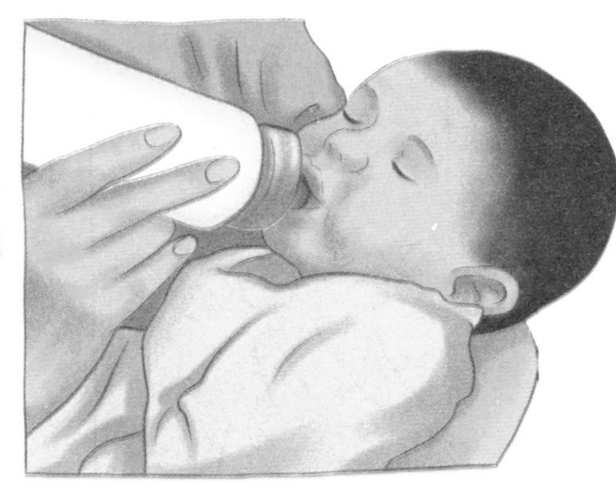

⑥宝宝在最初的一个月里，一天中大部分时间都在睡眠中度过。如果宝宝在喝奶的时候睡着了，可以轻轻转动一下奶嘴，宝宝又会继续吸吮了。

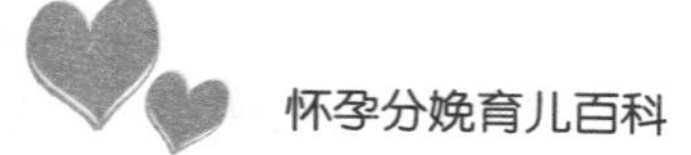

新生儿日常护理

新生儿的衣物和被褥

新生儿衣物被褥中至少要准备以下这些：宝宝服3套，睡袋1个，肚兜6个以上，床单3条以上，被子6条（冬夏季各2条，春秋季节共2条），毛巾被2条，毛毯2条，棉床垫3个。

另外要注意的是，新生儿不可以使用枕头。

新生儿洗澡指南

新生儿皮肤娇嫩，同时代谢旺盛，皮脂分泌多，勤洗澡可以避免细菌入侵，保证宝宝健康。新生儿出生第一天即可开始用温水洗澡，一部分一部分洗，要使用无刺激性的肥皂、浴液，但洗后应该用清水彻底冲洗干净，防止残留皂液刺激皮肤。

给宝宝洗澡最好选在每天上午9~10点，吃奶前1小时到一个半小时之间的觉醒状态下。洗澡的时候要关上门窗，不能有对流风。要保证光线的充足，最好能在有太阳的地方洗澡。如果全裸洗的话，室温要达到24℃以上；如果是半裸洗的话，室温要在20℃以上。

新生儿的皮肤表面留有少量的皮脂，可以起到滋润、保护皮肤的作用。所以每次洗澡后，只要用柔软的毛巾沾干宝宝皮肤上的水就可以，不要摩擦擦拭，避免将皮脂擦掉。注意如果脐带没有脱落的话，就不能把宝宝放到水中洗澡，以免脐带进水。

①解下宝宝的尿布，然后清洗宝宝的臀部。先用尿布的边角，然后用浸湿的棉布（从前向后擦）；给宝宝洗澡前要好好地清洗他的臀部，以免弄脏洗澡水。

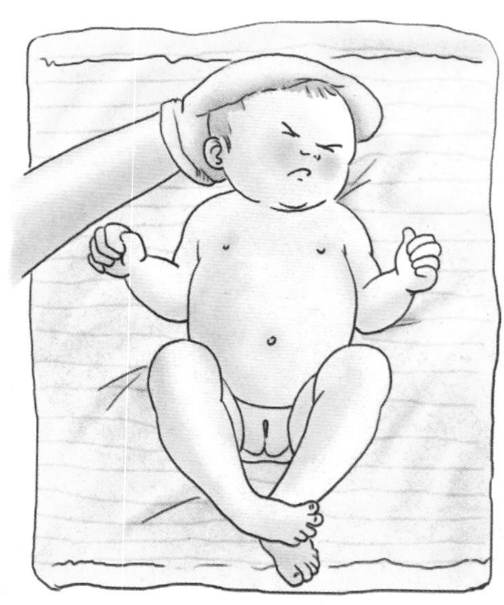

②现在给宝宝涂沐浴液，先涂身体，然后是头发。建议你开始时用浴用手套（柔软、防滑）。当你熟练后，可以直接给宝宝涂沐浴液。不要怕给宝宝的头涂沐浴液，囟门没那么脆弱，它能承受正常的压力。

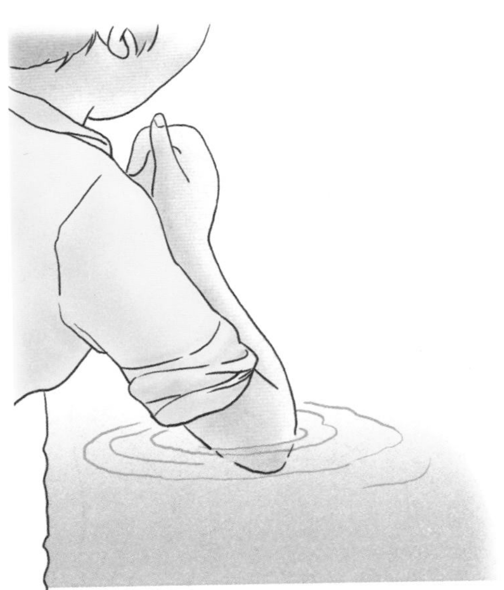

③将宝宝放入水中之前，请先洗净你沾满沐浴液的双手，用胳膊肘（皮肤的敏感处）测试水温。这样的测试并非没有用，它可以避免将宝宝放入过冷或过热的水中。

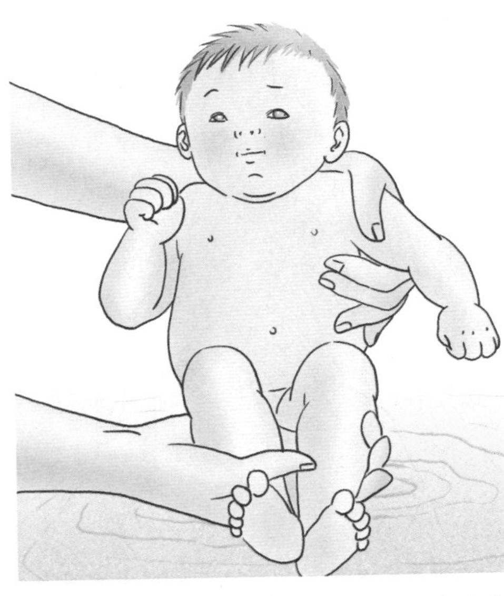

④将左手放在宝宝的脖子后，右手放在宝宝的脚踝处，抱起宝宝，然后把宝宝轻轻放入水中。如果宝宝有些紧张（通常每次更换位置时，宝宝都会出现紧张的情绪），可以和宝宝讲话，轻柔的话语和动作能让宝宝很快的平静下来。

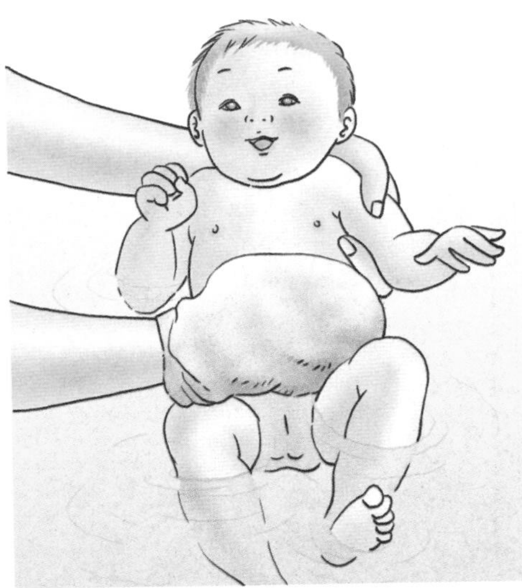

⑤现在，用左手紧紧抱住孩子，用右手为他清洗，不要忘记头发和耳朵后部。将头发和耳朵后部放入手中片刻。当你觉得你已经习惯了抱住在水中的宝宝，而且他已经喜欢上洗澡时，就可以让宝宝在水中嬉戏一会儿。

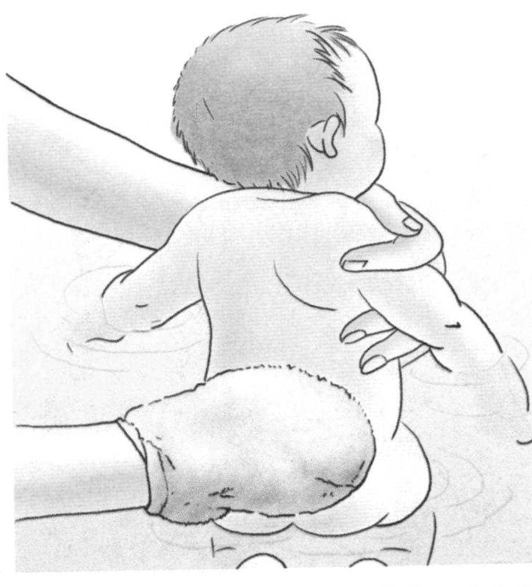

⑥几天后，当你可以很熟练地抱住在水中的宝宝时，你可以让宝宝腹部贴在水中——宝宝通常都喜欢这种姿势。

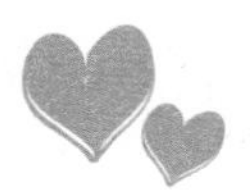

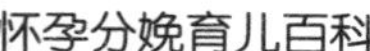

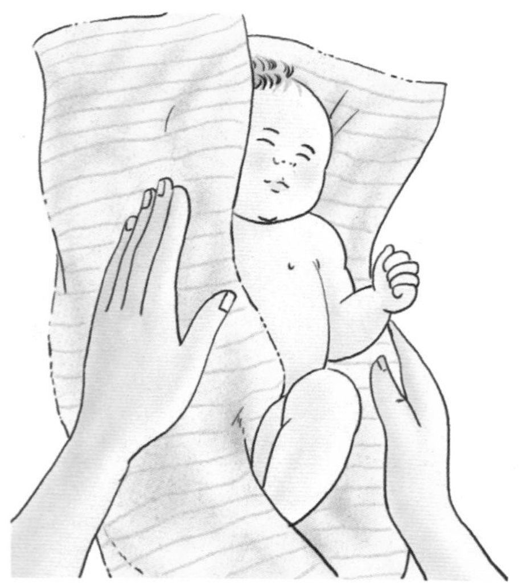

⑦用刚介绍的方法（图4）将宝宝从水中抱出，并把宝宝放在浴巾上。从头发开始，仔细将宝宝擦干，注意仔细擦干有褶皱的皮肤，尤其是胳膊下、腹股沟、大腿和膝盖等处的皮肤。

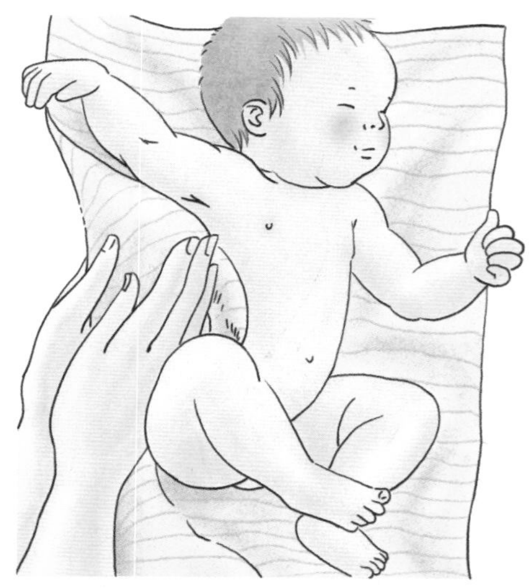

⑧可以通过无摩擦的轻拍宝宝的皮肤来使宝宝的皮肤变干。然后宝宝会为自己变干净了而感到高兴，可以让宝宝赤身随意动动。这也是给宝宝做抚触或让宝宝做“体操”的好时机。

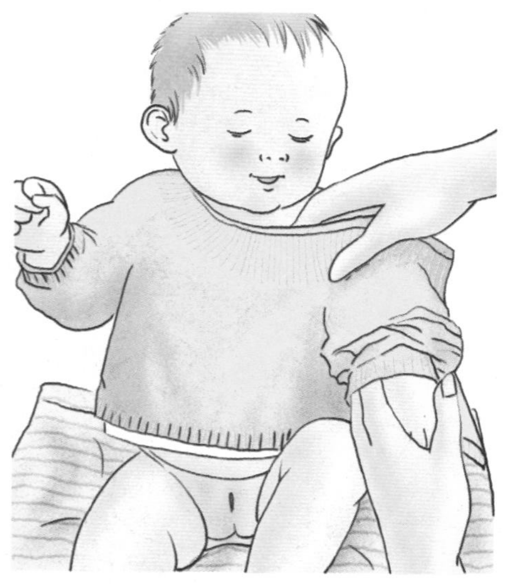

⑨宝宝准备穿衣服了：先给宝宝穿上棉质长袖衫，然后是羊毛的。如果你用的是连体衣代替长袖衫，则要先固定好宝宝的尿布，然后再给宝宝穿上连体衣。最后，让宝宝趴着系上长袖衫背后的带子。

小贴士

与在广告中所知道的婴儿用品不同，新生儿通常不需要任何洗液、油性用品和粉。如果宝宝皮肤非常干燥，可以在干燥部位只用少量的不含香料的婴儿洗液。不要给宝宝用非婴儿专用皮肤护理用品，因为它们通常含有刺激婴儿皮肤的香料和化学物质。也不要使用油性物质，因为它的渗透性和润滑效果不如婴儿洗液。如果仍然干燥，可能是你给宝宝洗澡太多。

新生儿重点部位护理方式

眼睛

在给宝宝滴眼药水时，爸爸妈妈要根据说明中的规定次数和用量来滴，同时还要注意滴眼药水的技巧。给宝宝滴的眼药水最好选择小儿专用的眼药水，一般医院会给刚出生的宝宝配一瓶适合新生儿的眼药水。在给宝宝滴眼药水之前，要先用卫生棉签沾上冷开水，将宝宝的眼屎清理干净。

在滴眼药水时，先把消毒棉棒平行地横放在宝宝上眼睑接近眼睫毛的地方，轻轻地平行着上推宝宝的上眼皮，顺利地将宝宝的眼睑扒开，然后向其眼里滴入一滴眼药水。注意动作一定要轻柔迅速，滴完后要用棉花轻轻擦去流出的部分，保持宝宝面部的干燥洁净。

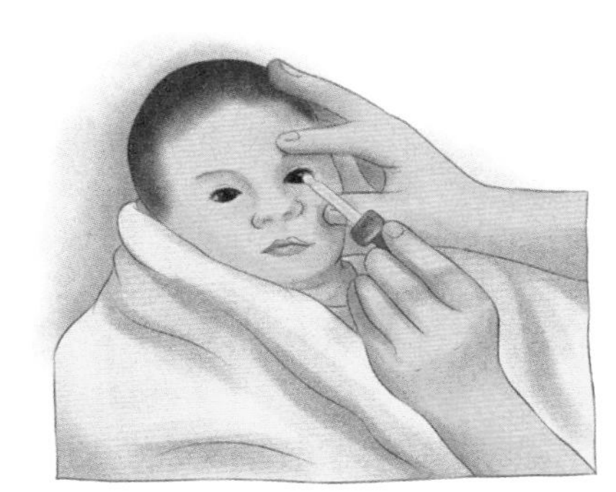

给宝宝滴眼药水

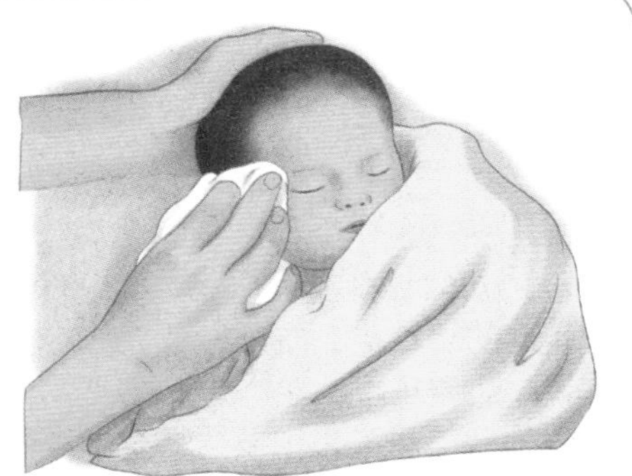

用浸过凉开水的棉花擦洗宝宝的眼睛

鼻腔

爸爸妈妈平时就要注意做好宝宝的鼻腔护理。如果宝宝是由于感冒等情况导致鼻黏膜水肿引起的鼻塞，可以用湿毛巾热敷宝宝的鼻根部，就可以有效缓解鼻塞；如果发现宝宝有鼻涕的话，可以用柔软的毛巾或纱布沾湿捻成布捻后，轻轻放入宝宝的鼻道，再向反方向慢慢边转动边向外抽出，把鼻涕带出鼻道；如果是由于鼻腔分泌物造成的阻塞，可以用小棉棒将分泌物轻轻地卷拨出来；如果分泌物比较干燥的话，要先涂些软膏或眼药膏，使其变得松软和不再粘固在黏膜上时，再用棉棒将其拨出。注意动作要轻，不要损伤宝宝的鼻黏膜，以免引起鼻出血。

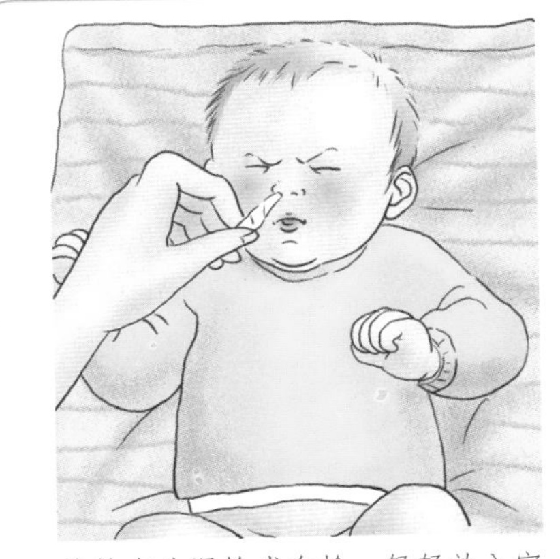

将纱布沾湿捻成布捻，轻轻放入宝宝的鼻道

如果看到宝宝鼻子里有鼻痂时，可以先用手指轻轻揉挤两侧鼻翼，等到鼻痂稍为松脱后再用干净的棉签卷出来。如果鼻痂不容易松脱的话，可以先向鼻腔里滴一滴生理盐水或凉开水，等到鼻痂变得润湿以后，就比较容易松脱了。

脐带

在宝宝出生后24小时，就应将包扎脐带的纱布打开不再包扎，以促进脐带残端干燥与脱落。处理脐带时，应先洗干净双手，然后以左手捏起脐带，轻轻提起，右手用消毒酒精棉棍围绕脐带的根部进行消毒，将分泌物及血迹全部擦掉，每日进行1~2次，以保持脐根部清洁。

一般情况下，宝宝的脐带会慢慢变黑、变硬，1~2 周后自然脱落。如果宝宝的脐带2周后仍未脱落，就要仔细观察脐带的情况，只要没有感染迹象，如红肿或化脓等，也没有大量液体从脐窝中渗出的话就不用担心。另外，可以用酒精给宝宝擦拭脐窝，使脐带残端保持干燥，以加速脐带残端脱落和肚脐愈合。

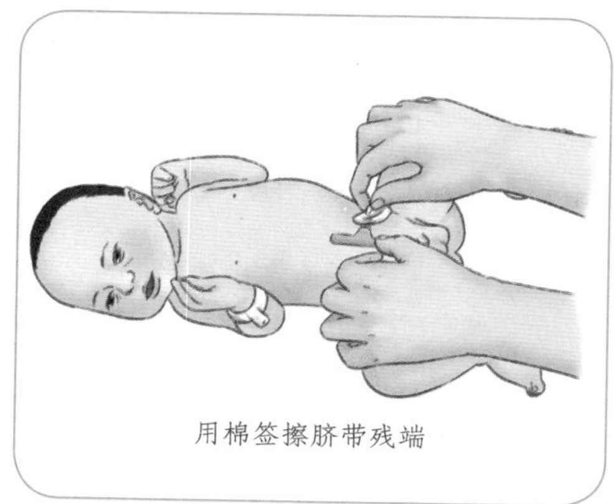

用棉签擦脐带残端

新生儿的餐具

新生儿的餐具至少要包括：不锈钢小奶锅1个，200毫升以上容量的奶瓶2个，100毫升的喝水用奶瓶1个，仿真软硅胶奶嘴5个以上，水杯2个，专用小暖瓶1个，配奶专用小勺2个。

新生儿的餐具必须要选择对婴儿健康无害的、无色透明的制品，如选用塑料质地的则应确保其无特殊异味，为了引起婴儿的兴趣可以选择外部有浅色素花的餐具。目前市场上有各种材质的婴儿餐具，每种都有其利弊，爸爸妈妈应根据不同月龄宝宝的特点和不同的用途，选择合适的餐具。

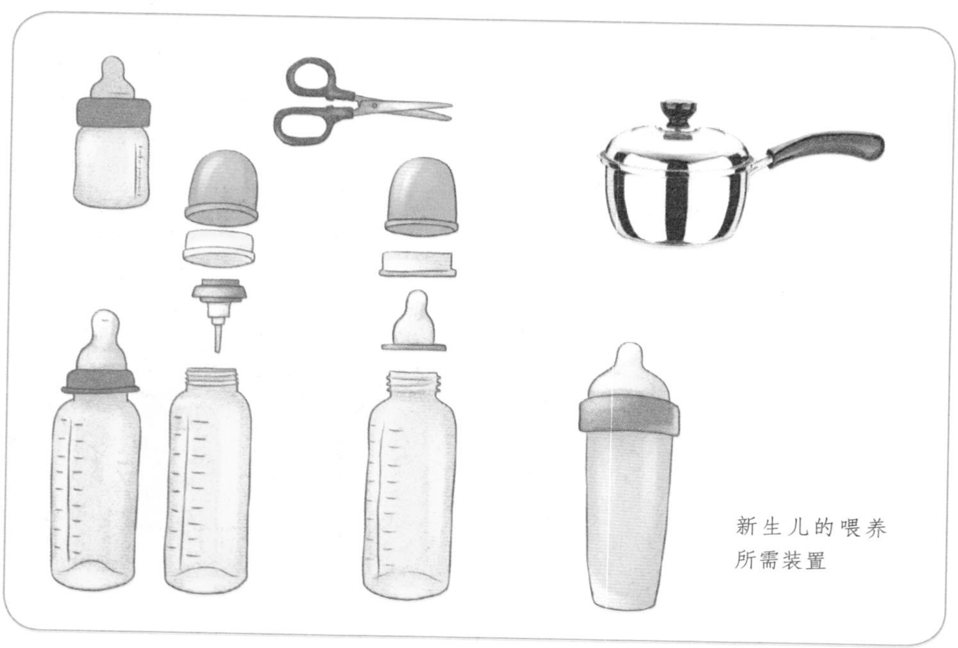

新生儿的喂养所需装置

谨慎使用纸尿裤与防尿布疹

爸爸妈妈在为宝宝穿纸尿裤时，一定注意不要包得太紧和长期使用。如果让宝宝的小屁股一直处于纸尿裤的包裹之下，或使用的是劣质的纸尿裤的话，就会影响到宝宝的正常生长发育，甚至会造成尿道感染、肛周炎、肛瘘等疾病。

刚出生的宝宝皮肤极为娇嫩，如果长期浸泡在尿液中或尿布透气性较差，造成臀部潮湿的话，就会出现红色的小疹子、发痒肿块或是皮肤变得比较粗糙，这就是常说的尿布疹。

引起尿布疹的原因有很多，对于不足一个月的宝宝，患上尿布疹多是由于尿布使用不合理，或是护理不得当造成的。要预防尿布疹，最好的措施就是使宝宝的小屁股时刻保持干爽清洁，在护理时要特别注意以下几点：

1 要经常给宝宝更换尿布，保持臀部的洁净和干爽。

2 每次换尿布时，要彻底清洗宝宝的臀部。洗完后要用软毛巾或纸巾揌干水分，不要来回地擦。

3 女宝宝的屁股底下尿布要垫得厚一些，男宝宝的生殖器上要垫得厚一些。

4 如果宝宝腹泻的话，除了要治疗腹泻外，还要每天在臀部涂上防止尿布疹的药膏。

5 选择品质好、质量合格、大小合适的纸尿裤或尿布纸，并注意使用方法要正确。

6 漂洗宝宝的尿布一定要用热水漂洗干净，还可以在第一次漂洗时加入一点儿醋，以消除碱性刺激物。不能用含有芳香成分的洗涤剂清洗宝宝的棉质尿布，也不要使用柔顺剂，因为这些东西都会使宝宝的皮肤产生过敏反应。

7 如果宝宝出现尿布疹的话，可以适当让宝宝光着小屁股睡觉，还可以在床单下垫一块塑料布，以保护床垫不被尿湿了，但这时要特别注意给宝宝保暖。

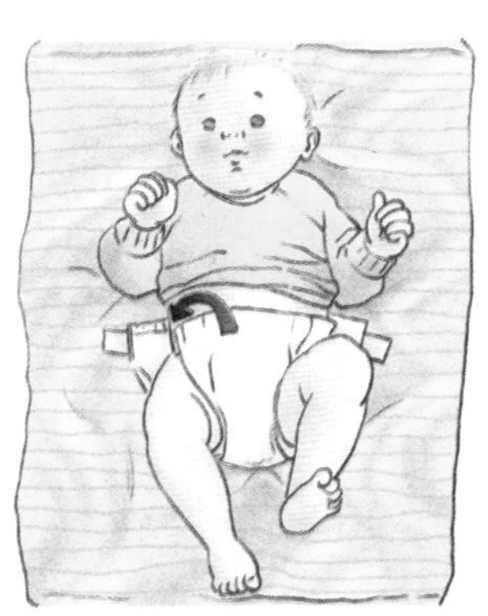
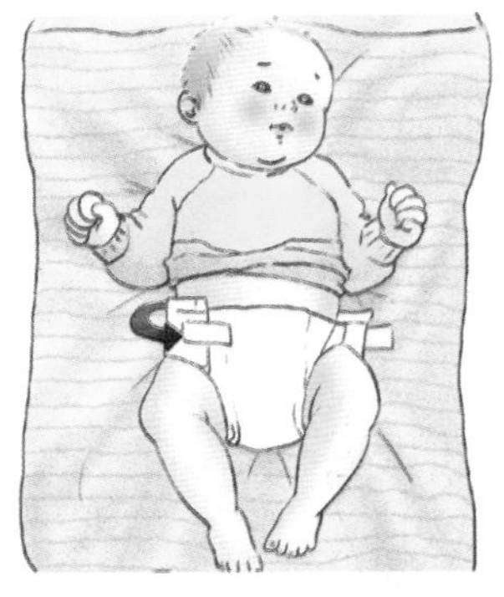
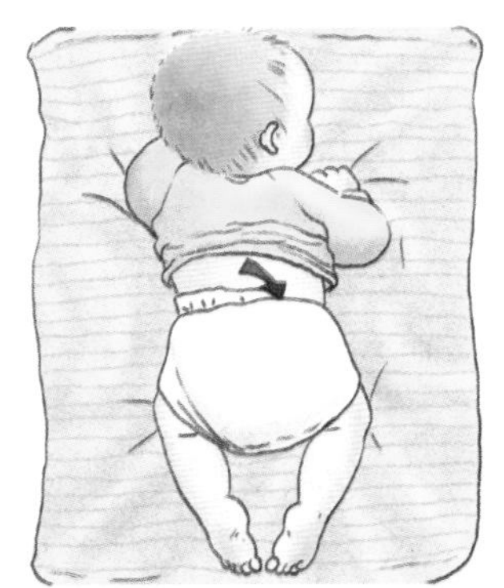
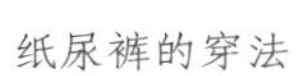
纸尿裤的穿法

纸尿裤的选择

正确选择纸尿裤，要根据以下的原则：

1. 表层干爽，吸湿能力强，不外漏

吸湿能力好的纸尿裤不仅能够能吸收大量水分，而且可以迅速牢牢地锁住水分避免外漏。爸爸妈妈可以通过测试来判定哪一种纸尿裤吸收能力强。测试方法是：向不同品牌的纸尿裤里面倒入等量的水，待水吸收后，将一张干的纸巾轻轻地放在上面，如果是具有高分子吸湿材料的纸尿裤，能够快速地吸收大量水分，所以纸巾上不会留有水印。一般来说，最好是选择四层结构的纸尿裤，这种纸尿裤上多加了一层吸水纤维纸，可以充分吸水，有效减少渗漏。

2. 透气性能好，不闷热

纸尿裤的透气性情况是无法用肉眼分辨的，这需要妈妈除了在选购时对不同品牌的纸尿裤多做比较外，还特别需要多观察宝宝使用后的情况。一般来说，大品牌的纸尿裤都是经过严格的多方测试的，所以选择这些纸尿裤会较有保障。

3. 触感舒服，具有护肤保护层

纸尿裤与宝宝皮肤接触的面积是很大的，而且时间比较长，所以要选择超薄的、合体的、柔软的、材质触感好的纸尿裤。另外，尿布疹的成因主要是尿便中的刺激性物质直接接触到肌肤，目前市场上有些纸尿裤中添加了护肤成分，能够直接借助体温在宝宝的小屁股上形成保护层，抵抗外界刺激并有效减少皮肤摩擦，可以让宝宝更舒服。

4. 尺码合适，价格适中

纸尿裤的腰围要紧贴在宝宝的腰部，胶贴贴于腰贴的数字指示在 1~3 之间比较合适。还可以检查腿部橡皮筋的松紧程度，如果太紧的话就表示尺码过小，如果未贴在腿部的话就表示尺码过大。

此外，市场上出售的纸尿裤品牌众多，价格也高低不等。为了保证宝宝的健康，建议妈妈们不要一味地贪图便宜，尽量还是选择有品质保证、评价较高的知名品牌。

新生儿尿布的叠法

风筝叠法 1

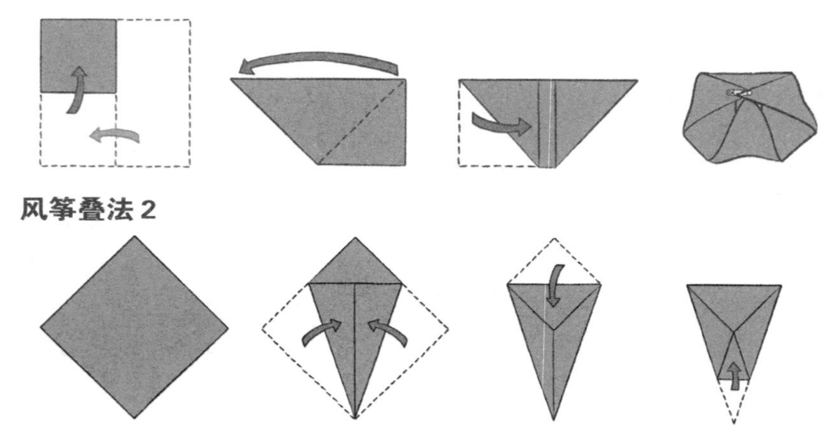

风筝叠法 2

第八章

1~12 个月婴儿养育

满月后的宝宝开始快速成长，细心的爸爸妈妈会发现，宝宝几乎每天都在进步，都会带给父母一些新的惊喜。不仅宝宝的体重、身高、头围、胸围等在飞速变化，宝宝的视觉能力、听觉能力、语言能力、嗅觉能力、运动能力等各方面能力也已经悄悄地开始发育了。

但是周岁之前的宝宝还不会说话，各器官尚未发育成熟，身体抵抗力低。爸爸妈妈必须在多观察的基础上全面了解宝宝每个月的生长发育情况和营养需求，才能把握宝宝的生长需要和喂养要点，为宝宝制订全面合理的喂养方案，培养健康、聪明的宝宝。

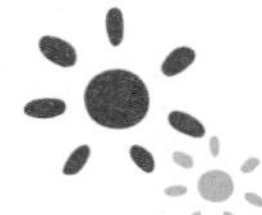

1～2个月的婴儿

婴儿特点

这个月的婴儿已经逐渐适应了新环境，而且比初生时候漂亮了许多，更加招人喜爱，脸部变得饱满圆润，皮肤变得光亮、白嫩，弹性增加，皮下脂肪增厚，胎毛、胎脂减少，头形滚圆。

这时的婴儿对白天黑夜有了初步感觉，白天觉醒时间逐渐延长，吃奶量增加，吸吮力增强，吃奶次数减少，四肢动作幅度增大，次数增多，表情更加丰富。尿次数减少，大便变得有规律，后半夜可持续睡6个小时以上。

生长发育

体重

细心的爸爸妈妈可以发现，经过一个月的生长发育，宝宝的体重比初生时候增加了700~1200克。人工喂养的宝宝体重增长更快，可增加1500克，甚至更多。但体重增加程度存在着显著的个体差异。有的这一个月仅增长500克，这也不能认为是不正常的，因为宝宝的增长并不是很均衡的，而是呈阶梯性或跳跃性，这个月长得慢，只要排除疾病的可能性，下一个月也许会出现快速增长。

身高

这个月宝宝身高增长也是比较快的，一个月可长3~5厘米。身高增长也存在着个体差异，但不像体重那样显著，差异比较小。影响身高的因素很多，喂养、营养、疾病、环境、睡眠、运动等。如果身高增长明显落后于平均值，要及时看医生。

头围

宝宝的头围是大脑发育的直接象征，反映脑和颅骨的发育程度，因此以往仅被医生重视的头围，现在也被父母重视了。宝宝刚出生时，平均头围为34厘米，到第二个月增长3~4厘米。经常会有爸爸妈妈为了孩子头围比正常平均值差0.5厘米，甚至是0.3厘米而焦急万分，这是没有必要的。事实上，除了先天性疾病，健康的宝宝还是占绝大多数的，有病的宝宝毕竟是极少的。

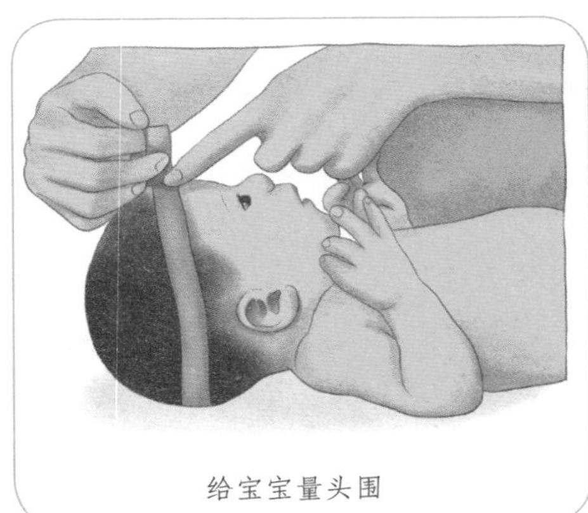

给宝宝量头围

前囟

这个月宝宝的前囟大小与新生儿期没有太大区别，对边连线是1.5~2厘米，每个宝宝前囟大小也存在着个体差异，如果不大于3厘米，不小于1厘米都是正常的。

爸爸妈妈可能会发现宝宝的前囟会出现跳动，这是正常的。孩子的前囟一般是与颅骨齐平的，过于隆起可能是有颅压增高，过于凹陷，可能是脱水，均属异常。

能力增长

视觉能力

1~2个月的宝宝，视觉能力进一步增强，视觉已相当敏锐，能够很容易地追随移动的物体，两眼的肌肉已能协调运动，不仅能注视静止的物体，还能随着物体移动而转移视线。但是注视距离仍只在15~25厘米，太远或太近，虽然也可以看到，但不能看清楚。

对看到东西的记忆能力进一步增强，表现在，宝宝与爸爸妈妈之间有了眼神互动，这种互动对宝宝身心发育是非常有利的。

听觉能力

宝宝在新生儿时期听力就已经比较敏锐了。这个月的宝宝听觉能力进一步增强，能够对近旁10~15厘米处的声响产生反应，头会转向声源。

不仅如此这个月的宝宝还能区别不同的语音，当妈妈给宝宝放噪声很大的声音，宝宝会烦躁，皱眉头，甚至哭闹；如果播放舒缓悦耳的音乐，宝宝会变得安静，会静静地听。

语言能力

这个月的宝宝已经有表达的意愿，并且能够笑出声了。当爸爸妈妈和宝宝说话时，宝宝的小嘴会做说话动作，而且还会发出“咕咕”的细小声音，这就是宝宝想模仿爸爸妈妈说话的意愿。爸爸妈妈可以给宝宝多听音乐，唱儿歌，并尽量多和宝宝说话，开发宝宝的语言学习能力。

嗅觉能力

在胎儿时期宝宝的嗅觉器官即已成熟，到这个月时宝宝已经能够靠嗅觉来辨别妈妈的奶味，寻找妈妈和乳头，能识别母乳香味，对刺激性气味表示厌恶。小宝宝总是面向着妈妈睡觉，就是嗅觉的作用。

运动能力

这个月的宝宝动作是全身性的，情绪愉快时，手和腿都能做较大幅度的舞动，嘴一张一合的，这就是泛化反应。这个月的宝宝还不能主动把手张开，还不能吸手指而是把攥着的小拳头放在嘴边吸吮，甚至放得很深，几乎可以放到嘴里。

营养需求

营养标准

这个月的宝宝每日所需的热量的平均值是每千克体重100~110卡，可以完全靠母乳摄取所需的营养，不需要添加辅助食品，也不需要补充任何营养品。

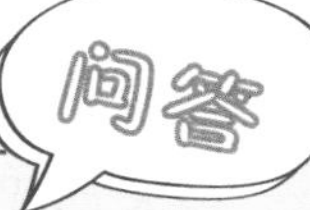

Q：如何预防宝宝过胖？

A：喝配方奶的宝宝，只要知道每天所使用的奶粉总量，就可以计算出每天所摄取的热量。如果宝宝每日摄取的热量超过120卡的话，就有可能过胖，应减少奶量，以维持正常体重。再有，喝配方奶的宝宝，冲牛奶应遵循说明书上的比例严格配比，不要在配方奶里加糖，因为这也是导致宝宝过胖的原因。吃母乳的宝宝，几乎不会出现过胖的现象。

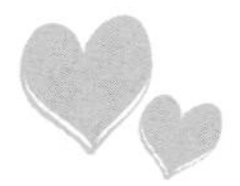

喂养方式

母乳喂养

这个月宝宝吸吮能力增强了，吸吮速度加快，吸吮一下所吸入的乳量也增加了，因此，吃奶时间缩短，这时妈妈往往认为奶少了，不够孩子吃了，这是多余的担心。这个阶段的宝宝基本可以一次完成吃奶，吃奶间隔时间也延长了，母乳喂养仍然坚持按需哺乳即可，不要机械规定喂哺时间。

混合喂养

这个月的宝宝仍然是以母乳为最佳食品，不要放弃。混合喂养最容易发生的情况是放弃母乳喂养，母乳少，宝宝吸吮困难。其实母乳是吃得越空，分泌得越多。

混合喂养最重要的一个原则是：一顿不允许母乳配方奶混合喂。一顿喂母乳就全部喂母乳，即使没吃饱，也不要马上喂配方奶，可以缩短喂奶的间隔时间。

人工喂养

每次喂奶量在80~120毫升，每个孩子都有个体差异，不能完全照本宣科，有没有吃饱只有宝宝自己知道。妈妈要根据宝宝的需要来决定喂奶量，可以凭借对宝宝细心观察摸索出宝宝的奶量。

小贴士

阳光中的紫外线是维生素D的重要来源，所以宝宝居住的房间阳光要充足，以利于钙质的吸收，从而满足宝宝生长发育的需要。同时要注意不要让阳光直接照着宝宝的脸。白天最好采用自然光线，晚上室内光线要柔和，以使宝宝区分白天和黑夜，同时也有利于对宝宝进行观察。

护理要点

婴儿服的选择

爸爸妈妈在给宝宝挑选婴儿服的时候，不能图便宜，但也不是越贵越好，重点在于衣服的材质、款式、做工和质量。目前市场上的婴儿服多数都是纯棉的，爸爸妈妈要根据宝宝的月龄特点选择适当的款式。

简单来说，为刚过满月的宝宝选购婴儿服要注意以下几点：

1 领口、袖口和裤脚都不能过紧，最好选择和尚服，因为它能够充分暴露宝宝的脖子，在保证宝宝呼吸通畅的同时还可以避免颈部湿疹和皮肤糜烂的发生。

2 不宜选带纽扣的衣服，因为这样的衣服除了穿脱麻烦之外还有可能伤到宝宝。

3 不要选连脚裤，开裆裤最好选择裆口大一些的，后面要能把宝宝的整个小屁股露出来，太小的话既不方便换尿布也容易造成宝宝皮肤损伤。

4 袜子口不能太紧，如果袜子口有橡皮筋的话最好拆掉它，否则会影响宝宝脚部的血液循环。

5 宝宝穿的衣服，特别是袜子要仔细检查里面是否有线头，有的话要剪掉后再给宝宝穿，否则这些线头可能会对宝宝造成一定的伤害，例如袜子里的线头有可能缠住宝宝的脚趾头，时间太长的话就会影响血液循环、造成脚趾坏死。

给宝宝穿衣

很多宝宝不喜欢换衣服，所以应该尽量在他们的衣服弄脏或弄湿时再换——假如宝宝白天穿的衣服很干净，晚上便无须另外换睡衣。特别是最初的几个月，换衣时一定要保持房间的温暖，并且每次都应该先把宝宝抱到非常舒适的地方。

在换衣时，你的动作尽量轻柔、迅速，不要手忙脚乱（多加练习，动作自会慢慢熟练起来）。倘若宝宝在光着身子时显得十分沮丧，可以给他披一条小毛巾，这样他会更加安心。

在给宝宝穿衣时，如果坚持和他进行眼神的交流、聊天或给他唱歌，将大有帮助。等到宝宝再大一些时，你还可以将穿衣变成一项游戏——当你把睡衣从宝宝的头上摘下时，你可以和他玩躲猫猫的游戏。

在给宝宝穿背心或紧身衣裤时，尽量用手撑开衣物的领口。这会让你在把衣服往宝宝头上套时更加轻松，而且还能避免衣服刮到宝宝的鼻子或耳朵。套衣服时动作尽量快，因为宝宝不喜欢自己的脸长时间被遮住。

如果是长袖衣服，应尽可能地把袖子往上拉拢。手指穿过袖子，轻轻握住宝宝的小手，将袖子往他的胳膊上套，而不要用力拉着宝宝的小胳膊往袖子里穿。穿好一只衣袖后用同样方法再穿另一只。

穿连裤紧身睡衣时，先解开所有的扣子，将衣服平放在床上。把宝宝抱到衣服上来。轻柔而灵活地把裤脚穿到宝宝的脚上。按先前的方法再穿上衣袖。最后从脚部往上扣好衣扣。

睡眠问题

这个月的宝宝比上个月的睡眠时间有所减少，觉醒的时间越来越长，每天的睡眠时间一般在16~18小时，上午八九点时可能是觉醒时间最长的。

这时期爸爸妈妈最怕的是宝宝黑白颠倒，白天呼呼大睡晚上又变得特别精神。因此，从这个时候开始，爸爸妈妈最好给宝宝建立一套睡前模式：每天临睡之前先给宝宝洗个热水澡，换上睡觉的衣物；睡觉前和宝宝说说话，念一两首儿歌，把一次尿，然后播放固定的睡眠曲，最后关灯，不要再打扰宝宝。

有些爸爸妈妈在冬季里怕宝宝睡觉着凉，为宝宝盖上厚厚的被子。比较厚的被子往往过重，宝宝负重很大，甚至可能还会引起呼吸不畅，而且被子中过高的温度往往会令宝宝烦躁不安甚至哭闹不停，影响宝宝的睡眠质量。因此，在宝宝睡觉时不要捂得太严实，与室温相适宜即可。

环境湿度

室内的温度冬季宜保持在18℃，夏季宜保持在28℃，春秋季节自然温度即可。室内温度不能忽高忽低，注意不要让宝宝吹对流风，冬季开窗通风时要让宝宝离开通风的房间。

湿度对宝宝的呼吸道健康至关重要，最好的室内湿度应在40%~50%之间。如果湿度过低的话，宝宝呼吸道黏膜就容易干燥，从而很难抵抗外界的细菌病毒，宝宝患呼吸道疾病的概率因此会大大提高。可以将湿度计放在室内随时监测，当湿度过低时可以使用加湿器。

尿便管理

对于1个月左右的宝宝，训练大小便还为时太早，没有必要为此投入精力，这时是无效的。尽管宝宝不能控制大小便，但和新生儿期相比，这个月的宝宝小便次数有所减少，比较成泡了。如果使用尿布，会发现逐渐比较有规律了，大多数是在醒后排尿。

母乳喂养的宝宝大便次数仍然比

较多，但每个宝宝不尽相同，有的可以排6~7次，有的排1~2次，个体差异越来越明显。大便性质，如果是母乳喂养，大便大多呈黏稠的金黄色。可以带奶瓣，也可以呈绿色，但并不能说明是异常的。配方奶喂养的孩子，大便大多呈黄白色，也有的呈黄色。

问答

Q：怎样知道宝宝是冷是热？

A：环境温度过高或者衣物过多时，宝宝体温会升高，脸色变红，鼻尖会沁出汗珠，有时候会表现出烦躁甚至哭闹。同时宝宝容易出现脱水症状，比如嘴唇发干、脉搏快、尿少、没精神等。另外，如果宝宝爱出眼屎或者外患湿疹的宝宝湿疹加重，爸爸妈妈就要考虑是否衣物过多。相反，当宝宝感觉冷的时候，体温偏低，手脚冰凉，严重时会发生皮肤硬肿。

宝宝大便反映健康

在弄脏尿布的次数上，宝宝之间差别很大。多数宝宝在每次喂奶之后不久即会排便，但一些母乳喂养的宝宝却很可能一个星期也不排一次。不过，只要大便看上去正常，而且宝宝也没有什么不适，就不必过于担心。

1. 正常的大便

宝宝第一次排出的大便应该是黑色或绿色，且看起来比较黏稠。这就是所谓的胎粪，通常会在出生后几天之内排出。此后的粪便一般会是黄色。不过，对于母乳喂养的宝宝来说，粪便通常显得更松软。相比之下，用奶粉喂养的宝宝，其粪便多为深黄色或浅褐色，而且更为坚硬。

2. 绿色的大便

某些婴而配方食品会使宝宝的大便呈绿色。但是，如果大便细长而且散发恶臭，那么宝宝很可能已患上腹泻，应立即带宝宝去医院检查。如果用奶粉喂养，则短期内需要多给宝宝喝凉开水以代替婴儿配方食品，母乳喂养的宝宝则可以正常喂养。倘若宝宝喝下过多妈妈最开始分泌的较稀的乳汁，则很可能会因为摄入乳汁不足而排出松软的绿色粪便。为了避免出现这种情况，妈妈应尽量等宝宝吮吸完一侧乳房内的乳汁之后，再换另一侧乳房进行哺育。

3. 小球形的褐色大便

如果排出这种粪便，表明宝宝已出现便秘。母乳喂养的宝宝一般不会出现便秘，因为母乳极易吸收。相反，奶粉喂养的婴儿则经常会出现此类问题。这时应该经常喂宝宝喝凉开水，并适当调整宝宝食品比例。

4. 非正常的大便

婴而排出深褐色或黑色的大便（并非胎粪），这可能意味着肠道出血，此时应尽快就医。如果粪便呈暗红色或血色，则可能意味着肠道阻塞，需要立即送宝宝去医院检查。如果呈现灰白色，则可能是患了黄疸，也应立即去医院进行诊断。

常见问题

溢乳

在1~2个月的宝宝中，有习惯性溢乳的孩子，基本上是从出生后半个月养成了溢乳习惯的，男宝宝比较多。

宝宝出现溢乳，爸爸妈妈不要慌张，要先确认是生理性的还是病理性的：生理性溢乳的宝宝在吐奶前，没有异常表现，不需要治疗。爸爸妈妈可以在每次喂奶后竖着抱宝宝拍嗝，让宝宝把吸入的空气排出来。如果不能把吸入的气体拍出来，持续竖立抱10~15分钟，也可减少溢乳；病理性溢乳的宝宝吐奶前会有哭闹、挣扎、脸红等异常现象，应该及时就医。

哭闹

哭闹是宝宝与他人交流的一个重要方法。有些爸爸妈妈认为宝宝一哭就哄会惯坏宝宝或者认为宝宝的哭闹没什么太多的感受，这是不对的。宝宝哭时，爸爸妈妈要注意观察，仔细听哭声的音质及音调，辨明哭的原因。

通常，宝宝哭一阵就停一小阵，大多是由于饥饿、困了、大小便了、过冷、过热或蚊虫叮咬等引起的。一旦去除了这些因素，宝宝就会停止啼哭。如果是由于疾病而引起的哭闹，哭声有明显不同，宝宝可能会尖声哭、嘶哑地哭或低声无力地哭，有时候还伴有脸色苍白、神情惊恐等反常现象，甚至将宝宝抱起来后仍然啼哭不止，应立即去医院检查。

奶痂

宝宝长了奶痂，妈妈千万不要用手硬抠，更不要用梳子去刮，这会损伤宝宝的皮肤。最简单的方法是要用甘油或香油涂在奶痂上浸泡，等到奶痂变得柔软，用温水轻轻洗净。不要急于一次弄干净，每天弄一点儿，慢慢弄净。如果伴有湿疹，可能弄不掉，这也不要紧，随着月龄的增长，会逐渐减轻的。

枕秃

大多数父母甚至包括一部分儿科大夫都认为宝宝出现枕秃是因为缺钙，而实际上，并不是所有的枕秃都是由缺钙引起的。

宝宝新陈代谢旺盛，爱出汗，基本都是仰卧着睡觉，而且一天24小时大多数时间是躺着度过的，宝宝整天在枕头上蹭来蹭去的，就会把后脑的头发磨掉了，形成枕秃。所以爸爸妈妈不要一看到宝宝有枕秃，就盲目给宝宝增加钙的摄入量。

问答

Q：怎样选择放心奶粉？

A：无论什么牌子的奶粉，其基本原料都是牛奶，只是添加一些维生素、矿物质、微量元素，其含量不同，有所偏重。只要是国家批准的正规厂家生产、正规渠道经销的奶粉，适合这个月孩子的都可以选用。选用时要看清楚生产日期、有效期、保存方法、厂家地址、电话、奶粉的成分以及含量等。最好选择知名品牌、销量好的奶粉，一旦选择，没有特殊情况尽量不要更换奶粉的种类，如果频繁换就会导致小儿消化功能紊乱和喂哺困难。

需要提醒的是，早产儿专用奶只能根据医嘱出售，而且对按时出生，体重正常的宝宝是不起作用的。

2～3个月的婴儿

婴儿特点

这个月的宝宝正式进入婴儿期，皮肤变得更加细腻有光泽，并且弹性十足，脸部皮肤开始变干净，奶痂消退，湿疹也减轻，眼睛变得炯炯有神，能够有目的的看东西了。

生长发育

体重

男宝宝在这个月的体重为5~8千克，平均约6.4千克；女宝宝体重为4.5~7.5千克，平均约5.8千克。这个月的宝宝，体重可增加0.9~1.25千克，平均体重可增加1千克。

身高

这个月男宝宝身高为57.3~65.5厘米，平均身高61.4厘米；女宝宝身高为55.6~64厘米，平均身高59.8厘米。一般来说，这个月宝宝的身高可增长3.5厘米左右，到了2个月末，身高可达60厘米左右。

头围

头围是大脑发育的直接象征，本月男宝宝的头围平均为40.8厘米左右，女宝宝头围平均为39.8厘米左右，比上月可增长1.9厘米。

前囟

宝宝在这个月前囟和上一个月没有较大变化，不会明显缩小，也不会增大。此时的前囟是平坦的，张力不高，可以看到和心跳频率一样的搏动。

能力增长

视觉能力

这个月的宝宝眼睛更加协调，两只眼睛可以同时运动并聚焦，会随着玩具的摇摆追随转动，宝宝的追视可达180°。

语言能力

到了这个月，宝宝开始有了要“说”的表示，妈妈可以听宝宝舒服、高兴时的发音，如“啊、哦、噢”等，有时还会大声尖叫，而且宝宝越高兴，发音就越多。如果大人对着宝宝和他说说话，宝宝也会发出一些音节来和大人“搭话”。

嗅觉能力

这个月的宝宝味觉和嗅觉也在继续发展，能够辨别不同味道，并表示自己的好恶，遇到不喜欢的味道会退缩回避，逐渐有了悲伤的情绪，宝宝的某些反应已经可以蕴含情绪。

运动能力

这个月的宝宝已经能够把头抬得很高了，可以离开床面呈45°角以上，还能够靠上身和上肢的力量翻身，但自己往往是仅能把头和上身翻过去，而臀部以下还是仰卧位的姿势。宝宝开始出现无意识的抓握，常常会把手里的玩具紧紧握住并不住拍打，也会尝试着放到嘴里，一旦放到嘴里就会像吸吮乳头一样吸吮，并开始学着吸吮自己的大拇指。

营养需求

食量

这个月宝宝每日所需的热量大致是每千克体重100~120千卡，如果每日摄取的热量低于100千卡的话，宝宝体重增长就会缓慢或落后；如果超过120千卡的话，就有可能造成肥胖。

其他营养元素的摄入

除了热量之外，蛋白质、脂肪、

矿物质、维生素的需求大都可以通过母乳和配方奶摄入；人工喂养的宝宝每天可以补充20~40毫升的新鲜果汁。

喂养方式

母乳喂养

本月宝宝吃奶的间隔时间会变长，以往过3个小时就饿得哭闹的宝宝，现在即使过4个小时、有时甚至过5个小时也不哭不闹，而晚上也有可能延长到6~7小时，妈妈可以睡个安稳的好觉了。这个时候千万不要因为喂奶时间到了就叫醒正在酣睡的宝宝，因为宝宝睡觉时对热量的需求减少，上一次吃进去的奶足够维持宝宝所需的热量。只要体重增加而睡眠时间变长，就说明宝宝的胃开始有存食能力了。

混合喂养

判断母乳是否充足的最好方法就是根据宝宝的体重增长情况。如果宝宝在一周中体重增长低于200克，就表示母乳不足了。另外，如果宝宝吃不饱的话，就可能变得很爱哭。再有，正常发育和成长的宝宝一天会尿湿6块至10块尿布，也可以将此作为辅助参考的依据。

如果确定宝宝吃不饱的话，就可以在每天母乳较少的时候（一般是下午4~6点）加一次配方奶。开始先加150毫升试试看，如果宝宝一次喝光仍觉不饱的话，下次可以加到180毫升；如果宝宝吃不了的话，那下次就应适量减少一些。

人工喂养

这个月宝宝的食欲显得特别的好，可以从原来的120~150毫升，增加到150~180毫升，有些甚至会增加到200毫升以上，大约每隔4个小时就要喂一次。对于食欲特别好的宝宝，也不能任由其“肆无忌惮”的吃，以防宝宝营养过剩。当宝宝吃完奶后经常反刍、吐奶、打嗝，并有腹胀、腹泻、大便过频（每天6~8次）而且较稀，就说明宝宝可能吃撑了。

护理要点

衣物被褥

这个月宝宝可以继续用以前的衣物被褥，但不要再给宝宝周围放多余物品，特别是塑料薄膜类的用品。因为这个月的宝宝可能会翻身了，如果在家人没有留意的情况下翻身碰到这些物品，轻则碰伤宝宝，重则甚至有窒息的危险。

这个月的宝宝开始学着抬头，脊柱颈段出现向前的生理弯曲。因此，为了维持宝宝的生理弯曲，保持体位舒适，就要给宝宝垫婴儿枕头了。好的婴儿枕头必须有适合的承托力、合适的高度和好的填充材料；高度以3~4厘米为宜，并根据宝宝的发育状况，逐渐调整枕头的高度；长度要与宝宝的肩部同宽为宜；质地要柔软、轻便、透气、吸湿性好。

小贴士

需要注意的是，不管宝宝多么爱喝配方奶，也应切忌过量。因为配方奶比母乳要甜、要好吃一些，一旦宝宝喜欢上了配方奶，往往就变得不爱吃母乳了，这样母乳的分泌就会减少，从而不得不提前告别母乳喂养。而且，配方奶没有母乳易于消化，容易给宝宝增添肠胃负担。

睡眠问题

2~3个月的宝宝虽然不像新生儿时期那样长时期的睡眠，但每天依然要睡16~18个小时。一般来讲，宝宝通常在白天要睡4~5次，每次1.5~2小时，喂奶之后会醒一段时间。而夜间的睡眠时间则会相对延长一些，大约要睡10个小时。

爸爸妈妈尽量不要用摇晃的方法哄宝宝睡觉。因为宝宝的头相对要大而重，颈部肌肉软弱无力，当遇到震动时的自身反射性保护功能较差，所以传统那种哄宝宝睡觉时用力摇晃摇篮、推拉婴儿车、把宝宝高高抛起、在怀里来回晃动或是让宝宝躺在过于颠簸的车里等做法，都可能会令宝宝的头部受到一定程度的震动，从而造成脑损伤。

这一时期宝宝的头骨发育还没定型，所以在睡觉的时候一定要注意姿势，可以让宝宝侧睡，后背用枕头或被子垫着，也可以经常调换睡觉的位置。但千万不能硬掰，以免造成损伤。

给宝宝洗澡

过了2个月的宝宝，不会像以前那么容易因为洗澡而生病了，所以洗澡的时间也并不一定要固定，只要形成自己的规律即可。不过无论选在什么时候洗澡，每次洗澡的时间也不宜过长，最好不要超过15分钟。

给宝宝洗澡之前，要把浴室温度提前调好，做好浴缸、浴盆的清洁，然后把所有洗澡用品都准备好放在身边，不要因为临时去拿东西而让宝宝在浴盆里等待时间过长而着凉；水温最好是33~35℃之间，洗澡水不能太深，以坐着时没过生殖器、躺着时刚好露出肚脐为宜，但躺着时要把宝宝的头放在妈妈的上臂上；洗完澡后要立即用浴巾裹好抱出浴室，放到温暖的卧室，等到宝宝身上全干后再给宝宝穿衣服。

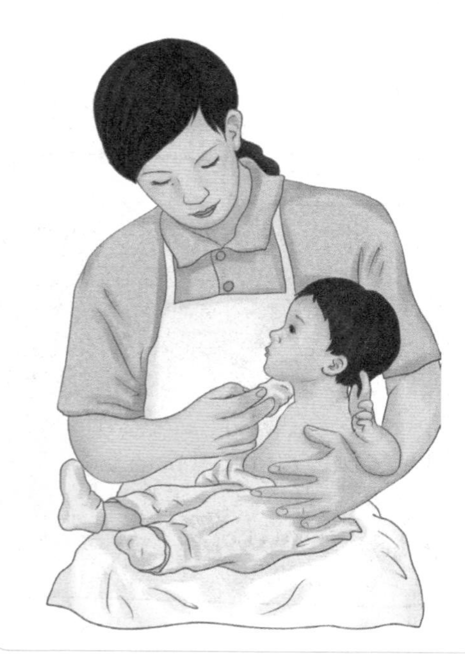

1 给宝宝洗澡前妈妈要穿上水围裙，遮住上半身。脱去宝宝上半身的衣服，浸湿海绵，然后充分挤干，擦洗宝宝的颈部；接着用毛巾充分擦干。主要注意的是，一定要擦干宝宝身体各处，多余的水会使宝宝的皮肤干燥。

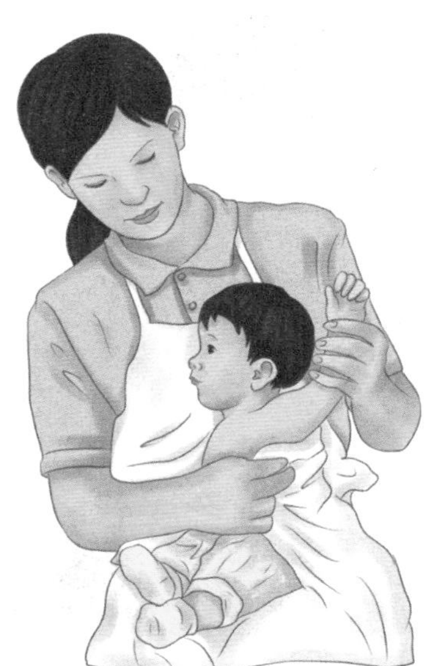

2 洗澡时可以把宝宝的手臂抬起，使皮肤褶皱拉平，然后再清洗。

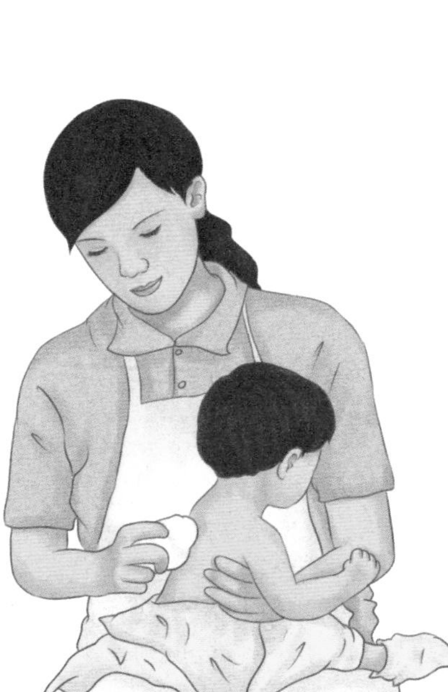

3 让宝宝身体前倾俯靠在你的手臂上，清洗宝宝的背部、肩膀，然后擦干。宝宝不喜欢水滴在背上，因此擦洗前要把海绵里的水挤掉。

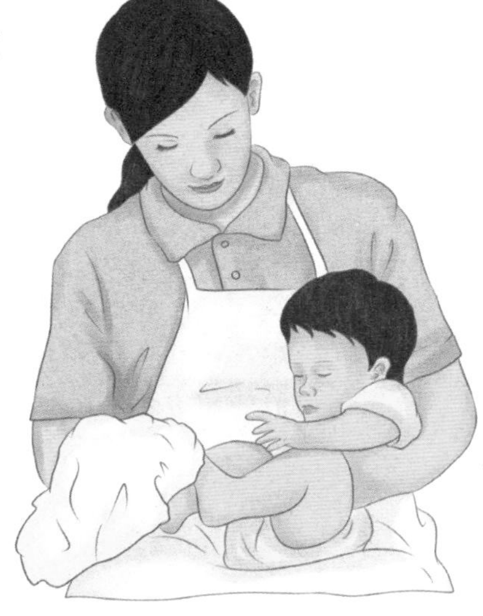

4 给宝宝穿上内衣，然后脱去裤子及袜子。接下来清洗宝宝的脚和腿，然后充分擦干，尤其是脚趾缝。

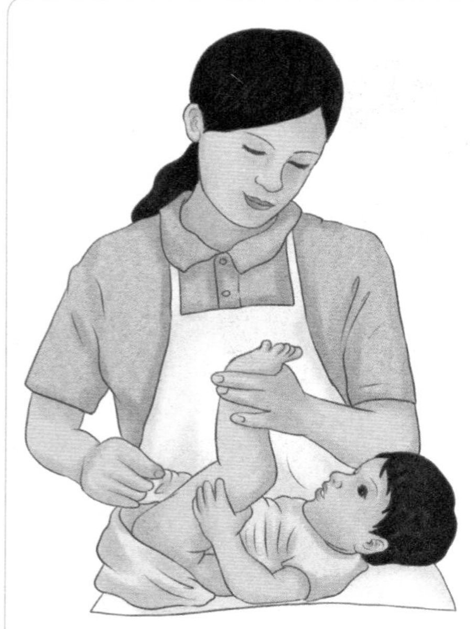

5 拿掉宝宝的尿布，按照平常的方式清洗宝宝的肚子、外阴部。如果你有把握保证安全，可以把宝宝放到你的膝盖上，或者可以把他放到垫子上，包上干净的尿布，穿上睡衣。

多呼吸新鲜空气

如果宝宝健康检查显示发育良好的话，从这个月开始，妈妈就可以带着宝宝到户外接受新鲜的空气了。新鲜空气中的含氧量高，由于宝宝单位体重所需的氧量远远超过成年人，因此多让宝宝多让宝宝呼吸新鲜的空气，有利于满足其对氧的需要，促进新陈代谢，保证其健康发育。

在刚刚带宝宝进行室外活动的时候，要选择无风、气候适宜、室内外温差相对较小的时间，可以先打开窗5分钟左右，让宝宝呼吸新鲜空气，每天1次。等宝宝慢慢习惯之后就可以带着宝宝到外面走走，每次在户外待几分钟，以后逐渐增加到每次十几分钟，由每天的1次活动增加到2~3次，以后随着宝宝的年龄增大再不断增加。

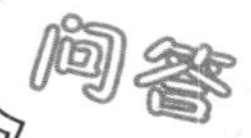

Q：如何应对宝宝对奶粉过敏？

A：有的宝宝对奶粉的过敏反应较轻，在少量饮用时不出现过敏现象。对于这样的宝宝，在遇到过敏时，可以先试着停服奶粉2~4周，然后开始喂以少量奶粉，先喂10毫升，如未出现过敏现象，每隔几天增加5毫升，逐渐增加，找出不发生过敏反应的适用量，就可继续饮用了。有的宝宝可能这时候对牛奶过敏，但是当月龄渐大后，对牛奶就不再有过敏反应了。如果宝宝对牛奶过敏严重的话，可以尝试改用其他代乳食品如羊奶、代乳粉、奶糕或低乳糖的营养粉等。

男女宝宝的护理差异

1. 日常清洗

男宝宝可能会出现鞘膜积液、包皮过长的问题，或是由于包皮藏匿污垢而引起龟头炎症。所以，在给男宝宝清洗臀部时，应特别注意包皮处的清洗。在每次清洗时，要轻轻把包皮向上翻起，使龟头暴露，然后用清水冲洗，把积存在包皮内的尿酸盐结晶清理干净。

女宝宝的尿道与阴道口紧密相邻，如果不注意卫生就有患上尿道口炎和阴道炎的危险。因此，在给女宝宝清洗尿道口和臀部时，一定要用流动清水从上向下冲洗，这是预防尿道和阴道炎的关键。另外在给女宝宝擦肛门时，一定要从前向后擦，也就是从外阴部往肛门处擦洗，而不能从后向前擦，否则容易使肛门口的大肠杆菌污染尿道和阴道口而引起发炎。

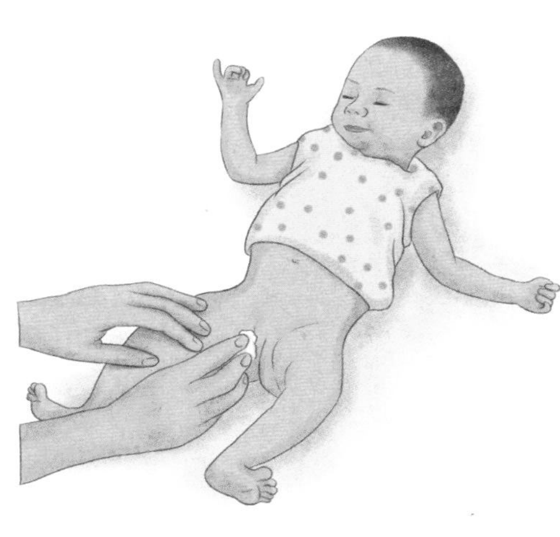

女宝宝私处清洗

2. 尿便清理、换尿布

在给男宝宝换尿布的时候，可以先把尿布在宝宝的阴茎处稍微停留几秒钟，避免在打开尿布的一瞬间宝宝尿得哪里都是。打开尿布之后，先用纸巾把粪便清理、擦拭干净，再用柔软的毛巾蘸上温水，在宝宝的小肚子、大腿、睾丸、会阴和阴茎部分仔细擦拭。最后再举起宝宝的双腿，把肛门、屁股擦拭一遍后换上干净的尿布。给男宝宝换尿布特别要注意一些容易被忽视的“卫生死角”的清洁，如鼠蹊部、睾丸等，特别是睾丸。如果睾丸处皮肤长期处于一种潮湿的非清洁状态，除了会让宝宝的肌肤受到极大的伤害之外，还会为宝宝的生殖健康带来一定的危害。

给女宝宝换尿布，打开尿布、用纸巾把粪便清理、擦拭干净后，用柔软的毛巾蘸上温水，在宝宝的小肚子、大腿、外阴部仔细擦拭。清洗完毕之后要立即用毛巾把小屁股包起来，以免宝宝着凉。然后再举起宝宝的双腿，擦干肛门和小屁股之后换上干净的尿布。在给女宝宝的肛门清理干净之后，必须要用温水再清洗一下，因为如果只是使用擦拭的方式的话，还是会留下一些排泄物在皮肤上。

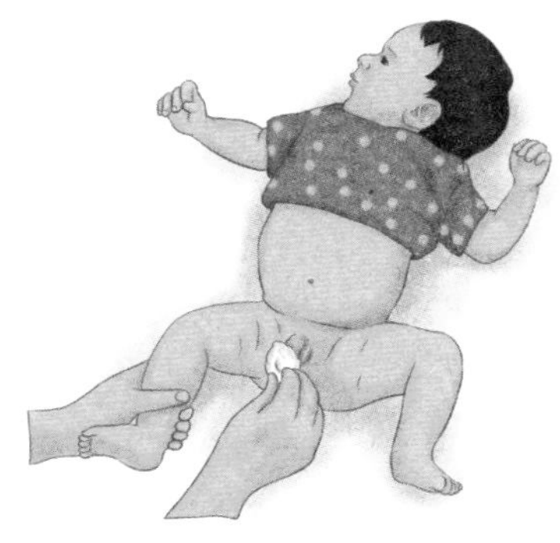

男宝宝私处清洗

常见问题

发热

这个月龄的宝宝如果发热度数不高的话，最好使用物理降温，尽量不要给宝宝吃药。可以用温水多给宝宝擦擦身子，特别是腋下、脖子和腹股沟的位置，进行物理降温，还可以用稍凉的毛巾给宝宝擦擦额头和脸部。

发热 伴有呕吐症状的宝宝会导致体内缺水，所以要保证母乳的量，可以在两次喂奶之间喂一次水；喝配方奶的宝宝则要减少每次喂奶的量，增加喂奶次数，奶嘴的孔不要太大，让宝宝慢慢喝。如果宝宝持续高热不退的话，就应该先到医院请医生诊断，然后根据医生指导服用相关的消炎药和退烧药。

腹泻与便秘

宝宝发生腹泻，应首先分清是生理性腹泻还是病理性腹泻。宝宝受寒着凉、换用配方奶、奶粉冲调和喂食不当、奶粉过敏或是母乳喂养妈妈吃了某些过敏性、刺激性的食物，都是引起宝宝腹泻的原因。如果是生理性腹泻的话，爸爸妈妈不需过多担忧；但如果有病理性腹泻的特征时，就要及时警惕，必要时立即就医治疗。

宝宝除了腹泻之外，便秘也比较多见。相对于母乳喂养，人工喂养的宝宝更易发生便秘，多半是由于配方奶中酪蛋白含量过多，导致大便干燥坚硬而引起的。对于这种情况，可以减少奶量、增加糖量，并适当增加新鲜果汁；还可以在牛奶中加一些奶糕，使奶糕中的碳水化合物在肠道内部分发酵后刺激肠蠕动，有助于通便。

鼻塞

非疾病性的鼻塞不需要到医院进行治疗，只要保持室内空气新鲜，湿度、温度适宜，用温湿的毛巾放在宝宝的鼻部进行热敷。

如果鼻痂堵在鼻孔口的话，可以用消毒小棉签轻轻将其卷除。如果鼻垢在鼻腔较深处，可先用生理盐水、冷开水或母乳往鼻孔内滴 1~2 滴，让鼻痂慢慢湿润软化，然后轻轻挤压鼻翼，促使鼻痂逐渐松脱，再用消毒小棉签将鼻痂卷除，不能用手直接抠宝宝的鼻子，以免损伤嫩弱的鼻腔黏膜，引起出血和感染。

百日咳

目前在 3 个月以下的婴儿中，百日咳仍然有较高的发病率。这个月的宝宝患了百日咳后没有典型痉挛性咳嗽，往往在咳了 2~3 声后出现憋气、呼吸停止、头面部及全身皮肤因缺氧而发红、发绀，甚至窒息、惊厥等。

对于患了百日咳的宝宝，要做好日常的护理和观察，室内环境要保持通风、清净，无烟尘的刺激以及其他不必要的刺激。可以给宝宝身边放一个容器，以便他有痰咳出或咳后有呕吐物，容器用后用水洗净，以确保感染不致扩散。此外，还要注意每天仔细观察宝宝的变化，如有发现阵咳后脸色发青的话，就说明已经缺氧了，要立即入院抢救治疗。

常吃手指

这个月龄的宝宝把手指头或整个小手放到嘴里吃是很正常的事，是智力发育的一种现象，这是宝宝运动能力的又一发展,同时也是一个认知世界的过程，爸爸妈妈不必过多干涉和纠正，也不用担心宝宝形成吃手的坏习惯。随着宝宝慢慢长大、各种能力的发展提高，吃手的现象会逐渐消失。

拒绝配方奶

人工喂养或混合喂养的宝宝，以前配方奶一直吃得好好的，可在 3 个月前后可能会突然拒绝配方奶了，甚至一看到奶瓶就会哭闹。这是因为不到 3 个月的宝宝很难完全吸收配方奶中的蛋白，有一部分是过而不入的，不会为宝宝增加负担。但在快满3个月时，宝宝就能相当多的吸收配方奶了，同时肝脏和肾脏的负担也会增加。当有一天肝脏和肾脏会因为不停地工作而感到疲劳时，宝宝就会拒绝配方奶了。

建议妈妈们可以这么做：把配方奶调配得稀一点儿，一天只喂1~2次奶，每次100~150毫升；把奶放凉一点儿再喂，不要往奶里掺其他东西；多给宝宝喝开水和新鲜果汁；也可以重新换一只奶嘴试试。妈妈最不可取的做法是强迫宝宝吃奶，因为任何时候强迫喂养都可能会导致宝宝厌食。

宝宝不满3个月如何断奶

最初几周，哺乳机制基于对乳腺的规律性刺激，从一次哺乳到另一次哺乳，奶阵的节奏是不稳定的，有时甚至从一天到另一天时出现不规律现象。如果“跳过”一次哺乳，乳房会肿胀甚至疼痛。为了断奶，建议妈妈在白天奶阵不太厉害的1小时中，取消一次哺乳而用奶瓶代替：这通常在晚上进行，但是不要取消最后一顿奶。开始时，有些宝宝会拒绝用奶瓶，他们会继续哭到妈妈再次哺乳为止。在这种情况下，可以试着让丈夫或其他家人用奶瓶给宝宝喂奶，同时妈妈离开房间。妈妈也可以和宝宝保持一点儿距离：穿厚一点儿衣服，用奶瓶给宝宝哺乳或者洗澡让宝宝闻不到乳汁的味道，并且让宝宝面向外侧而不是面向妈妈的乳房。

妈妈应注意保持放松的状态，根据需要在洗澡时经常用手抚摸乳房，或者用很热的浴用手套按摩，持续到下一次哺乳之前。

几天后，妈妈可以第2次用奶瓶给宝宝喂奶，并且根据宝宝的偏好，早上和晚上继续喂母乳。这时，由于对乳房的刺激减少会引起奶阵的不足，可能有必要用奶瓶给宝宝补充人工奶。

继续用奶瓶喂奶，直到取消母乳喂养，这大概要花上两三个星期，这样一来，乳汁分泌通常会自动终止。要适量减少饮水量；有时（可能性比较小）可能有必要利用药物来终止乳汁分泌（根据医生的意见）。

如果妈妈希望继续母乳喂养，但是得定时离开并把宝宝交给别人照看，那么在宝宝吃奶的固定时间，为了保持刺激作用，妈妈可以试着将乳汁挤出。这时，手动吸乳器就完全够用了。

经常流眼泪

如果发现2个多月的宝宝不哭的时候也总是流眼泪，眼睛里总是泪汪汪的，甚至特别是一只眼睛有眼泪，一只眼睛没有眼泪时，那就是异常的情况，爸爸妈妈需要警惕，并及时到医院请医生诊治。

这种情况多数是由于先天性泪道阻塞造成的。先天性泪道阻塞是婴幼儿的常见病，是由于胎儿时期鼻泪管末端的薄膜没有破裂、宫内感染造成泪道受刺激形成狭窄粘连或鼻泪管部先天性畸形所造成的。如果诊治不及时的话，会导致泪囊炎症急性发作并向周围扩张，而泪囊的长时间扩张则会使泪囊壁失去弹力，即使泪道恢复通畅也无法抑制溢泪症状，或是形成永久的瘢痕的泪道闭塞，导致结膜和角膜炎症，引起角膜溃疡，发展为眼内炎。所以，一旦发生这种症状的话，就应及早进行疏通泪道的治疗，避免并发症发生。

3～4个月的婴儿

婴儿特点

百天后的宝宝更招人喜爱了，眼睛的黑眼球很大，眼神清澈透亮，会用惊异的神情望着陌生人；如果大人对着宝宝笑，宝宝就会回报一个欢快的笑容；如果大人用手蒙住脸，再突然把手拿开冲着宝宝笑，和宝宝玩“藏猫猫”的话，宝宝就会发出一连串咯咯的笑声。

生长发育

体重

本月宝宝的增长速度较前3个月要缓慢一些，满3个月的男宝宝体重为4.1~7.7千克，女宝宝体重为3.9~7千克。这个月的宝宝体重可以增加0.9~1.25千克。

身高

这个月男宝宝的身高为55.8~66.4厘米，女宝宝身高为54.6~64.5厘米。这个月宝宝的身高增长速度与前三个月相比也开始减慢，一个月增长约2厘米。

头围

这个月的男宝宝头围平均值为43厘米，女宝宝为40.9厘米，从4个月到半岁，宝宝的头围平均每月增加1~1.4厘米。

前囟

这个月宝宝的后囟门将闭合，前囟门对边连线可以在1.0~2.5厘米不等，头看起来仍然较大。如果前囟门对边连线大于3.0厘米，或小于0.5厘米，应该请医生检查是否有异常情况。

能力增长

视觉能力

宝宝的注意力和记忆力也有了显著发展，宝宝视觉注意力开始增强，能够有目的地看某些物像，更喜欢看妈妈，也喜欢看玩具和食物，尤其喜欢奶瓶；对新鲜物像能够保持更长时间的注视；注视后进行辨别差异的能力也在不断增强。另外，这时候的宝宝开始认识爸爸妈妈和周围亲人的脸，能够识别爸爸妈妈的表情好坏，能够认识玩具。

听觉能力

宝宝能辨别不同音色，区分男声女声，对语言中表达的感情也很敏感，能出现不同反应。

语言能力

这个阶段宝宝喜欢与大人对话并且能够自言自语，能喊叫也能轻语，大声笑，发出平稳哭泣声，能对音调进行模仿。当宝宝躺着时，如果有物体从身体上方越过，宝宝便会立刻注意去看；慢慢会区别颜色，偏爱的颜色依次为红、黄、绿、橙、蓝。

运动能力

宝宝在这个月的动作能力有了明显的变化，能靠着坐10~15分钟，头直立、平稳、背挺直；俯卧时，能昂头与平面呈90°，两手支撑可以抬起全身，可以从一边滚向另一边，也可以由俯卧滚成侧卧或仰躺，还可以有限地弯曲腰以下的肌肉以及抬高自己的小屁股。

认知能力

这一时期宝宝的情绪发展有了一

个质的飞跃，能够放声大笑，明显地表现喜怒哀乐等情感；当探访的人多时，宝宝的情绪会比平时亢奋；见到妈妈或熟人会主动求抱；喜欢让人叫他的名字，初步知道呼唤。这个月的宝宝已经可以感受到爸爸妈妈不同的态度了。

再有，宝宝在这时已经有一些自我认识了，宝宝能意识到自己是脱离宝宝人而存在的，也知道当他做出某个动作或行为时，妈妈会来安慰他；另外，宝宝在这时开始学会关注自己的同伴了，如果给宝宝呈现一段他和别的宝宝一起活动的录像的话，宝宝对同伴注视的时间会长一些。

营养需求

营养和食量

这个月的宝宝每天每千克所需热量为 110 千卡左右。如果母乳充足的话，母乳喂养的宝宝此时仍然不需要添加任何的辅食，可以喂一些果汁来增加宝宝的饮食乐趣。

缺铁性贫血

宝宝所需要的营养物质，如蛋白质、脂肪、矿物质、维生素等，都可从乳类中获得，不过此时宝宝对碳水化合物的吸收能力仍然较差。如果妈妈在孕期有贫血的话，宝宝在这个月就应该开始补充铁剂，适宜补充量为每天每千克体重 2 毫克。

喂养方式

母乳喂养

母乳喂养的宝宝，在这个月中喂奶次数是有规律的。能存食的宝宝，除了夜里以外，一般每天可喂 5 次，每次间隔 4 小时，加上深夜的 1 次，共 6 次。

如果母乳依然充足的话，这个月的宝宝可能夜里还要喂 1 次奶，也可能一宿都不吃，妈妈没有必要刻意叫醒宝宝吃奶，这个月龄的宝宝胃里有一定的存食能力了，如果宝宝不吃的话就说明胃里已经存够了，刻意叫起来吃奶的话必然会打扰宝宝的睡眠，还会影响宝宝的情绪。如果宝宝饿了，宝宝肯定会醒来要奶吃的。

混合喂养

如果之前宝宝一直吃母乳，从这个月开始由于母乳不足而需要加配方奶混合喂养的话，宝宝可能一开始不喜欢喝配方奶，这时千万用断母乳的方式给宝宝加配方奶，要给宝宝一个慢慢适应的过程。

刚开始添加配方奶时，可以先在第 1 天吃奶的时间里喂 1 次配方奶，给宝宝 150 毫升配方奶，如果宝宝吃剩下 20 毫升的话就说明宝宝的食量较小，第 2 天就要适当减少给予配方奶的量了。如果宝宝一次就把 150 毫升配方奶吃光了，那么从第 2 天如果 1 天喂 5 次的话，每次可喂 180 毫升，如果 1 天喂 6 次的话，每天仍然可喂 150 毫升。如果还不够的话，还可以增加喂奶次数，但尽量给予母乳，因为母乳此时仍然是宝宝的最佳食品，如果长时间喝配方奶的话就会进一步减少乳汁的分泌量。

人工喂养

人工喂养的宝宝这个月的食量差别很多，能吃的宝宝每天吃 1000 毫升配方奶好像还不够，而食量小的宝宝每天仅能吃500~600毫升就足够了。此时妈妈没有必要严格按照书上或奶粉包装上的标注量喂养，但是无论如何，每天给宝宝的牛奶量最好不要超过 1000 毫升，对食量大的宝宝，可以加些果汁或稀一点儿的乳酸饮料来控制增加奶量。

护理要点

衣物被褥

3个多月的宝宝的衣服不需要准备太多，因为这个时候宝宝的生长发育很快，常常会发生新衣服还没来得及穿，或是衣服买来还没穿过几回就变小穿不了了，白白浪费。而且衣服过多的话轮换的周期就长，会影响衣服的清洁，一般情况下，冬季准备4套，夏季准备6套，春秋季节准备3套，能保证正常的清洗更换即可。这个时候给宝宝的衣服不必追求样式的新颖独特，只要质地柔软、面料舒适、方便穿脱、方便活动就可以了。

给宝宝铺盖的被褥要经常拿到户外去晾晒消毒，阳光是最好的消毒手段。给宝宝洗所有的衣物最好都是用婴儿皂、婴儿洗衣粉或洗衣液，而不能直接用成人用的洗衣粉。

问答

Q：宝宝长时间积痰会引起哮喘么？

A：很多爸爸妈妈都担心宝宝长时间积痰会引起哮喘。实际上，只要宝宝很精神，也不发热，经常发笑，吃奶也很好，就不需要特别护理。几乎所有的积痰的宝宝，随着渐渐长大症状都会大大减轻甚至完全消失，只有极少部分缺乏锻炼宝宝，才会在长大后仍然有哮喘。

睡眠问题

这个月宝宝的睡眠时间因人而异，大多数都在午前、午后各睡2个小时左右，晚上从8点开始睡，夜里醒1~2次。但是宝宝对外界的环境很敏感，往往一有“风吹草动”便难以入睡，或在熟睡中被惊醒，甚至出现入睡困难、惊醒哭闹等现象。

宝宝睡眠不好，不仅闹得全家和邻居不得安宁，而且还会影响宝宝的健康发育和成长。要解决宝宝睡眠不好的问题，就要先找对原因，对症下药。

这个月龄的宝宝睡眠不好主要有以下几种原因：

1 白天睡得太多，到了晚上反倒清醒或活跃。

2 母乳不足造成奶不够吃或者口渴。

3 衣被太厚，压得宝宝不舒服，且宝宝容易出汗。

4 尿布尿湿了。

5 爸爸妈妈过于频繁检查尿布，干扰了宝宝的睡眠 。

6 身体不舒服，如感冒、胃肠功能紊乱，消化不良、肠胀气等异常情况都会影响睡眠。

7 缺锌。

爸爸妈妈要通过仔细观察，设法尽快找到导致宝宝睡眠不好的因素，并积极实施对策，消除这些诱因，宝宝的睡眠问题就能迎刃而解了。

给宝宝理发

由于刚出生的宝宝颅骨较软，头皮柔嫩，理发时宝宝也不懂得配合，稍有不慎就可能弄伤宝宝的头皮。宝宝对细菌或病毒的感染抵抗力低，头皮的自卫能力不强，一旦头皮受伤就可能导致头皮发炎或形成毛囊炎，甚至影响头发的生长。所以，给宝宝理发最好选在宝宝3个月以后。

在给宝宝理发的过程中，动作要轻柔，要顺着宝宝的动作，不可以和宝宝较劲。理发时要不断与宝宝进行交流，分散其注意力并随时注意宝宝的表情，如果宝宝不合作、哭闹的话应先暂停理发，以免不慎碰伤宝宝。由于宝宝的头发本来就很软，如果洗完发之后理，头发会更软，增加了理发难度。所以给宝宝理发一定要干发理，理好之后再洗发。不建议给这么大的宝宝理光头，因为宝宝的头骨和神经系统还没有完全长好，近距离地接触宝宝的头皮往往有可能损伤头骨和神经系统。

常见问题

感冒

这个月是宝宝较少患病的一个月。如果家里有人感冒了，一两天后宝宝也出现了感冒症状时，就可以确定是得了感冒。不过这个时候宝宝的感冒多数都表现为鼻子不通气、流清鼻涕、打喷嚏，体温一般都在37.5~37.6℃之间，不发高热，宝宝也不会表现得很痛苦。但可能会因为咳嗽、鼻子不通气等问题使吃东西变得困难，进而食欲有所下降，有些还会出现轻度腹泻的症状。

这种感冒一般持续2~3天就可以消退，而且宝宝的鼻涕也会由开始的水样清鼻涕变成黄色或绿色的浓鼻涕，吃奶量也会再次增加，所以家长没有必要太担心。只要在宝宝感冒期间，给宝宝多喝些温开水，注意调节室内的温度和湿度，注意保暖，暂停户外活动，控制洗澡时间和频率，并让宝宝远离感染源就可以了。需要注意的是，感冒的宝宝千万不能“捂”，否则会加重病情。

积痰

婴儿爱积痰大多是体质的问题，多数爱积痰的宝宝都是渗出性体质，体型较胖、平时爱出汗、有婴儿湿疹、容易过敏、大便也较稀。对于这样的宝宝，控制体重、加强锻炼、增强身体抵抗力是减轻积痰的有效方式，只要这种现象没有妨碍到宝宝的日常生活，宝宝的精神依然很好，吃奶也好，体重也相应增加，就不需要特别护理。如果宝宝因为咳嗽把吃过的配方奶全吐出来的话，只要宝宝还想吃，就可以继续给他吃。为了防止夜里吐奶，可以适当减少晚上的喂奶量。

由于洗澡会使血液的循环加快，导致支气管分泌旺盛，可能会加重积痰程度。所以如果发现宝宝积痰比较多的时候，就应减少洗澡的次数。

高热

3~4个月的宝宝发高热比较少见，必须注意观察宝宝有无其宝宝症状，必要时要及时就医，因为许多情况必须经由医师判断，才能知道发热的真正原因。

如果宝宝体温在38℃左右，并且以前夜里从不哭闹而现在突然在夜里哭闹的话，首先应怀疑为中耳炎。除了常见的中耳炎之外，颌下淋巴结化脓也是引起婴儿高热的原因之一。当患该病时，宝宝的颌下会肿得很硬，造成其头部难以转动，体温一般为38℃左右。这时应及早给予抗生素治疗，有的不用手术就可痊愈。另外，如果宝宝的肛门周围长出“疖子”，变硬、红肿的话，可能也会发热，一般体温为38℃左右。只要发现宝宝在大便时啼哭，就应该想到这种情况并及时检查。

夜啼

当宝宝突然发生夜啼时，爸爸妈妈可以检查看看宝宝有没有其宝宝异常的症状。如果宝宝不发热，就知道不是中耳炎、淋巴结炎之类的炎症；如果宝宝是连续不断地哭闹，就知道不是肠套叠，因为患肠套叠的宝宝虽然也是哭得很厉害，但哭法与夜啼不一样，是每隔5分钟左右哭一阵，而且一吃奶就吐。

比较好哄的宝宝在夜啼的时候，妈妈把宝宝抱起来轻轻地晃两下，或是轻轻地拍拍、抚摸几下背部，宝宝就可以沉沉地睡去；比较难哄的宝宝可能怎么抱着哄都不管用，这时不妨把宝宝放到婴儿车里走上几圈，宝宝就能很快停止哭闹了。对于夜啼的宝宝，爸爸妈妈要用充分的耐心和信心，相信宝宝慢慢地长大，这种麻烦总会消失的。

斜视

有的宝宝由于种种原因，两只眼睛无法相互配合成组运动，也无法同时注视同一物体，这种情况被称为斜视，是婴幼儿最常见的眼病之一。斜视不仅影响美观，还会影响宝宝的视力发育。

斜视有外斜和内斜之分，外斜就是通常所说的“斜白眼”，内斜就是通常所说的“斗鸡眼”，婴幼儿的斜视以内斜居多。但事实上，对于4个月以内的宝宝来说，斜视可能是一种暂时性的生理现象，是由其发育尚不完全造成的，通常随着宝宝未来几个月双眼共同注视能力的提高会自然消失。如果爸爸妈妈还是不放心的话，可以准备一把手电筒，宝宝仰卧在光线较暗的地方，然后在距宝宝双眼大约50厘米的正前方用小手电筒照射双眼。如果光点同时落在宝宝的瞳孔中央，就说明宝宝没有斜视，或者为假性斜视；如果光点一个落在瞳孔中央，另一个落在瞳孔的内侧或外侧，就可以判定为斜视，应及时去医院诊治。

啃手指

这个月的宝宝除了啃自己的小拳头、吸吮自己的大拇指以外，还喜欢把身边的玩具拿来啃啃，这些都是婴儿发育过程中的正常行为，此时爸爸妈妈仍然不需要过多的干涉，也不用担心宝宝会因此形成“吸吮癖”。

如果宝宝总是吃和看一只手，而另一只手则很少有类似的有目的的探索运动，或是似乎对另一只手没有存在的感觉，爸爸妈妈就应警惕有无发育或医学问题，如脑瘫（偏侧瘫）的早期征象。在给宝宝做神经运动检查时，应注意两侧肢体运动、肌张力、神经反射的对称性。

不要和宝宝半夜玩耍

为了保证宝宝有一个良好的睡眠习惯，爸爸妈妈就要尽量避免出现宝宝半夜起来玩耍的情况，更不能和宝宝半夜玩耍。

如果宝宝在夜里醒来不哭不闹、睁着眼睛自己玩的话，爸爸妈妈可以不予理睬；如果宝宝哼哼唧唧的要找人的话，爸爸妈妈也不要开灯、不要说话，也不要轻易把宝宝抱起来，只要轻轻摸摸、拍拍宝宝，让宝宝有充分的安全感就可以了。对于夜里常常醒来的宝宝，爸爸妈妈应该让宝宝白天少睡一会儿，多带宝宝到户外走走、多和宝宝玩玩、做做锻炼，这样宝宝到了晚上就能睡得比较好了。

宝宝如何学会头部控制

在宝宝很小时，由于颈部肌肉软弱无力，宝宝们还无法抬起头。因此，只要你抱着宝宝时，你就需要支撑着宝宝的头。在 6 周大时，宝宝头部控制会有一定程度的改善：当你抱住宝宝时，宝宝会抬起头来，当然，每次只能维持几秒钟，并且头部很可能从一边摇晃着偏向另一边。不过当宝宝坐在婴儿弹力椅上时，可以保持头部稳定。

3 个月大的宝宝在俯卧时会抬起头并左右转动，以便能看到周围的事物。然而在宝宝们只有几周大时，只有极少数的宝宝足够强壮到完成这些动作。在刚开始时，宝宝们还不能持续地做这个动作。但是随着肌肉力量的增强，宝宝们将会抬起头来，从而带动肩部也耸起来。这是宝宝们学会爬行的一个重要先兆。

在宝宝 4 个月大时，当你将其移动到别处时，宝宝们能够保持头部向上（不过当你在做一次“笨拙”的挪移，比如把宝宝抱到轿车的座位上时，仍然需要托住宝宝们的头部）。等到 6 个月大时，大部分宝宝的颈部肌肉都已发育得足够强壮，如果宝宝们的下肢有所支撑，便能自己站立起来。不久，宝宝们还能自己坐起来。

宝宝如何学会摇摆和翻身

宝宝做的第一个独立的活动就是翻身（通常是从仰卧的姿势开始，经过侧卧翻身后变为俯卧）。无论何时，当你放下宝宝时，都不要帮助宝宝躺卧，应让宝宝自己想办法。或者，你也可以调整宝宝的位置，让宝宝观察事物的角度稍做变化。你们两人都会因此而感到兴奋异常。一旦宝宝掌握了这项技能，宝宝将不会放过任何一个机会做翻身的动作。早在 2 个月大时，宝宝就会时而做出从正面到后背的滚动动作，但是从后背到正面的滚动则要求更高，需要宝宝对自己的头部和胳膊有更好的控制。这通常在 5 ~ 7 个月大时才会发生。

有时宝宝的翻身没有任何预兆，因此，你不能让宝宝单独待在一个较高的平面上而不加看护（比如在床上或者可调椅子上）。

要鼓励宝宝翻身

如同学习所有的身体技能一样，只有当一切都准备好时，宝宝才能学会翻身。但是你可以站在宝宝一侧，用一个宝宝伸手可以够着的玩具去引导宝宝，进而做出从仰卧翻滚到俯卧的动作。要确保宝宝是躺在一个平坦的表面上——弄皱的毯子会妨碍宝宝的动作。

1 让宝宝仰面躺下。在宝宝头顶上方，手持一个宝宝喜爱的玩具来吸引其注意力。玩具应处于宝宝刚好触碰不到的位置。

2 把玩具拿到一边，鼓励宝宝向它伸手，并开始朝宝宝的这边摇动。

3 用双手温柔地抱住婴儿的后腰片刻。然后慢慢地把宝宝从仰卧翻到俯卧的姿势。做这一步时，应确定宝宝处于快乐的情绪中。

4 ~ 5 个月的婴儿

婴儿特点

这一时期的宝宝变得更可爱了，眉眼等五官开始“长开”，脸色红润而光滑，能显露出活泼、可爱的体态，有些宝宝的口水越来越多，各种能力也大大提高，并逐渐出现一些让家长惊喜的“新花样”。

生长发育

体重

这个月宝宝的体重增长速度开始下降。从这个月开始，宝宝体重平均每月增加 0.45~0.75 千克。满 4 个月男宝宝的体重为 6.3~8.5 千克，女宝宝的体重为 5.8~7.5 千克。

身高

男宝宝在这个月的身高为 58.3~69.1 厘米，女宝宝的身高为 56.9~67.1 厘米。在这个月平均可长高 2 厘米。

头围

从这个月开始，宝宝头围增长速度也开始放缓，平均每月可增长 1 厘米。男宝宝的头围为 40.6~45.4 厘米，平均 43 厘米；女宝宝的头围为 39.7~44.5 厘米，平均 42.1 厘米。另外这个月宝宝的囟门可能会有所减小，也可没有什么变化。

能力增长

视觉能力

在这个月，宝宝的视力范围可以达到几米远，而且将继续扩展。宝宝眨眼次数增多，可以准确看到面前的物品，还能够辨别出红色、蓝色和黄色之间的差异。眼球能上下左右移动注意一些小东西，如桌上的小玩具；当宝宝看见妈妈时，眼睛会紧跟着妈妈的身影移动。

语言能力

这个月，宝宝的语言能力和模仿能力也有了进一步提高，当宝宝高兴时，如果大人发出“baba”“mama”等简单音节的话，宝宝就会跟着模仿；如果爸爸妈妈呼唤他的名字，宝宝会注视着大人微笑；当有熟悉的人或玩具在宝宝面前时，宝宝也会对着人或玩具“说话”。

听觉能力

这个月的宝宝对各种新奇的声音都充满了好奇心，并学会了定位声源，如果从房间的另一边和宝宝说话，宝宝就会把头转向声音来源处。而且这时候的宝宝还对节奏规律欢快的儿歌表现出明显的欢迎，并能随着节奏摇晃身体，能表现出节律感。

运动能力

这个月宝宝有了个新的变化——能够坐起来了！宝宝的肢体能够随意的运动了，如果用双手扶着宝宝腋下，宝宝能在床上或大人腿上站立两秒钟以上；宝宝仰卧时，如果在他的上方悬挂玩具，他能够伸手抓住玩具；双手协调性增强，能够先后用两手同时抓住两块积木。

认知能力

这个时期的宝宝开始有了交往的欲望，非常渴望得到大人的关注。宝宝的辨识能力和自我意识也有了进一步提高，可以辨认出熟悉和不熟悉的人；并对感兴趣的事物表现出期待的样子，例如挥手、抬胳膊要人抱等；在被抱的时候，会紧紧趴在人的身上；慢慢开始学着逗趣，弄出声音打断大人的谈话；对于想拿走宝宝玩具的人，宝宝会表现出明显的反抗；对自己的声音越来越感兴趣，常会"自言自语"的呢喃。

营养需求

这个月宝宝对营养的需求量没有较大的变化，每日每千克所需热量仍然为110千卡。一般情况下，母乳能满足6个月内婴儿所有营养素需要，而质量合格的配方奶也能提供大部分已知营养素。如果需要额外补充营养素的话，最好经过医生指导再进行补充，所选的营养素剂型以经过微胶囊处理的为佳，因为该种制剂通过微胶囊将各元素分开，从而使各元素能分段吸收，避免了元素间的相互作用。

喂养方式

母乳喂养

4~5个月的宝宝只要母乳吃得很好，没有其他原因，体重增加正常，平均每天能增加15~20克的话，可以继续母乳喂养，无须添加辅食。

如果这个月母乳越来越少，宝宝与以前相比更容易因饥饿而啼哭的话，就可以先加一次配方奶；如果宝宝10天内体重只增加100克左右的话，就可以加两次配方奶。如果宝宝每天需要添加配方奶量在150毫升的话，就要继续添加下去；如果每天的添加量不到150毫升的话，那就说明母乳还能够供给宝宝每日所需的热量，那么就不急于每天定时给宝宝添加配方奶。

混合喂养和人工喂养

混合喂养的宝宝，如果在这个月出现厌食配方奶的现象，就可以加些果汁或稀一点儿的乳酸饮料来控制增加奶量。人工喂养的宝宝这个月的吃奶量不会有大的变化，爸爸妈妈不要认为宝宝长大了，所需的能量和营养都多了，所以就应该多喝配方奶。实际上，成长和运动所耗的能量是可以通过糖分或其他营养物质来补充的。

护理要点

睡眠问题

从第4个月开始，宝宝一般每天总共需睡15~16小时，白天睡的时间比以前缩短了，而晚上睡得比较香，有的宝宝甚至能一觉睡到天亮。

每个宝宝在睡眠时间上的差异较大，大部分的宝宝上午和下午各睡2个小时，然后晚上8点左右入睡，夜里只醒1~2次。每个宝宝都有自己的睡眠时间及睡眠方式，爸爸妈妈要尊重宝宝的睡眠规律而不应强求，要保证宝宝醒着的时候愉快地好好玩，睡眠时好好安心地睡。

一般来讲，发育正常的宝宝都会选择自己最舒服的睡眠姿势。所以，爸爸妈妈不必强求宝宝用哪一种睡眠姿势，如果看宝宝睡眠的时间较长，只要帮助变换一下姿势就可以了，但动作一定要轻柔，顺其自然，不要把宝宝弄醒。

小贴士

给宝宝吃退烧药要谨慎，因为药物虽然能较快改善宝宝的病症，但同时也会带来一些副作用。一般情况下，如果发热体温不高于38.5℃，就尽量不要吃退烧药；如果是有过高热惊厥史的宝宝，最好也是体温到了38℃以上再吃退烧药。另外退烧药不能混着吃，否则可能使药效重叠，导致烧退得太猛太急，体温速降至36℃以下，这必然又会产生新的问题。

不要过早使用学步车

有些爸爸妈妈为了图方便，在宝宝四五个月的时候，就把宝宝交给了学步车，省去了整天抱着看护宝宝的麻烦。但实际上，过早的使用学步车，对婴儿的成长发育是很不利的，存在着一些健康和安全隐患。

宝宝在 1 岁以前，踝关节和髋关节都没有发育稳定。学步车对宝宝的肢体发育是很不利的，可能会导致肌张力高、屈髋、下肢运动模式出现异常等问题，会直接影响宝宝将来的步态，如走路摇摆、踮脚、足外翻、足内翻等，严重的甚至还需要通过手术和康复治疗来纠正。再有，学步车只能帮助宝宝站立，而不能帮助他们学会走路。不仅如此，由于学步车的轻便灵活，宝宝能借助它轻易滑向家里的任何地方，这无疑会使他们在无意中遭到磕碰，导致意外伤害的发生。

所以，为了宝宝的健康成长，爸爸妈妈不应太早地给宝宝选择学步车，让宝宝自然而然地学会站立、走路，对宝宝才是最好的。

常见问题

流口水

随着正常发育，从这个月开始，宝宝唾液分泌量会逐渐增加。而由于宝宝吞咽反射还不灵敏，加上口腔分泌的唾液没有牙槽突的阻挡，所以就会出现流口水的现象。这个月龄的宝宝流口水是一种生理性流涎，无须治疗。

但是由于唾液中含有消化酶和其他物质，因此对皮肤有一定的刺激作用。常流口水的宝宝，由于唾液经常浸泡下巴等部位的皮肤，也会引起局部皮肤发红，甚至糜烂、脱皮等。所以，对于流口水的宝宝，一定要注意好日常的局部护理。爸爸妈妈平时可以用柔软质松敷料垫在宝宝的颈部，以接纳吸收流出的口水，并经常更换清洗；经常用温水清洗宝宝的面部、下颌部及颈部，如果天气比较干燥的话，可以涂抹一些油脂类的婴儿护肤品保护宝宝的皮肤。

小贴士

爸爸妈妈需要注意的是，有些宝宝流口水是病理性的，如宝宝口水较多且伴有口角破溃发炎的，则属口角炎引起的流涎症；若伴有口腔黏膜充血或溃烂，拒食烦躁等，则可能为口腔炎所致的流涎症；若伴有一侧或双侧面部肌肉萎缩、咀嚼无力，这是由于消化不良、肠道蛔虫症所致的流涎症；若伴有智力发育不全、痴呆，这是脑神经系统发育不全所致。如果出现上述病理性流涎症的症状，就需到医院立即检查治疗。

体重增加缓慢

婴儿时期宝宝每个月体重的增加并不一定是有规律，有的宝宝可能在这个月体重增长不多，到了下个月猛长，这种现象也常见。

宝宝的食量也会影响到体重，食量小的宝宝体重自然就比同月龄食量大的宝宝要轻一些。另外，宝宝的体重和遗传也有一定关系，如果妈妈本身就较瘦小的话，那么宝宝可能体重也会偏轻。对于这样的宝宝，只要按照食量小的宝宝去抚养就可以了，只要宝宝平时饮食规律、精神良好、大便正常、能吃能睡，不必过多补充各种营养，爸爸妈妈不需要惊慌。

湿疹不愈

湿疹多见于 1~5 个月的宝宝，而且以头部和面部为多。大多数之前有湿疹的宝宝到了快 5 个月的时候，湿疹症状都会减轻甚至完全自愈，但仍然有些宝宝的湿疹还较为顽固。除了平日常吃的鱼、虾、鸡蛋会招致过敏、发生湿疹，穿用的化纤衣被、肥皂、玩具、护肤品以及外界的紫外线、寒冷和湿热的空气以及机械摩擦等刺激都可能导致湿疹长期不愈。

对于母乳喂养的宝宝，妈妈要少吃鱼虾等容易过敏的食物以及辛辣刺激的食物，多吃水果蔬菜；人工喂养的宝宝，尽量给予配方奶而不要吃鲜牛奶，同时注意补充足量的维生素。妈妈要特别加强患湿疹的宝宝的皮肤护理，洗脸时要用温水，不要用刺激性大的肥皂，选用外用涂膏时，一定遵医嘱使用止痒、不含激素的药膏。

此外，到1岁之前都不能给宝宝喝黄豆浆，否则也会加重湿疹或使治愈的湿疹复发。一旦湿疹严重、发生有渗出或合并感染时，就要及时到皮肤科就诊。

发热

如果是感冒引起的发热，通常不会温度太高，一般都在37.5℃左右，伴有鼻塞、流鼻涕、咳嗽等症状；如果是突然性发疹引起的发热，热度通常也不高，并且很快会消退；如果是夏季不明原因的持续发热的话，那么就应想到是夏季热病。

宝宝的前囟门在1岁半之前还未完全闭合，所以如果宝宝发热了，爸爸妈妈可以在宝宝睡着以后，用手心捂在其前囟门处直到宝宝微微出汗，这时宝宝鼻子通了，呼吸匀称了，温度也下降了，然后将宝宝叫醒，多喂宝宝一些温开水或红糖水。

如果能用物理方法降温的话，就最好不要用药，最佳的办法还是用温水擦浴。不过如果宝宝在擦浴过程中有手脚发凉、全身发抖、口唇发紫等所谓寒冷反应，就要立即停止，必须先用退烧药物，降低温度，再辅助物理散热，体温才会真正降下来。

咬乳头

有的宝宝4个月就开始有牙齿萌出，在牙齿萌出前，宝宝吃奶时会咬妈妈的乳头。当宝宝咬妈妈的乳头时，妈妈可能会本能地向后躲闪，但这种情况下宝宝还咬着妈妈的乳头，会把妈妈的乳头拽得很长，让妈妈更疼。

当宝宝咬住妈妈乳头时，妈妈马上用手指按一下宝宝的下颌，宝宝自然就会松开乳头的。如果宝宝在出牙前频繁咬住妈妈的乳头，妈妈在喂奶前可以给宝宝一个没有孔的橡皮奶头，让宝宝吮吸磨磨牙床。10分钟后再给宝宝喂奶，就会避免宝宝咬妈妈的乳头。

问答

Q：宝宝不哭不闹是正常现象么？

A：每个宝宝不同的性格特点都是由个体间的气质不同所造成的，有的宝宝生来就好动，经常哭闹，而有的宝宝平时表现得比较安静，既不哭也不吵，经常会笑。只要宝宝各项生长指标都正常的话，那么这些都是正常的表现。但是如果宝宝特别安静，可以自己躺在床上一整天都一声不响，也很少活动，并且与同龄的宝宝相比，动作、语言、认知发育也显得落后的话，那么就要排查是否有发育或医学上的问题。

眼睛异常

如果发现宝宝眼睛有如下异常表现，就应引起重视，及时就医。

1 “蓝眼”：医学上称为“蓝巩膜”，由于巩膜胶原纤维发育不全，使巩膜半透明，透露葡萄膜而显蓝色。

2 “绿眼”：多为先天性青光眼，也叫发育性青光眼。一般患儿在出生时症状不明显，但常常怕光、流泪、眼睑痉挛、眼球大，之后逐渐出现视力下降、眼球发绿、角膜混浊、视神经萎缩等症状。

3 “白蒙眼”：为先天性白内障，表现为黑色瞳孔内有许多白色斑点，甚至整个瞳孔呈弥漫性白色混浊。

4 “猫眼”：患儿的瞳孔不是常人的黑褐色，而是像猫的瞳孔一样呈黄白色。

5 “望天眼”为先天性上眼睑下垂，表现为上眼睑不能正常抬起，平视物体时只能采取仰头姿势。

6 眼睛不能注视目标：多为视神经萎缩或某些先天性严重眼病，完全不能注视目标的话表明眼睛看不见，即没有视力；不能准确注视目标或看不见小的物品则表明眼睛视力较差。

7 歪头眯眼：如果宝宝看东西总是歪着头、眯起眼的话，则可能有斜视或散光等问题。

8 夜盲症：如果一到晚上或是进入较暗的环境里，宝宝就看不清东西、无法注视目标的话，就有夜盲症的可能。

9 眼裂大小不等：正常的宝宝眼裂大小相同或相近，如果差别过大的话则表示可能有先天性眼病。

10 眼白发红：表示结膜充血，是有炎症的表现。

11 瞳孔对光无反应：瞳孔对光反射情况。正常情况下，当面对强光时瞳孔可见明显缩小，若无反应或缩小勉强的话，就表明有眼疾发生。

12 眼屎突然增多：提示可能有炎症、泪道堵塞等问题。

肠套叠

肠套叠是指一段肠管套入其相连的肠管腔内的疾病症状，是婴儿急性肠梗阻中多见的一种，最常见的是回肠（小肠的末端部分）套进了与它相连的结肠（大肠的前端）内。此病多发于4个月以后的宝宝。

肠套叠的早期临床表现主要有四大信号：

1. 腹痛，突然哭闹

表现为无任何诱因而突然发生剧烈的有规律的阵发性腹痛，由于患儿无法表述出疼痛，所以多表现阵发性的哭闹不安、屈腿、面色苍白，其中哭闹具有间歇性，常常是哭3~4分钟就停止，隔4~5分钟后又再次哭闹，并且在哭闹时表现痛苦，腿部弯曲，反复多次之后可见精神萎靡、疲乏不堪、面色苍白。

2. 呕吐

起病不久即出现反射性呕吐。这是由于肠系膜被牵拉所致，呕吐物为

奶块或食物，以后即有胆汁甚至可为粪便样物，是肠梗阻严重的表现。

3. 血便

多于病后6~12小时出现，是本病特征之一，常为暗红色果酱样便和黏液的混合物，有时可排出深红色血水，一般无臭味。

4. 腹部肿块

在疾病初期，腹痛暂停、腹肌放松时，在患儿的右上腹部可摸到一长筒形如腊肠或香蕉状中等硬度、略带弹性、表面光滑、稍可活动并有压痛的肿块，这是诊断小儿肠套叠最有价值的体征。

当有上述症状出现一种或多种同时出现的话，就应该想到这种疾病的可能，并以最快的速度到医院进行诊断治疗。

小贴士

如何安慰腹痛的宝宝

减少外部刺激——关掉顶灯、音乐和电视。然后采取下列措施：

1 用一条薄毛毯或围巾作为襁褓包裹好宝宝。

2 抱紧宝宝，轻轻按压宝宝的腹部，用前臂捧起宝宝，运用“治腹痛抱姿”。

3 在宝宝耳边发出“嘘”声。

4 把宝宝抱在怀里轻轻摇晃。

5 让宝宝的小嘴含吸某物品，如你的小手指或者橡皮奶嘴。

问答

Q: 婴儿为何会腹痛

A: 有的婴儿啼哭起来十分有规律、时间很长，又没有明显的原因。这种情况下，宝宝可能是患有腹痛。约1/5的宝宝会患上这种疾病。没有人确切地指出腹痛究竟是由什么引起的，但目前已经有许多理论上的研究。腹痛有时可能是因为宝宝对奶粉产生了过敏反应，而对于母乳喂养的宝宝，则有可能是对母亲吃的某种食物过敏。啼哭也可能是由于胃酸反流或肠胃胀气导致的不适。然而，许多情况下，腹痛只是一个敏感的宝宝对于一天中所受的各种刺激所产生的反应。宝宝尚不成熟的神经系统负荷过重时，便会通过啼哭表现出来。

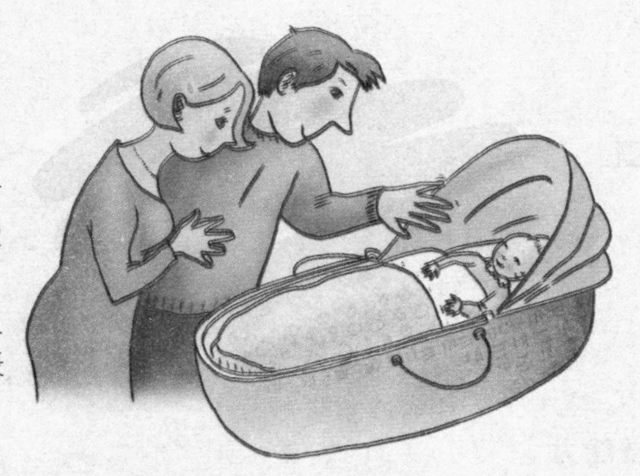

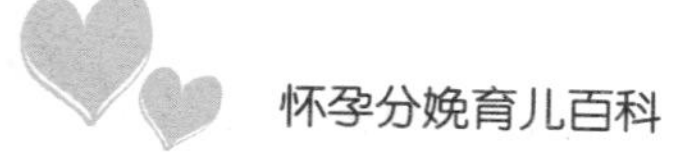

5～6个月的婴儿

婴儿特点

这个阶段的宝宝体格进一步发育，神经系统日趋成熟。此时的宝宝差不多已经开始长乳牙了，常是最先长出两颗下中切牙（下门牙），然后长出上中切牙（上门牙），再长出上侧切牙。宝宝对外界事物越来越感兴趣，并且对妈妈的依恋性增强，陌生人已经很难从妈妈怀里把宝宝抱走了。

生长发育

体重

满五个月的男宝宝体重为6.9~8.8千克，女宝宝体重6.3~8.1千克。这个月内可增长0.45~0.75千克，食量大、食欲好的宝宝体重增长可能比上个月要大。需要爸爸妈妈注意的是，很多肥胖儿都是从这个月埋下隐患的，因此，如果发现宝宝在这个月日体重增长超过30克，或10天增长超过300克，就应该有意识调整宝宝的食量。

身高

男宝宝在这个月身长为60.5~71.3厘米，女宝宝为58.9~69.3厘米，本月可长高2厘米左右。需要爸爸妈妈注意的是，宝宝的身高绝不单纯是喂养问题，所以不能一味贪图让宝宝长个，还是要遵从客观规律，顺其自然。

头围

这个月男宝宝的头围平均为43.9厘米左右，女宝宝平均为42.9厘米左右。另外这时宝宝的前囟门尚未闭合，为0.5~1.5厘米。

能力增长

视觉能力

这个月龄的宝宝眼神更加灵活，如果把玩具弄掉了的话，宝宝会转着头到处寻找；会伸手够东西或从别人手里接过东西。

听觉能力

这时候的宝宝听到声音时，能咿咿呀呀地回应；如果听到妈妈的声音，便会把头转向妈妈；虽然这时宝宝发出的声音还不是成熟的语言，但是宝宝明显能更好地控制声音了。另外，除了对声调、音量的不同有反应之外，对声音里蕴含的情绪也有所察觉，例如他会对责备的话语也有所反应。

语言能力

这个月的婴儿，进入咿呀学语阶段，对语音的感知更加清晰，发音更加主动，不经意间会发出一些不很清晰的语音，会无意识地叫“mama”“baba”“dada”；并且能明显地表现出与爸爸妈妈或是熟悉的家人的偏好，对于陌生人，大多表现出不喜欢不理睬甚至哭闹拒绝的态度。

运动能力

这时的宝宝在俯卧时，能用肘支撑着将胸抬起，但腹部还是靠着床面，仰卧的时候喜欢把双腿伸直举高；能够较为平衡地背靠枕头坐着，能够肚子贴在地上爬；可以用一只手拿东西；随着头部颈肌发育的成熟，此时宝宝的头能稳稳当当地竖起来了，而且开始不太愿意被横抱着，喜欢大人把他们竖起来抱；肢体活动能力增强，脚和腿的力量更大了，而且学会了用脚尖蹬地，同时身体还能不停地蹦来蹦去。

认知能力

这个月宝宝对大小有了笼统的反应，能区分两个单一物体的大小。宝宝会发现镜子里的自己，在照镜子的时候会笑，会用手去摸镜子里的人，还会和“他”聊天对话；知道了自己的名字，如果有人叫他的名字，他会有明显反应。

随着认知能力的发展，宝宝可能会故意丢弃某些玩具物品让爸爸妈妈帮他捡起。这时爸爸妈妈千万不要不耐烦，因为这正是宝宝学习因果关系并通过自己的能力影响环境的重要时期。这个阶段是宝宝自尊心形成的非常时期，所以爸爸妈妈要引起足够的关注，对宝宝适时给予鼓励，从而使宝宝建立起良好的自信心。

营养需求

5~6 个月的宝宝体内的铁储备已经快要耗尽了，加上母乳和牛奶中的铁也很难满足宝宝的成长发育所需，所以从这个月开始要重点添加富含铁质的辅食。最适合这个月龄宝宝的辅食还是蛋黄，因为蛋黄中的含铁量很丰富而且也利于吸收。

如果宝宝有缺铁倾向的话，爸爸妈妈可以从宝宝的表征中看出来。一般来说，缺铁的宝宝的嘴唇、口腔黏膜、眼睑、甲床和手掌发白，精神萎靡，对周围环境反应较差，有食欲不振、恶心、呕吐、腹泻、腹胀或便秘等现象，严重者还会有异食癖，如吃纸、煤渣等。

喂养方式

母乳喂养

在 5 个月以前一直用纯母乳喂养的宝宝，多数在这个月也开始想吃辅食了，特别是看到大人吃饭时，他也会伸出双手或吧嗒着嘴唇表示想吃了。所以从这个月开始，可以做好断奶的准备了。

如果前 5 个月的下奶量一直很好、足够宝宝所需而从这个月开始奶量不足的话，就可以加一次牛奶了。刚开始加牛奶的宝宝可能会拒绝奶瓶，这时可以改用小勺来喂。如果这个月母乳量仍然很好的话，也应该给宝宝增加辅食，首先是因为宝宝此时需要的营养量更多了，因此需要更多的食物来源作补充；其次是为了让宝宝适应母乳以外的其他食物，为以后的断奶做好准备；再有就是锻炼宝宝的咀嚼和吞咽能力。

混合喂养和人工喂养

混合喂养和人工喂养的宝宝在 5 到 6 个月时，即使吃再多的牛奶也不会感到厌倦，因此就要警惕那些食量过大的宝宝，因为很多肥胖的宝宝都是这个月奠下“根基”的。

这个月给宝宝每天的牛奶量应控制在 1000 毫升之内，食量大的宝宝这时如果让他任意吃的话，就会长得过胖。调节饮食量最好的办法就是利用辅食，可以让宝宝食用果汁、菜汁、菜泥、肉蛋和汤类，但要慎喂米面类的辅食，否则依然有过胖的危险。

如果宝宝食量较小的话，可以早些进行半断奶并加快半断奶的速度。对于食量小的宝宝，不必严格按照食谱上的食用量来喂，只给宝宝吃能吃下的量就可以了。

正式添加辅食

无论之前是纯母乳喂养还是喝牛奶的宝宝，这个月开始都要增加辅食了。此时的宝宝对乳类之外的食物已经有了较好的消化能力，而且也表现出了想吃辅食的愿望，加上这个时期宝宝需要更多的营养，因此就应该正式添加辅食，进行半断奶，为将来 1 岁以后由吃奶转变为吃饭做好准备。

早产的宝宝添加辅食的时间要更早一些。因为他们需要摄取更多的营养物质来赶上健康足月儿的生长发育水平，所以对于早产儿要尽早给予辅

食，并保证所需营养物质的合理搭配。

如果宝宝对某种辅食表现抗拒，喂到嘴里就吐出来，或用舌尖把它顶出来，或是用小手把饭勺打翻、把脸扭向一边“不合作”的话，就表示宝宝可能不爱吃这种辅食。这时候妈妈不应强迫宝宝吃，以往那种趁着宝宝张嘴大哭就赶紧喂进一勺食物的方法更是不可取，最好是先暂停喂这种食物，过几天后再试着喂一次，如果连续喂两三次宝宝都不吃的话，那么就先不要喂这种东西，很可能是宝宝真的不爱吃。

辅食不要影响母乳喂养

即使添加辅食，在这个月也尽量不要影响母乳喂养，特别是母乳还比较充足的话。因为此时宝宝辅食的食入量还较少，也有些宝宝此时还不是特别爱吃辅食。如果妈妈为了让宝宝吃辅食就不给母乳，这种做法是不对的，因为母乳对于这个月龄的宝宝来说，仍然是最好的食品。如果宝宝不爱吃辅食，妈妈就任由他饿着，让他饿到无计可施而不得不吃辅食的话，这不但会影响到宝宝对辅食的兴趣，还会影响到他的正常生长发育。

断奶前的准备

对于母乳喂养的宝宝，可以在准备断奶前 1 个月就把乳汁挤到奶瓶里喂给宝宝吃，让宝宝渐渐适应使用奶瓶。等宝宝适应奶瓶后，再一顿一顿地把母乳换成配方奶粉：先减一顿母乳，加一次配方奶。等宝宝适应了之后，再减一顿母乳。直到宝宝每天只吃 1~2 顿母乳，再进入最后的断奶阶段。

在断奶的过程中，最好不要添加新的辅食品种，先逐渐用配方奶来替代母乳。母乳喂养的宝宝断奶要循序渐进，先过渡到混合喂养，让宝宝的肠胃适应后再逐渐过渡到人工喂养，最后彻底断奶。

混合喂养和人工喂养的宝宝，断奶会比母乳喂养的宝宝顺利一些。具体的准备做法和母乳喂养一样，一般来说，按时给宝宝添加辅食，宝宝就能顺顺利利的完成从牛奶到食品的过渡。

护理要点

衣物被褥

由于这个月龄的宝宝生长发育比较迅速，不仅活动量比以前有了明显增大，而且活动范围和幅度都比以前大大增强，所以妈妈在为宝宝准备衣服时，一定要以宽松为主，款式设计要宽松些并容易穿脱，同时还要保证好的吸水性和透气性。如果衣服整体设计过紧的话，就会影响宝宝正常发育；如果领口或袖口过紧，就会对宝宝的正常活动和呼吸造成阻碍；如果衣服的袖子或裤腿过长的话，就会妨碍宝宝的手脚活动。

宝宝的袜子要选择那些透气性能好的纯棉袜，因为化学纤维制成的袜子不但不吸汗，而且还会令宝宝的脚部皮肤发生过敏。

对于刚刚 5 个月的宝宝来说，有的时候还不能有意识地控制自己的活动，所以服装的安全性也很重要的。给宝宝的衣服尽量不要带扣子或其他多余的小饰物，以免被宝宝误食造成窒息。

吞咽和咀嚼训练

有些宝宝到了快 6 个月的时候就有乳牙萌出，这时就可以加上咀嚼训练，以促进牙齿的萌发。训练咀嚼能力可以从在泥糊状食物里添加少量的小块固体食物开始，随着宝宝的适应再慢慢添加固体食物的量，让宝宝自己抓着吃固体食物，学习在嘴里移动食物，培养宝宝对食物和进食的兴趣。

另外，还可给一些专门用来磨牙的小零食来辅助训练。在刚开始训练的时候，妈妈可以先示范给宝宝看如何咀嚼食物，或是用语言提示宝宝用牙齿咬东西。

在进行吞咽和咀嚼训练时，由于不同的宝宝有着不同的适应性的心理素质差异，所以有的宝宝只要经过数次试喂即可适应，而有的宝宝则需要1~2个月才能学会。所以，在让宝宝学习吞咽和咀嚼时，爸爸妈妈一定要有足够的耐心。

睡眠问题

这个月的宝宝睡眠总体的规律是，白天的睡眠时间及次数会逐渐减少，即使白天睡觉较多的宝宝，白天的睡眠时间也会减1~2个小时。具体到每天晚上应该睡多久，白天应该睡多久，每天一共应该睡几觉，则没有绝对的标准。只要宝宝自己调节得好的话，爸爸妈妈就不必过多干预。

由于这个月的宝宝运动能力增强，即使白天睡觉，晚上也照样能睡得很好，因此爸爸妈妈再不用因为宝宝白天的睡觉问题而担心了。以前夜里要醒两次的宝宝，现在变为一次；而原来只醒一次的宝宝现在则可以一觉睡到天亮。

常见问题

消化不良

这个月龄的宝宝由于开始正式添加辅食，所以大便可能会变稀、发绿，次数也会比以前多，有些在大便里还会出现奶瓣。其实，这一时期所谓的消化不良多数都是婴儿腹泻，主要是由细菌病毒感染引起和饮食不当引起的。

如果是由细菌引起的腹泻，主要是辅食制作过程中消毒不彻底，从而使当中的细菌进入宝宝体内所导致的，只要给予适量的抗生素就能解决问题；如果是病毒引起的腹泻，就要注意补充丢失的水和电解质，病毒造成的腹泻并不会持续很长时间，而且可以自然痊愈。

如果是由于新添加的辅食引起的腹泻，宝宝通常没有什么异常表现，只是大便的性状与以前不同，只要给宝宝吃些助消化药并暂停添加那种辅食就可以了。

如果因为一直没添加辅食而引起腹泻时，可以试着增添辅食，情况就有可能会好转。

如何让宝宝适应固体食物

在用固体食物喂养宝宝时，你的目标应该是让宝宝熟悉各种口味，而不是急着用固体食物取代母乳。最初，每天只需喂一次固体食物，宝宝只要吃下1茶匙的食物即可。要是宝宝看起来还想再吃一些，那下次便可以喂两茶匙食物。慢慢地，宝宝的食量将会稳定下来：每天需要两茶匙的固体食物。如果宝宝头一天吃得较多而次日较少，也不要担心，这种情况很常见。

上午8～9点，即两次喂奶的间隔期间是喂宝宝吃固体食物的好时机。因为很快便能吃到奶水，宝宝一般不会感到饥饿。你不必担心宝宝可能吃得太饱，因为对于头一次品尝的食物，他通常并不怎么感兴趣。等宝宝习惯了在固定的时间进食以后，便可以将喂固体食物与午间喂奶相结合起来了。

如果婴儿一直对你喂的固体食物有抵触，则很可能是想向你表示：他还没做好吃固体食物的准备。这样一来，你就应该再等一两个星期后才可以接着尝试。如果宝宝确实不想再吃，也不要强迫他吃。按照宝宝的意愿来行事非常重要，因为宝宝自己对于何时该停止进食有着很好的直觉。

用婴儿米粉作为让宝宝进食的第一种固体食物是比较适合的。它没有麸质，因此不会引起任何过敏反应。可以将米粉与宝宝平常喝的奶水（挤出的母乳或者配方奶）进行混合，这样宝宝在吃第一顿固体食物时会品尝到熟悉的味道。最好将两者混合成糊状。

1 将混了奶的米粉蘸在手指上给宝宝吸食。如果他看起来不怎么感兴趣，可以试着轻轻拍打宝宝的嘴唇和舌头。你会发现宝宝有可能直接吐出食物，这是因为他还不能熟练地将食物送入口中并顺利地咽下去。

2 当宝宝已经能熟练地吮吸你手指上的食物时，你可以换一个浅的汤匙给宝宝喂米粉。喂食时，如果发现宝宝的身子朝向食物倾斜，同时又张着嘴巴或是企图抓取你的手指或汤匙，表现得很感兴趣，那么便可多喂几汤匙。如果宝宝转过身去或是将你的手推开，则说明他已经吃饱了。

持续性的咳嗽

这种持续性的咳嗽多发在秋冬季节，平时不怎么咳嗽的宝宝可能在夜里睡觉或早上起床之后会连续咳嗽一阵，如果是夜里的话，还有可能把晚上吃的牛奶都吐出来。婴儿期的这种咳嗽多半是由体质造成的，宝宝的喉咙和气管里也总是呼噜呼噜的，仿佛有痰一样。只要宝宝平时不发热 、没有异常表现，进食和大便都正常的话，爸爸妈妈就不用担心。

如果宝宝在一段时间里咳嗽严重、但除了咳嗽之外没有任何不适症状的话，爸爸妈妈就应该多给宝宝喂水，减少洗澡的次数，平时多带宝宝进行室外运动，用室外空气锻炼皮肤和气管的黏膜，是减少积痰的分泌和缓解咳嗽的最好办法。

夜啼

这个月的宝宝夜啼闹夜的很多，多数都是闹着玩，只有当以前从来不闹的宝宝突然在夜里大声哭闹，或是闹的方式很反常，才有可能是某些疾病所致。这一月龄最常见的病因仍然是肠套叠。

这个月的宝宝已经形成了一定的睡眠习惯，所以要调整这个睡眠习惯，还得要循序渐进。当宝宝夜里醒来哭闹的时候，爸爸妈妈可以用柔和的、很轻的语调跟宝宝说话，让宝宝感觉到安全和关心，最好不要开灯。如果宝宝提出想去房间外的话也尽量不要满足他。因为要是每次都满足宝宝那种不合理的要求，逐渐会变成生物钟，形成习惯，这样就很难调整了。所以说，对待夜啼的宝宝，处理的方式一定要慎重，因为有过 1~2 次之后，这种处理的方法就可能会变成他的习惯。

舌苔增厚

舌苔变厚主要是丝状乳头角化上皮持续生长而不脱落之所造成的。以乳类食品为主的宝宝舌面都会有轻微发白或发黄，只要宝宝吃奶好、大便

小贴士

如果宝宝对母乳的依赖很强，可以运用逐渐断奶法：从每天喂母乳 6 次，先减少到每天 5 次，等宝宝都适应后再逐渐减少，直到完全断掉。在刚开始断奶的时候，可以每天给宝宝喂些配方奶，尽量鼓励宝宝多喝牛奶，同时断掉临睡前和夜里的奶。如果以前宝宝都是由妈妈哄着睡觉的话，那么在断奶时就改由爸爸或其他家人哄宝宝睡觉，妈妈先避开一会儿。

正常的话，这就是正常现象，爸爸妈妈不必担心。

如果宝宝患有某些疾病，也可引起舌苔增厚，如感冒发热、胃炎、消化道功能紊乱等都是引起舌苔增厚的主要原因。如果舌苔出现偏厚或者发白等情况，而身体无其他不适症状的话，一般就是上火的表现，这种情况通常还会伴有口腔异味甚至口臭；如果舌苔在增厚同时发黄的话，就可能是胃肠方面的疾病或是出现某些炎症；如果宝宝在舌苔增厚的同时，一并出现食欲下降、消瘦或是发热等症状，最好是及时就医。

婴儿麻疹

5个多月的宝宝如果出了麻疹，在出麻疹前不会有打喷嚏、咳嗽、长眼屎等明显症状，只是体温会稍高于37℃，紧接着在颈上、前胸、后背处就会发出稀稀拉拉像被蚊子咬了一样的红点。如果宝宝的抗体比较少的话，发热 的时间就会稍长一些，大概能持续一天半左右，疹子也出得比较多，但发病时不会因为咳嗽而十分痛苦，也不会诱发肺炎等并发症。

这个月的宝宝患上麻疹不需要采取特殊治疗，只要控制洗澡次数，防止宝宝受凉就可以了。由于麻疹有传染性，一旦感染了6个月以上的宝宝，就会患上普通麻疹，所以患了麻疹后要暂停户外活动。

不会翻身

对于还不会翻身的宝宝，这一时期应加强翻身训练，不过在训练之前要给宝宝穿得少一点儿。训练的过程很简单，可以从教宝宝右侧翻身开始，将宝宝的头部偏向右侧，然后一手托住宝宝的左肩，一手托住宝宝的臀部，轻轻施力，使其自然右卧。当宝宝学会从俯卧转向右侧卧之后，可以进一步训练宝宝从右侧卧转向俯卧：用一只手托住宝宝的前胸，另一只手轻轻推宝宝的背部，令其俯卧。如果宝宝俯卧的时候右侧上肢压在了身下，就轻轻地帮他从身下抽出来。呈俯卧位的宝宝头部会主动抬起来，这时就可以趁势再让宝宝用双手或前臂撑起前胸。以此方法训练几次，宝宝就能翻身自如了。

如果训练多次，宝宝依然还是不会翻身的话，那么最好带宝宝去医院做个检查，排除运动功能障碍的可能。一般来说，运动功能障碍不会仅仅是翻身运动落后，往往是多种运动能力都比同龄的宝宝落后许多。

把尿打挺

这个月的宝宝依然不能自主控制大小便。爸爸妈妈要知道的是，建立宝宝对大小便的条件反射与宝宝学会控制大小便是两回事，如果前几个月训练好的话，那么这个月的宝宝当听到“嘘嘘”的声音或是遇到把尿、坐盆的动作，就能排出大小便，但这并不是说，宝宝已经能够控制自己的大小便了。

这一时期的宝宝若出现把尿打挺、放下就尿的现象是很正常的。如果爸爸妈妈总是频繁的训练宝宝的大小便，一是没有意义，二是徒增宝宝的烦躁感。要是总是给宝宝把尿的话，会使宝宝建立起排尿非主观意识反射，只要大人一把，就算宝宝的膀胱并没有充盈到要排尿的程度，也同样会排尿，长此以往就可能会造成宝宝尿频。要是爸爸妈妈能够观察到宝宝要大便的话，就可以给他坐便盆，但如果不能准确判断的话就不要长时间地把着宝宝，因为这样很可能会造成宝宝排便能力的衰退。

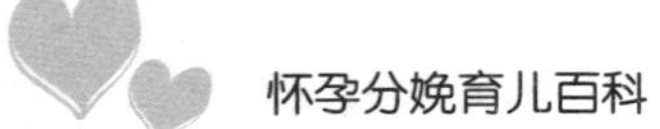

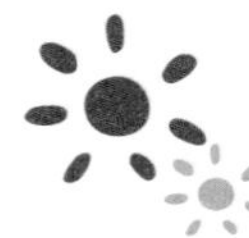

6～7个月的婴儿

婴儿特点

满半岁的宝宝身体发育开始趋于平缓，如果下面中间的两个门牙还没有长出来的话，这个月也许就会长出来。如果已经长出来，上面当中的两个门牙也许快长出来了。

生长发育

体重

满6个月时，男宝宝的体重为7.4~9.8千克，女宝宝的体重为6.8~9.0千克，本月可增长0.45~0.75千克。

身高

男宝宝的身高为62.4~73.2厘米，女宝宝为60.6~71.2厘米，本月平均可以增高2厘米。

头围

男宝宝的头围平均为44.9厘米，女宝宝的头围平均值为43.9厘米，这个月平均可增长1厘米。

囟门

一般在这个月，宝宝的囟门和上个月差别不大，还不会闭合，但已经很小了，多数在0.5~1.5厘米之间，也有的已经出现假闭合的现象，即外观看来似乎已经闭合，但若通过X射线检查其实并未闭合。如果宝宝的头围发育是正常的，也没有其他异常体征和症状，没有贫血，没有过多摄入维生素D和钙剂的话，爸爸妈妈就不必着急。

牙齿

发育快的宝宝在这个月初已经长出了两颗门牙，到月末有望再长两颗，而发育较慢的宝宝也许这个月刚刚出牙，也许依然还没出牙。出牙的早晚个体差异很大，所以如果宝宝的乳牙在这个月依然不肯“露面”的话，家长也不必太过担心。

能力增长

视觉能力

宝宝在视觉方面进一步的提高。他开始能够辨别物体的远近和空间；喜欢寻找那些突然不见的玩具。

听觉能力

这个月宝宝在听觉上也有很大进步，会倾听自己发出的声音和别人发出的声音，能把声音和声音的内容建立联系。

语言能力

从这个月开始，宝宝的语言发展开始进入了敏感期，能够发出比较明确的音节，很可能已经会说出一两句“papa”“mama”了，并开始主动模仿大人的说话声，这时候就要求爸爸妈妈耐心地教他一些简单的音节和诸如“猫”“狗”“热”“冷”“走”“去”等词汇。因为这个月龄的宝宝已经能够很好地理解爸爸妈妈所说的一些词汇了，所以这种做法能够为他将来的语言学校打下坚实的基础。

运动能力

上个月坐着还摇摇晃晃的宝宝，这个月已经能独坐了。如果大人把他摆成坐直的姿势，将不需要用手支持而仍然可以保持坐姿。婴儿从卧位发展到坐位是动作发育的一大进步。另外宝宝的平衡能力也发展得相当好了，头部运动非常灵活，如果父母把双手扶到宝宝腋下的话，宝宝可能会上下跳跃了。

在这个月，宝宝的翻身已经相当灵活，并且有了爬的愿望和动作。手部动作也相当灵活，能用双手同时握住较大的物体，抓东西更加准确，并且两手开始了最初始的配合，可以将一个物体从一只手递到另一只手；还能手拿着奶瓶，把奶嘴放到口中吸吮，迈出了自己吃饭的第一步。

认知能力

宝宝在这个月已经有了初步的数理逻辑能力和想象能力，已经懂得了用不同的方式表示自己的情绪，如用哭、笑来表示喜欢和不喜欢，会推掉自己不要的东西，还懂得让爸爸、妈妈给他拿玩具；能有意识地较长时间注意感兴趣的事物；如果强迫做他不喜欢做的事情时，他会反抗；还可以辨别出友好和愤怒的说话声，依然很怕陌生人，很难和妈妈分开。

营养需求

这个月的宝宝开始正式进入半断乳期，需要添加多种辅食。适合这个月龄宝宝的辅食有蛋类、肉类、蔬菜、水果等含有蛋白质、维生素和矿物质的食品，尽量少添加富含碳水化合物的辅食，如米粉、面糊等。同时，还应给宝宝食用母乳或牛奶，因为对于这个月的宝宝来说，母乳或牛奶仍然是他最好的食品。

此时给宝宝完全断奶还有些过早。一岁以内的宝宝应该是以乳类食品为主的，如果完全断奶太早的话，是不利于宝宝生长发育的。所以，如果宝宝在这个时候不爱吃母乳或牛奶，只爱吃辅食的话，可以多尝试着给宝宝喂几次牛奶，培养起宝宝喝牛奶的习惯。

喂养方式

母乳不要浪费

如果这个月母乳依然分泌得很好的话，可以坚持继续给宝宝喂母乳，辅以适量蔬果、肉蛋类辅食。没有必要在这个时候强行减少母乳的喂养量，只要宝宝想吃的话就给他吃，不要白白地浪费了母乳。

配方奶过敏

配方奶过敏分为配方奶完整蛋白过敏和消化后的配方奶蛋白过敏。如果宝宝在吃奶后4个小时内出现了上述症状，就是配方奶完整蛋白过敏；如果在4~72小时出现上述症状的话，就是对消化后的配方奶蛋白过敏。

如果发现宝宝配方奶过敏的话，尽量采取母乳喂养。如果母乳不足的话，可以改用羊奶或大豆配方奶喂养，并尽早添加辅食。如果宝宝的过敏情况不严重的话，可以采用稀释脱敏的方法，即先给宝宝饮用极少量的稀释配方奶，在一杯温开水中先加1/30的配方奶，饮用后观察数小时，如宝宝无任何不适症状，则可改加1/20的配方奶、1/15的配方奶，以此类推，直到宝宝能接受全配方奶。每次加牛奶的间隔时间，要以宝宝能适应为度，不能太快。

辅食的添加方法

这个月辅食添加的方法，要根据辅食添加的时间、添加量、宝宝对辅食的喜爱程度、母乳的多少和宝宝的睡眠情况灵活掌握。

宝宝到了7个月时，已经开始萌出乳牙，有了咀嚼能力，同时舌头也有了搅拌食物的功能，味蕾也敏锐了，因而对饮食也越来越多地显出了个人的爱好。因此，在喂养上，也随之出现了一定的要求。爸爸妈妈最好能多掌握几种辅食的做法，以适应宝宝不同的需要。这个时候给宝宝添加辅食，重要的，是锻炼宝宝吃的能力，所以在一岁以前，只要让宝宝练习吃辅食就可以了。

食谱推荐

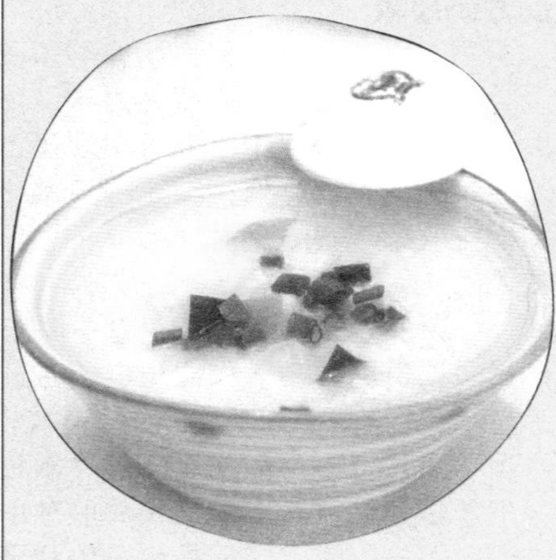

香甜苹果粥

材料：大米 100 克，苹果 30 克，玉米粒 20 克，冰糖 5 克，葱花少许。

做法：❶大米淘洗干净，用清水浸泡；苹果洗净后切块；玉米粒洗净。

❷锅置火上，放入大米，加适量清水煮至八成熟。

❸放入苹果、玉米粒煮至米烂，放入冰糖熬融调匀，撒上葱花便可。

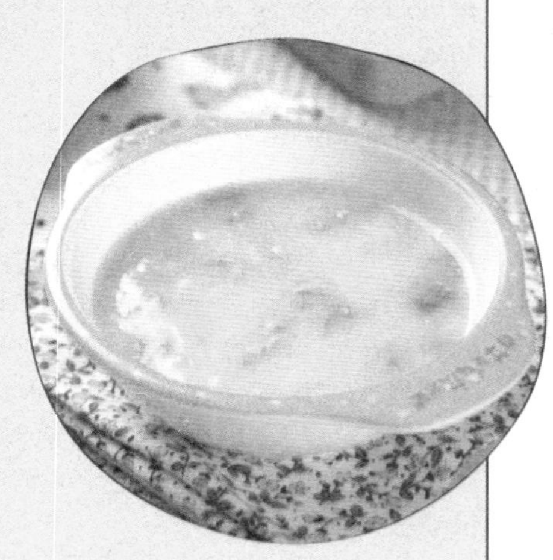

肉泥米粉

材料：猪瘦肉末 50 克，米粉 100 克，盐、香油各适量。

做法：❶猪瘦肉末加入米粉、盐、香油，拌匀成肉泥。

❷将拌好的肉泥放入碗内，加少许水，放入蒸锅，中火蒸 7 分钟至熟即可。

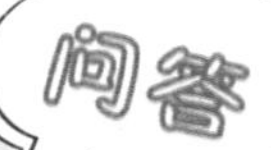

问答

Q：如何给宝宝选杯子？

A：首先，杯子的选择要跟上宝宝成长的步伐。原则上，宝宝应该从鸭嘴式过渡到吸管式再到饮水训练式，从软口转换到硬口。可以循序渐进，也可以跳跃式进阶，要根据宝宝的喜好和习惯及时更换杯子的款式。其次，有些杯子是有把手的，也有一些杯子，做成了方便宝宝拿着的造型就不再配备把手，爸爸妈妈可以根据需要自行选择。另外还要注意看杯子是否具有不漏水的功能，即把整个杯子倒转都不会漏水。

护理要点

出牙

通常来说，婴儿从大约 6 个月时就开始长牙，最早开始长的是下排的 2 颗小门牙，再来是上排的 4 颗牙齿，接着是下排的 2 颗侧门牙。到了 2 岁左右，乳牙便会全部长满，上下各 10 颗，总共 20 颗牙齿，就此结束乳牙的生长期。

宝宝的牙齿长得整不整齐、美观与否，一部分是由先天遗传因素决定，也有一部分是有后天环境因素决定。有的宝宝总是喜欢吸吮手指，这种行为就容易造成牙齿和嘴巴之间咬合不良，上排的牙齿就可能会凸出来，类似龅牙；而长期吃奶嘴的宝宝也会出现这种情况。因此，为了让宝宝有一口整齐漂亮的乳牙，爸爸妈妈就应在日常生活中，多纠正宝宝爱叼奶嘴、吃手等不良习惯。

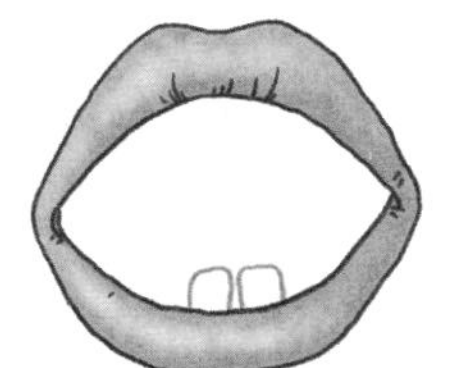

图 1：最先长出来的牙齿一般是下门牙，不同的孩子长牙的年龄有差别，一般为 4 ～ 5 个月。

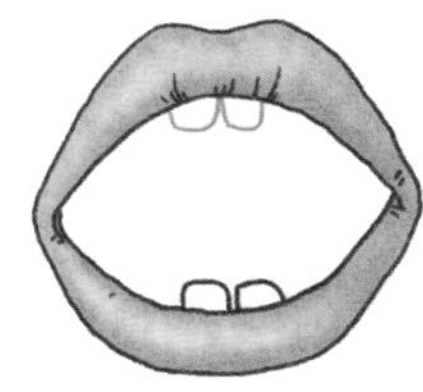

图 2：4 ～ 6 个月大，开始长出上门牙。

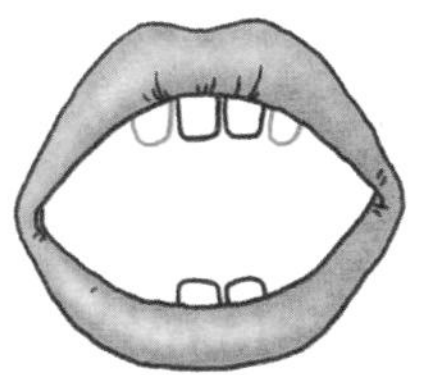

图 3：6 ～ 12 个月的时候（一般来说），开始长出上门牙两侧的 2 颗小牙。

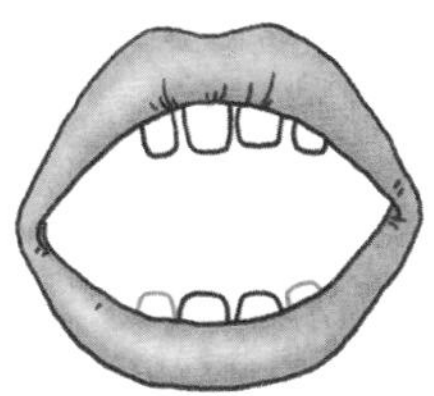

图 4：接着长出两侧的下门牙，总共 8 颗牙。

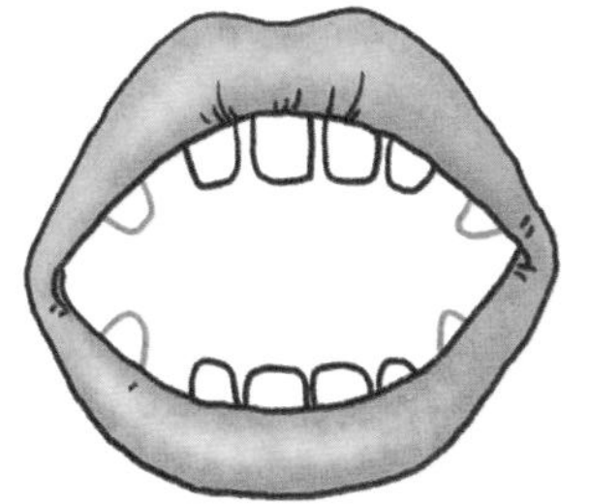

图 5：12 ～ 18 个月时，长出 4 颗小白齿。

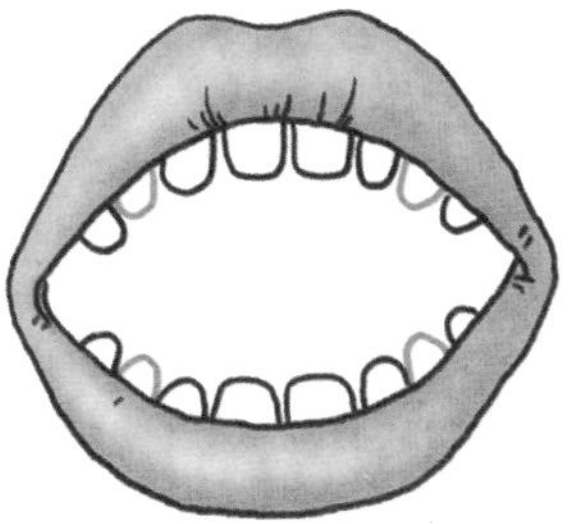

图 6：12 ～ 24 个月大时，长出 4 颗大齿。

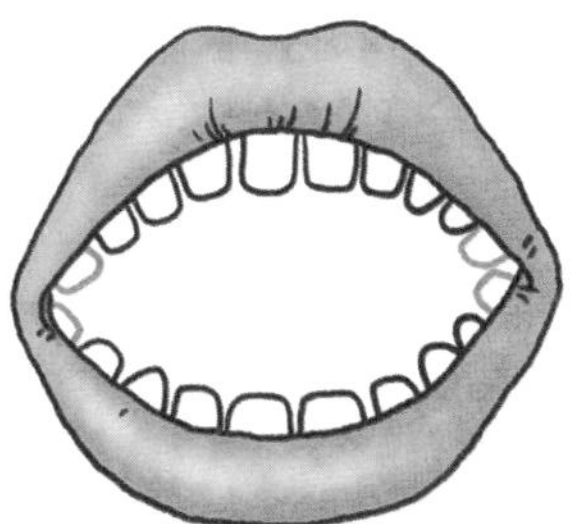

图 7：24 ～ 30 个月大时，长出另外 4 颗小白齿。

必须喝白开水

这个月母乳喂养的宝宝，每天应该喝 30 ~ 80 毫升的白开水，配方奶喂养的宝宝应该喝 100 ~ 150 毫升的白开水。

最简单地给宝宝喂水的方法是把水灌进奶瓶里让宝宝自己拿着喝。这个月大的宝宝对抓握东西特别有兴趣，因此让宝宝自己抓着奶瓶喝，也可以有效提高宝宝对喝水的兴趣。只要在喝水的时候大人在一旁看护，一般宝宝都不会出现呛水等问题。

培养宝宝喝水的习惯很重要，如果宝宝在这个时候不爱喝水的话，爸爸妈妈不妨用一些巧方法，让宝宝爱上白开水。例如，给宝宝喝水的时候，爸爸妈妈可以同样也拿着一小杯水，和宝宝面对面，玩“干杯”的游戏，让宝宝看着爸爸妈妈将杯里的水喝光，这样宝宝就会高高兴兴地模仿爸爸妈妈的动作，把自己小杯子或奶瓶里的水也都喝光了。

学会看舌苔

身体健康的宝宝舌头应该是大小适中、舌体柔软、淡红润泽、伸缩活动自如、说话口齿清楚，而且舌面有干湿适中的淡淡的薄苔，口中没有气味。一旦宝宝患了某些疾病的话，舌质和舌苔就会相应地发生变化，特别是肠胃消化功能方面的疾病，在舌头上的体现就更明显。所以，爸爸妈妈要学会根据宝宝舌头的异常变化，做到防患于未然。

舌头的异常主要有以下几种：

1. 舌苔厚黄

如果观察宝宝的小舌头，发现舌上有一层厚厚的黄白色垢物，舌苔黏厚，不易刮去，同时口中会有一种又酸又臭的秽气味道。这种情况多是因平时饮食过量，或进食油腻食物，脾胃消化功能差而引起的。

当宝宝出现这种舌苔时，首先要保证饮食的清淡，食欲特别好的宝宝此时应控制每餐的食量。如果宝宝出现了乳食积滞的话，可以酌情选用有消食功效的药物来消食导滞，保证大便畅通。

2. 杨梅舌

如果观察到宝宝舌体缩短、舌头发红、经常伸出口外、舌苔较少或虽有舌苔但少而发干的话，一般多为感冒发热，体温较高的话舌苔会变成绛红色。如果同时伴有大便干燥和口中异味的话，就是某些上呼吸道感染的早期或传染性疾病的初期症状。如果发热严重，并看到舌头上有粗大的红色芒刺犹如杨梅一样，就应该想到是猩红热或川崎病。

3. 地图舌

地图舌是指舌体淡白，舌苔有一处或多处剥脱，剥脱的边高突如框，形如地图，每每在吃热食时会有不适或轻微疼痛。地图舌一般多见于消化功能紊乱，或患病时间较久，使体内气阴两伤时。对于这样的情况，平时要多给宝宝吃新鲜水果，以及新鲜的、颜色较深的绿色或红色蔬菜，同时注意忌食煎炸、熏烤、油腻辛辣的食物。可以用适量的龙眼肉、山药、白扁豆、大红枣，与薏米、小米同煮粥食用，如果配合动物肝脏一同食用，效果将会更好。

4. 镜面红舌

有些经常发热，反复感冒、食欲不好或有慢性腹泻的宝宝，会出现舌质绛红如鲜肉，舌苔全部脱落，舌面光滑如镜子，医学上称之为“镜面红舌”。出现镜面红舌的宝宝，往往还会伴有食欲不振，口干多饮或腹胀如鼓的症状。

对于出现镜面红舌的宝宝，应该多吃豆浆或新鲜易消化的蔬菜，如花菇、黄瓜、西红柿、白萝卜等。也可以将西瓜、苹果、梨、荸荠等榨汁饮用，或是早晚用山药、莲子、百合煮粥食用，也能收到很好的效果。

睡眠问题

6~7 个月宝宝的睡眠，总的趋势仍然是白天睡眠时间及次数会逐渐减少，一天总的睡眠时间应有 13~14 小时。大多数的宝宝，白天基本上要睡 2~3 次，一般是上午睡 1 次，下午睡 1~2 次，每次 1~2 小时不等。夜间一般要睡眠 10 小时左右。在这 10 个小时当中，夜里不吃奶的宝宝可以一觉睡到大天亮，而夜里吃奶的通常会在中间醒一次吃奶后再次入睡。

宝宝如果在夜间睡得足，不仅有利于宝宝和大人的休息，更重要的是有利于宝宝的身体发育。所以对于夜里习惯吃奶的宝宝，可以采取在入睡前喂奶加辅食的方法，来克服夜间吃奶的习惯，保证高效的睡眠质量，最好给宝宝换一个不会被噪声干扰的房间。此外，延迟早餐、控制白天的睡觉时间和晚上晚点儿再让宝宝入睡也是比较好的解决宝宝早上醒得过早的办法。

常见问题

便秘

满 6 个月的宝宝能吃各种代乳食品，如果发生便秘的话，可以用食物进行调节。多给宝宝一些粗纤维食物，如玉米、豆类、油菜、韭菜、芹菜、荠菜、花生、核桃、桃、柿、枣、橄榄等，可以促进肠蠕动，缓解便秘。此外，辅食中含有的大量的 B 族维生素等，可促进肠子肌肉张力的恢复，对通便很有帮助。

宝宝从第 3~4 个月起就可以训练定时排便。因进食后肠蠕动加快，常会出现便意，故一般宜选择在进食后让宝宝排便，建立起大便的条件反射，就能起到事半功倍的效果。还要让宝宝积极进行户外运动，如跑、爬、跳、骑小车、踢球等，以此增强腹肌的力量，并且可促进肠道蠕动。

需要注意的是，如果宝宝便秘多日之后，又出现腹胀、腹痛、呕吐并伴发热症状，应及时去就医，以防肠梗阻的发生。

睡觉踢被子

常有爸爸妈妈半夜醒来，发现宝宝把被子踢开“光”着睡，于是惊出一身冷汗。其实，宝宝踢被子有很多种原因，只要找准原因，对症下药，就能解决这个问题。

第一，睡觉不舒服。爸爸妈妈要注意不要给宝宝穿太多的衣服，被子也不要太厚，卧室的环境要保持安静，光线要昏暗，还要注意不能让宝宝在睡前吃得太饱。

第二，不好的睡眠习惯。爸爸妈妈要多观察宝宝的睡姿，发现有不好的睡姿就应及时调整，纠正不良睡眠习惯。

第三，疾病所致。如果宝宝患有佝偻病、蛲虫病、发热、小儿肺炎、出麻疹等，都会影响睡眠。只要疾病治愈，睡眠的问题也会不治自愈。

第四，感觉统合失调。宝宝踢被子有可能是因为感觉统合失调，大脑对睡眠和被子的感觉不准所造成的。对于这样的宝宝，要通过一些有效的心智运动来“告诉”宝宝的大脑，让它发出正确的睡眠指挥信号。例如，可以在每晚睡觉前，先指导宝宝进行爬地推球 15~20 分钟，然后让宝宝进行两足交替、单足跳、双足直向跳、双足横向跳等多种行走方式的交替训练，时间在 20 分钟以上，也可以借助专门的脚步训练器进行。只要坚持引导宝宝做，就能有意想不到的收效。

鹅口疮

鹅口疮又名雪口病、白念菌病，是婴幼儿口腔的一种常见疾病。患儿口腔黏膜可见白色斑点，以颊部黏膜多见，但齿龈、舌面、上腭都可受累，重者可蔓延到悬雍垂、扁桃体等，口腔黏膜较干、多有流涎。鹅口疮好发于颊舌、软腭及口唇部的黏膜，白色的斑块不易用棉棒或湿纱布擦掉，周围无炎症反应，擦去斑膜后可见下方不出血的红色创面斑膜面积大小不等。

鹅口疮比较容易治疗，可用 1% 碳酸氢钠（小苏打）溶液清洁口腔；也可用制霉菌素溶液 20ml 涂患处（50 万单位制霉菌素 1 片加 20ml 蒸馏水或鱼肝油），每日 3~4 次，直至痊愈后再治疗 2~3 天。同时要保持餐具和食品的清洁，奶瓶、奶头、碗勺等专人专用，使用后用碱水清洗，煮沸消毒。母乳喂养的母亲的乳头也应同时涂药，并做好清洁工作。

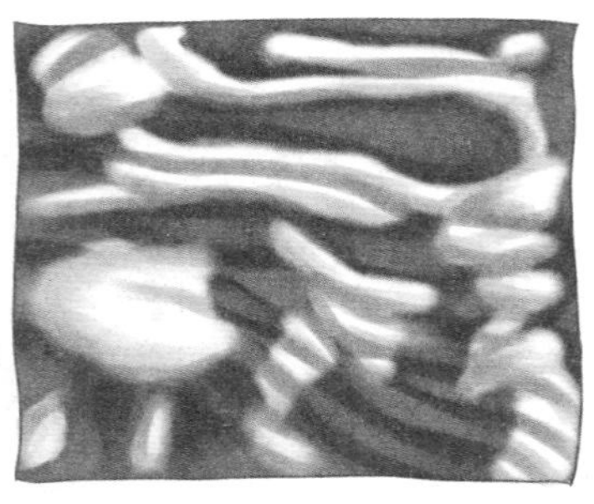

鹅口疮症状

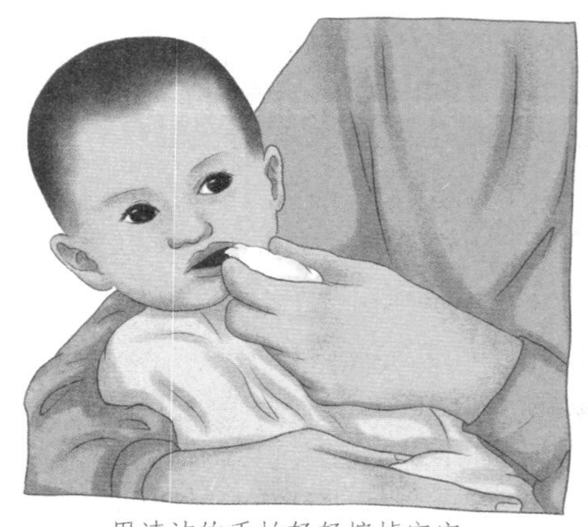

用清洁的手帕轻轻擦掉宝宝口腔内的残片

幼儿急疹

幼儿急疹又称婴儿玫瑰疹或第六病，常见于6~12个月的健康婴儿通常由呼吸道带出的唾沫而传播。

幼儿患了急诊一般不用特殊治疗，只要加强护理和给予适当的对症治疗，几天后就会自己痊愈。宝宝患上幼儿急疹后，爸爸妈妈要让宝宝多卧床休息，尽量少去户外活动，注意隔离，避免交叉感染；发热时宝宝的饮水量会明显减少，造成出汗和排尿减少，所以要给宝宝多喝水，以补充体内的水分；给予流质或半流质的容易消化的食物，适当补充维生素 B 和维生素 C 等。如果体温较高，宝宝出现哭闹不止、烦躁等情况的话，可以给予物理降温或适当应用少量的退热药物，将体温控制于 38.5℃以下，以免发生惊厥。另外，还要帮助宝宝每天至少排便一次，必要时可使用开塞露辅助排便；注意保持宝宝皮肤的清洁，经常给宝宝擦去身上的汗渍，以避免着凉和继发感染。由于幼儿急疹既不怕风也不怕水，所以出疹期间，也可以像平时那样给宝宝洗澡，但不要给宝宝穿过多衣服，保证皮肤能得到良好的通风。

小贴士

宝宝拒食可能是生病了

宝宝拒绝喝水、吃饭并不是必须让医生出急诊的状况，但是有一种情况下则需要这么做，即孩子突然完全拒绝喝水，并且伴随着有规律的间歇性哭声，有时还会呕吐。在这种情况下，要去医院，因为宝宝可能是得了绞窄性疝、肠套叠（必须紧急手术）等疾病，如果大便中有血，这种推断就更加得到证实。

没胃口如果宝宝生病了还算正常，但是如果宝宝看上去很健康却没有胃口就有些奇怪了，不然是不可能这样的。没有胃口可能还伴有其他症状或者单独出现。

尿便异常

正常情况下，宝宝的尿色大多呈现出无色、透明或浅黄色，存放片刻后底层稍有沉淀；饮水多、出汗少的宝宝尿量多而色浅，饮水少、出汗多的宝宝则尿量少而色深；通常早晨第一次排出的尿，颜色要较白天深。正常的尿液没有气味，搁置一段时间后由于尿中的尿素会分解出氨，所以会有一些氨气味。不正常的尿液表现有：

1 尿色发黄。如果宝宝尿色发黄，可能是上火的表现。如果宝宝的尿色深黄且伴有发热、乏力、食欲明显减退、恶心、呕吐等不适，并在腹部肝区的部位有触痛，则可能是患了黄疸型肝炎。

2 尿色发红。这个月的宝宝如果尿色发红则通常是血尿，有可能是患上了泌尿道自身的疾病，如各种肾炎、尿路感染、尿路结石、尿路损伤、尿道畸形等，也可能是全身疾病，如出血性疾病及维生素C、维生素K缺乏，还可由与服药或邻近器官疾病导致。

3 尿色呈乳白色。乳白色尿液同时还带有腥臭，可能是脓尿，常见于尿路感染，先天性尿路畸形等。

宝宝的正常大便为黄色或棕色，软条状或糊状，软硬度与宝宝饮食和排便次数有关。另外在添加辅食后会有一定的臭味，但不及成人。异常的大便形状有：

1 蛋花汤样大便。呈黄色，水分多而粪质少，是病毒性肠炎和致病性大肠杆菌性肠炎的信号。

2 果酱样大便。多见于肠套叠患者。

3 赤豆汤样大便。提示坏死性小肠炎。

4 海水样大便。腥臭且黏液较多，有片状假膜，常为金黄色葡萄球菌性肠炎。

5 豆腐渣样便。常见于长期应用抗生素和肾上腺皮质激素的婴儿，为继发真菌感染。

6 白陶土样大便。大便呈灰白色，是胆汁不能流入肠道所致，是胆道阻塞的信号。

7 脓血便。大便有鼻涕样黏液和血混合，多见于细菌性痢疾。

不要用嚼过的食物喂宝宝

成人的口腔内很可能会含有一些致病菌，这些致病菌对抵抗力较强的大人来说没有什么危害性，但一旦过渡给免疫系统尚不十分健全、脏腑娇嫩、肠胃功能弱、抵抗力较差的宝宝，就会引发胃肠和消化系统的疾病，因此危害十足。

再有，咀嚼有利于唾液腺分泌，提高消化酶的活性；可促进头面部骨骼、肌肉的发育，利于今后的语言发育；有助于牙齿的萌出。替宝宝咀嚼不利于宝宝自身消化功能的建立，延迟了咀嚼能力的形成，长此以往还会使宝宝摄取营养不足进而造成营养不良，也可能会导致宝宝构音不清甚至语言发育迟缓等。

不出牙是正常的

一般来讲，发育较早的宝宝可能5个多月就会出牙，而大多数宝宝到了6个月也开始出牙，出牙时先出的就是下面的两颗小切牙，然后再出上切牙，然后是两旁的侧切牙、尖牙。但实际上，影响宝宝出牙的因素有很多，有一些是在胚胎期就已经决定了的，和遗传有关；也有些是受成长的环境因素影响，所以对于宝宝出牙的早晚，爸爸妈妈应抱着顺其自然的态度。换句话说，在这个时候宝宝如果出了两颗牙后迟迟不见动静，或是还未出牙，都是正常现象。

出牙的早晚与智力无关，每个婴幼儿之间多少会有些差异，但并不是说牙出得早、宝宝就聪明，出得晚宝宝就迟钝。爸爸妈妈需要做的，就是保证宝宝钙质的摄入，避免宝宝缺钙，再有就是宝宝到了4个月以后按时添加辅食，还可以用咬胶、馒头片这样的东西磨一磨，也对出牙有所帮助。

流口水也是正常

6个月以后，大部分的宝宝都开始萌出乳牙，原来不怎么流口水的宝宝，这个月开始口水慢慢开始变多，而原本爱流口水的宝宝在这个时候则更爱流口水了。因此，要多为宝宝准备几个柔软、略厚、吸水性较强的小布围嘴，以便及时更换。

虽然大多数宝宝流口水都是正常的，但如果不加以护理，则容易引发宝宝皮肤感染，也不卫生。所以，当宝宝口水流得较多时，要特别注意护理好宝宝口腔周围的皮肤，每天至少用清水清洗两遍，然后涂上一些婴儿护肤膏，让宝宝的脸部、颈部保持干爽，避免患上湿疹和红丘疹。不能用较粗糙的手帕或毛巾在宝宝的嘴边抹来抹去，否则会伤害到宝宝的皮肤。平时可以给宝宝一些磨牙饼干，以缓解萌牙时牙龈的不适感和流口水的现象，同时还能刺激乳牙尽快萌出。

但是，如果宝宝一直流口水，并伴有烦躁、啼哭等现象，就有可能是病理性流口水，爸爸妈妈应提高警惕，需要到医院做相关检查。

帮助宝宝度过长牙阶段

由于第一颗乳牙是又尖又薄的门牙，所以很容易从牙龈中长出来。但如果是几颗牙齿一起生长，或者是几颗大的臼齿从牙龈里长出来，这时就会带来很多疼痛。

为了帮助宝宝度过这一长牙阶段，你可以用一个干净的手指或者一支牙刷来摩擦宝宝的牙龈。在宝宝的牙齿快长出来之前，你可以在其牙龈上触摸到一个突起。一些硬的可以给宝宝咬的东西也有用，比如一个光滑的硬质玩具，一块浸过冷水的毛巾，或者你也可以用一个经过冰箱冷藏的橡皮环（供婴儿长牙时咬）。同时也可以用母乳喂养。长牙的宝宝经常会想要喝奶，而且需要大量的液体食物。

小贴士

如何保护宝宝的牙齿

1 不要给宝宝吃任何含糖分的食物。

2 不要经常给宝宝吃干果。

3 只允许宝宝饮用水和奶。

4 多使用无糖药品。

如何进行牙齿护理

当宝宝长出第一颗牙齿时，你就要开始给宝宝清洁牙齿。清洁时，可以把宝宝放在你的大腿上，这样你低头就可以看到宝宝的嘴。如果你的宝宝不喜欢用婴儿牙刷，则可以将一块湿的纱布包到手指上，在纱布上涂一点儿牙膏，之后便可以开始给宝宝清洁牙齿了。每天清洁两次，不过应当注意：清洁时不能用力过猛。

即便宝宝不愿意让大人帮他刷牙，也无须担心，你可以直接把牙刷递过去让宝宝咬。此外，应该尽早给宝宝使用含氟牙膏。这种牙膏能够强化牙齿，保护它们免遭虫蛀。不要让清洁牙齿成为一种负担。在这个阶段，清洁牙齿应该是件很有意思的事情。切记，一旦宝宝长出牙齿，就该经常帮他清洁。

如何判断宝宝正在长牙

你应该更谨慎一些，不要将长牙时的一些现象与真正的疾病相混淆。如果宝宝出现发热、疼痛、皮疹、腹泻等症状，仍需立即带宝宝去看医生。

以下是宝宝长牙期间的常见现象。

1 **流口水。**这一阶段的宝宝会分泌更多的口水，所以流口水的现象会比平时更多。很多宝宝还会经常流鼻涕。

2 **痛苦与易怒。**疼痛会使宝宝易怒，可能比平时更任性。

3 **啃东西。**在牙龈上施加一定的压力能缓解疼痛，所以宝宝会主动寻找任何东西（包括你身体的各部位）来啃咬。在第一颗牙长出以前，宝宝还会时常咬自己的下嘴唇。

4 **牙龈肿痛。**脸颊的一面红肿而且凹凸不平。

5 **发热。**长牙时宝宝容易出现低热现象，特别是在晚上。

6 **皮疹。**许多宝宝在长牙时会有拉稀的现象，并且很容易生皮疹。

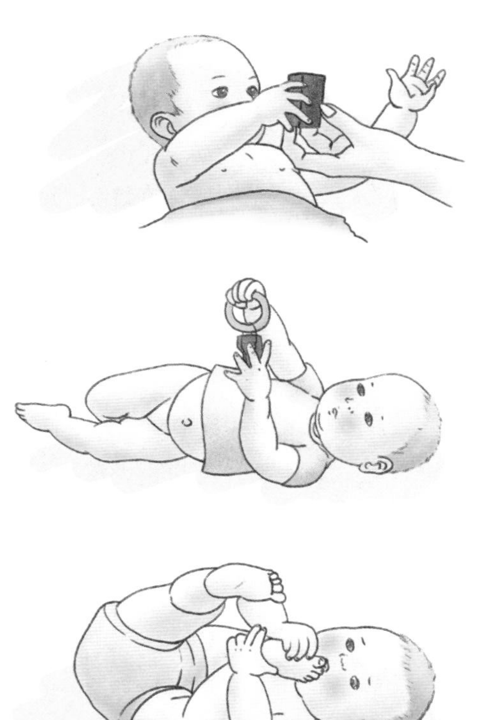

7 **失眠。**与平时相比，宝宝半夜醒来的次数会更多。

7～8个月的婴儿

婴儿特点

这个月的宝宝不论体重、身高还是头围，增长速度都在放缓，大多能长出 2~4 颗乳牙。

生长发育

体重

本月男宝宝体重为 7.8~10.3 千克，女宝宝体重为 7.2~9.1 千克，本月增长量为 0.22~0.37 千克。

身高

男宝宝此时的身高为 64.1~74.8 厘米，女宝宝为 62.2~72.9 厘米，本月可增 1.0~1.5 厘米。

头围

男宝宝的本月头围平均值 45 厘米，女宝宝平均为 43.8 厘米，在这个月平均增长 0.6~0.7 厘米。囟门还是没有很大变化，和上一个月看起来差不多。

能力增长

视觉能力

这个月龄的宝宝对看到的东西有了直观思维和认识能力，如看到奶瓶就会与吃奶联系起来，看到妈妈端着饭碗过来，就知道妈妈要喂他吃饭了；如果故意把一件物品用另外一种物品挡起来，宝宝能够初步理解那种东西仍然还在，只是被挡住了；开始有兴趣有选择地看东西，会记住某种他感兴趣的东西，如果看不到了，可能会用眼睛到处寻找。

语言能力

这一阶段宝宝的语言发育处在重复连续音节阶段，发声明显增多，并且开始从早期的咯咯声或尖叫声向可识别的音节转变，可以笨拙地发出“妈妈”或“拜拜”等声音；对成人语言的理解能力也有所增强，能“听懂”成人的一些话，并能做出相应的反应；开始慢慢地懂得用语意认识物体，可以区别成人的不同的语气，也能够较为听懂他所熟悉的话语，如“宝宝乖”之类。

运动能力

此时的宝宝已经达到新的发育里程碑——爬。等宝宝的四肢协调得非常好以后，他就可以立起来手用膝爬了，头颈抬起，胸腹部离开床面，在床上爬来爬去了。

认知能力

宝宝的动作协调能力在这个月依然明显进步着，基本上已经可以很精确地用拇指和示指、中指捏东西，会对任何小物品使用这种捏持技能；手眼以能协调并联合行动，无论看到什么都喜欢伸手去拿，能将小物体放在大盒子里去，再倒出来，并反复地放进倒出；宝宝的手变得更加灵活，会使劲用手拍打桌子，并对拍击发出的响声感到新奇有趣；能伸开手指，主动地放下或扔掉手中的物体。另外，此时宝宝的各种动作开始有意向性，会用一只手去拿东西。

营养需求

这个月宝宝每日所需热量与上个月一样，仍然是每天每千克体重 95 千卡到 100 千卡，蛋白质摄入量为每天每千克体重 1.5~3 克，脂肪摄入量比上个月略有减少，每天摄入量应占总热量的 40% 左右。

从这个月起，宝宝对铁的需求量开始增加。6 个月之前足月健康的宝宝每天的补铁量为 0.3 毫克，而从这个月开始应增加为每天10毫克左右。鱼肝油的需要量没有什么变化，维生素A的日需求量仍然是1300国际单位，维生素D的日需要量为400国际单位，其他维生素和矿物质的需求量也没有太大的变化。

喂养方式

母乳喂养

如果母乳充足的话，这时候可以继续给宝宝吃母乳，但也要添加辅食，主要是为了补铁。母乳中此时的含铁量是不够供给宝宝生长发育所需的，如果只依靠单纯母乳喂养的话，宝宝很可能会出现缺铁性贫血。

这个月的宝宝在刚开始接触糊状食物时，很可能因为不适应而将食物吐出或含在口中不咽，这是正常现象，可以在每次给宝宝授乳之前，先喂一两口糊状食物，然后再喂奶，这样宝宝会比较容易接受；还可以用母乳调成泥糊状食品，以利于宝宝接受食物的味道。如果宝宝在吃糊状食物时哭闹拒绝厉害的话，可以先减少辅食的喂养，用母乳喂1~2周之后再试试看。

配方奶的喂法

配方奶喂养的宝宝添加辅食的过程通常要顺利得多，如果宝宝可以一次喝150~180毫升的配方奶，就可以在早、中、晚各给宝宝喝一次奶，然后在上午和下午加两次辅食、点心和果汁。如果宝宝一次只能吃80~100毫升的配方奶，每天要吃5~6次的话，可以在早上起床的时候喝一次配方奶，上午九十点的时候加一次辅食，中午喂配方奶，下午临睡午觉前喂辅食，睡醒后喂配方奶，然后整个下午穿插着吃些水果、点心，傍晚和晚上睡觉前再各喂1次牛奶。

食谱推荐

山药芝麻小米粥

材料： 山药、黑芝麻各适量，小米70克，盐2克，葱8克。

做法： ❶小米泡发洗净；山药洗净，切丁；黑芝麻洗净；葱洗净，切花。

❷锅置火上，倒入清水，放入小米、山药煮开。

❸加入黑芝麻同煮至浓稠状，调入盐拌匀，撒上葱花即可。

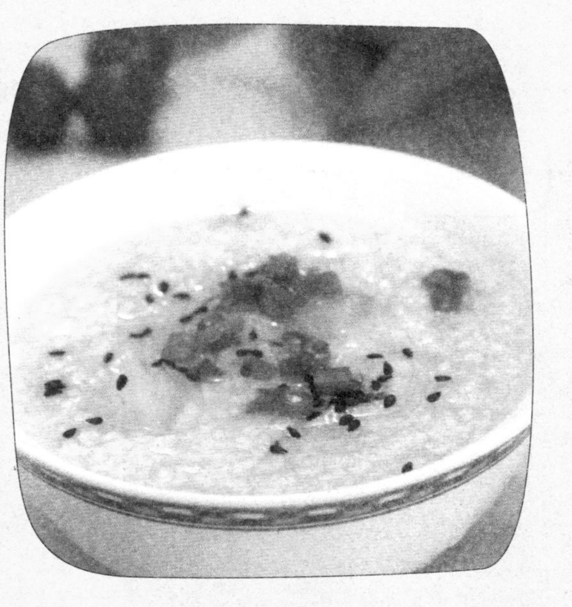

护理要点

排便的训练

到了这个月，很多宝宝已经可以坐在便盆上排便了。这时，爸爸妈妈可在前几个月训练的基础上，根据宝宝大便习惯，训练宝宝定时坐盆大便。在发现宝宝出现停止游戏、扭动两腿、神态不安的多便意时，应及时让他坐盆，爸爸妈妈可在旁边扶持。开始坐盆时，可每次 2~3 分钟，以后逐步延长到 5~10 分钟。若宝宝不解便，可过一会儿再坐，不要将宝宝长时间放在便盆上。

这个月的宝宝依然是离不开尿布的，如果宝宝的小便比较有规律，爸爸妈妈可以掌握并能准确把尿接在尿盆里固然很好，但要是每次都试图让宝宝把尿尿在尿盆里，那就会非常疲惫，并且也容易令宝宝不适。

给宝宝的便盆要注意清洁，宝宝每次排便后应马上把粪便倒掉，并彻底清洗便盆，定时消毒。用过的便盆要放在固定的地方，便盆周围的环境要清洁卫生，不要把便盆放在黑暗的偏僻处，以免宝宝害怕而拒绝坐盆。

小贴士

喂奶的时间并不是一成不变的，要根据宝宝吃奶和辅食的情况做适当调整。但注意两次喂奶和喂辅食的间隔都不要短于 4 个小时，奶与辅食之间不要短于 2 个小时，点心、水果与奶和辅食的间隔不要短于 1 个小时，每天要先喂奶和辅食，再喂水果点心，这样才有利于宝宝的消化。

出牙护理

在宝宝长牙时期，应帮宝宝做好日常的口腔保健，这对日后牙齿的健康也有很大的帮助。因为由于出牙初期只长前牙，爸爸妈妈可以用指套牙刷轻轻刷刷牙齿表面，也可以用干净的纱布巾为宝宝清洁小乳牙，在每次给宝宝吃完辅食后，可以加喂几口白开水，以冲洗口中食物的残渣。等到乳牙长齐后，就应该教宝宝刷牙，并注意宜选择小头、软毛的牙刷，以免伤害牙龈。

由于出牙会令宝宝觉得不舒服，爸爸妈妈可以用手指轻轻按摩一下宝宝红肿的牙肉，也可以戴上指套或用湿润的纱布巾帮宝宝按摩牙龈，还可以将牙胶冰镇后给宝宝磨牙用。这样做除了能帮助宝宝缓解出牙时的不适外，还能促进乳牙的萌出。平时多注意为宝宝补充维生素 A、维生素 C、维生素 D 和钙、镁、磷、氟等矿物质，多给宝宝吃些鱼、肉、鸡蛋、虾皮、骨头汤、豆制品、水果和蔬菜，这些食物能有利于乳牙的萌出和生长。

添加食物的窍门

当你开始用勺子给宝宝喂饭时，请选择小的勺子，最好是用塑料做的而不是金属做的（与金属接触可能会弄疼孩子）。如果宝宝把东西吐出来，别认为这是他在拒绝，这只是因为宝宝对这种新的工具感到惊讶。为了帮助宝宝，不要把食物放在他的舌根处，而应放在嘴中间的合适位置。不管怎样，如果宝宝拒绝用勺子，请不要过分坚持，可以晚一些重新尝试。

为了简化从甜到咸的过渡过程，当你第一次给宝宝喂蔬菜泥时，可稍稍加一点儿盐。可以从胡萝卜泥开始，这都是一些稍微有点儿成而且很容易接受的蔬菜。另外，对于那些并不是吃太甜的食物的宝宝来说，这种从甜到咸的过渡是很容易进行的。

将新的食物与已经吃过的食物进行搭配。

当宝宝有独立吃饭的意愿时，就让他独立吃饭：从第10个月起，宝宝可以将一些柔软的食物放到嘴里并吞下去，比如煮熟的胡萝卜或者香蕉。从1块或2块开始，然后增加分量。

若宝宝想要用勺子吃饭时，第一次要给宝宝比较硬的蔬菜泥。给宝宝放好塑料勺、戴好餐巾，让他一个人去完成。当然宝宝会弄得很脏，但是如果有机会去尝试的话，宝宝会做得更好。

睡眠问题

这个月的宝宝每天需要14~16小时的睡眠时间，白天可以只睡2次，上午和下午各一次，每次2小时左右，下午睡的时间比上午稍长一点儿；夜里一般能睡10小时左右，如果宝宝不肯睡觉，爸爸妈妈不要为了让宝宝入睡而抱着或拍着来回走，这会让宝宝养成不良习惯。爸爸妈妈要记住，睡眠是宝宝的生理需要，傍晚不睡觉的宝宝大概到了晚上八九点就入睡了，一直能睡到转天早上七八点。如果半夜尿布湿了的话，只要宝宝睡得香，可以不马上更换。但如果宝宝有尿布疹或屁股已经红了，则要随时更换尿布。如果宝宝大便了，要立即更换尿布。

当宝宝睡觉的时候，爸爸妈妈要时刻关注宝宝的冷暖，如果因不好掌握而总放心不下的话，可以用手摸一摸宝宝的后颈，摸的时候注意手的温度不要过冷，也不要过热。如果宝宝的温度与你手的温度相近，就说明温度适宜。如果发现颈部发冷时，说明宝宝冷了，应给宝宝加被子或衣服。如果感到湿或有汗，说明可能有些过热，可以根据盖的情况去掉毯子、被子或衣服。

问答

Q：哪种便器比较好？

A：给宝宝选择坐便器，最重要的就是适合宝宝的身体状况，让宝宝坐得舒适。选择坐骑款式的比较安全，前面有挡，可以防止宝宝前倾而摔倒，但是要考虑宝宝穿密裆裤时是否还能方便使用；如果要选择座位款式的，就要特别注意前面的保护，这种款式比较适合大一点儿的宝宝；下蹲式的坐便器同样也是适合大一点儿的宝宝，对于还不会站立的宝宝，就不适合用这种坐便器。另外，坐便器最好买那种内胆容器可分离的设计，这样倒便和清洁都比较容易。

常见问题

挑食

随着宝宝的逐渐长大，味觉发育越来越成熟，吃的食物花样越来越多，对食物的偏好就表现得越来越明显，而且有时会用抗拒的形式表现出来。许多过去不挑食的宝宝现在也开始挑食了。宝宝对不喜欢吃的东西，即使已经喂到嘴里也会用舌头顶出来，甚至会把妈妈端到面前的食物推开。

但是，宝宝此时的这种“挑食”并不同于几岁宝宝的挑食。宝宝在这个月龄不爱吃的东西，可能到了下个月龄时就爱吃了，这也是常有的事。爸爸妈妈不必担心宝宝此时的“挑食”会形成一种坏习惯。不管是宝宝多爱

吃的食物，总吃都会吃够的，所以就要求爸爸妈妈要想方设法变着花样给宝宝吃，就算宝宝再爱吃一样东西也不能总给他吃，否则他很快就会吃腻。如果宝宝在一段时间里对一种食物表示抗拒的话，爸爸妈妈也不要着急，可以改由另外一种同样营养含量的食物替代，这样就不会导致宝营养缺乏。千万不能强迫宝宝，以免产生厌食症。

宝宝拒吃固体食物

有些宝宝不怎么喜欢吃固体食物。如果在你第一次拿固体食物给宝宝吃时，宝宝好像不大感兴趣，那很可能是因为宝宝还没有准备好吃固体食物。你可以再等一两个星期，然后再给宝宝吃固体食物。

有些宝宝平时很爱吃固体食物，但也会时不时地拒绝吃固体食物，特别在生病或者长牙期间。当你遇到这种问题时，应该保持平静，千万不要着急。继续给宝宝提供固体食物，但是不要强迫他，让宝宝自己决定吃还是不吃。在觉得合适时，大部分宝宝会重新开始吃固体食物，虽然有时需要几个星期才能完全恢复。同样，有些时候，宝宝只吃某几种食物，比如水果和烤面包，而他先前常吃的食物却碰都不碰一下，这是正常现象。不过，你仍得给宝宝提供各种不同的食物，让宝宝自己决定吃哪些。如果能让宝宝与所有家庭成员一起进餐，则对其顺利进食会有很大的帮助。只要坚持下去，最终你将重新唤起婴儿对新食物的好奇心。

抽搐

这个月龄的宝宝最常见的是高热引起的惊厥抽搐，表现为体温高达39℃以上不久，或在体温突然升高之时，发生全身或局部肌群抽搐，双眼球凝视、斜视、发直或上翻，伴意识丧失，停止呼吸1~2分钟，重者出现口唇青紫，有时可伴有大小便失禁。一般高热过程中发作次数仅一次者为多。历时3~5分钟，长者可至10分钟。

当发生高热惊厥时，爸爸妈妈切忌慌张，要保持安静，不要大声叫喊；先使患儿平卧，将头偏向一侧，以免分泌物或呕吐物将患儿口鼻堵住或误吸入肺；解开宝宝的领口、裤带，用温水、酒精擦浴头颈部、两侧腋下和大腿根部，也可用凉水毛巾较大面积地敷在额头部降温，但切忌胸腹部冷湿敷；对已经出牙的宝宝应在上下牙齿间放入牙垫，也可用压舌板、匙柄、

小贴士

有些宝宝要到1岁的后期才开始吃固体食物。但是，只要宝宝身体健康，而且体重也在慢慢增长，那么，迟一点儿开始吃固体食物不会有任何问题。当然，要是你对此很担心的话，也可以去找医生咨询一下。如果宝宝已经8个月大，却仍旧对吃固体食物没有任何兴趣，你可以试着减少奶的供应量——宝宝每天所需的奶不会超过600毫升。

应该持有这样一种观念：一个容易过敏的婴儿在1岁之内完全或基本上只依靠母乳喂养会更好。从营养学角度上说，婴儿从母乳中基本上可以获取所需的各种营养，唯独铁质可能会摄入不足。母乳的铁质含量虽然比较低，但比婴儿奶粉更容易吸收，所以单纯用母乳喂养的宝宝也能获得足够的铁质。

筷子等外缠绷带或干净的布条代替，以防抽搐时将舌咬破；尽量少搬动患儿，减少不必要的刺激。等宝宝待停止抽搐、呼吸通畅后立即送往医院。如果宝宝抽搐5分钟以上不能缓解，或短时间内反复发作，就预示病情较为严重，必须急送医院。

腹泻

7个月以后的宝宝随着添加辅食的种类的渐渐增多，胃肠功能也得到了有效的锻炼，因此这个时候很少会因为辅食喂养不当引起腹泻。如果是因为吃得太多引起腹泻的话，宝宝既不发热，也很精神，能在排除的大便中看到没能消化的食物残渣，这时只要适当减少喂养量，就能解决这个问题。

烂嘴角

宝宝经常会在口角一侧或双侧先出现湿白，有些小疱，渐渐地转为糜烂，并有渗血结痂，也就是我们平时所说的“烂嘴角”。“烂嘴角”即为口角糜烂，患上此症的宝宝常常会因为疼痛而苦恼，尤其是在吃饭的时候。

之所以会发生口角糜烂，是因为宝宝体内缺乏维生素B_2。所以患上口角糜烂之后，可以口服或注射维生素B_2，在患处局部也可以涂抹一些紫药水，或是用消毒的淡盐水棉球轻轻擦净口角，待干燥后把维生素B_2粉末粘敷在病变区域，每天早、中、晚临睡前各涂一次。如果宝宝得了口角疱疹的话，可以在医生指导下吃一点儿抗病毒的药。

此外，对于口角糜烂的宝宝，要特别注意做好日常的护理工作。要经常保持口角和口腔的清洁，避免过硬过热的食物刺激口角糜烂的地方；多吃容易消化的富含维生素B_2的流质或半流质；保持食品餐具的清洁卫生；注意不要让宝宝用舌头去舔糜烂的口角，这样会加重糜烂的程度，还会把沾在口角上的病菌带入口中。

婴儿哮喘

婴幼儿时期的哮喘多数是由于呼吸道病毒感染所造成的，极少见由过敏引起的。随着宝宝慢慢长大，抵抗力增加，病毒感染减少，哮喘发作就能逐渐停止；但也有一些患儿，特别是有哮喘家族史及湿疹的患儿，就有可能会逐渐出现过敏性哮喘，最后发展为儿童哮喘。

如果属于有哮喘家族史及湿疹等的哮喘，就应及早到医院根据建议治疗护理。但这时候大多数的“哮喘”都并不是真正意义上的哮喘，而是积痰引起的痰鸣和胸部、喉咙里呼噜呼噜的声音。有这些现象的宝宝大多较胖，是属于体质问题，不需要打针注射治疗，只要平时注意护理、加强锻炼就可以了。

有的宝宝在气温急剧下降的时候特别容易积痰，所以这个时候尽量不要给宝宝洗澡，以免加重喘鸣。积痰严重的宝宝平时应注意饮食，要多喂些白开水，只要室外的空气质量条件较好的话，就带宝宝多到户外进行活动，特别是秋冬季节的耐寒训练，对提高宝宝呼吸道的抵抗力特别有效。痰多的宝宝，爸爸妈妈平时也可以用吸痰器等帮宝宝将痰吸出来，此外还要让家里保持无烟的环境，避免宝宝受到更多的刺激。

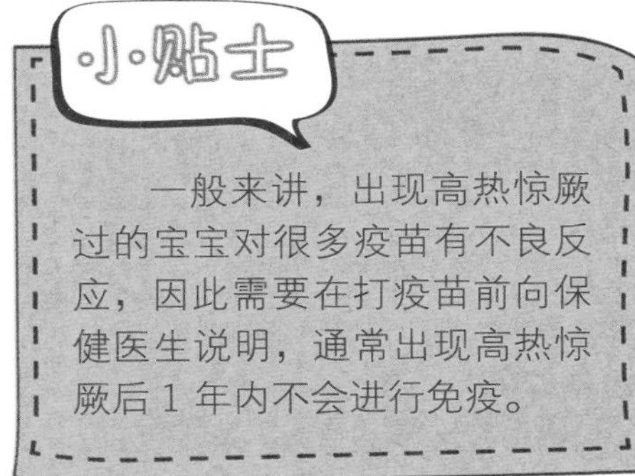

一般来讲，出现高热惊厥过的宝宝对很多疫苗有不良反应，因此需要在打疫苗前向保健医生说明，通常出现高热惊厥后1年内不会进行免疫。

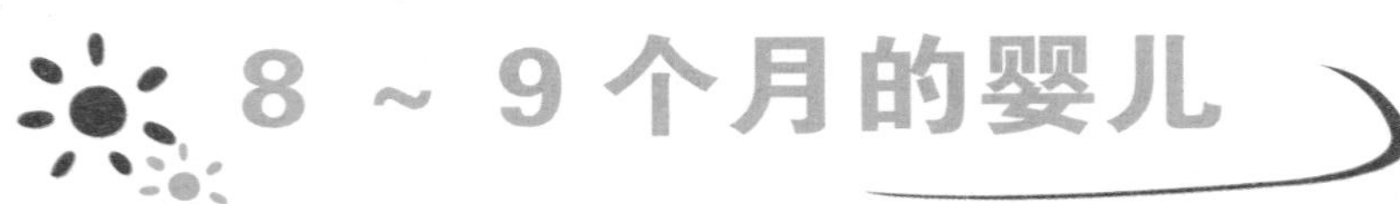

8～9个月的婴儿

婴儿特点

这个月宝宝的生长规律和上个月差不多。

生长发育

这个月的男宝宝体重为6.9~10.8千克，身长为65.7~76.3厘米；女宝宝体重为6.3~10.1千克，身长63.7~74.5厘米。本月宝宝的体重有望增加0.22~0.37千克，身高可增加1~1.5厘米，头围增长0.67厘米，并长出了2~4颗小牙齿。

能力增长

视觉能力

这个月宝宝学会了有选择地看他喜欢看的东西，如在路上奔跑的汽车，玩耍中的儿童、小动物，也能看到比较小的物体了。宝宝会非常喜欢看会动的物体或运动着的物体，比如时钟的秒针、钟摆，滚动的扶梯，旋转的小摆设，飞翔的蝴蝶，移动的昆虫等，也喜欢看迅速变幻的电视广告画面。

随着视觉的发展，宝宝还学会了记忆，并能充分反映出来。宝宝不但能认识爸爸妈妈的长相，还能认识爸爸妈妈的身体和穿的衣服。如果家长拿着不同颜色的玩具多告诉宝宝几次每件玩具的颜色，然后将不同颜色的玩具分别放在不同的地方，问宝宝其中一个颜色，那么宝宝就能把头转向那个颜色的玩具。

语言能力

这个月的宝宝仅能够听懂你常说的词语，而且已经能用简单语言以及较为清晰的发声来回答你的问题，也开始喜欢用语言来表达自己的意思和感情；会做3~4种表示语言的动作；对不同的声音有不同的反应，当听到大人对宝宝“不”或“不动”的声音时，懂得暂时停止手中的活动；连续模仿发声；当听到熟悉的声音时，他能跟着哼唱；会说一个字并表示以动作，如说“不”时摆手、“这、那”时用手指着东西；虽然这时宝宝还不能说出任何词汇和单词，但是已经有了很高的理解能力，已经能够理解很多词语的含义了。

听觉能力

听觉方面，宝宝在这时懂得区分音的高低，对音乐的规律也有了进一步的了解，通过爸爸妈妈的引导，宝宝可以根据音乐的开始和终止挥动双手“指挥”。如果播放节奏鲜明的音乐，让宝宝坐大人腿上，大人从身后握住宝宝前臂，带领宝宝跟着音乐的强弱变化手臂幅度大小进行“指挥”的话，经过多次训练后，宝宝就能不在大人带领下，跟着音乐有节奏地“打拍子”。

小贴士

虽然这一月龄宝宝的消化能力已经有了一定的基础，但辅食添加仍要遵循从少量到多量，每次加一种，逐渐增加的原则。待宝宝适应且没有不良反应后，再增加另外一种，值得注意的是，宝宝只有处于饥饿状态下，才更易接受新食物，所以宝宝的新食物应在喂奶之前喂食。

运动能力

宝宝这个时候已经可以"坐如钟"了，并且坐着的时候会转身，也会自己站起来，站起来之后可以坐下；坐着时会自己趴下或躺下，而不再被动地倒下；开始能自己向前爬，但四肢运动还不协调，有时仍会用肚子匍匐前进；如果扶着床头的栏杆可以站起，但不会自己向前迈步，快到 9 个月时，有的宝宝可以离开手扶物独站几秒钟。

认知能力

这个月宝宝的认知和数理逻辑能力迅速提高。这个月里，宝宝特别需要新的刺激，总是表现出一副"喜新厌旧"的样子，当遇到感兴趣的玩具，宝宝总是试图拆开，还会将玩具扔到地板上；而对于那些体积比较大的物品，宝宝知道单凭一只手是拿不动的，需要用两只手去拿，并能准确地找到存放喜欢的食物或玩具的地方。

认知方面，本月龄的宝宝学会了认识自己的五官，能够认识图片上的物体，并能有意识地模仿一些动作。此外，宝宝还知道了害羞，能懂得大人在谈论自己，对自我的认知进一步加强。这时的宝宝对妈妈仍然很依恋，但对穿衣服的兴趣在增强，喜欢自己脱袜子和帽子；与大人的交流会变得容易、主动、融洽一些，懂得通过动作和语言相配合的方式与人交往，如给宝宝穿裤子时，他会主动把腿伸直；听到他人的表扬和赞美会重复动作；如果别的宝宝哭了，那么他也会跟着哭。

营养需求

这个月宝宝的营养需求与上个月没有什么差别，辅食量和奶量也没什么变化。食量较大的宝宝在这个月会开始发胖，还比较容易积食；而食量小的宝宝这个月则可能会被判为营养缺乏。个别宝宝可能因为缺乏铁元素的摄取导致轻微贫血，缺钙的可能性不大。这个月仍要注意防止鱼肝油和钙补充过量，否则会致使维生素 A 或维生素 D 中毒症，以及软组织钙化。

喂养方式

断奶

用母乳喂养的宝宝一满 8 个月，即使母乳充足，也应该逐渐实行半断奶，一天喂 3~4 次即可。因为母乳中的营养成分已不能满足宝宝生长发育的需要，所以这个时候必须要给宝宝添加辅食，而这个时候的宝宝也都爱吃辅食了。

配方奶喂养

牛奶喂养的宝宝这个月每天牛奶摄入量仍以 500 毫升为基数，最多不要超过 800 毫升。这个月宝宝喝牛奶的目的主要是为了获取足够的蛋白质和钙质，如果宝宝食量较小或是不爱喝奶的话，可以随着宝宝的胃口给予他能吃下的分量，不足的部分用肉蛋类辅食不足，以弥补所需的蛋白质。需要注意的是，如果宝宝长时间不喝奶的话，很可能以后会变得对奶味比较反感。对于半夜总是醒来哭闹的宝宝，如果喂些牛奶可以让宝宝安静下来的话，就可以给宝宝喂牛奶。

本月辅食的基本要点

这个月龄宝宝的辅食安排为每天 2 餐，第一餐可安排在早上 11 点左右，第二餐安排在晚上 6 点左右，中间穿插加两次点心水果。辅食的量要根据宝宝的适量而定，一般情况下每次为 100 克左右。

宝宝的食物中依然不宜加盐或糖及其他调味品，因为盐吃多了会使宝宝体内钠离子浓度增高，此时宝宝的肾脏功能尚不成熟，不能排除过多的钠，使肾脏负担加重；另一方面钠离

子浓度高时，会造成血液中钾的浓度降低，而持续低钾会导致心脏功能受损，所以这个时期宝宝尽量避免使用任何调味品。

本月辅食除了考虑营养因素外，还要注意食物有要一定硬度，比如烤面包片、鱼片、虾球等用手抓着吃，可以提高营养量和帮助长牙、学习吃饭。咀嚼是一个必须学习的技巧，如果宝宝没有机会学习如何咀嚼，日后他们可能只会吃质感细腻的食物，难以接受其他食物。随着有硬度食物的添加，可以适量减少过于稀软或缺少动物性食物的辅食。喂食辅食时，可将食物盛装于碗或杯内，以汤匙喂食宝宝，让宝宝逐渐适应成人的饮食方式及礼仪，如将牛奶和辅食混合制作时，尽量以汤匙喂食宝宝，避免以奶瓶喂食。

食谱推荐

什锦蛋羹

材料：鸡蛋2个，海米20克，菠菜1棵，西红柿半个，盐、淀粉、香油少许。

做法：❶鸡蛋打入碗内，加适量盐和温开水搅匀，待用。

❷在锅内加水，在旺火上烧开，把打好的鸡蛋放入屉内，上锅蒸15分钟。

❸炒锅内放入适量清水，水开后放入海米末、菠菜末、西红柿末、盐等，勾芡后淋入几滴香油，浇在蛋羹上。

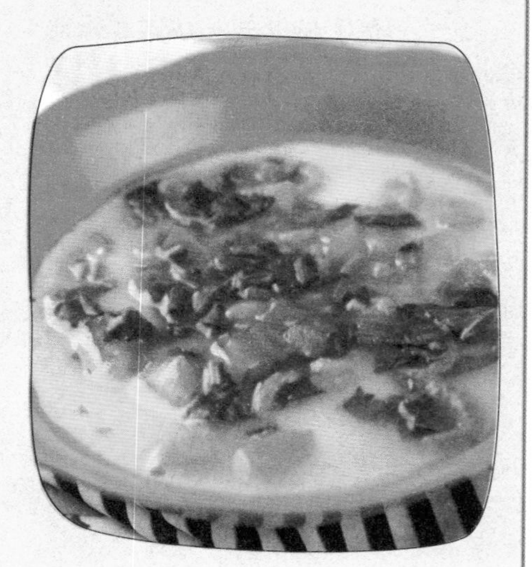

护理要点

让宝宝独立入睡

有的爸爸妈妈为了使宝宝能尽快入睡，就总是抱着宝宝连拍带摇，甚至抱着又是哼唱催眠曲，又是满地转悠地哄着宝宝入睡。虽然这样可以令宝宝尽快入睡，但会让宝宝对此形成依赖，一旦把宝宝放到床上，宝宝即使不马上醒来也往往睡不踏实，常常因一点儿响动或其他干扰就会醒来，如果要想让宝宝重新入睡，必然还要重复以上做法，长此以往势必会影响宝宝的睡眠质量。

从这个月开始尽量让宝宝独立入睡，不要让宝宝含着妈妈的乳头入睡。如果宝宝已经养成必须含着妈妈的乳头才能入睡的习惯，妈妈一旦将乳头从宝宝嘴里拽出来，宝宝就有可能被惊醒。即使当时没醒，如果因为夜里撒尿或因其他原因醒来后，要想让宝宝重新入睡，宝宝必然要求同样的条件，不然就会哭闹不止。这样除了会令宝宝的睡眠大打折扣，也会使宝宝形成依赖，再想戒掉就很难了。

衣物被褥

这个月的宝宝正是学走练爬的时期，由于好动的宝宝经常出汗，再加上生活不能自理，衣服就很容易搞脏。所以，这个月宝宝的服装就要有一定的要求，而且四季也有所不同。

春秋季节的衣服要求外衣衣料要选择结实耐磨、吸湿性强、透气性好，而且容易洗涤的织物，如棉、涤棉混纺等。纯涤纶、腈纶等布料虽然颜色鲜艳、结实、易洗、快干，但吸湿性差，容易沾土脏污，最好不要给宝宝穿。

夏季的服装要求以遮阳透气、穿着舒适，不影响宝宝的生理功能为原则。最好选择浅色调的纯棉制品，这种面料不仅吸湿性好，而且对阳光还有反射作用。

冬季的服装应以保暖、轻快为主。外衣布料以棉、涤棉混纺等为好，纯涤纶、腈纶等布料也可使用。服装的款式要松紧有度，太紧或过于臃肿都会影响宝宝活动。

给宝宝选择裤子时，尽量选择宽松的背带裤或连衣裤，那种束胸的松紧带裤最好不要给宝宝穿。背带裤的款式应简单、活泼，臀部裤片裁剪要简单、宽松，背带不可太细，以3~4厘米为宜。裤腰不宜过长，而且裤腰上的松紧带要与腰围相适合，不能过紧。如果出现束胸、束腹现象时，将会影响宝宝的肺活量及胸廓和肺脏的生长发育。

常见问题

顽固便秘

如果宝宝便秘比较顽固、甚至导致肛裂出血的话，可以为宝宝进行1~2次的开塞露注入或灌肠。使用时要注意，当将开塞露注入肛门内以后，爸爸妈妈应用手将宝宝两侧的臀部夹紧，让开塞露液体在肠子里保留一会儿，再让宝宝排便，这样的效果会比较好。

但是，事实上，宝宝便秘，是需要长时间慢慢治疗，千万不能急着用塞剂、灌肠快速处理，更不能经常使用，否则会造成严重的后果。由于宝宝能吃的东西越来越多了，所以最安全的办法是通过饮食来解决便秘的症状。可以给宝宝多吃些红萝卜、白萝卜、红薯、花生酱、芝麻油、芹菜、菠菜、小米面、玉米面等利于通便的食物，当然有的时候一种食物对宝宝无效，但只要爸爸妈妈有耐心多试几种的话，都能找到能治疗自己宝宝便秘的食物。

婴儿肺炎

大部分婴儿肺炎都是由病毒和支原体所引起的，患有感冒、发热 、咳嗽的宝宝，爸爸妈妈一般很难判断到底是单纯的感冒发热还是已经引起了婴儿肺炎。如果宝宝平时身体较差、并有气喘痰鸣的话，当患感冒时，用听诊器能听到“啰音”，并且有高热，就基本可以诊断为肺炎，但也要根据X光照射检查来判定病症。

由病毒引起的肺炎目前还没有特效药，但多数能够自愈。由支原体引起的肺炎可以用抗生素予以治疗，但要严格掌握用法和用量。

如果宝宝经诊断患上了肺炎，应特别注意室内的环境，要保持安静、整洁和舒适。室内要经常通风换气，并保证必要的空气湿度，一般相对湿度以55%左右为宜，必要时可以用加湿器进行调节。或是对宝宝进行冷空气疗法，将宝宝用棉被包严，戴好帽子只露出脸，打开冷气或窗户，或抱到冷室，一般温度最好在5~10℃，最低不低于5℃。宝宝咳嗽严重的时候，可以抱着宝宝，这样比让宝宝躺着更容易咳痰。

9 ~ 10 个月的婴儿

婴儿特点

过了 9 个月将满 10 个月的婴儿，和前几个月比较起来，活动能力明显增强，自己可能会抓着床栏杆站起来，还能横着走两步，这真是让父母惊讶。

生长发育

男宝宝在这个月重 9.22~9.44 千克，高 72.5~73.8 厘米；女宝宝在这个月体重为 8.58~8.8 千克，身高 71.0~72.3 厘米。本月宝宝体重将增 0.22~0.37 千克，身高仍和上个月一样，增长 1~1.5 厘米。

宝宝的头围增长速度依然和上个月一样，平均一个月增长 0.67 厘米。大部分宝宝到了这个月，已经很难看到前囟搏动了。此外宝宝在这个月将长出 4~6 颗乳牙。

能力增长

视觉能力

宝宝的眼睛在这个月，开始具有了观察物体不同形状和结构的能力，成为认识事物，观察事物，指导运动的有力工具。从这个月开始，宝宝会通过看图画来认识物体，并很喜欢看画册上的人物和动物；同时，宝宝还学会了察言观色，尤其是对爸爸妈妈的表情有比较准确地把握，如果大人对着宝宝笑，他就明白这是在赞赏他，他可以这么做。但这时的宝宝还不具备辨别是非的能力。

语言能力

这时的宝宝可以主动地叫妈妈了，也很喜欢模仿人发声；会不停地重复说一个词；懂得爸妈的命令，会遵照爸妈的要求去做。只要宝宝的声音有音调、强度和性质改变，宝宝就是在为说话做准备了。而且在他说话时，爸爸妈妈反应越强烈，就越能刺激宝宝进行语言交流。

听觉能力

宝宝的声音定位能力已发育很好，有清楚的定位运动，能主动向声源方向转头，也就是有了辨别声音方向的能力。

运动能力

这个阶段的宝宝能迅速爬行，能够独自站起来，并且靠着学步车或大人拉着慢慢地走几步；这个月是宝宝向直立过渡的关键时期，一旦宝宝会独坐后，几乎就很难老老实实地坐了，总是想站起来，刚开始时，宝宝会扶着东西站着，双腿只支持大部分身体的重量。

宝宝的动作能力也更灵活了。他可以一只手拿两块小积木，手指的灵活性增强，两只手也学会了分工合作；学会了随意打开自己的手指，开始喜欢扔东西；如果你向他滚去一个大球，起初他只是随机乱拍，随后他就会拍打，并能使球朝你的方向滚过去。

认知能力

此时的宝宝能够认识常见的人和物，开始观察物体的属性，从观察中他会得到关于形状、构造和大小的概念，甚至开始理解某些东西可以食用，而某些东西则不能食用，尽管这时他仍然将所有的东西放入口中，但只是为了尝试。另外，这时的宝宝还总喜欢东瞧瞧西看看，这是他在探索周围的环境。而对于他的玩具，他已经会学着估计玩具的高度、距离，还会去比较两个物品的不同。

这个月宝宝的情绪开始会受到爸爸妈妈情绪影响，如果爸爸妈妈不安或沮丧时，宝宝也会显得不高兴；如果爸爸妈妈十分轻松快乐的话，那么宝宝也表现得很兴奋。宝宝喜欢主动亲近小朋友，自我概念意识也更加成熟，当有其他小朋友在旁边或着想分享他的玩具时，宝宝会显出对玩具明显的占有欲，宝宝会认为全部的东西是自己的，不愿和别人分享。

营养需求

这个月宝宝的营养需求和上个月相比没有大的变化，注意添加补充足量维生素C、蛋白质和矿物质的辅食，还要通过牛奶补充足够的钙质，通过动物性辅食如瘦肉、肝脏、鱼类等补充必需的铁质。

喂养方式

母乳喂养

大多数宝宝到了9个月以后，乳牙已经萌出4颗，消化能力也比以前增强，可以进食的种类也越来越多。如果此时母乳充足的话，除了早晚睡觉前喂点儿母乳外，白天应该逐渐停止喂母乳，吃母乳的宝宝多数在添加辅食上都会遇到一些困难，所以此时要特别掌握好喂母乳的时间。

人工喂养

对于配方奶喂养的宝宝，此时配方奶仍应保证每天500毫升左右，如果宝宝不爱喝配方奶的话，少喝一些也没关系，只要将肉蛋类等富含蛋白质的辅食跟上即可；如果宝宝爱喝配方奶，就可以多加蔬果类的辅食，蛋白类的辅食少加，但注意每天摄入的牛奶最多不能超过1000毫升。

这个月宝宝的中餐、晚餐应以辅食为主，辅食可以是软饭、瘦肉，也可在稀饭或面条中加肉末、鱼、蛋、碎菜、土豆、胡萝卜等，量应比上个月增加，可以做得稍微大一些、质要硬一些，以锻炼宝宝咀嚼的能力，促进牙齿的发育。除了辅食之外，还应开始在早午饭中间增加饼干、烤馒头片等固体的小点心。

辅食的给法

9~10个月宝宝辅食要逐渐增加，以满足宝宝的营养需求。这个时期应该给宝宝增加一些土豆、红薯等含糖较多的根茎类食物和一些粗纤维的食物，来促进宝宝的肠胃蠕动和消化。另外，这时宝宝已经长牙，有了咀嚼能力，所以可以给宝宝啃一些比较粗粒的食物，有些片状的食物也可以，但不能给宝宝糖块吃。这时的宝宝也不用再给果汁了，可以让宝宝直接吃西红柿、橘子、香蕉等，苹果可以切成片，草莓可以磨碎。

这个月要停止给宝宝喂泥状食物。如果给宝宝长时间食用泥状的东西，宝宝会排斥需要咀嚼的食物，而愈来愈懒得运用牙齿去磨碎食物。这对于摄取多样化的营养成分，以及对宝宝牙齿的发育，有很大的影响和阻碍。

问答

Q：母乳断不了怎么办？

A：此时已然没有必要完全给宝宝断乳，只要掌握好喂奶的时间，不要让宝宝对母乳形成依赖就可以了。一般来说，这个时候除了在早上起床、晚上临睡和半夜喂母乳之外，其余的时间都应该让宝宝吃辅食。这个月龄的宝宝很多时候想要吃母乳并不是因为饿，而纯属是一种撒娇和依赖的心理。只要合理控制好喂奶的时间，不断给宝宝更换辅食的花样，绝大多数宝宝都能在白天高高兴兴地吃辅食。

食谱推荐

红薯玉米粥

原料： 红薯、玉米、玉米粉、南瓜、豌豆各30克，大米40克，盐2克。

做法： ❶玉米、大米泡发洗净；红薯、南瓜去皮洗净，切块；豌豆洗净。

❷锅置火上，放入大米、玉米煮至沸时，放入玉米粉、红薯、南瓜、豌豆。

❸改用小火煮至粥成，加入盐入味，即可食用。

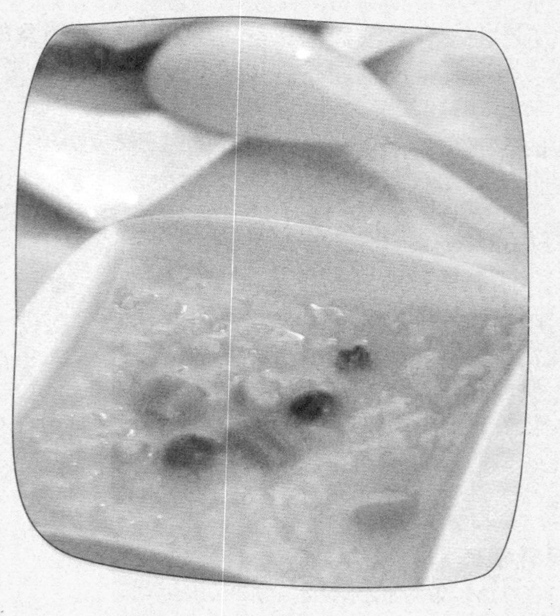

护理要点

让宝宝抓食

这个时候的宝宝开始变得有独立性了，总是希望自己去完成一些事情，尤其是在吃东西的时候，可能不爱让妈妈喂了，更愿意自己去抓东西吃。实际上，这种抓食的愿望是宝宝成长发育的需要，是宝宝锻炼手部能力的大好机会，只要把宝宝的小手洗干净，让宝宝抓食也没什么问题。

宝宝用小手抓弄食物，不仅是为了吃，还是认识食物的一种手段，通过抓弄可以认识和了解各种食物的形状、性质、软硬、冷热等。让宝宝自己体会到进食是一件令他感到愉悦的事，可以增进宝宝的食欲，提高宝宝

小贴士

需要注意的是，给宝宝的点心零食要把握好尺度，应定时集中给予而不能零散着吃，否则会破坏宝宝一日三餐的进食规律，不利于宝宝养成良好的饮食习惯。另外，选择零食的时候要考虑宝宝的年龄特点、咀嚼和消化能力，要选择适合宝宝月龄的点心。每次在宝宝吃完点心后，要给宝宝喝些白开水，以便将沾在牙齿上的食物清洗掉，也能起到清洁口腔的作用。

进食的信心。

当宝宝学着抓食时，自然也会存在一些安全隐患。最常见的就是宝宝将一些危险的、有毒的东西误吞了进去，或是卡在食管、气管里。所以爸爸妈妈在日常生活中要绝对的细心，把任何食物颜色或气味相近、大小适合抓起并可能被宝宝吞食的东西收好，不要让宝宝有机会拿到。当发生噎卡的时候，爸爸妈妈千万不要着急，一定要冷静处理和对待。如果噎住宝宝的物体处于位置较浅的情况下，可以让宝宝采取俯卧位，用手适当用力捶压背部，就能使物体被吐出；但是如果被噎住的位置比较深，那么一定要马上将宝宝送往医院，路上注意不要让宝宝平卧，要采取俯卧的姿势。

给宝宝喂药

在喂药之前，爸爸妈妈要做好必要的准备工作。把要喂的药准备好，再仔细看一遍说明书上标注的用法和用量，确认清楚所有注意事项；然后准备好喂药的工具，常用的有吸管、针筒、小勺、药杯等；还可以准备一些宝宝爱吃的小零食，如水果、饼干等。

一般情况下，给宝宝的喂药时间应选在两餐之间，但如果怕宝宝因吃食导致呕吐，可以在进食前 30 分钟到 1 小时喂药，因为此时胃已排空，还可以避免服药引起的呕吐。对于某

小贴士

给宝宝服用片剂的药物，无论药片大小都要研成粉末，加水和糖调成稀汁后再让宝宝服下，不能直接给药片。稀释药片粉末一定要用温凉的水，因为热水会破坏药物的成分。不能用乳汁或果汁和药，以免降低药效。

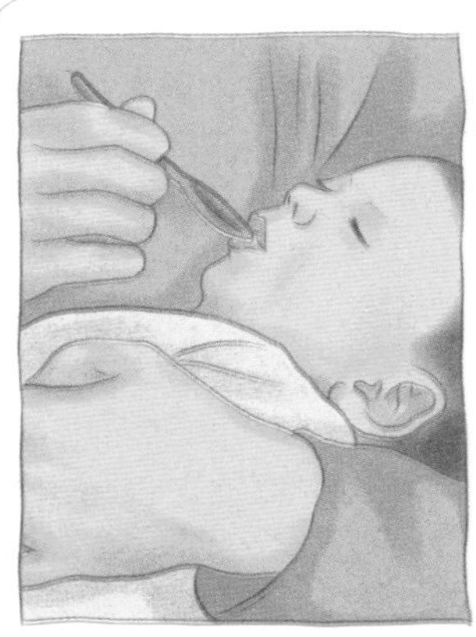

药匙

配好药液，抱住宝宝，使宝宝不能扭动。拿起盛了部分药液的药匙放在宝宝嘴巴下，让宝宝把药液吮吸进嘴巴里。如此重复，直至把药液喂完。

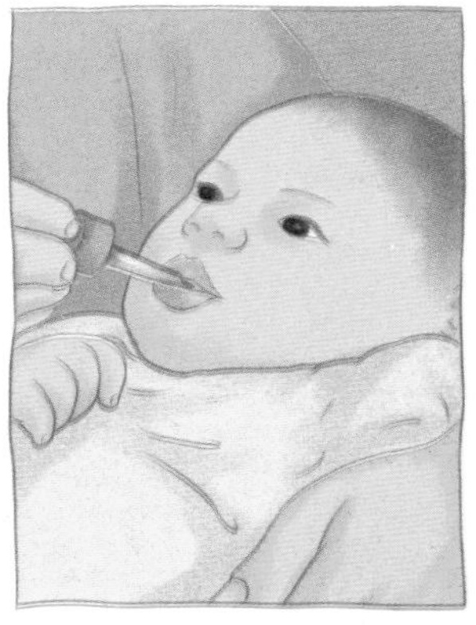

药物滴管

配好药液，用滴管吸取一部分药液，把滴管放入宝宝口腔里，将药物挤进宝宝嘴里。如此重复，直至把药液滴完。

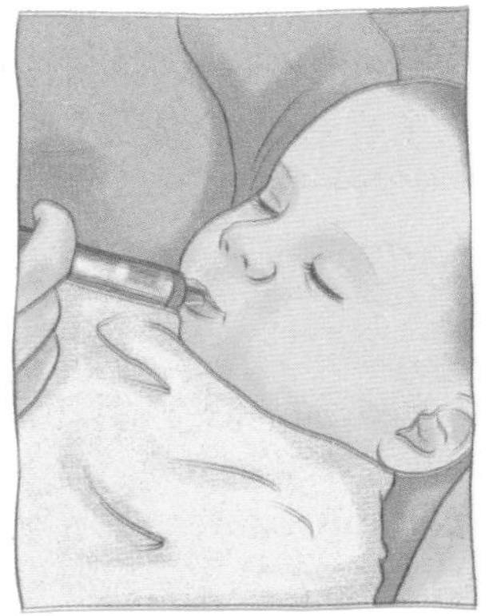

注射器

配好药液，把准确剂量的药液吸入注射器。抱起宝宝，把注射器的接口管放在宝宝下嘴唇上，稍微倾斜，然后轻压注射器底部，将药液喂进宝宝口中。

些对胃有较大刺激的药物，如铁剂等，可以选在餐后1小时喂服，这样就可以防止药物损伤胃黏膜。

给这个月龄的宝宝喂药，如果宝宝表示抗拒的话，可以利用他喜欢的玩具分散宝宝的注意力，趁机将药送到宝宝嘴里。不过更好的办法是以游戏、比赛的方式进行，例如把药水准备好，然后告诉宝宝“和妈妈比赛，看谁吃得快”，然后给宝宝喂一勺药水，妈妈就用另外一个勺子喝口水，这样宝宝就能很顺利地把药吃下去了。再有，喂药的时候鼓励也很重要，有的时候，只要爸爸妈妈一句诸如“宝宝真棒，能大口大口地把东西吃下去”，宝宝就真能顺顺利利地服药了。

体能训练

1 扶物蹲下捡玩具

当宝宝扶着凳子站立时，可以把玩具推到宝宝身边，让宝宝一手扶凳子，另一手将玩具捡起来。这个动作可以训练宝宝从双手扶物进步到单手扶物，且弯腰移动后能保持身体平衡。

2 练习平衡

让宝宝背部和小屁股贴着墙，两条小腿分开些，但是脚跟要稍微离开墙壁一点儿。这时，妈妈可以用小玩具在宝宝面前左右摇晃，宝宝自然也会时左时右地跟着玩具的运动轨迹摇晃身体。这样的练习，有助于宝宝调和掌握身体的平衡感，让宝宝更快的学会走路。

3 起立蹲下

让宝宝蹲着，爸爸妈妈用手指勾着宝宝的手指，边鼓励宝宝站起来，边用力向上拉。随着练习次数的增多，勾起的力度要逐渐减小，直到宝宝完全不用借助外力就能站起来。

4 向前起步走

让宝宝站在妈妈的前面，妈妈牵着宝宝的双手，同时迈开右腿再迈左腿；或是让宝宝和妈妈面对面，妈妈牵着宝宝的双手倒退，鼓励宝宝跟着妈妈向前走。一般来说，两个人相对着会让宝宝觉得更安全，但另外一种方式会让宝宝的视野更宽广。

常见问题

高热

当宝宝发热的时候，爸爸妈妈可以将宝宝身上衣物解开，用温水毛巾全身上下搓揉，如此可使宝宝皮肤的血管扩张将体气散出，另外，水汽由体表蒸发时，也会吸收体热，起到降温的作用；如果宝宝四肢及手脚温热且全身出汗，就表示需要散热，可以少穿点儿衣物。

保持室内环境的流通，如果家里开冷气的话，要将室内温度维持在25~27℃之间；给宝宝吃的食物要清淡，以流质为宜，并多给宝宝喝白开水，以助发汗，并防脱水。可以给宝宝贴上退热贴，退热贴的胶状物质中的水分汽化时可以将热量带走，不会出现过分冷却的情况。

如果宝宝的中心温度（肛温或耳温）超过38.5℃时，可以适度的使用退热药水或栓剂，必要的情况下要到医院请医生治疗。

嘴唇干裂

这个月龄的宝宝嘴唇比较容易出现干燥，特别是赶上秋冬季节就更常见。除了有补水量不够、饮食不均衡等原因之外，这个月的宝宝口水分泌较多，加上总爱啃手指头，口水长时间刺激嘴唇及周围皮肤，就会使嘴唇出现不适。吃饭后没有清洁嘴唇，尤其是吃完偏酸或偏咸的食物后不及时清洗，也同样会刺激嘴唇及周围皮肤而出现炎症。

当宝宝嘴唇干燥的时候，会下意识地用舌头去舔，如果发现宝宝总是用舌头去舔嘴唇的话，就要特别注意，因为此时说明宝宝的嘴唇干了，要注意多给宝宝喝水，以及补充新鲜的水果和蔬菜。如果嘴唇已经干裂起皮的话，可以用干净的纱布或手绢蘸上温水，给宝宝湿敷嘴唇，等脱皮处的皮肤完全软化后再轻轻揭去或小心地用剪刀剪掉，然后涂抹上润唇膏。千万不要随意用手去撕，否则会令皮肤损伤更严重。润唇膏要选择适合宝宝使用的不含香料和色素的，如果没有合适润唇膏的话，也可以用香油或金霉素眼膏代替。

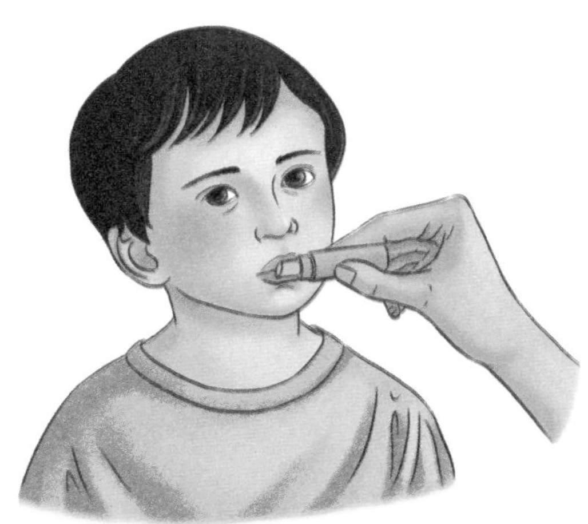

用唇膏滋润孩子上下唇

宝宝老抓生殖器

宝宝从一出生起就具有探索精神，随着渐渐的成长，宝宝会对周围的一切事物充满好奇和探索心，对自己的身体也一样。这个时候的宝宝可能开始爱抓自己的生殖器了，对于这种行为，爸爸妈妈没有必要太过害怕和担心，这是宝宝对自己身体的一种探索，和宝宝摸自己的手臂、脑袋是一样的，如果此时家长严厉呵斥的话，非但不会杜绝宝宝的这种行为，反而会使其愈演愈烈，或是变得恐惧、忧虑。

也有些家长，对于宝宝出现的这种行为一点也不干涉，反而还大加赞扬和鼓励。这个时候的宝宝对大人的表情、语言有着很强的感受，当宝宝感受到他的这种行为可以为自己带来表扬时，宝宝就会更加高兴地做出这个举动，目的是赢来更多的赞扬。

因此，当家长发现宝宝有抚摸把玩自己生殖器的行为时，要轻轻地把他的手拿开，并用严肃的态度告诉他“不”。没有必要说得太复杂，只要告诉宝宝这一简单的字，再加上宝宝看见爸爸妈妈严肃认真的表情，他就能明白，这种行为是不好的，是爸爸妈妈不喜欢的，宝宝就不会去做了。

10 ~ 11 个月的婴儿

婴儿特点

在这个月，宝宝的容貌改变要比身高体重看起来大得多，但看起来仍然是一个婴儿，头部和腹部仍然是身体的最大部位。

生长发育

这个月宝宝身高增长速度与上个月一样，平均增长 1.0~1.5 厘米，男宝宝的平均身高是 73.08~75.2 厘米，女宝宝 72.3~74.7 厘米；体重的增长速度也与上个月一样，平均增长 0.22~0.37 千克，男宝宝的平均体重是 9.44~9.65 千克，女宝宝为 8.50~9.02 千克。此时头围的增长速度仍然是每月 0.67 厘米，越来越多的宝宝此时前囟已经快要闭合，但依然还有些宝宝的囟门依然很大。

能力增长

语言能力

在本月，大部分的宝宝都能准确理解简单词语的意思，也会叫“爸爸、妈妈、奶奶、姑姑”等发音简单的词句，通常，女宝宝开口说话要比男宝宝早一些，而且语言表达的能力也强一些。但无论如何，此时的宝宝能开口说话还是很少的，不断地无意识地发出一些简单的音节是这个月宝宝的特点。

随着语言能力的不断增强，宝宝的联想能力也在增强，比如宝宝看到小狗，就会想起“汪汪”等，对于生活中见到的东西已经能够去想它的读音了。

运动能力

此时宝宝的手的动作灵活性明显提高，能够使用拇指和示指捏起东西，还能玩各种玩具，能推开较轻的门，拉开抽屉，或是把杯子里的水倒出来等。

这时的宝宝已经可以平稳地坐在地板上玩耍，也能毫不费力地坐到一个较矮的椅子上；有的宝宝还会颤巍巍地向前迈步，大人牵一只手就能走了，但大多还是不协调的交叉步，经常会自己绊倒自己；有的宝宝已经会单手扶着床沿走几步，会推着小车向前走；还可以执行大人提出的简单要求，懂得用面部表情、简单的语言和动作与大人交流。

认知能力

这个月宝宝的认知能力也有了提高，如果给宝宝一本图画书的话，宝宝能够很快指认出图中有特点的部分，另外也有了对大和小的理解。另外还开始会进行有意识的活动，将事物之间建立联系的能力也继续增强。

宝宝的自我意识在这个月更强了，能够明显地表现出自己的好恶，如看见自己喜欢的人向自己走来就快快乐乐的迎接，看到不喜欢的人就会哇哇大哭，出现“认生”反应。另外，宝宝的好恶明显会受到情绪的支配，如果困了、不高兴或是身体不舒服的话，无论如何都很难让宝宝高兴起来，即使给他平时喜欢的东西，宝宝也很可能将其扔掉，然后继续大哭。

营养需求

这个月宝宝的营养需求和上个月差不多，所需热量仍然是每千克体重 110 千卡左右。蛋白质、脂肪、糖、矿物质、微量元素及维生素的量和比例没有大的变化。注意补充维生素 C 和钙，宝宝每天应保证吃到 400 毫升以上的牛奶；食品中虾皮、紫菜、豆类及绿叶菜中钙的含量都较高；小白菜经氽烫后可去除部分草酸和植酸，更有利于钙在肠道的吸收。

此外，在这个月可以开始用主食代替母乳，除了一日三餐可用代乳食品外，在上、下午还应该给安排一次配方奶和点心，用来弥补代乳食品中蛋白质、无机盐的不足。中午吃的蔬菜可选菠菜、大白菜、胡萝卜等，切碎与鸡蛋搅拌后制成蛋卷给宝宝吃。下午加点心时吃的水果可选橘子、香蕉、西红柿、草莓、葡萄等富含维生素C的水果。

喂养方式

在这个时期宝宝的消化和咀嚼能力大大提高，可以给宝宝一天三餐吃断奶食品了，一日所需的营养逐渐由这三餐提供，爸爸妈妈需要在均衡营养上下点功夫，如果宝宝的饮食已成规律，数量和品种增多，营养应该能够满足身体生长发育的需要。而配方奶只要是在宝宝想喝的时候给予就可以了。

一般情况下，这个时期正是断奶的完成期，只要按照一般方法做的食物都逐渐能吃了。宝宝的饮食仍要以稀粥、软面为主食，适量增加鸡蛋羹、肉末、水果、小肉肠、碎肉、面条、馄饨、小饺子、小蛋糕、蔬菜薄饼、燕麦片粥等，烹调方法要以切碎烧烂为主，多采用煮、煨、炖、烧、蒸的方法，不要只是给宝宝吃汤泡饭，因为汤只是增加滋味而缺乏营养，并容易让宝宝囫囵吞入影响消化。

此外，蔬菜的准备要多种多样，同时增添些新鲜水果。还要在辅食中要增加足够的鸡蛋、鱼、牛肉等，以免宝宝出现动物蛋白缺乏。对于不易消化，含香料多的菜要尽量少吃，所有的辅食中要少盐、少糖。

这时候宝宝的进餐次数可为每天5次，除早、中、晚餐外，另外上午9点和午睡后加一次点心，每餐食量中早餐应多些，晚餐应清淡些以利睡眠。

让宝宝尝试新的食物

下述这些食物没有太多刺激性，适合6~12个月大的宝宝食用。不过需要记住的是，每次只能给宝宝喂一种新的食物。在喂下一种食物前，需要隔上3~5天。

1 **蔬菜。**你可以试着将蒸过的菠菜、绿的蚕豆和花椰菜制成糊状食品，也可以将冷冻的豆子煮过之后制成糊状食品。煮后捣碎的土豆也是很好的食物。

小贴士

1周岁之前，奶是宝宝最重要的食品，即使辅食的添加再多样化，也不可忽视奶的营养价值。如果宝宝此时还比较爱喝配方奶的话，可以一天给宝宝500~800毫升奶，中午和晚上和爸爸妈妈一起吃午餐和晚餐，其余时间给些点心水果。要是宝宝一天能喝1000毫升的牛奶，那么也可以把辅食只缩减到一餐，如果宝宝食量较小，或是不爱喝奶，一天喝奶量无论如何也到不了500毫升的话，就要多给宝宝吃蛋类和肉类辅食，以补充所需的蛋白质。

2 **水果。** 只要将杧果，桃子、油桃稍微煮一下就可以制成糊状食品了，或者也可以将成熟的瓜（哈密瓜是最甜的一种瓜）捣碎直接给7个月大的宝宝。干的水果比如杏、椰枣和梅子，可以加水煮，然后制成糊状食品，但是不能一次让宝宝吃得过多，因为这些东西所含糖分较高。有些宝宝会对猕猴桃和草莓过敏，得等到至少9个月大才能让宝宝吃这些食物，同时还要留意宝宝是否出现过敏反应。

3 **谷类食物。** 小麦类食物很容易造成宝宝的过敏反应。在给婴儿尝试小麦类食物之前，应该先让宝宝尝尝粟米、燕麦食品（通常都被加工成粥）。当宝宝开始吃粗粮时，你可以喂些蒸粗麦粉、大麦，这些都是很好的谷类食物。同时，你也可以喂宝宝吃意大利面食（最好购买那些可调成糊状的）。

4 **乳制品。** 可以给宝宝吃不加糖的原味酸奶。

5 **豆类。** 可尝试用红的小扁豆制成糊状食品。煮时不妨放大蒜和生姜来增添味道（在制成糊状食品前应取出生姜）。

6 **鸡和肉类。** 鸡肉比较容易咽下。你可以将这些制成糊状食品，添加根类蔬菜、绿叶蔬菜或乳制品后捣碎。当宝宝喜欢上白肉时，还可以试着喂红肉（比如羊肉）。

7 **鱼。** 在婴儿8个月大之后，便可以给宝宝吃鱼。把鱼放入奶里煮熟，然后切成薄片，在喂食时应格外注意鱼刺。如果宝宝喜欢吃鱼，可经常喂宝宝吃些含油比较多的鱼，比如鲑鱼。

食谱推荐

珍珠玉米小丸子

材料： 珍珠小丸子1袋，玉米50克，猕猴桃1个，白糖少许。

做法： ❶猕猴桃去皮，切小块。

❷锅内放水，下入珍珠小丸子。

❸另取一锅将玉米煮熟过水。

❹将煮熟的小丸子和玉米沥干水，与猕猴桃块加白糖拌匀即可。

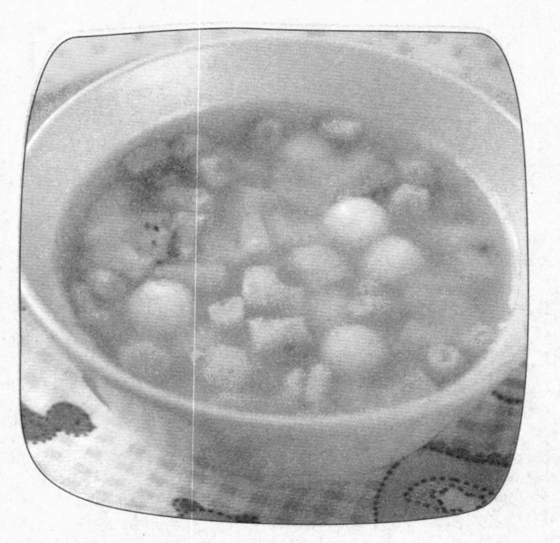

护理要点

学会对宝宝说“不”

这个月的宝宝自我意识比较强，并明显地表现出了自己的个性，因此这一时期也是宝宝很多不良习惯形成的阶段。所以，此时爸爸妈妈学会对宝宝说“不”就显得尤为重要，一味顺从溺爱的话，只会让宝宝越来越任性，稍有不顺的话就哇哇大哭闹情绪。

最直观的办法就是一边制止宝宝的动作，一边告诉宝宝“不”。有的宝宝在大人对他说“不”时，可能会故意装作没听见而继续重复之前的动作。这个时候，大人就需要用严肃的表情，让宝宝知道“这样不行，爸爸妈妈不喜欢”。当宝宝通过大人的表情和语气，知道他的这种行为会令大人不快的时候，就不会再继续了。

为了让大人的话更有分量，也不要太轻易而频繁地对宝宝说“不”，应该在设定重要规矩的时候才用这个词，不然宝宝就会听“疲”了，这些禁止的话也就失去了作用。但是，无论宝宝多么淘气和任性，都不应该体罚宝宝，这是所有爸爸妈妈都应该注意的。

教宝宝说话

10个月以后，大部分的宝宝都能说出“爸爸、妈妈、奶奶、姑姑”等发音简单的词句了，所以从这个月开始，就可以有意识地教宝宝说话了。

教宝宝说话是一个爸爸妈妈和宝宝双方不断“学习”的过程，宝宝在未开口说话之前就已经注意倾听和模仿大人的言语，而爸爸妈妈同样要学会宝宝的“语言”，才更有利于交流。很多人都会发现，当这个月大的宝宝含糊不清地与他人“交谈”时，对方几乎是听不懂他说的是什么，但妈妈或每天陪着宝宝的亲人却都能知道宝宝在说什么。和宝宝对话是鼓励他提高语言技能的一个好方法。教宝宝说话并不需要刻意进行，只需要在生活中潜移默化就可以了。比如当宝宝对着一个东西嘟嘟囔囔的时候，你一定要马上告诉他这个东西的名字，或者你主动指着东西说出名字，帮助宝宝学会叫出这样东西的名字。

给宝宝读图画书

这个月的宝宝看的能力大大增强，是时候准备一些好看的图画书了。这时的宝宝大多数都喜欢色彩鲜艳的大块图案，图画书在此时不仅能够迎合宝宝的喜欢，还能借此来提高宝宝的认知力、记忆力和思维能力。

好的图画书，画面的色彩形象应当真实准确，符合实物，并且根据这个月龄宝宝的特点，尽量选择单张图画简单、清晰的图画书，最好是选择实物类的图画，而不以选择卡通、漫画等，也不要选择背景复杂、看起来很乱的图画书，这会使宝宝的眼睛容易疲劳，辨认困难。

可以给宝宝准备一些认识蔬菜、水果、人物或其他生活用品之类的图画书，每天带着宝宝认1~2种，并把图片上的东西和实物联系起来。每次给宝宝看新的图画之前，要先给宝宝看看之前一天看过的图片，以加深宝宝的印象。只有这样的不断重复，才会让宝宝记住所学所看的东西。再有，在给宝宝讲述物品名称的时候，名称一定要从头到尾保持固定和准确，以免宝宝产生混乱或错误的印象。

给宝宝选好鞋

给宝宝的鞋子，要注意柔软、舒适的程度和透气性，最好选择羊皮、牛皮、帆布、绒布的质地，而不要穿人造革或塑料制成的宝宝鞋子。刚学走路的宝宝鞋底应有一定硬度，不宜太软，最好鞋的前1/3可弯曲，后2/3稍硬不易弯折；鞋跟比足弓部应略高，

以适应自然的姿势。另外，宝宝的骨骼很软，发育还不成熟，所以鞋帮要稍高一些，以后部紧贴脚，使踝部不左右摆动为宜。鞋子最好用搭扣，不用鞋带，这样穿脱方便，又不会因鞋带脱落，踩上跌跤。此外，给宝宝的鞋鞋底最好是有防滑颗粒，防止宝宝滑倒。

宝宝的脚发育较快，平均每月增长 1 毫米，所以买鞋时，鞋子的长度应与宝宝实际的脚长应有一指宽的距离，以利于脚的生长。同时，还要经常检查宝宝的鞋子是否合脚，一般 2 到 3 个月就应换一双新鞋。

常见问题

过胖

7~12 个月的宝宝的标准体重为（6000 克 + 月龄 ×250）克，如果超过标准体重的 10% 就为过胖。

对于过胖的宝宝，要严格控制日常饮食的热量摄取，在保证生长发育所需要的前提下，控制热量过多的饮食。如减少肥肉、油炸食品、巧克力、冰激凌、各种糖类等，改为低热量、低糖、低脂肪的食品，但要注意保证日常蛋白质、维生素和矿物质的需要，平时多吃绿色蔬菜，吃水果的时候也要注意少吃含糖量高的水果。另外，还要要多带宝宝进行户外活动，增加能量消耗并提高身体素质。另外，对于此时较胖的宝宝最好做到定期称重，以便根据体重的变化来调整饮食方案。

左撇子

左右撇子的习性表现，有很大比例是透过遗传，以及先天脑部基因决定，并不是说因为左手用得多了，就成了左撇子。一个人是左撇子还是右撇子，主要是根据发育过程中手的动作与视觉的协调而形成的。

如果发现宝宝此时有点儿像左撇子，没有必要予以限制和纠正。大部分的左撇子都是天生的，如果惯用左手，最好顺其自然，不要硬性修改。如果刻意改成右撇子，容易破坏宝宝的肢体协调性，陷入认知混淆，出现一系列发育问题，最常见的如口吃、发音不准等。而且强行纠正宝宝的左撇子，也会对宝宝的心理造成一定影响。

1 岁之前的宝宝左右手功能还不会有明显的方向分化，有的时候可能仅仅是想通过活动来认识感受自己的左手。但是，不管宝宝用哪只手，只要宝宝用着方便就可以，毕竟左撇子不是病，所以不需要纠正治疗。但是，在以右撇子为主轴的世界里，左撇子的宝宝在生活上难免会碰到一些困扰，这就需要在宝宝将来长大之后，要把左撇子的不便告诉宝宝，让宝宝有心理准备，并自己做出选择。

问答

Q：哪些点心零食比较好？

A：对于比较胖的宝宝，应谨慎选择零食的种类，尽量少给蛋糕之类的点心，多给一些好消化又富有营养的水果，如苹果、橘子等，但香蕉最好不要给，因为香蕉的热量很高，含糖量也很高。如果是体重正常的宝宝，可以在正餐之间随意添加适量的零食，只要是适合宝宝吃的健康食品就可以，但要注意零食的体积不要太大，如糖块、花生之类的硬质零食，很容易卡到宝宝，家长最好先磨碎了再给宝宝吃。

鼻子出血

当发现宝宝鼻子出血以后，应立即根据出血量的多少采取不同的止血措施。当出血量较少的时候，可以运用指压止血法，方法是让宝宝采取坐位，然后用拇指和示指紧紧地压住宝宝的两侧鼻翼，压向鼻中隔部，暂时让宝宝用嘴呼吸，同时在宝宝前额部敷上冷水毛巾，在止血的时候，还要安慰宝宝不要哭闹，张大嘴呼吸，头不要过分后仰，以免血液流入喉中。一般来说，按压5~10分钟就可以止住出血。

如果出血量较多的话，可以改用压迫填塞法来止血。止血的时候，将脱脂棉卷成像鼻孔粗细的条状，然后堵住出血的鼻腔。填堵的时候要填的紧一些，否则达不到止血的目的。

如果上述办法均不能奏效的话，就需要立即送往医院止血，止血之后还需要查明出血原因，并对症做进一步相应的治疗。

便秘

如果以前大便一直正常规律的宝宝，到了满10个月的时候，大便突然变得困难起来，甚至2~3天才排一次大便的话，首先要考虑是不是吃得少了，或是给的食物太软。

可以通过宝宝体重的增加情况来衡量，如果宝宝每天的体重增加不到5克，就可以让宝宝多吃一些，特别是多给一些鱼类和肉类的辅食。如果宝宝每天的体重增加在7~8克却依然便秘，就要考虑是不是给的食物太软，可以给宝宝一些纤维丰富的食物，如菠菜、卷心菜等，但吃菠菜的时候注意要先将菠菜焯过水之后再给宝宝，避免影响铁的吸收。也可以将这些蔬菜剁碎，放到鸡蛋里做成软煎蛋卷给宝宝，或是给一些稍微硬点儿的食物，如豌豆等，刺激宝宝胃肠的蠕动。

此外，平时还要多给一些水果，也有助于缓解便秘的症状。

害怕与父母分离

你得设法让宝宝相信：爸爸妈妈不会离开他。只有不断给宝宝关爱，才能让宝宝树立这样的信心，从而勇敢地探知周围的世界。

尽可能多地让宝宝与你待在一起。在你去浴室洗澡时，不妨带宝宝一起洗，做到这一点其实并不难，而且也能避免母子分离造成的麻烦。如果宝宝在见到陌生人时显得很紧张（这对6~12月大的婴儿来说很正常），那最好不要将婴儿交给陌生人来抱。

当你有事需要离开一会儿时，应该与宝宝说声“再见”。要是你趁宝宝不注意时偷偷溜掉，只会降低对你的信任。不过，说再见时要注意言辞简洁，同时要显得很开心而且心情平静。要是你显露出不安或是焦虑，那么宝宝的不安情绪只会越来越严重。每次最好都使用相同的话语（也可以伴随一个动作）来和宝宝道别。比如，如果你要去别的房间取东西，你可以举起一个手指，和宝宝说：“一分钟。”若是离开的时间较长，则可以弯下腰亲婴儿一下，然后和宝宝说：“待会见。”

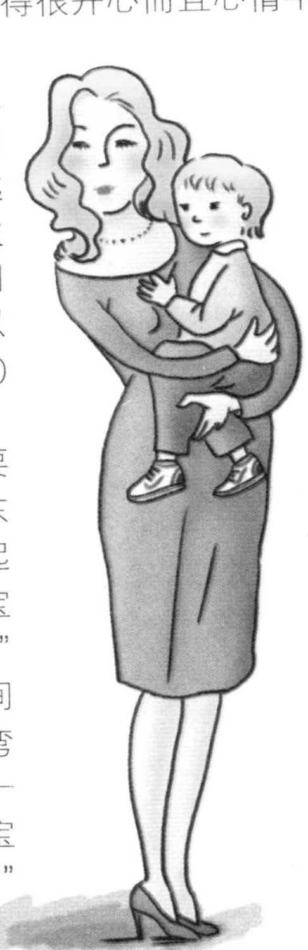

11 ~ 12 个月的婴儿

婴儿特点

宝宝就快满周岁了！过了本月，宝宝就告别了婴儿期，开始进入幼儿期。

生长发育

身高

本月男宝宝平均身高是 73.4~88.8 厘米，女宝宝 71.5~77.1 厘米，宝宝在这一年大约会长高 25 厘米。

体重

男宝宝的平均体重是 9.1~11.3 千克，女宝宝为 8.5~10.6 千克，一般情况下，全年体重可增加 6.5 千克。

头围

这个月宝宝的头围增长速度和上个月一样，依然是 0.67 厘米。一般情况下，全年头围可增长 13 厘米。满周岁时，如果男宝宝的头围小于 43.6 厘米，女宝宝的头围小于 42.6 厘米，则认为是头围过小，需要请医生检查，看发育是否正常。

囟门

在一岁半左右，宝宝的囟门将全部闭合。

能力增长

语言能力

这个月的宝宝将学会说“爸爸、妈妈、姨、奶奶、抱”等 5~10 个简单的词，懂得用一两个词表达自己的意思和情绪，如用摇头表示“不”；会尝试表达自己的情绪，注意模仿大人的说话，并尝试用语言与人交流；这个时候的宝宝常常会用一个单词来表达自己的意思，如用“饭饭”表示要吃饭等。

运动能力

一周岁的宝宝本领越来越大了。这时的宝宝已经能够独自站立，并且不用大人搀扶着也能走几步了，绕着家具走的行动也更加敏捷，弯腰、招手、蹲下再站起的动作更是不在话下。有些走路早的宝宝在这个时候已经可以自己走路了，尽管还不太稳，但对走路的兴趣很浓，并且在走路时双臂能上下前后运动，能牵着大人的手上下楼梯。

宝宝的小手也更加灵活，能把书打开再合上，能自己玩搭积木，会穿珠子、投豆子，喜欢将东西摆好后再推倒，将抽屉或垃圾箱倒空，会试着自己穿衣服、穿袜子，会拿着手表往自己手上戴，还会独立完成一些简单的其他动作。而且在完成这些动作的时候更要求独立，如果家长要帮助他完成某些行动的话，宝宝可能会用“不”来表示抗拒。

认知能力

这一时期宝宝最主要的一个成就是获得客体永久性的概念，即知道一个物体或人在眼前消失并不表示永远消失，物体或人依然存在着。如果大人当着宝宝的面把东西藏起来，宝宝就能根据自己看到大人藏东西的地方去寻找物体；如果大人用被子和宝宝玩躲猫猫，宝宝也会懂得掀开被子找出大人。此时的宝宝仍然非常爱动，能开始能够有意识地注意某一件事情，并逐渐知道了所有的东西不仅有名字，还有不同的功用。具备了看书的能力，能够在大人的指导下，认识图画、颜色并能指出图中所要找的动物、人物。

这个月龄的宝宝会有明显的依恋情结，妈妈去哪里，宝宝就想跟着去哪里；还会特别喜欢自己的一个玩具，走到哪儿都要带着；或是喜欢一天到晚嘬自己的大拇指；或是睡觉时不停地玩一条小枕巾等，这些都是宝宝的心理需要，以此来安定自己的情绪。

营养需求

快满周岁的宝宝，营养需求和上一个月一样，每日每千克体重需要热能 110 千卡，其他必需营养物质如蛋白质、脂肪、碳水化合物、矿物质、维生素、各种微量元素及纤维素的摄入，也和上月基本相同。这个月的辅食添加侧重依然和上月类似，通过食入蛋类、肉类、鱼类、虾类、奶类和豆制品来获得蛋白质，通过食入肉类、奶类、油类获得脂肪，通过摄入粮食获得碳水化合物，通过蔬菜、水果获得维生素以及纤维素，通过多种的食物获得不同的矿物元素和微量元素。

喂养方式

近周岁时，一般婴儿都能吃父母日常吃的饭菜，不要特意为宝宝做吃的，吃现成的饭菜就可以。以前还在母乳喂养的话，此时如果正处于春天或秋凉季节，就可以考虑断母乳了。即使不断乳，也要减少喂奶的次数，让宝宝随餐进食营养更加丰富多样辅食。

尽管宝宝能吃很多种辅食，也依然要注重每天配方奶的摄入量。以前一直喝配方奶的宝宝，这个月最好还能保证每天 500 毫升的配方奶。但如果宝宝不习惯配方奶的味道，也可以少喝一些，多添加几种辅食。

一岁前后是帮助宝宝形成良好饮食规律的重要时期，这个时候，每天都要按时给宝宝开饭，不能因为大人的原因省略正常进食的某一餐。如果宝宝因为加了点心、零食而使一日三餐饭量减少，那么就应该减少给点心和零食的数量，保证宝宝能够按时按量吃饭。

给宝宝的食物不能太甜或太咸。太甜的食物会损坏宝宝的牙齿，也容易使宝宝饱腹、腹胀等，妨碍了正常饮食，而太咸的食物则会加重宝宝的肾脏负担。建议满周岁的宝宝，每天的食盐量不超过 2 克。

注意动物蛋白的补充

这个月的宝宝正处于生长发育期，对蛋白质的需求量相对要高于成年人，因此要供给足够的优质蛋白，以保证宝宝的成长所需。

最好的优质蛋白仍然是动物性蛋白，以鸡蛋、鱼的蛋白质最好，其次是鸡、鸭肉，接下来是牛、羊肉，最后是猪肉。虽然植物蛋白如大豆蛋白也属于优质蛋白，但却不如动物蛋白容易被宝宝吸收。1 岁的宝宝每天需要蛋白质 35~40 克，等同于进食 400~500 毫升奶制品、1 个鸡蛋和 30 克瘦肉的总量。为了保证宝宝食物的多样化，可以每周吃 1~2 次鱼、虾，2 次豆制品，平时也可以将鸡、鸭、牛、猪肉变换着吃，让宝宝在摄入营养的同时，充分享受进食的乐趣。

水果的给法

1 岁以前的宝宝吃水果有三种方法：一是喝新鲜果汁，选择新鲜、成熟的水果，如柑橘、西瓜、苹果、梨等，用水洗净后去掉果皮，把果肉切成小块，或直接捣碎放入碗中，然后用汤匙背挤压果汁或者用消毒纱布挤出果汁，也可用榨汁机取果汁。二是煮水果，将水果用刀切成小块，放入沸水中，盖上锅盖，煮 3~5 分钟即可。三是挖果泥，适合 4~5 月大的宝宝，先将水果洗净，然后用小匙刮成泥状。最好随吃随刮，以免氧化变色，也可避免污染。

由于水果含糖比较多，奶前或餐前食用会影响正餐进食量，所以给

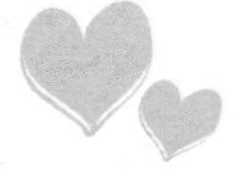

宝宝吃水果最好安排在喂奶或进餐以后，以免耽误宝宝的正常饮食。

不能拿水果当蔬菜吃

有的宝宝平时不爱吃蔬菜，爸爸妈妈就觉得让宝宝多吃些水果也一样。但实际上，两者还是有很大分别的。

首先，整体上来说水果的营养低于蔬菜，其膳食纤维含量与蔬菜相比也少得多。每100克蔬菜平均含维生素C20毫克，而只有新鲜水果才富含维生素，平时吃的一些水果如果经过长时间贮存的话，维生素就会大量流失，损失很多。

其次，如果经常让宝宝以水果代替蔬菜，势必会增大水果的摄入量，这就可能导致宝宝在体内摄入并蓄积过量的果糖。当体内果糖蓄积过多时，不仅会使宝宝的身体缺乏铜元素，影响骨骼的正常发育，造成身材矮小，而且还会使宝宝经常有饱腹感，出现食欲不振的现象。

再有，水果中的无机盐，粗纤维的含量要比蔬菜少，与蔬菜相比，促进肠肌蠕动，保证无机盐中钙和铁的摄入的功用要相对弱一些。

最后，水果中所含的糖类还有酸性物质，会侵蚀宝宝刚刚萌出的牙齿，不利于乳牙的健康发育。

食谱推荐

萝卜包菜酸奶粥

材料：胡萝卜、包菜各适量，酸奶10克，面粉20克，大米70克，盐3克。

做法：❶大米泡发洗净；胡萝卜去皮洗净，切小块；包菜洗净，切丝。

❷锅置火上，注入清水，放入大米，用大火煮至米粒绽开后，下入面粉不停搅匀。

❸再放入包菜、胡萝卜，调入酸奶，改用小火煮至粥成，加盐调味即可食用。

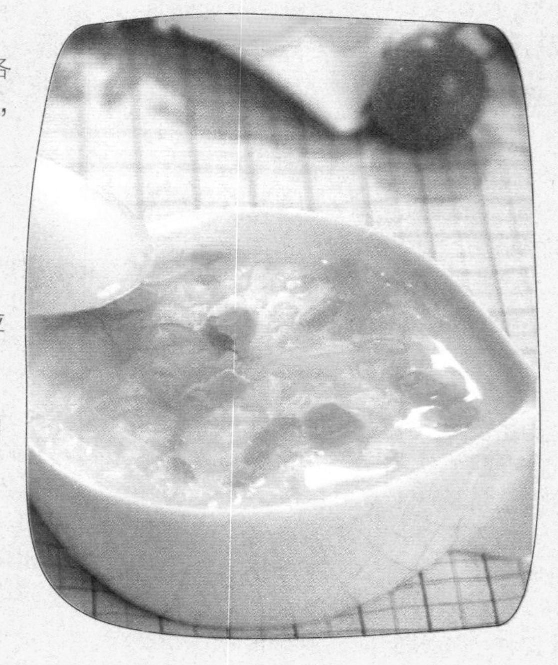

护理要点

睡眠问题

通常情况下，1岁的宝宝每天晚上会睡10~12小时，然后在白天再睡2觉，每次1~2小时。不过，每个宝宝的睡眠时间长短差异性仍然比较大。

有的宝宝到了这个月龄，“夜猫子”的个性开始显现，晚上到了睡觉时间仍不愿意上床，入睡时间往后拖延，或者长时间难以入睡。虽然此时的宝宝不至于到了晚上8~9点就必须睡觉，但睡觉时间最好也不要超过10点，所以到了10点左右的时候，爸爸妈妈最好是开始做睡眠准备并按时入睡，这会使宝宝慢慢也开始习惯晚上10点就睡觉。当然，睡前一套睡眠准备工作也很重要，包括和宝宝做做简单温和的小游戏，放上舒缓的助眠音乐等。如果宝宝依然不肯乖乖入睡的话，爸爸妈妈不妨让宝宝安静地待会儿，同时把室内光线调暗或干脆关上灯，不要去打扰宝宝，这样过不了多久，宝宝就能地睡着了。

排便训练

在满2周岁之前，很多爸爸妈妈都希望自己的宝宝能主动告诉大人要求排便，但一般情况下，到了1岁半的时候能懂得这些就已经很不错了，在刚满1岁的时候，还不要太指望宝宝有这个本领。

这个月，宝宝夜里小便的情况也是各种各样，有的宝宝在临睡前把尿之后能安安静静的一觉睡到大天亮，也有的宝宝晚上还要尿1~2次。只要宝宝不是因为憋尿或尿湿了惊醒，就没有必要刻意把宝宝吵醒了把尿，让宝宝尿到尿布里，早上起来时再更换就可以了。如果宝宝感到不舒服的话，他会自己想方设法地把大人叫醒给自己换上干净的尿布，要是宝宝没有这个要求，那么爸爸妈妈可以不用过多地去管他。

常见问题

还没出牙

牙齿的萌出与遗传和营养有关，发育较慢的宝宝出牙时间就晚，如早产儿、先天性营养不良的宝宝和人工喂养的宝宝，就有可能在这个时候依然不出牙。只要宝宝非常健康、运动功能良好，爸爸妈妈就不用太过担心，只要注意合理、及时地添加泥糊状食品，多晒太阳，就能保证今后牙齿依次长出来。

但是，如果宝宝到了1岁半的时候还不出牙，就要注意查找原因了。最常见的是佝偻病，这种病除了迟迟不出牙以外，还能看到明显的身体异常，如骨骼弯曲、头部形状异常等。除此之外，还有一种罕见的疾病——先天性无牙畸形，这种患儿不仅表现在缺牙或无牙，而且还有其他器官的发育异常，如毛发稀疏、皮肤干燥、无汗腺等。另外，口腔中的一些肿瘤也可能引起出牙不利。

如果此时宝宝还不出牙，建议爸爸妈妈可以综合考虑宝宝有无其他发育异常的状况，如果没有的话不妨再耐心等待几周。如果宝宝过了周岁生日之后，还迟迟不见出牙，也可以到医院就诊，这样不仅大人放心，对宝宝也比较好。

呕吐

一般的呕吐在吐前常有恶心，然后吐出一口或连吐几口，多见于胃肠道感染、过于饱食和再发性呕吐；急性胃或者肠炎引起的呕吐，多伴有腹泻和腹痛；平时积痰多，胸中呼噜呼噜发响的宝宝，在晚饭后刚要睡下时，也可能由于发作一阵咳嗽并呕吐起来；吃了某些药物后，胃肠道不适也

可能引起呕吐。这些呕吐的问题都不大，只要纠正原发问题，呕吐就不会再发生。对于呕吐的宝宝，要注意饮食上的调理，给予清淡、少油、少渣、稀软、易消化的食物，如米汤、稀粥等，并注意少量多餐，补充些淡盐水。呕吐时要让宝宝取侧卧位，或者头低下，以防止呕吐物吸入气管。

如果宝宝的呕吐是经常性发作，首先就要排除器质病变和消化道炎症。如果确定宝宝并没有器质病变，也没有消化道炎症的话，那么大多数就是胃食道反流。对于胃食道反流引起的呕吐，可以让宝宝头呈侧俯卧位，每次20分钟，每日2~4次，以降低反流频率，减少呕吐次数，防止呕吐物误吸，避免吸入性肺炎及窒息的发生。但是俯卧期间一定有专人护理，防止呼吸暂停。

如果宝宝出现喷射状呕吐，即吐前无恶心，大量胃内容物突然经口腔或鼻腔喷出，则多为幽门梗阻、胃扭转及颅内压增高问题，需要立即就医。此外，这种喷射状呕吐也多出现在脑部撞伤、摔伤或有外伤的情况下。

如果呕吐的同时，宝宝不发热，但有严重的腹痛，并突然大声啼哭，表情非常痛苦，持续几分钟便停止，隔几分钟后又像之前一样哭闹，重复多次，就要想到肠套叠。肠套叠是婴儿一种较为严重的急病，需要立即就医治疗。

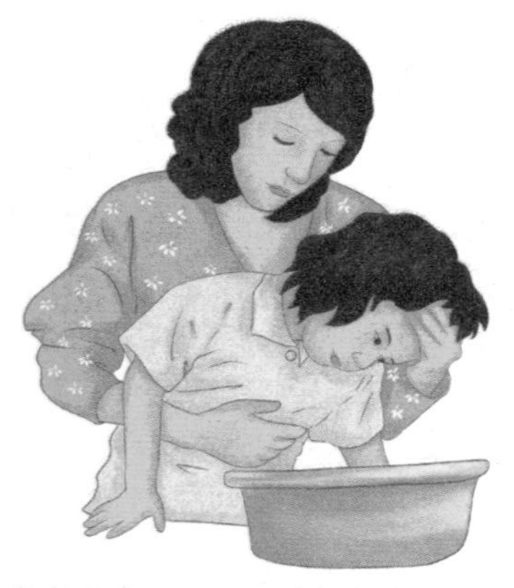

①宝宝正在呕吐时，要抱住宝宝，使宝宝感到放心并且得到安慰。在宝宝身旁放一个容器，好让宝宝把呕吐物吐在里面。你的一只手放在宝宝的前额支撑成他的头，另一只手放在宝宝肋缘下的腹部。

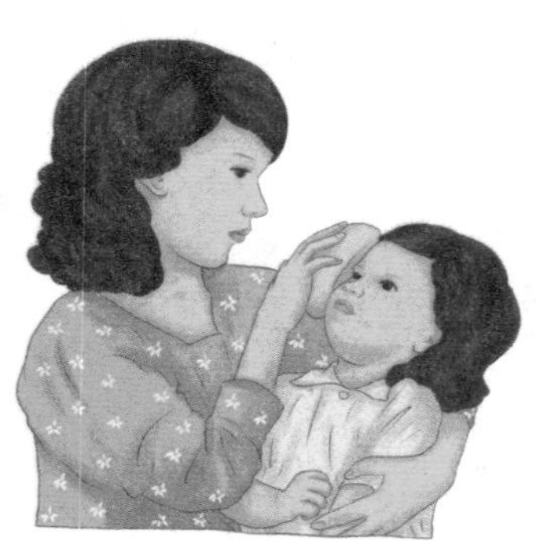

②宝宝吐完后，要使宝宝安心，然后给宝宝擦脸并揩净口腔周围。给宝宝一些水漱口并吐出，帮宝宝清洁牙齿，以消除不好的味道。

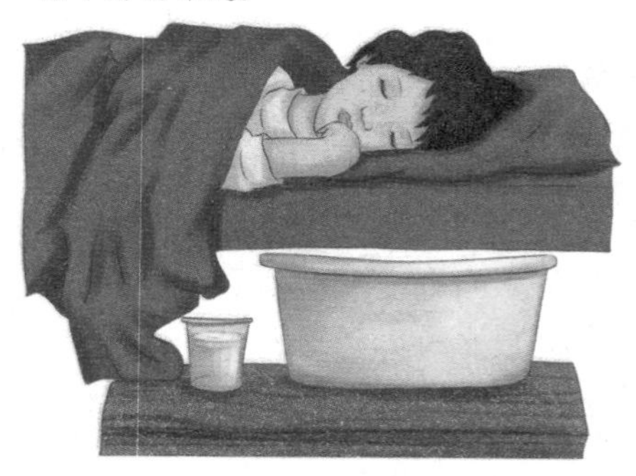

③呕吐后，要让宝宝好好休息。将容器仍放在宝宝身边，以备再用。如果宝宝频繁呕吐，那么可能患有肠胃炎。

顽固湿疹

随着乳类食品摄入的减少、多种不同食物的增加，大多数宝宝在婴儿时期的湿疹到了快周岁的时候基本就都能痊愈了。也有些宝宝到这时候，湿疹仍然不好，并且从最初的面部转移到了耳后、手足、肢体关节屈侧及身体的其他部位，变成苔藓状湿疹。

这种顽固性湿疹不愈的宝宝，多数都是过敏体质，当吃了某些致使过敏的食品之后，湿疹会明显加重。多数含蛋白质的食物都可能会引起易过敏宝宝皮肤过敏而发生湿疹，如牛奶、鸡蛋、鱼、肉、虾米、螃蟹等。另外，灰尘、羽毛、蚕丝以及动物的皮屑、植物的花粉等，也能使某些易过敏的宝宝发生湿疹。

除了过敏体质以外，缺乏维生素也会造成湿疹不愈。此外，宝宝穿得太厚、吃得过饱、室内温度太高等也都可使顽固不愈的湿疹进一步加重。

关于湿疹的治疗，目前还没有一种药物可以根治，尤其是外用药，一般只能控制和缓解症状而已。如果宝宝此时湿疹仍然不愈，应首先到医院，请医生诊断出具体原因，然后视情况决定治疗的方式。

厌食

厌食是指较长期的食欲减低或消失的现象，婴儿厌食有病理性和非病理性两种。实际上，由于疾病造成的厌食是比较少见的，而由不良的饮食习惯和喂养方式造成的非病理性厌食是占绝大多数的。

当宝宝出现厌食现象时，先要排除疾病的可能，确定无任何疾病之后，就要从喂养方式和饮食习惯上找原因。只要做到及时改变不良的生活习惯，如控制零食的摄入，饮食有节制，不偏食、不挑食，合理搭配摄入的食物等，厌食的现象就能逐渐好转。另外，宝宝的食欲与其精神状态密切相关，所以要为宝宝创造一个安静的就餐环境，固定宝宝的吃饭场所，吃饭的时候不要逗宝宝，不要分散宝宝的注意力，让宝宝认认真真地吃饭。

可以在医生指导下，给厌食的宝宝适当服用调理脾胃、促进消化吸收功能的中西药，但不要盲目乱服药和保健品，更不要一看到宝宝厌食就急忙补锌，否则有可能会适得其反。

另外，炎热的夏天往往会令宝宝食欲减退，体重出现暂时的不增加或稍有下降，也就是出现了所谓的“苦夏”。这种季节性的食欲减退是正常的现象，只要宝宝精神状态良好、无任何异常反应的话，爸爸妈妈就不需要过多担心。

疝气

如果发现宝宝的大腿根或肚脐处有高出皮肤一块的肿块，挤压后可以回去，并且宝宝没有什么不舒服的表现，就要考虑到疝气的可能。

疝气，即人体组织或器官一部分离开了原来的部位，通过人体间隙、缺损或薄弱部位进入另一部位，俗称“小肠串气”。疝气有两种，发生在脐部的叫脐疝气，发生在腹股沟的叫腹股沟疝气，主要是由于胚胎发育缺陷所造成的。疝气虽不是严重的病，但若不去治疗的话对宝宝也会造成一定的影响。

脐疝气发生的较早，一般在2~3个月就能发现，多数情况下在1岁左右都能自然痊愈。但如果此时还不见转好的话，以后自然痊愈的可能性也比较低，可以等到宝宝两三岁的时候去看医生，由医生来决定需不需要通过手术治疗。

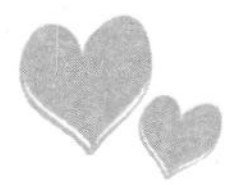

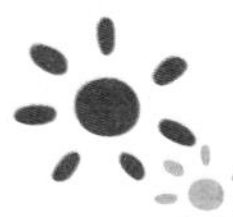

专题：婴儿抚触

婴儿抚触是爸爸妈妈和宝宝之间的一种交流手段。宝宝放松了，可以更好地入睡。还可以减少绞痛和消化方面的问题。但这不是主要的功效，对爸爸妈妈来说最主要的是能够和宝宝在一起。婴儿抚触和医疗抚触有本质上的区别，因为婴儿抚触的所有动作都很轻，温柔是第一位的，亲人的轻柔爱抚不仅仅是皮肤的接触，更传递着爱和关怀。

给宝宝抚触的好处

1 抚触使宝宝认识自己的爸爸妈妈，能增强亲子情感交流，带给宝宝的不仅是身体和智力上的发育，也满足了宝宝肌肤渴望亲人爱抚、心理渴望亲人安慰的需求。

2 抚触有助于安慰哭泣或烦躁的宝宝，减少宝宝焦虑，稳定宝宝的情绪，使宝宝感觉安全、自信，进而养成独立、不依赖的个性。

3 抚触可以帮助宝宝加快新陈代谢，促进对食物的消化、吸收和排泄，加快体重的增长；抚触活动了宝宝全身的肌肉，使肢体长得更健壮，身体更健康。

4 抚触还能促进血液循环，刺激免疫系统，增加机体免疫力，使宝宝少生病。

5 抚触还能帮助宝宝睡眠，减少烦躁情绪，让宝宝入睡加快，睡得更踏实，不容易惊醒，也缓减了父母因劳累而产生的紧张情绪。

给宝宝抚触前的准备

（1）室内温度要保持在25℃，并要注意室温的恒定。

（2）可以播放轻柔的音乐，以营造气氛。

（3）准备好毛巾、尿布、需要替换的衣服、婴儿按摩油。

（4）抚触前，应先倒一些婴儿润肤油在掌心，然后将按摩油搓热至体温，轻轻在宝宝肌肤上滑动一下，让宝宝有了适应过程。

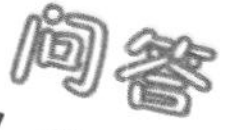

Q：如何挑选按摩油？

A：购买婴儿按摩油时要遵循三大原则：

第一，植物性。这种按摩油更易于吸收，其中杏仁油、杏桃油吸收速度最快。相反，矿物质油容易使宝宝肌肤毛孔堵塞，不宜选购。

第二，冷压性。冷压性的按摩油能有效保留油脂中的营养成分，不存在因为高温萃取而变质带来的危害，有利于宝宝肌肤健康。

第三，无香味。爸爸妈妈的气味是建立亲子关系的重要因素，选用无香型按摩油可以避免外来味道的介入。

抚触的方法

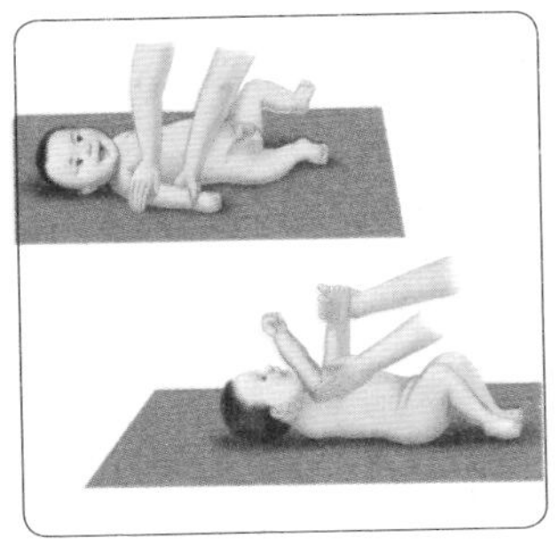

1 让宝宝上肢自然伸直，妈妈左手握住宝宝的手指，右手轻轻环在宝宝手臂上，从手腕一直抚触至肩部，再由肩部回到腕关节为一个完整过程，重复4~5次。另一侧操作相同。

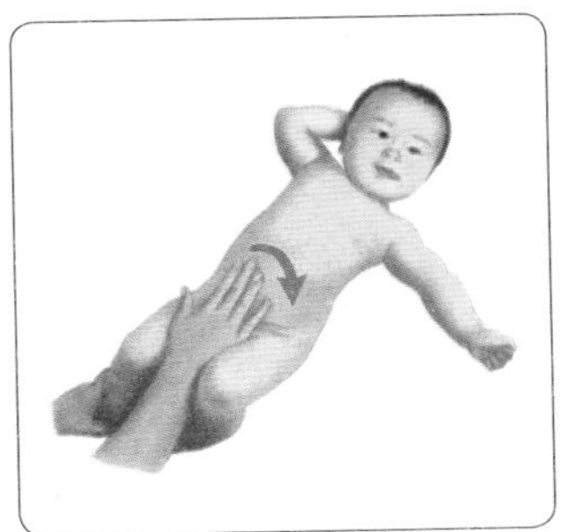

2 以宝宝肚脐为中心，用手掌沿顺时针方向，呈圆形轻轻地抚触6~8次。这项体操可以增加宝宝肠蠕动，使宝宝排气通畅，还可以锻炼宝宝的腹部肌肉。

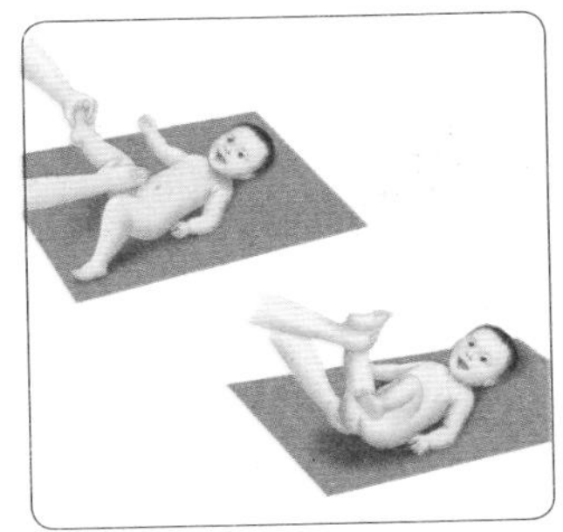

3 妈妈握住宝宝的踝部，使宝宝腿伸直，用手掌从踝部内侧开始向大腿根部方向按摩4~5次。然后换另一只手握住同一脚踝，对下肢的外侧从踝部至臀部按摩4~5次。另一侧下肢做法相同。随着月龄的增加，抚触力度可以适当增加。

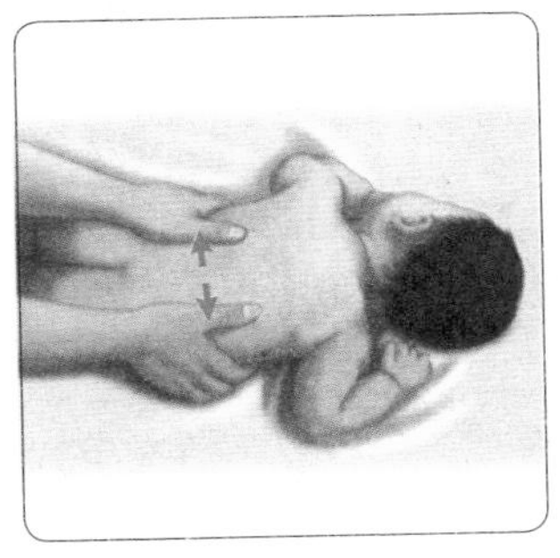

4 让宝宝呈左侧卧位，妈妈用拇指和示指沿脊柱两侧由臀部向上至颈部轻轻对捏12~15处，此时宝宝的身体会反射性的弯曲，脊柱呈弓状。另一侧抚触方法一致。这可以锻炼背部肌肉。

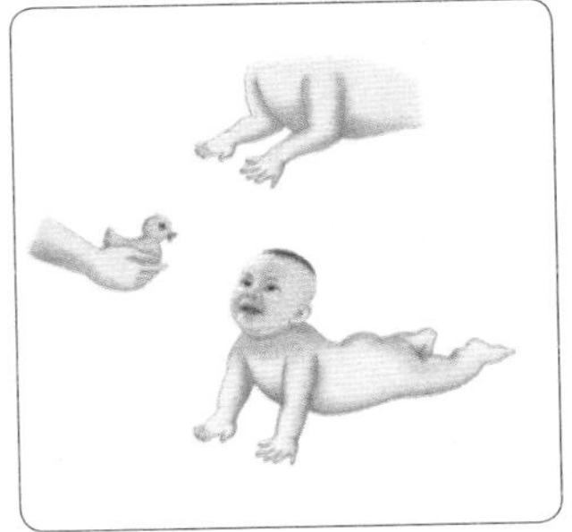

5 此节要在宝宝出现第4节中的脊柱反射后才能做。让宝宝呈俯卧位，并将两胳膊肘屈曲放好，用带声响的玩具来吸引宝宝的注意力，然后将玩具逐渐抬高，宝宝就会将胳膊伸直，抬起头及上身。

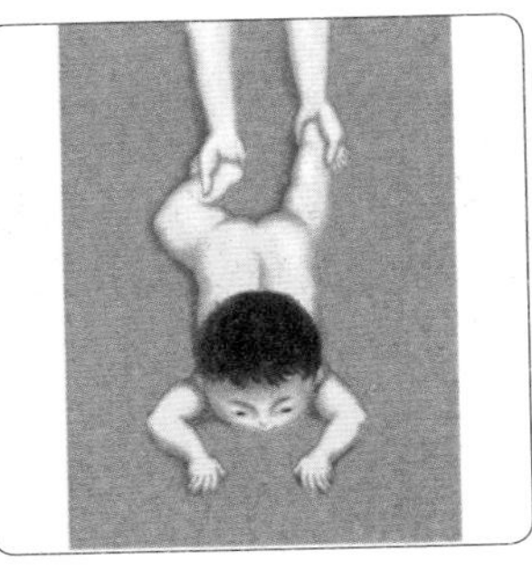

6 此节要在上述5节体操都做完后再开始做。让宝宝单侧膝关节弯曲，然后妈妈用手贴脚心握住宝宝的脚轻轻向前方推，宝宝会反射性地伸直膝关节及髋关节，这可以帮助宝宝熟悉爬的动作。另一侧方法相同，左右交替各做4~5次。

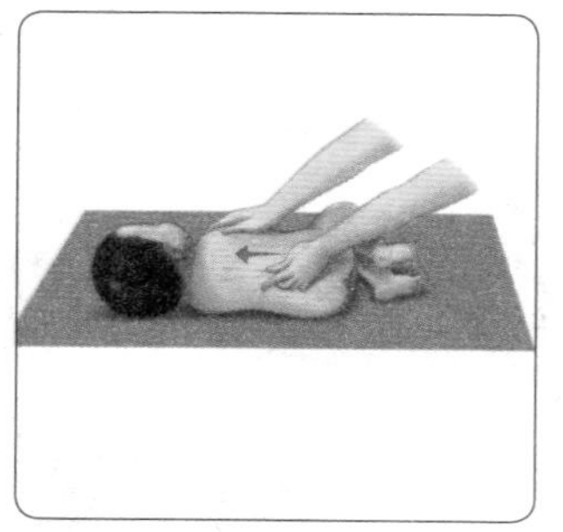

7 妈妈沿着宝宝的肩向臀的方向用两手背从上到下轻轻抚触，然后再反方向由臀部向肩部抚触，连续做 4~5 次，这节操可使背部肌肉强健。

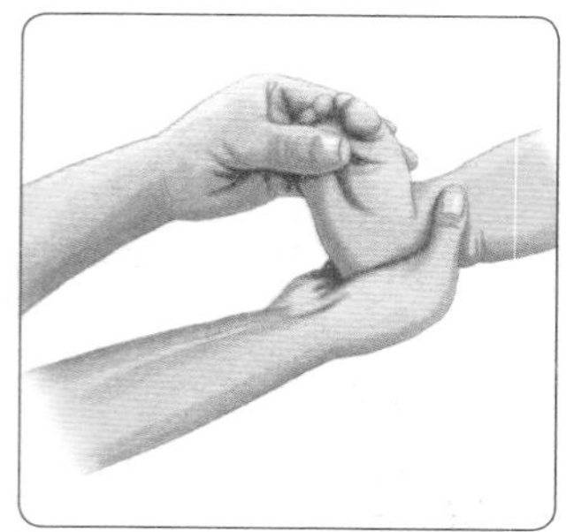

8 让宝宝呈仰卧位，妈妈一只手握住宝宝的脚，另一只手用拇指由足尖向脚趾关节方向揉捏脚趾，然后再揉脚踝周围，这样反复 4~5 次。另一侧方法相同。

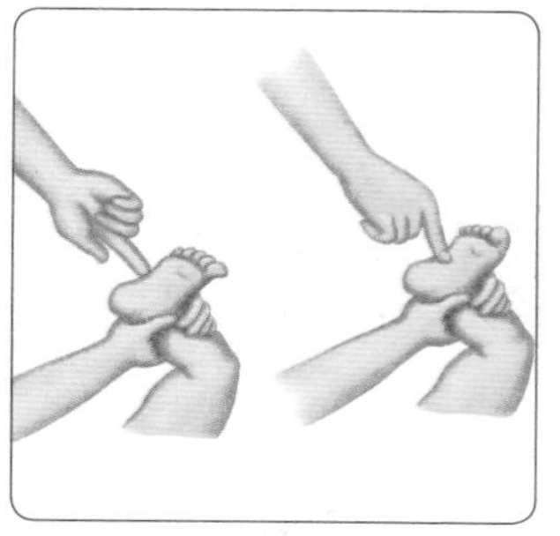

9 让宝宝呈仰卧位，将宝宝膝关节弯曲，用示指按压脚心，脚趾会反射性的屈向脚心；然后沿着足外侧缘从脚趾根部往脚跟方向刮划。宝宝的脚趾会反射性地向足背方向屈曲。这样左右脚各做 4~5 次。

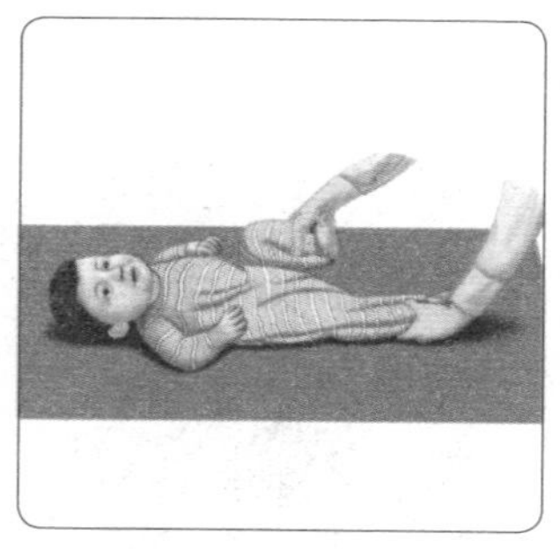

10 让宝宝两脚并拢，妈妈一只手握住宝宝的两脚，轻轻地使宝宝的腿伸直，另一只手托住宝宝的腰部，慢慢向上推宝宝的双脚，这样反复推拉伸屈双腿 6~7 次。

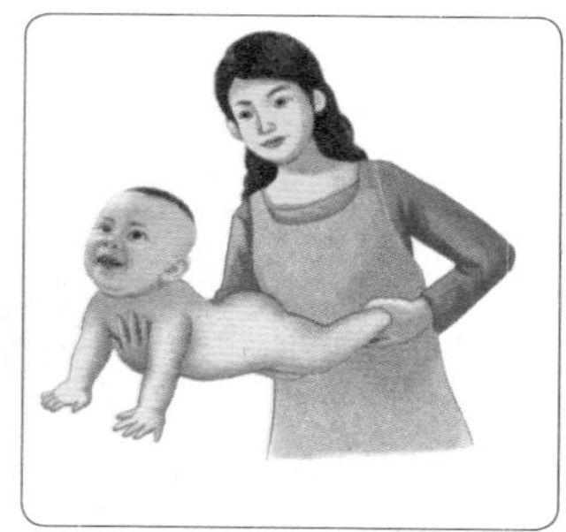

11 让宝宝呈俯卧位，妈妈用一只手轻轻托住宝宝的胸部，使宝宝像在空中爬行一样。在宝宝将头向后仰的同时，用另一只手握住宝宝的两脚，使腿伸直与脊柱成一条直线，如此重复 1~2 次。

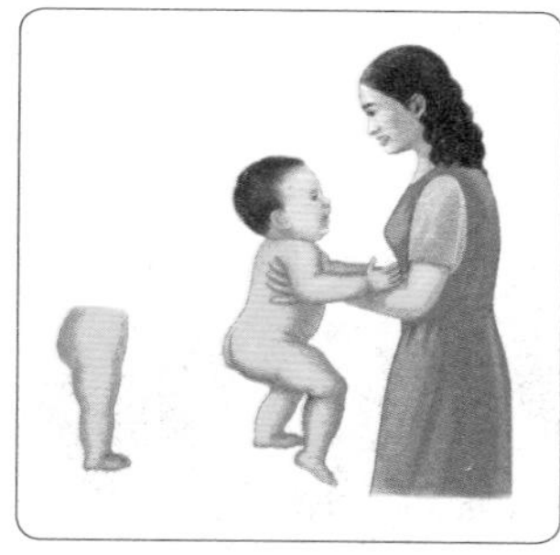

12 妈妈双手放在宝宝腋下托起宝宝，使宝宝的膝关节略微弯曲地站立。当宝宝脚底着地时，就会伸直膝关节想要站立，如果支撑力度把握适当，宝宝能站立两三秒钟。如此反复 6~8 次，宝宝站立的时间会慢慢变长。

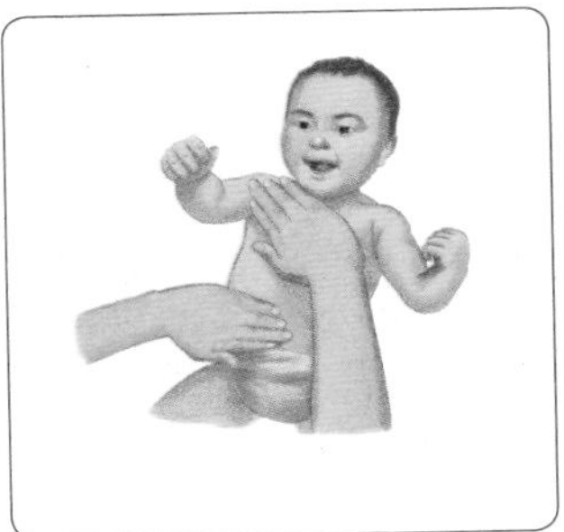

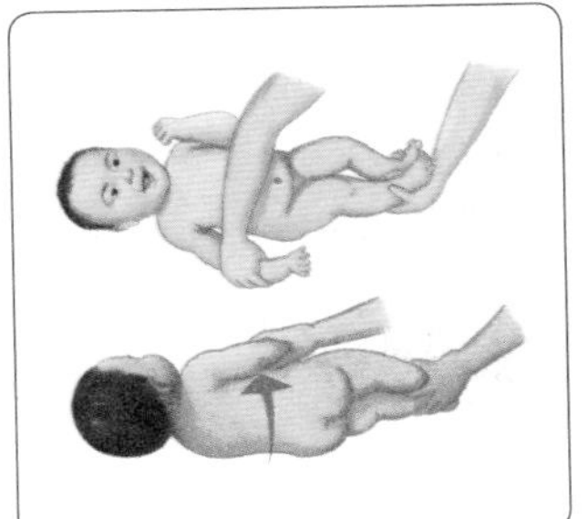

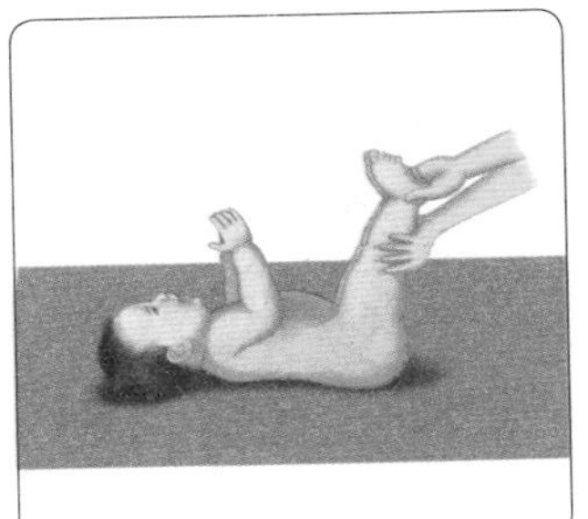

13 妈妈将两手掌放在宝宝胸部两侧，呈螺旋状抚触到腋下，重复做 4~5 次。然后再用双手从背后将宝宝轻轻抬起 3~4 厘米，促使婴儿做深呼吸，反复做 4~5 次。

14 妈妈用左手握住宝宝两脚，右手握住宝宝的右手，慢慢让宝宝向左侧翻身。向右侧的翻身动作与此相同。开始做 1 次，以后可以做 2 次。

15 妈妈一只手握住宝宝的脚，另一只手握住宝宝小腿，由脚开始逐渐向上抚触到臀部，重复做 4~6 次，另一侧相同。

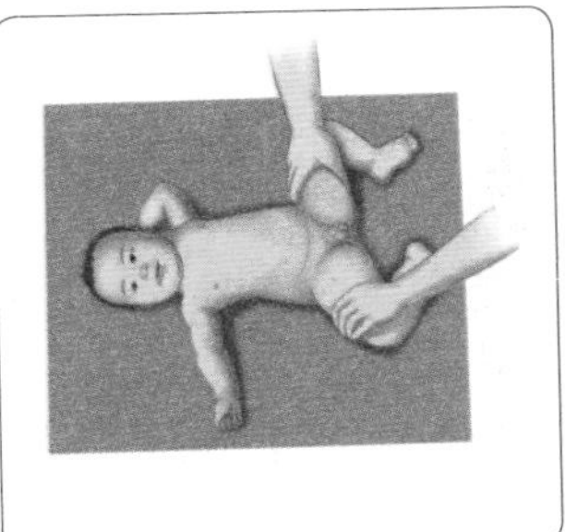

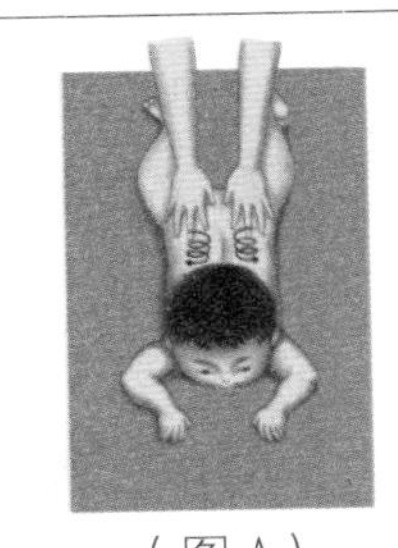

（图 A）

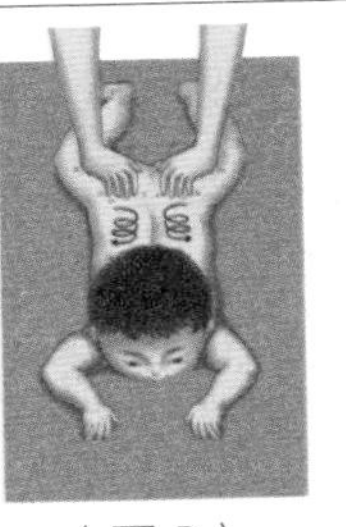

（图 B）

16 妈妈用两手分别握住宝宝两侧大腿根部，将宝宝两腿轻轻分开，然后左右同时由膝上方向大腿根部抚触，重复做 4~6 次。第 15 节和第 16 节做完后再按图将第 3 节和第 8 节做 4~6 次。

17 妈妈将两侧手掌置于宝宝臀部（如图 A），或者妈妈两手四指并拢，放在宝宝的脊柱两侧（如图 B），从宝宝臀部开始沿背柱呈螺旋状向上抚触到肩部，重复做 4~6 次。在宝宝的头还不能抬起时，不能进行这项按摩。

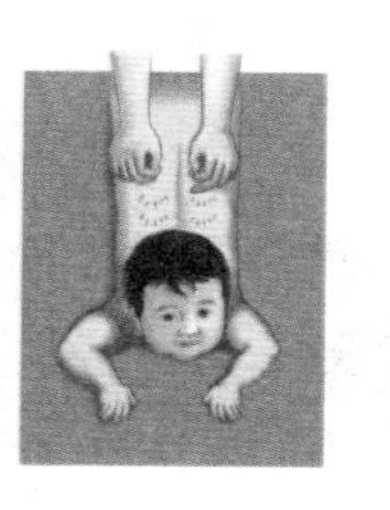

18 妈妈用手沿脊柱自下而上指弹拨脊柱两侧的肌肉，两手同时进行，反复做4~6次。按照第17、18、19节做完后，再用两手掌沿脊柱两侧，自下而上轻轻抚触4~5次。

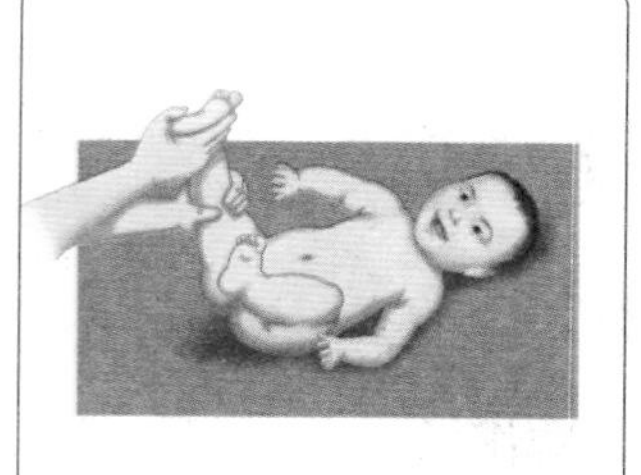

19 妈妈一只手握住婴儿一侧膝盖处使脚固定，另一只手拇指和示指捏住脚背及脚掌，从脚尖向脚跟方向抚触，重复做4~8次。另一侧相同。

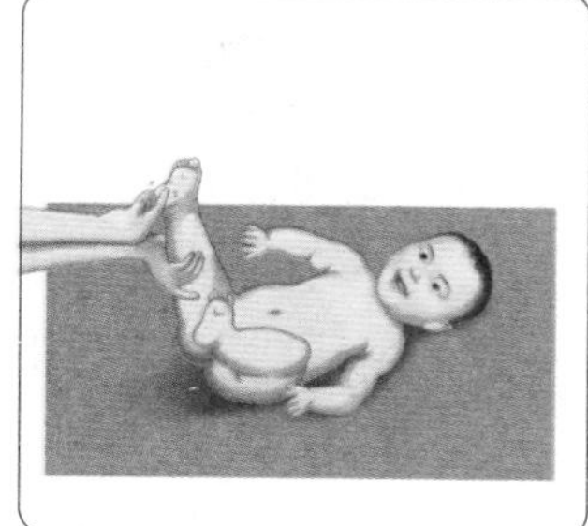

20 妈妈一只手握住婴儿一侧膝盖处使脚固定，用另一只手示指轻轻弹扣宝宝脚心，重复做4~6次。另一侧相同。

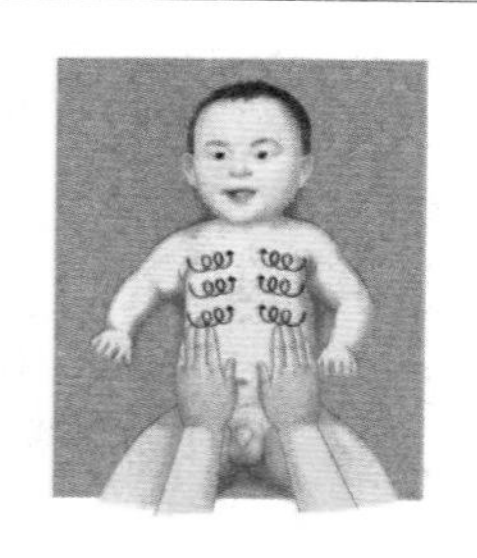

21 妈妈两只手4指并拢，放在宝宝腋前线处，从胸廓的侧面沿肋骨由外侧向内侧呈螺旋状轻轻按揉，直至胸骨。从第9肋抚触到第4肋，反复进行4~6次。

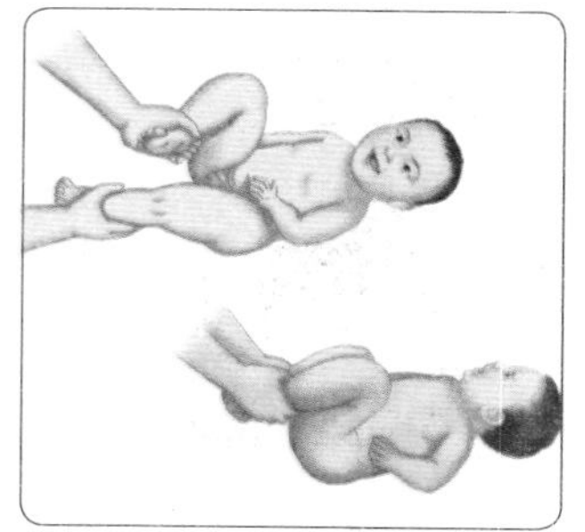

22 妈妈双手握住宝宝脚踝，让宝宝像在踏步走一样左右腿交替进行膝关节的屈伸运动，开始慢些，逐渐加快，重复做6~8次。然后将宝宝两腿合拢伸直，再向上弯曲膝盖使大腿正面贴到腹部，重复做6~8次。

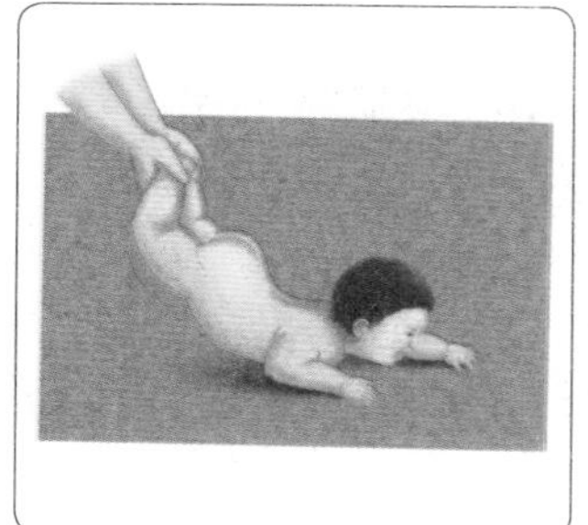

23 让宝宝趴着，妈妈双手紧紧抓住宝宝脚踝，慢慢向上提起，使宝宝背部弯曲呈弓形，重复4~6次。这节操要在宝宝趴着能抬起头来时再做。

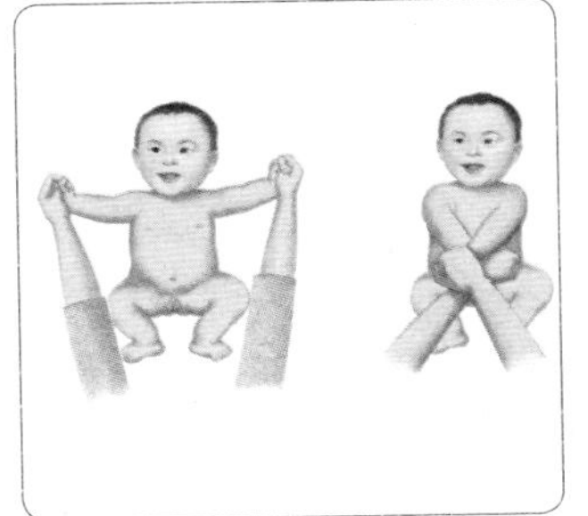

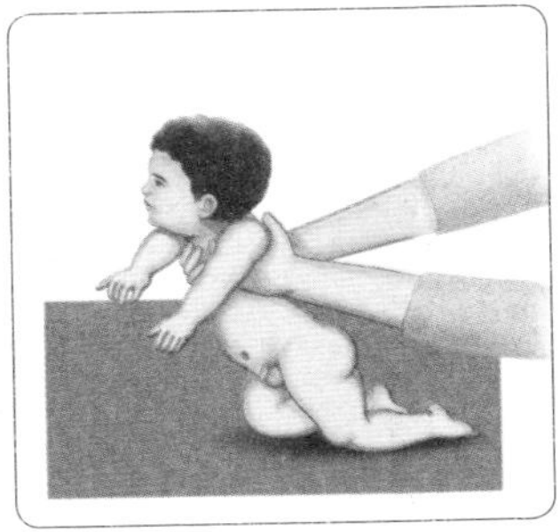

24 妈妈用两手撑在宝宝腋下，让宝宝能自己进行屈伸两膝的运动，重复做6~8次，支撑宝宝腋部的力量，要根据宝宝的体重来调整，不要过大或过小。

25 妈妈双手握住宝宝的双手并让宝宝两手分别握住妈妈的拇指，先将宝宝胳膊向两侧扩展伸直，然后再将两手交叉放在胸前。重复做6~8次。

26 让宝宝呈俯卧位，妈妈把双手拇指放在宝宝腋下，其余四指放在婴儿的前胸，慢慢将宝宝上身扶起，让宝宝自己用膝部的力量做到跪立，然后慢慢用两腿站立。反复做1~2次。

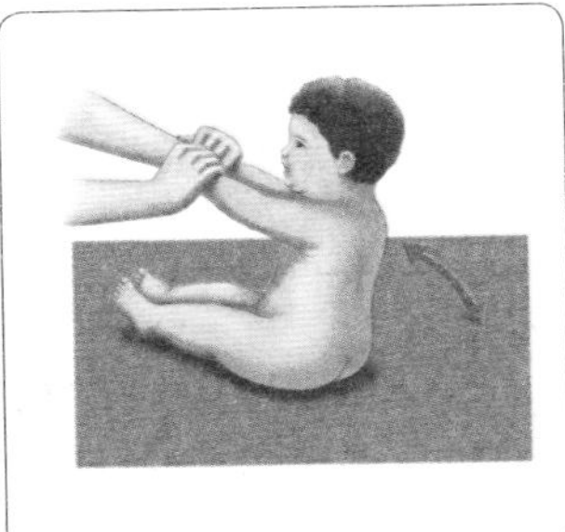

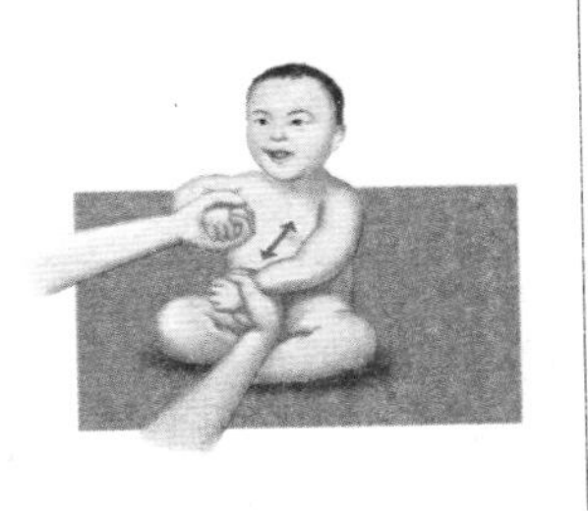

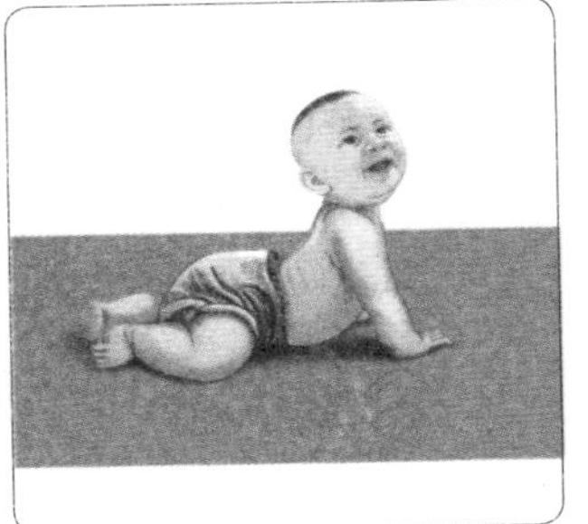

27 让婴儿呈仰卧位，妈妈双手握住婴儿双腕，大拇指放在宝宝的掌心，让婴儿握住。先轻轻地将宝宝上身向上拉起，让宝宝呈坐立姿势，然后再轻轻地将宝宝上身向下放倒恢复原状。重复做5~6次。

28 当宝宝能保持坐位的时候，就在宝宝坐位时，紧紧握住宝宝的两手，带动宝宝左右臂一前一后地摆向前方，再摆回去。重复10~15次。在做这个运动时如果加上"嘿嘿！"等拟声词语，孩子会更有兴趣做。

29 把宝宝喜欢的玩具放在宝宝前方，招呼宝宝说："来这儿！"宝宝会向前爬来拿玩具，此节操可进行1分钟左右。

婴儿抚触的注意事项

1 腹部抚触一定要顺时针方向。

2 注意对称，如果左腿抚触5次，那右腿也是5次。

3 给新生宝宝抚触每次15分钟即可，稍大一点儿的需要20分钟左右，最多不超过30分钟。一般每天3次即可。

4 宝宝出现疲倦或者不配合时应立即停止，一旦宝宝开始哭闹，爸爸妈妈不应该勉强宝宝继续，让宝宝休息睡眠后再做抚触。

5 抚触的力度要根据宝宝的反应做具体调整，做完之后如果发现孩子的皮肤微微发红，则表示抚触力度正好；如果孩子的皮肤颜色没有任何变化，则说明抚触力度不够；如果只做了两三下，皮肤就红了，说明力量太强。另外随着孩子年龄的增大，力度也应有一定的增加。

婴儿抚触的安全点

头部：双手捧起宝宝头部时，要注意他的脊柱和颈部的安全。另外，千万不要把按摩油滴到宝宝眼睛里。

腹部：宝宝的脐带还未脱落时，抚触一定要小心进行，最好不要碰到它。

关节处：关节处是宝宝最容易感到疼的地方，所以要自如地转动宝宝的手腕、肘部和肩部的关节。切记，不要在宝宝关节部位施加压力。

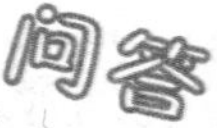

Q：抚触是一定要抹婴儿按摩油吗？

A：婴儿按摩油是一种温和的纯天然矿物油，是一种润滑剂，是配合婴儿抚触的理想用品。在给宝宝进行抚触时使用婴儿按摩油，可以起到保护、清洁、滋润和滑爽的作用，使抚触更加温柔舒适。尤其是初生的宝宝由于皮肤缺少角质层的保护，故显得特别娇嫩，任何粗糙的触摸，都会导致宝宝不适、惊恐，甚至皮肤破损，而招致细菌感染，所以婴儿按摩油在抚触中是不可缺少的。

第九章

1~3 岁幼儿养育

1 ～ 3 岁是幼儿成长的关键时期，这一时期对孩子进行智力开发和习惯养成的训练是十分必要的。本书详细讲述了 1 ～ 3 岁幼儿的生长发育特点、家庭护理要点、营养与喂养、疾病与预防等方面的知识。抓住孩子生长发育的关键期，成功挖掘孩子的多元潜能，培养高情商、高智商的优秀宝宝。

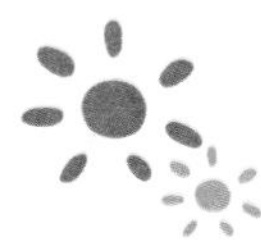

1～1岁半

这个年龄的孩子

周岁是宝宝来到这个世界之后重要的纪念日，很多家庭都会为宝宝“抓周”。其实，这个年龄段的孩子还不能区分什么东西好什么东西不好，动作上也不是很灵活，因此往往只会抓手边的东西。

身体智能发育

身体指标

男孩：体重9.1~13.9千克，身长76.3~88.5厘米。

女孩：体重8.5~13.1千克，身长74.8~87.1厘米。

出牙12~14颗，前囟闭合。

具备的本领

1岁至1岁半的孩子大多能较平稳地走路，摔倒后能自己爬起来；喜欢模仿成人的动作，可以手舞足蹈了。大人说的物品，宝宝能指出来，生活中常见的几种动植物也可以认识。这个年龄段的孩子可以玩简单的积木，堆砌起来然后推倒；可以把手指伸到任何可以见到的小孔中，也可以比较准确地用勺子给自己喂饭。

语言能力方面，满周岁的孩子能发出音节回答成人的问话，通常是一些不成句子的短语。简单的称谓“爸爸”“妈妈”“叔叔”“爷爷”“奶奶”等等是可以说出来的。

认知方面，宝宝注意力时间短则数分钟，长则半小时。玩积木的时候，能把不同形状的积木插到对应的孔中。不再什么都往嘴里送，可以知道什么能吃，什么不能吃；对陌生人有好奇心，感情表现也更丰富了，会有各种各样的笑和哭。

一岁多一点的孩子对父母，尤其是妈妈的依赖性会比较高，如果只是出去5分钟左右的话，通常没有问题，但是超过10分钟就会不安、哭闹。这种喜欢黏着大人的表现，说明宝宝的情绪能力发展正常，对安全感的要求逐渐升级。

喂养方法

断乳后的营养保持

幼儿断乳后，应该用配方奶及其他食品来取代母乳。这是一个循序渐进的过程，从流质到糊状，再到软一点的固体食物，最后到米饭，每一个时期都要先熟悉之后再慢慢过渡。断乳后，幼儿每天需要的热能大约是1200千卡（成年人一天需要的热能是2000千卡），妈妈可以根据食物的热量信息来调配幼儿的饮食。

断乳后幼儿每日进食4~5次，早餐可供应牛奶或豆浆、鸡蛋等；中午可为吃软一些的饭、鱼肉、青菜，再加鸡蛋虾皮汤；午前点可给些水果，如香蕉、苹果片、鸭梨片等；午后为饼干及糖水等；晚餐可进食瘦肉、碎菜面等；每日菜谱尽量做到轮换翻新，注意荤素搭配。

健康的饮食结构

开始吃饭的幼儿的饮食主要由主食、副食和牛奶、鸡蛋、稀果汁组成。

主食可吃软米饭、烂面条、粥、煮烂的馄饨等；副食可吃肉末、碎菜及鸡蛋羹等；牛奶不仅易消化，而且有着极为丰富的营养，能提供给宝宝身体发育所需要的各种营养素，是宝宝断奶后每天的必需食物；自己榨的新鲜果汁，可以用温水兑稀一点给孩子喝。

怎么喂饭

父母拿着饭碗追着孩子满屋跑是我们常见的现象，让孩子乖乖地坐在座位上好好吃饭怎么就那么困难呢?这里有一些方法可以让孩子喜欢上爸妈喂饭:

1. 固定的开饭时间

孩子一般一天吃4~5餐，下午的点心在1~2次不等，尽管孩子吃饭的顿数多一些，也不可以让孩子饿了就吃，没有固定的时间。

2. 减少正餐之外的食物

很多孩子不爱吃饭是因为零食已经占满了肚皮。虽然零食也要吃，但不能过量。

3. 选购孩子喜爱的餐具

买一些图案可爱的餐具，可提高孩子用餐的欲望，如能与孩子一起选购更能达到好效果。

4. 喂饭时不要分散孩子的注意力

在喂孩子吃饭时，父母总是喜欢变着花样来哄孩子吃，这样的结果就是分散了孩子的注意力，吃饭往往是为了“交换”。最好是在孩子吃饭的时候，气氛轻松安静，不要说个不停，让孩子一口一口咽完了再吃。

关注宝宝的饮食偏好

很多人总是觉得一岁多的孩子对食物没有什么理解力，宝宝不知道自己喜欢吃什么。事实上孩子从小就有自己的口味偏好，可能与父母的相似，也可以并不一致。但是父母为了追求所谓的营养均衡，总是逼着孩子吃宝宝们不喜欢吃的东西，于是吃饭就成为“话语权”的较量，哪怕孩子不爱吃，迫于压力也得吃。这样的环境下的孩子容易消化不良，父母最好是注意孩子的饮食偏好，尊重孩子喜好，用替代品来补充不爱吃的食物的营养。

食谱推荐

核桃布丁

材料：面包100克，鸡蛋2个，奶油20克，白糖50克，核桃仁25克，核桃末7克，湿淀粉适量。

做法：❶把核桃仁用沸水浸泡后去掉外衣，炒熟后切成小粒。

❷面包去皮用水浸泡10分钟，捞起后稍沥干水分，不要捣烂。

❸将炒熟的核桃、鸡蛋、奶油、白糖一同倒入拌匀。

❹将布丁模子刷上猪油，倒入面坯，上笼后用旺火蒸40分钟后，再扣入汤盆里。

❺锅里加清水煮沸，放入核桃末搅匀，再放白糖，然后用湿淀粉勾芡浇在布丁上即成。

❻起锅将味汁淋在鸡蛋上即可。

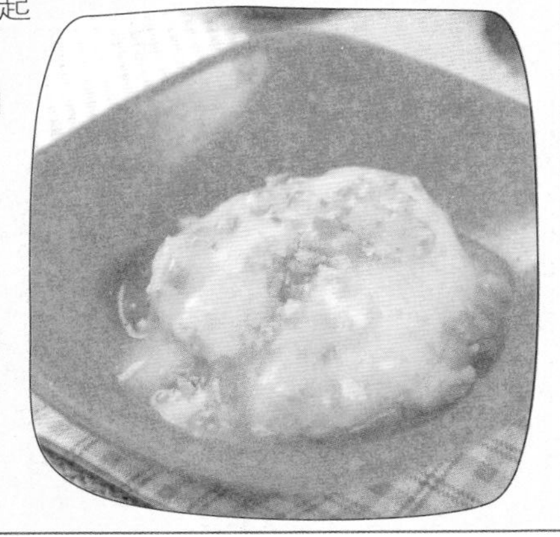

护理要点

偏食的应对

如果宝宝此时表现出一些饮食偏好，例如不喜欢吃青菜叶，或者不爱吃苹果，妈妈可以把青菜叶切细了煮在粥里，或者做成馅饼给宝宝吃；水果方面，可以让宝宝自由选择，在量上要控制，不能让宝宝吃太多。

造成偏食的原因，可能与宝宝天生的味蕾感觉有关，也可能是生活中的细节造成的。例如父母的示范作用，第一次吃某种食物时的感受等，都会影响到宝宝日后的饮食习惯。如果孩子身体健康，精神状况也不差，可以允许孩子“偏食”，只要不是某种加工过的零食就可以。

对待任性的宝宝

这么大的宝宝好奇心很强，想了解和想尝试的事非常多，并且他们愿意更多的挣脱大人的看管而独立行动。这种独立探索的欲望虽然很好，但有的时候却总是让大人头疼，因为宝宝总是“越不让他干什么，他就偏去干什么”。尽管这种态度可以理解，但还是不能纵容，不能让宝宝认为，他想去做什么，爸爸妈妈都会允许他。也许刚开始一两次拒绝的时候，宝宝会以大哭大闹来抗衡，如果此时爸爸妈妈为了哄好宝宝就答应他的要求，那么长此以往宝宝就学会了以哭闹甚至是更极端的方式去要挟大人，达到他的目的。这样，宝宝任性的坏习惯也就养成了。

这时候还比较好纠正，只要大人能坚守自己的原则，小问题方面可以给宝宝让步，但原则问题无论什么情况下大人也不应让步，这样逐渐得宝宝就会明白什么是该做的什么是不该做的，使其任性行为走上有节制、受制约的轨道。

读懂宝宝的身体语言

宝宝一岁多的时候还不是很能说话，但是他们的语言并不贫乏，他们可以通过表情、动作和情绪等来传达自己的意思，也就是我们要说的身体语言。如果父母能够读懂孩子的身体语言，也就不会在孩子哭闹的时候手足无措，或者在孩子生气的时候不明就里。

身体语言与宝宝的年龄是相对应的，不管孩子是只能躺着的，还是能坐起来、爬或站立和走路，他们都可以用自己的身体语言同爸爸妈妈对话。

头的转向和朝前看标志着要求休

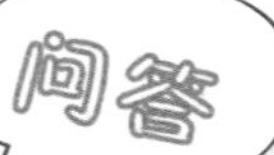

Q：零食怎么给？

A：幼儿喜欢吃的零食莫过于糖果、加入各种营养和口味的配方奶。如果让孩子自己拿糖吃，他们可能一天到晚都会拿了吃。如果每天给宝宝定量，他也会吃完之后马上要。孩子小时候喜欢吃糖也是身体需要，但爸爸妈妈不要拿糖果当作奖赏品，让孩子对糖果有格外的偏好。对于一些比较胖的小孩，选择低糖、高纤维素、高维生素的零食，比如说水果、小西红柿、猕猴桃等含糖量低的水果。对一些瘦弱的孩子，可以选择谷类的饼干，或者为了消化，糖葫芦、山楂片也是不错的选择。

息、要求结束游戏、要求中断交流，或者要求重新交往的愿望。耷拉着脑袋表示他此刻有点疲倦。如果伸直脑袋则表示：“我在这儿呢！谁来跟我一起玩？”

向一个人或某一个物体伸出手显而易见是表达想要有所互动或者与之交往的意愿；手攥成拳头是愤怒、想要争斗的表现，胀气、便秘、尿湿了和冷了也可能引起手攥成拳头。

如果宝宝的整个手腕都下垂着，这明确地表示：我不想动，不感兴趣了，这个动作的潜台词一般是感到忧虑，不舒服，不满意，但也可能是太累了，想要休息。如果整条手臂都下垂着贴着身体，那是他累了，想睡觉了。如果宝宝蹬脚，可能是身体的疼痛或者内心的压力造成的，他在试图把伤害踢开。

此外，宝宝的身体语言还有很多，有时候疾病也会通过身体语言表达出来，需要爸爸妈妈细致的观察和及时的反馈。

帮助宝宝建立良好的睡眠习惯

只要不是爸爸妈妈人为地干预，宝宝一般都能有很好的睡眠习惯。因为宝宝身体成长需要足够的睡眠，就像我们饿了要吃饭一样。

帮助宝宝养成良好的睡眠习惯，一个是要帮宝宝创造一个好的睡眠环境。当宝宝入睡之后，虽然不用让屋子里悄无声息，但也要尽量安静一些。另外，宝宝入睡前提醒他先去上厕所，防止尿床。如果宝宝有尿床的习惯，爸爸妈妈最好能够在半夜三点的时候起来提醒宝宝去上厕所，这样虽然有点麻烦，但对宝宝改掉坏习惯是有帮助的。

早上爸爸妈妈最好也能够按时起床，这样可以起到很好的带动作用。如果宝宝起来了发现爸爸妈妈还在睡懒觉，会觉得没有着落。

家庭环境支持

创造一个游玩的场所

为了宝宝的安全，帮他建造一个玩耍的角落是十分必要的，一方面可以解决玩具无处放、宝宝找不到自己的玩具的问题，另一方面可以让爸爸妈妈放心地让宝宝在角落里面自己玩，不用担心他跑远了找不到。

这样的角落可以像肯德基里面的儿童游乐区，有一些简单的娱乐设施，滑滑梯什么的，如果条件不允许的话，给宝宝的角落垫好拼图板，用小箱子装一些玩具也一样能玩得津津有味。

需要注意的是，宝宝玩的角落最好不要有书柜、衣柜这样的设备，更不要摆放复杂的装饰，最好是在比较空而开阔的地方，头上没有东西，也没有插座和电线走过。

照明度与视力保护

要保护幼儿的视力，既要避免在强度灯光下看东西、直视太阳光和太明亮的室内灯；也要避免在幼儿在光线不足的地方长久地看东西。

有的爸爸妈妈为了锻炼宝宝的视力，会让宝宝看较小的东西，这个过程中记得增加亮度，不然对幼儿的视

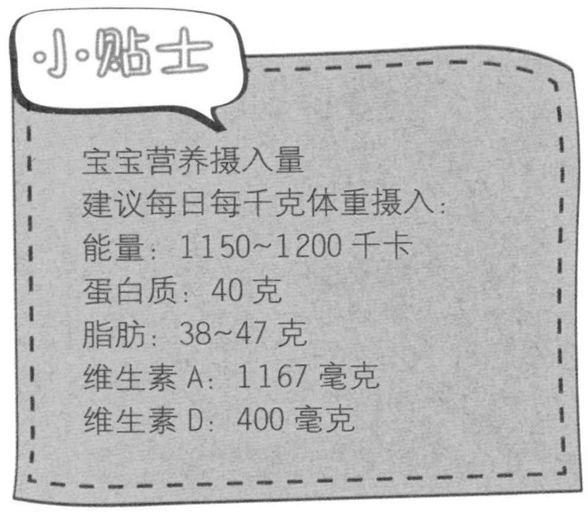

力是一种伤害。尤其让宝宝看图和文字时，不但要力求清晰、对比明显、色彩鲜艳，还要保证适宜的照度。

如果宝宝的床头灯没有灯罩，爸爸妈妈可以和宝宝一起做一个简单的纸壳灯罩，一方面可以保护好灯泡，另一方面也能集中光亮，有利于宝宝的阅读。

可能出现的事故

这个时期提防出事故比注意疾病更重要。由于好活动的幼儿有强烈的好奇心，总想冒险去感受一下外面的世界，难免会有从架子上摔下来、吞下玩具零件、摸电熨斗被烫伤等事故。可能发生的一切事故，爸爸妈妈只要预先想到，就都能防备。

注意问题

呕吐

幼儿呕吐的原因，80% 是胃肠问题。但如果发展成了持续性的呕吐，除了适时补充盐水外，可以带着幼儿的呕吐物到医院就诊，找出原因。

当幼儿出现呕吐的情况后，爸爸妈妈要做好基本的护理工作：

首先是维持呼吸道的畅通。呕吐厉害时，呕吐物可能从鼻腔喷出，父母需立即清除鼻腔异物。若呕吐发生在宝宝直立或卧床时，可以先让宝宝身体向前倾或维持侧卧的姿势，让呕吐物易于流出，不至于让宝宝吸入呕吐物，以免造成窒息或吸入性肺炎。

保持口腔的清洁也很重要，因为呕吐之后，会有一些胃酸、消化，及未消化的食物残渣残留在口腔中，难闻的味道，会使宝宝更加的不舒服。宝宝呕吐之后，可以以温开水漱口，这样也会减轻呕吐带来的不舒服。

另外，幼儿呕吐之后，要短暂禁食 4~6 个小时；重新开始吃饭的时候，要从清淡的饭菜开始。如大米粥、馒头、全麦吐司等，过两三天之后再开始正常饮食。

腹泻

1 岁 3 个月至 4 个月以前的幼儿最容易患“冬季腹泻”，伴有突然发热、呕吐、大便水样，但无腥臭味。这种情况下不必用抗生素，及时补充水分和电解质就可以。

如果宝宝只是排便次数增多、排出的大便较稀，除此之外没有其他任何不适的表现，精神状态良好、能玩能闹、哭的时候底气十足、睡眠也正常的话，基本上都没有什么问题，大部分都是吃了不干净的东西或是进食过多，也可能是着凉了，只要改善宝宝的饮食、注意保暖就可以了。

有些父母一看宝宝腹泻，就立即给宝宝禁食，这也是不可取的。盲目的禁食非但不利于宝宝止泻，还有可能加剧腹泻，或诱发其他疾病。

抽搐

抽搐的表现是失去意识，有时候肢体会失去控制、变得很硬，或者是翻白眼、呼吸不均匀等。当孩子突然出现抽搐的时候，很多家长都会很紧张。但抽搐的情况有很多种。

如果是在痛哭之后抽搐，爸爸妈妈不用担心，很多个性强的宝宝在哭过之后都会有程度不等的抽搐症状。这是因为情绪起伏较大，哭时太用力，平静下来之后身体需要一个短暂的缓冲。

如果是抽搐的时候伴有高热，可能是由感冒发热 引起的，主要还是治疗感冒。

轻微的抽搐和感冒后的抽搐，可用毛巾冷敷头，但不要让宝宝的手脚受凉。如果担心宝宝在抽搐的时候咬破舌头，可以将布缠在小勺上塞在宝宝的嘴里。

持续高热

持续高热是指发热到 3 天以上的情况，没有患过突发性发疹的幼儿可能连续高热 3 天，但第 4 天就退热了，病也就好了。常见的高热不退是扁桃体发炎引起的，特别是腺窝性扁桃体炎，一般都用抗生素来处理，高热会持续 3~5 天。如果扁桃体上出现的白点，没有打过白喉疫苗则可能是白喉杆菌。

流行性感冒也可连续发热 3 天，如果周围的人或者宝宝活动过的区域中出现过感冒患者，则可发生麻疹时，在疹子出来之前，也有持续高热。

一岁多一点的幼儿如果出现发热，父母可以脱光孩子的衣服检查一下全身有无异常。

不会说话

通常一岁多以后宝宝就能说一些简单的日常用语了，但也有例外。很多心急的父母看到和宝宝同岁的小孩已经可以叫人了，但是自宝宝还是嗯嗯啊啊地不能说话，就会很着急，有的甚至去咨询儿科医生。要知道，说话的早晚和智力并没有太大的关系，说话晚的宝宝也一样很聪明。

说话的早晚和宝宝所处的环境关系密切。如果爸爸妈妈经常能和宝宝对话，会征求宝宝的意见，遇到问题的时候注意观察宝宝的行为，帮助他们表达自己的意思，这些行为对宝宝说话有很好的引导作用。但如果家里人不喜欢说话，爸爸妈妈不在孩子身边等，会让宝宝说话晚一些。

也有父母担心宝宝是不是在发声器官上有问题，这个从宝宝的哭声中是可以听出来的。哭的时候正常发声的孩子是可以说话的。如果担心宝宝听力不好，可以测试一下。妈妈在宝宝的身后叫他们的名字，如果宝宝能够回过头来，说明宝宝能够听到。最晚的宝宝到 3 岁多才能很好地讲话，知道了这种情况，1 岁多不会讲话就不算什么了。

不会走路

由于现在是独生子女家庭居多，很多父母是“新手”，对孩子什么时候学会说话，什么时候开始走路没有概念。看到别的孩子已经开始走路了，自己的孩子还不能走，就很着急。其实，宝宝在一岁半的时候不太会走失是正常的，爸爸妈妈不必觉得自己的孩子笨。

一般来说，夏天和秋天是比较适宜宝宝学走路的时候。一方面因为天气热，宝宝穿得少，便于活动；也因为这个季节里人们外出的机会多，变应原少。如果爸爸妈妈要教宝宝学走路，最好在这两个季节里开始。宝宝学走路的时候，把尿布撤掉，这样宝宝的腿会更加自由一些。

问答

Q：宝宝在大庭广众下哭闹怎么办？

A：当宝宝在大庭广众之下哭闹的时候，如果可以就把宝宝带到人少的地方去教育；如果宝宝坐在地上哭闹，要求不合理，爸爸妈妈还是不能让步。宁可让宝宝感受一下别人的目光的滋味，也不要放弃做父母的原则，不能买的东西坚决不能买。

1岁半~2岁

这个年龄的孩子

1~2岁的幼儿已逐渐具备了支配自己的能力。比如走路时腿脚愈来愈有劲，能跑能跳，会踢球，会爬楼梯，可以一页一页地翻书等。

这个时期的孩子更加接近成年人的思维了，这时候父母就可以把他当成一个成年人来对待，有助于培养孩子的自我意识，也可以帮助孩子和父母的生活节奏一致。

这个阶段孩子会有“这是我的东西”的意识，自己的玩具、零食等东西渐渐不愿意给别人玩。这就需要父母及早预防，不要在孩子面前过于强调东西的所有权问题。

身体智能发育

身体指标

男孩：体重12~14千克，身长89~93厘米，胸围48~50厘米；

女孩：体重11~13千克，身长87~90厘米，胸围47~49厘米。

牙齿：16颗。

具备的本领

接近两岁的幼儿已经步态稳健，能走能跑，会踢球，会单独上下楼梯。喜欢的大动作是跑、跳、爬、跳舞、拍手。宝宝能够垒6、7块积木；用一只手拿杯子喝水；会用勺子；会串珠；能画垂直线和圆；高处的东西，可以推椅子爬上去拿；会转动门把手，打开盖子；用剪刀剪东西。

这么大的宝宝能复述一句话；日常会用上百个词汇，说话声调比较准，能迅速说出自己的名字和熟悉物体的名称。可以开始唱儿歌，可以说“这个”“那个”“你、我、他”等代词。宝宝还能够知道事物之间的不同，会认出两种颜色。能从1数到5，能帮爸爸拿报纸等简单的小事情，父母说的话也能听懂意思。

这个时期的宝宝还是很害怕和父母分离，当别人夸奖他的时候，他已经能体会到骄傲感，因此也有点喜欢找机会表现一下自己会的事情。但是这个阶段的宝宝还不能区别是非，不愿把东西分给别人。这个阶段的宝宝已经有点喜欢看电视了。

喂养方法

断奶也可以喝奶

幼儿的整个生长发育阶段都不要离开配方奶，配方奶中有丰富的营养，也便于吸收，宝宝断奶以后也可以一直坚持喝。每天在400~600毫升，可以分成好几顿来喝。不爱喝配方奶的孩子，可以吃奶片，或者是用酸奶代替。

注意膳食结构的合理

宝宝开始学会吃饭后，妈妈要注意在饮食上给孩子合理搭配，维生素、蛋白质、微量元素、脂肪等都是宝宝体内不可缺少的营养。妈妈在烹饪时最好有目的地选取材料，并时常换着花样做，以保证宝宝体内营养的均衡。

蔬菜、水果、鱼、鸡肉等是对心脏健康有好处的食物，妈妈可以鼓励孩子多吃一些。肥肉、糖果、巧克力属于高脂肪、高胆固醇、高糖食品，孩子也容易上瘾，要控制。多奶油的食物也要少吃。鸡蛋每天一个就够，做成鸡蛋羹既清淡又便于吞咽。

食谱推荐

凤梨炒饭

材料：凤梨1个，米饭150克，豌豆、虾仁、肉松各少许，盐3克。

做法：❶凤梨洗净，切开后挖出方形，并把挖出的肉切成丁；豌豆洗净；虾仁治净，剪开尾部。

❷锅入水烧开，放入虾仁汆熟透，捞出备用；净锅注油烧热，放入豌豆稍炒，再倒米饭和凤梨，翻炒至熟。

❸加盐调味，起锅倒入凤梨中，撒上虾仁和肉松即可。

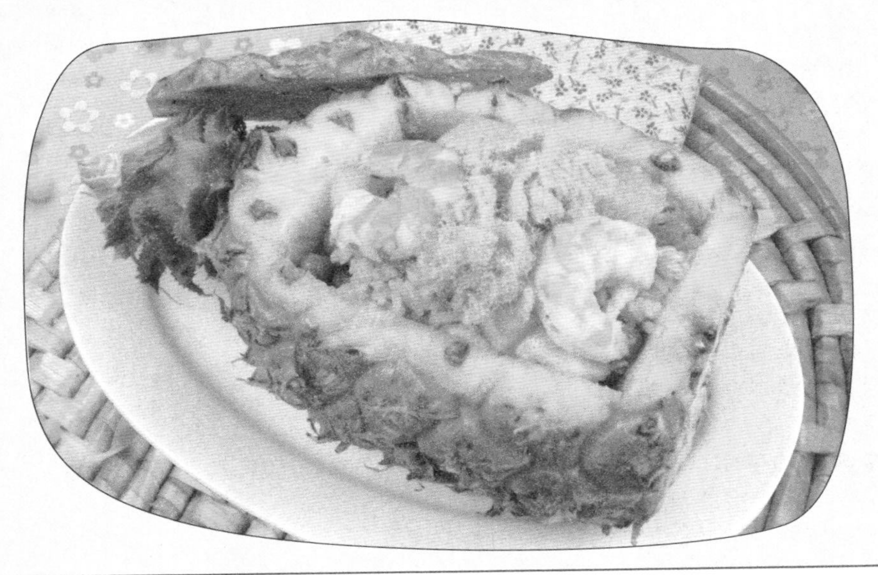

零食的给予

宝宝在午餐之间可以吃一点零食，但最好是水果和粗粮制品。零食放在宝宝能够拿到的地方，他有饥饿感的时候可以自己拿了吃。但是爸爸妈妈需要和宝宝说明，吃东西的时候自己的手要洗干净，把吃东西和洗手培养成一组条件反射。

这个时期的宝宝喜欢吃各种各样的糖果，但吃太多糖会破坏胃口，对宝宝的牙齿也不是很好。宝宝才一岁多，身体的器官发育还不完善。糖分进入体内后会加重肝脏的负担。而且未经代谢的糖分会在肠道内发酵，携带者违背身体吸收的蛋白质一同被排出体外。长此以往，宝宝就会出现面色苍白、肌肉松弛等现象，严重时会引发营养不良。这个时候不要给宝宝吃巧克力，也不要让宝宝喝咖啡。

降低餐桌的高度

如果宝宝对一起用餐很有兴趣，喜欢和爸爸妈妈一起吃饭，这时候最好是换一张矮一点的餐桌，让宝宝坐着和大人一起用餐。

教宝宝用筷子

如果宝宝开始自己吃饭了，勺子

也用得不错，很少撒出来，就可以考虑让宝宝学习用筷子了。用筷子对锻炼宝宝的大脑和手指的灵活程度都有帮助，但记住用筷子并不是一件简单的事情。很多人到了成年拿筷子的姿势都不太好看。要教孩子用宝宝的话，一定要有耐心，不要操之过急，影响了宝宝吃饭的积极性则得不偿失。

护理要点

不必纠正发音和语法错误

如果一岁半之后的宝宝说话还不是很清楚，“h”“f”分不清，爸爸妈妈不要打断宝宝的话指出错误，因为这样做会打断宝宝原本的思维，一下子忘记自己本来要表达什么，另外总是被纠正发音的宝宝，会在说话的时候变得紧张，而更加说不好话了。

如果父母想要纠正宝宝的错误发音，可以在复述宝宝的语言时用正确的方法说话，这样孩子自然能意识到自己刚刚没有说准。这个阶段最重要的是让宝宝学会自己组织语言，表达想法。

让宝宝从镜子中认识自己

要培养宝宝的自我意识，可以带着宝宝从镜子中来认识自己。例如问宝宝“眼睛在哪里”，“头发在哪里”等，让宝宝指出来；当宝宝面对镜子的时候，让他看到自己的衣服的颜色、裤子的颜色、鞋子的颜色。如果想要宝宝知道性别，可以说：“我看到镜子里面有一个小男孩/小女孩，不知道他/她是谁啊，”用这样的方式来帮助宝宝建立自我意识。还可以让宝宝做各种各样的表情，看到表情的变化。

让宝宝叫出熟悉的人

想要让宝宝叫人，最好的办法是父母做好示范。有的父母会在宝宝叫人的初期，和宝宝一样称呼对方，例如一起叫“爷爷”“奶奶”“爸爸”，在和宝宝对话的时候，也叫宝宝的名字。每日见到熟悉的人，可以和宝宝一起叫别人，例如早上看到邻居，可以和宝宝一起说“张叔叔早上好”这样的问候用语。一般宝宝主动叫人之后，都会得到积极的回应，这样对宝宝是有积极意义的。

不要对宝宝的破坏说“不”

一岁半以后的宝宝认识世界的方式就是去动手，有时候会把一本书撕坏，有时候可能会把爸爸妈妈的东西弄坏。要知道，宝宝并不是想要破坏一样东西惹爸爸妈妈生气，他们只是不知道怎么去用不熟悉的东西，或者不知道怎么观察它，就会用撕、扯的方式。如果爸爸妈妈因为弄坏了东西而大声呵斥宝宝，对宝宝来说是很委屈的事情。

但是家里的东西肯定也不能随意让宝宝破坏，这就需要爸爸妈妈做好提前的教育工作。例如电器是危险的东西，宝宝不要碰，玻璃瓶等东西不要放在宝宝能拿到的地方等，做好预防工作是父母的责任。

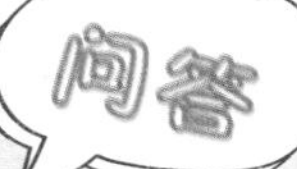

Q：哪种画册适合宝宝？

A：两岁的宝宝可以听一些简单的故事，爸爸妈妈最好选择那种形状简单，故事情节也不复杂，语言很有趣的绘本。如果要选择那些认识地理、天气的画册，还不如带着宝宝看身边实际的东西，他们会更感兴趣。

家庭环境支持

给予宝宝独自玩耍的空间

给宝宝一个独立玩耍的空间，也是指的给宝宝安排一个独立玩耍的小角落。这个时候已经可以给宝宝一个小书架，让他自己看书了。书架注意要放在地面上，和宝宝差不多高就可以，这样方面宝宝拿取书本，也不会有倒下的危险。

可能出现的事故

一岁半到两岁之间的宝宝，能够走和跑了，但是有一些的平衡能力不是很强，所以经常会摔倒、跌倒。加上孩子可以搬椅子往高处爬了，有栏杆也不太起作用，这个时候就要注意，不要把洗衣机等大电器的空纸盒放在屋外、阳台等地方，防止宝宝爬上去摔下来。

注意问题

哮喘

生活中有很多引起宝宝哮喘的东西，如感冒、天气变化、运动过度、劳累、某些食物及药物、被动吸烟、油漆、油烟、动物皮毛、尘螨、真菌、花粉等，其中感冒引起儿童哮喘最常见。两岁左右的宝宝有哮喘，通常并不严重。因为很多宝宝在小时候都有类似哮喘的症状，但是长大之后就消失了。如果因为宝宝有点哮喘就不让宝宝运动，关在家里，这样只会让孩子越来越弱。

在听从医生建议的情况下，爸爸妈妈不要刻意强调孩子有哮喘病，让宝宝活蹦乱跳地和别的孩子一起玩，多运动多锻炼，身体强壮了自然也就不会再有哮喘了。

情绪不稳定的宝宝

一岁半以后，特别是接近两岁的时候，宝宝的情绪会进入一个不稳定的时期。因为这个时候的宝宝渐渐有了自我意识，他们会希望在父母之外有一个独立、自由的自我。所以当爸爸妈妈要求他们做不太情愿的事情的时候，宝宝就会表现得很不配合，有时候犟脾气也很令爸爸妈妈头痛。

其实性格问题不是一天能够解决的，同样性格问题也不是一天形成的。那些脾气不好的宝宝，往往就是在有情绪的时候没有得到父母的理解和疏导，结果情绪酝酿得变大了。因此，在对待宝宝的情绪不稳定的事情上，爸爸妈妈一定要多一点耐心，就像理解一个青春期叛逆的孩子一样去理解宝宝，从宝宝的角度来考虑问题。当宝宝感觉到自己正在被人重视和理解的时候，他们就不会用发脾气的方式来引起爸爸妈妈的注意了。

不要频繁更换保姆

双职工家庭会聘请保姆来照顾宝宝的日常起居，但找到一个好保姆是一件需要运气的事情。不爱干净、做事情不麻利、普通话不标准、长相不体面……很多原因都会让追求完美的妈妈看不惯保姆，因此会经常换人。虽然，找一个好保姆来带宝宝很重要，但因为找不到合适的人就频繁换保姆却是不好的。这个时期的宝宝还比较黏人，而保姆又是他最亲密的人，和保姆稳定的情感是对缺少父母关爱的一种补偿。宝宝熟悉一个新面孔需要一段时间，而刚等他熟悉之后就换掉保姆，宝宝就会有不安定感。如果遇到宝宝很喜欢的保姆，父母强行换掉也会伤害宝宝的感情。

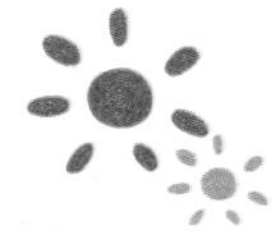

2～3岁

这个年龄的孩子

2岁以后，同龄孩子之间的身高和体重差异也会很大，有的孩子可能长得很快，有的孩子则长得比较缓慢，有些健康的孩子的发育速度比其他同龄人稍慢，到3岁时孩子的生长速度一般可恢复正常。

身体智能发育

身体指标

在两岁半左右，孩子的20颗乳牙出全，自身免疫力快速增长，但抗病能力依然较弱。

体重：男童平均值为12.2~13.9千克、女童为11.6~13.4千克。

身高：男童平均值为87.9~95.1厘米、女童为86.8~94.2厘米。

具备的能力

2岁以后的宝宝更喜欢运动，他们跑起来更稳、更协调。也能学会踢球并能掌握球的方向，扶着栏杆能自己上下台阶，并能稳当地坐在儿童椅上。对身体操纵更加灵活，后退和拐弯也不再生硬。走动时也能做其他的事情，例如用手、讲话以及向周围观看。

2岁的宝宝已经可以轻易地翻书、建6块积木的塔、脱鞋以及拉开大的拉链。宝宝的手腕、手指和手掌可以进行协调的运动，因此能旋转门把、旋开广口瓶的瓶盖、用一只手使用茶杯并能剥开糖纸。这么大的宝宝不仅能听懂大人的大部分话语，而且能利用正在快速增加的超过50个以上的词汇说话。这一年中，宝宝逐渐从说2个或者3个单词的句子，如“喝果汁”“妈妈，吃饼干”转变为可以说4~5个、甚至6个单词的短句，例如“爸爸，球在哪里”“洋娃娃坐在我腿上”等。

此时，宝宝的记忆力和智力也有所发展，开始理解简单的时间概念，例如“吃完饭后再开始玩耍”。他也开始使用代词（我、你、我们、他们），理解了“我的”概念（“我要我的茶杯”“我见我的妈妈”），理解身体的关系（在上面、在里面、在下面）。

这个年龄的宝宝可以领会故事的情节，理解并记住书中的许多概念和信息片段。到了岁末，随着宝宝的语言技能变得更加熟练，宝宝也能够从用重复一些有趣的音节和小诗。但与2岁的宝宝讲道理一般非常困难。

喂养方法

注意微量元素的补充

2~3岁是宝宝成长发育的又一个快速时期，此时尤其要注意均衡膳食，全面为宝宝提供成长所需的各种营养。除了维持日常生活的蛋白质、脂肪和碳水化合物之外，也要注意微量元素的补充。食物自然是最佳的补充来源，如无特殊需要，就没有必要为宝宝进行药物补充。

富含钙的食物：牛奶制品、虾皮、豆类制品、芹菜、黑芝麻、西蓝花等蔬菜。钙与镁的比例为2:1时，是最利于钙的吸收利用的了。所以，在补钙的时候，切记不要忘了补充镁。

富含镁的食物：坚果（如杏仁、腰果和花生）、黄豆、瓜子（如向日葵子、南瓜子）、谷物（特别是黑麦、小米和大麦）、海产品（金枪鱼、鲭鱼、小虾、龙虾）。

富含铁的食物：蛋黄、动物肝脏、鸡胗、牛肾、黑木耳、芝麻、牛羊肉、蛤蜊紫菜、谷类、豆类、瘦肉、干果、鱼类等（吃含铁高的物质忌饮茶）。

富含锌的食物：平时多摄入些含锌丰富的食物，如动物肝脏、全血、肉、鱼、禽类，其次是绿色蔬菜和豆类。牡蛎、牛肉、肝脏、田螺、鱼肉、瘦肉的锌含量高且易于吸收。

富含碘的食物：海藻类食物，如：发菜、紫菜、海带、海白菜、裙带菜。

富含硒的食物：猪肾、鱼、海虾、对虾、螃蟹、海蜇皮、驴肉、羊肉、鸭蛋黄、鹌鹑蛋、鸡蛋黄、牛肉。松蘑（干）、红蘑、蘑菇、茴香、芝麻、麦芽、大杏仁、枸杞子、花生、黄花菜、豇豆、谷物、大蒜、芦笋、洋葱、莴苣等。

富含维生素A食物：肝脏、奶类、植物性食物中富含类胡萝卜素的蔬菜。因为肝中铁的含量也高，维生素A和铁还可以相互促进吸收和利用。

富含维生素D的食物：最丰富的食物为鱼肝油，动物肝脏和蛋黄。一般说来，人只要能经常接触阳光，在一般膳食条件下，不会造成维生素缺乏。以牛奶为主食的婴儿，应适当补充鱼肝油，并经常接受日光照晒，有利于生长发育。

富含维生素E食物：猕猴桃、坚果（包括杏仁、榛子和胡桃）、瘦肉、乳类、蛋类，还有向日葵籽、芝麻、玉米、橄榄、花生、山茶等压榨出的植物油。还有红花、大豆、棉籽和小麦胚芽（最丰富的一种）、菠菜和羽衣甘蓝、甘薯和山药。莴苣、黄花菜、卷心菜等绿叶蔬菜是含维生素E比较多的蔬菜。

富含维生素B_1的食物：主要来源于谷类食品，瘦肉及内脏中也较为丰富。另外还有豆类、种子或坚果。

富含维生素B_2的食物：动物肝脏、心、肾、乳类及蛋类食物中含量尤为丰富，豆类食物中也较丰富，绿叶蔬菜和野菜中也含有大量的核黄素。

富含维生素B_6的食物：蛋黄、麦胚、酵母、动物肝、肾、肉、奶、大豆、谷类、香蕉、花生、核桃等。

富含维生素B_{12}的食物：主要来源是肉类，动物肝脏、牛肉、猪肉、蛋、牛奶、奶酪；植物性食物一般都不含维生素B_{12}。

富含维生素C的食物：主要来源于新鲜蔬菜和水果，水果中以酸枣、山楂、柑橘、草莓、野蔷薇果、猕猴桃等含量高；蔬菜中以辣椒含量最多，其他蔬菜也含有较多的维生素C，蔬菜中的叶部比茎部含量高，新叶比老叶高，有光合作用的叶部含量最高。

控制吃饭时间的办法

一般来说，这个年龄段的孩子进食的节奏是：早餐、午餐、下午加餐、晚餐和睡前的配方奶。宝宝已经长出了乳牙，食物也从液态逐渐转换成固态，可以开始吃炒的肉丝、硬皮的面包、生菜、萝卜、芹菜和藕等。

控制宝宝吃饭的时间，并不需要特别的窍门，主要是和爸爸妈妈吃饭的时间保持一致。早上8点早餐，中午12~13点之间中餐，下午三四点可以加餐吃一点零食，晚上六七点晚餐，睡觉之前喝一杯200毫升牛奶。

问答

Q：如果孩子不肯在吃饭的时间吃饭，而等到不是吃饭的时间又要吃东西怎么办？

A：最好是不要迁就他，除非是生病了，起床太晚了或者晚上有事情睡得较晚。偶尔饿一饿也不会有问题，让宝宝养成良好的进餐习惯更重要。如果孩子没有食欲，看看是不是身体不舒服。

食谱推荐

雪里蕻猪肝汤

材料： 猪肝 200 克，腌雪里蕻 100 克，蛋清 2 个，色拉油 20 克，味精 2 克，葱、姜各 3 克，香油 2 克。

做法： ❶将猪肝洗净切小丁，腌雪里蕻用清水浸泡去盐分，洗净切小末备用。

❷净锅上火倒入色拉油，将葱、姜炝香，下入雪里蕻煸炒，倒入水，调入味精烧沸，放入猪肝，打入蛋清，淋入香油即可。

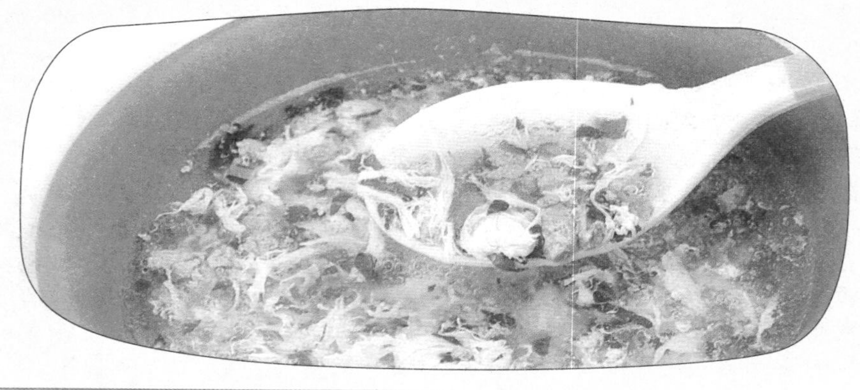

零食的选择

宝宝喜欢吃甜食，其实与宝宝运动量大需要能量补充也是有关的。但甜食吃太多容易蛀牙，也容易长胖，因此甜食不要宝宝给很多，每天定量吃几粒糖就可以了。

这个年龄段的宝宝可以吃水果了，多给他们吃水果有助于消化和吸收。也可以给宝宝喝果汁，最好是新鲜的果汁，很多便宜而又颜色鲜艳的果汁可能含有很多化学物质，尽量少让孩子喝。

这个时期的宝宝最好不要吃巧克力，因为一旦吃了巧克力他们对别的零食就失去了兴趣，会一直吵着要。巧克力吃多了会引起恶心、烦躁、出鼻血和蛀牙等问题，加上宝宝在这个年龄段性格很不稳定，爸爸妈妈最好不要让孩子吃巧克力。

护理要点

注意口腔的卫生

两岁的孩子要不要刷牙？答案是要。尤其是宝宝吃了甜食之后，晚上爸爸妈妈一定要协助做好口腔的清洁工作。

教宝宝控制排便

两岁多的宝宝是可以自己控制上厕所的，但不排除个别情况。爸爸妈妈可以用便壶来帮助孩宝宝子学会排便。便壶让宝宝觉得这种转变是非常新奇刺激的活动，但不要强迫宝宝坐便壶。这样只会让他们觉得很不高兴，这对学习的过程没有任何帮助。

如果遇到状况的时候尽量不要跟宝宝发脾气，注意继续鼓励。另外，记住教宝宝如厕后要洗手，从一开始就让宝宝养成便后洗手的习惯。

入幼儿园前的准备

有的宝宝2~3岁就会被送到幼儿园，这个年龄的宝宝对妈妈有依赖性，比一岁多的孩子更容易认生，所以正式入园之前，需要妈妈陪读一段时间。一开始妈妈可以和宝宝一起待在园里，帮助宝宝熟悉老师和同学，最好能认识一些比较玩得来的同伴。这样坚持一周或者十天之后，幼儿园的老师和孩子们渐渐熟悉了，宝宝就能离开妈妈了。

妈妈或者爸爸去接孩子的时候要准时，否则容易引起宝宝的不安。在入园之间，爸爸妈妈也要想好接送宝宝的时间问题，不要等到入园之后才发现自己没有时间管。

让宝宝自主穿衣

2~3岁的宝宝手腕可以拉开拉链，也可以试着扣扣子了，穿衣服也可以学会，不过速度会比较慢。冬天的衣服对宝宝来说就比较困难了，妈妈们要鼓励他们试一试。也可以先打开一部分，让宝宝接着做。

电视的管理

有些很忙的父母发现宝宝安安静静坐在电视机前看，表情还很专注，会觉得找到了一个“托儿”的办法，总是让宝宝看电视。宝宝看电视也容易上瘾，觉得里面的有些很滑稽的东西，会跟着哈哈大笑，但是并不太懂里面的意思。如果看了一段时间的电视，爸爸妈妈不让看了，也会哭闹。所以最好开始的时候就不要让孩子养成看电视的习惯。

两岁多的孩子喜欢模仿，而电视正是他们模仿的一个对象。现在很多节目都很娱乐化，宝宝如果养成滑稽逗笑的习惯，很难改正过来。

从一开始，爸爸妈妈就不要总是带着孩子看电视，如果是看成年人的娱乐节目，不要鼓励宝宝学习。如果宝宝从电视里面学了一些动作和语言，爸爸妈妈更不要觉得好笑而鼓励他在表演一次。这样会让宝宝为了取悦家长而总是模仿电视里面的成人表演。

家庭环境支持

给宝宝展现好情绪

教育孩子就是影响孩子，就是用每一个日常的生活细节来塑造孩子。与其等孩子出现问题的时候再来补救，不如起好带头作用，从一开始就让孩子养成好性格、好习惯。

也正因为如此，如果爸爸妈妈希望宝宝是一个乐观积极的人，就要在孩子面前多展现乐观积极的一面。遇到问题的时候，爸爸妈妈是选择发火、抱怨和惩罚宝宝，还是选择冷静地解决问题，帮助宝宝改正错误，这个选择也会影响着宝宝日后的生活态度。

两岁多的宝宝正处于叛逆的阶段，即使性格本来很好的爸爸妈妈，有时候也会被宝宝弄得忍无可忍。但年轻的爸爸妈妈要记住，在宝宝成长的时候，我们也在成长，学会忍耐、细心、不计报酬的付出，这些是宝宝教会我们的事。

多和宝宝说的话

爸爸妈妈在和宝宝相处的时候，说话需要注意一些什么呢？

1. 注意用积极的语言而不是消极的语言

“你说错了”“你做得不对”“你不要乱动”这些命令的、否定的语言对挫伤宝宝的积极性，也会让宝宝对批评缺少敏感度，爸爸妈妈可以改一种说话的方式:“我们来读故事吧”“过来这边妈妈和你一起玩”“没关系，我们重新做”等，这些对宝宝来说才是具有正面而积极的意义的话。

2. 在表扬宝宝的时候，指向要明确

例如“妈妈真高兴”其实是“妈妈真为你高兴”，“你真棒”其实是“你能自己吃饭了，真棒”或者“你重复得真棒”。这样一个小小的改变，可以强化宝宝对动作、行为的理解，有利于帮助他们改正不良习惯。

3. 有些话需要常说

有一些话爸爸妈妈是需要经常和宝宝说的。例如“我们爱你，你是独一无二的”“妈妈有你真高兴”等。

教宝宝学会分享

让2岁的宝宝学会分享是一件比较困难的事情。因为这时候宝宝的自我意识刚刚形成，也不是很讲道理，这样就很难对他们进行说服教育。如果家里来了小朋友，宝宝不愿意把自己的东西让给别人，大哭大闹起来。爸爸妈妈最好不要在这个时候勉强宝宝。

分享教育是要从爸爸妈妈自己以身作则开始的。例如，在给宝宝喂好吃的东西时，爸爸妈妈自己也要尝一点，然后给爷爷奶奶或者周围的人一点；当自己的周围有别的宝宝时，鼓励宝宝和别的朋友一起玩，向那些帮忙照顾宝宝的爸爸妈妈表达感谢，走的时候说“再见”，这些帮助宝宝认识新朋友、体验友情的乐趣的做法，可以让宝宝减少对自我的强调。

还有一种情况会让宝宝不愿意分享，那就是在宝宝学着分享的过程中受到了不公正的对待，或者是自己的愿望没有被满足。因此，爸爸妈妈在宝宝成长的过程中，尽量满足宝宝在吃和玩上面的要求。

给宝宝安全感

有的家长主张在宝宝哭闹的时候一定要抱宝宝，提出“一哭就抱”的教育原则。虽然是否有必要做到一哭就抱，每个人都有不同的看法，但有一点是共识性的——那就是在宝宝哭闹的时候，要确保宝宝不是因为没有安全感而感到害怕的。

有的人觉得吓唬吓唬宝宝也没有什么不好，给他们一点颜色这样以后孩子就乖了。于是会对宝宝说“不要你了”“把你放到外面去”“不听话小心大灰狼来吃小孩”等，表面上看去好像很管用，宝宝一下子就不哭了，但事实上，宝宝是被迫听话，宝宝内心除了委屈之外还有害怕的成分，缺少安全感的宝宝成长、发育都会比正常状态慢。

家长教育宝宝或者惩罚宝宝的错误时，一定要记住的一条就是，不能让宝宝觉得自己是被抛弃了，也不要拿“不要你了”这样的语言来吓唬孩子，或者对孩子说“你是路边捡来了的”“你是杜妈妈生的”，宝宝会信以为真，这样对宝宝的成长不利。

可能发生的事故

这个阶段的孩子可出现的事故是:

1. 掉进水里发生溺水。孩子自由走动的一个坏处就是，可能会远离父母的视线。去池塘旁边看鱼，孩子们可能忍不住下去抓鱼，结果掉进水里；住在水边的孩子，也有可能在玩水的时候溺水。
2. 住在公路附近的孩子，如何和别的孩子打闹起来，有可能跑到大路上；住在轻轨旁边的孩子，一定不要让他们去铁路上玩耍。
3. 喜欢吞下危险的东西，例如纽扣电池、玩具零件等。
4. 把手伸进玩具里面拿不出来等，这些事情都可能发生。

注意问题

偏食

刚刚从流质食物变成正常饮食的宝宝，有可能偏食。有的爸爸妈妈为了让宝宝开始吃饭，就给他们买一些零食，或者许诺吃了饭就可以喝饮料，这样一来，宝宝就容易只喜欢吃一样东西或者是零食了。

控制宝宝的零食，最好从小时候就开始重视，不要给宝宝吃太多零食，鼓励宝宝多吃青菜和水果，养成良好的饮食习惯。

一方面妈妈们要想办法转换思路，让宝宝爱上吃青菜；另一方面，宝宝实在不愿意吃的东西，爸爸妈妈也不必勉强，一样不吃也不会对身体有很大的影响。

认生

当不太熟悉的人要抱宝宝的时候，宝宝会哭闹，有新面孔出现在家里的时候，宝宝也很烦躁不安，这些就是我们常说的认生。认生和怕黑一样，是宝宝的性格中的一部分，父母可以帮助宝宝慢慢改变，但是不能因为宝宝认生就觉得他没用、没出息。

长期只和爸爸妈妈在一起的孩子比较容易认生，而大杂院里面长大的孩子胆子就大一些，敢和别人对话。所以爸爸妈妈要尽量帮助宝宝和同龄的或者相仿年龄的孩子对话，一起相互熟悉，这样可以帮助宝宝降低认生的感觉。

口吃

2岁多的宝宝说话不是很明晰，表达上拖拖拉拉，或者一句话重复很多遍，大部分都不是真正的病理上的口吃，而是还不太习惯说话而已。等到宝宝年龄增加，说话多了，就不会有这样的情况了。

爸爸妈妈要注意的是，不要因为宝宝说错了话，觉得很好玩而哈哈大笑，或者是觉得宝宝说错话的事情可以拿出来和亲友们讲一讲，就总是反复学宝宝，这样会影响宝宝学说话的信心，严重的就会形成心理障碍，以至于总是有点结结巴巴。

当宝宝出现口吃的症状时，爸爸妈妈先不要在意，而是用正确的语言来引导宝宝说话，也不要叫宝宝“小结巴”，这样的称呼也会让宝宝以为自己口吃是正常的。

防痱

炎夏时宝宝容易长痱子，浑身都难受，也不好看。防止宝宝长痱子，妈妈们一方面要注意让宝宝在通风、凉爽的环境下玩耍；另一方面，给宝宝涂一点爽身粉、痱子粉也很必要。特别是在夏天晚上，睡觉之前给宝宝的脖子、腋窝、屁股等容易长痱子的地方涂一点痱子粉，可以防止晚上太热生痱子。

说谁都听不懂的语言

如果宝宝突然说一些我们听不懂的话，或者是大人从来没有说过的话，爸爸妈妈可以问问他“你说的什么，妈妈没有听清楚，再说一遍。”也可以不理会，也许宝宝正在回忆什么。

宝宝有时候“自言自语”也使正常的，特别是家里只有一个宝宝的情况下，宝宝两岁的时候会自己给自己假想一个朋友，和他对话，过家家等。

也有的宝宝因为发热而说话不清楚，妈妈要摸摸孩子的头。如果家里有癫痫病史的，也有可能宝宝有癫痫的症状，但同时会伴有其他不常见的行为，会比较明显。

磨牙

肠道寄生的蛔虫产生的毒素刺激神经，导致神经兴奋，宝宝就会磨牙。同样，蛲虫也会分泌毒素，并引起肛门瘙痒，影响宝宝睡眠并发出磨牙声音。过去，家长们都认为磨牙的宝宝

是长了寄生虫，但现在有蛔虫病、蛲虫病的宝宝越来越少了。

如果宝宝白天看到了惊险的打斗场面，或者在入睡前疯狂玩耍，精神紧张，这样也会引起磨牙；宝宝白天被爸爸妈妈责骂，有压抑、不安和焦虑的情绪，夜间也可能会磨牙；晚间吃得过饱，入睡时肠道内积累了不少食物，胃肠道不得不加班加点地工作，由于负担过重，会引起睡觉时不自主的磨牙。

另外，缺少微量元素也使磨牙的原因。钙、磷、各种维生素和微量元素缺乏，会引起晚间面部咀嚼肌的不自主收缩，牙齿便来回磨动。

牙齿替换期间，如果宝宝患了佝偻病、营养不良、先天性个别牙齿缺失等，使牙齿发育不良，上下牙接触时会发生咬合面不平，也是夜间磨牙的原因。

磨牙对宝宝的身体是不利的，如果宝宝有肠道寄生虫，要及早驱虫；宝宝有佝偻病，要补充适量的钙及维生素D制剂；给宝宝舒适和谐的家庭环境，让宝宝晚间少看电视，避免过度兴奋；饮食宜荤素搭配，改掉挑食的坏习惯，晚餐要清淡，不要过量；要请口腔科医生仔细检查有无牙齿咬合不良，如果有，需磨去牙齿的高点，并配制牙垫，晚上戴后会减少磨牙。

旅途中要注意的问题

带孩子出去游玩，有助于帮助他们接触新鲜的事物，学习新东西。但是带两岁多的孩子出行的旅途中也要注意一些问题。

1 安全。两岁的宝宝可以自己走路了，但爸爸妈妈要让孩子在自己的视线范围内玩耍，不要走得太远；孩子喜欢吃各种各样的零食，路边的零食可能不卫生，孩子的肠胃也可能消化不了，所以最好是不要一边玩一边给孩子买零食吃。

2 突然感冒。孩子感冒之后，最好是能让宝宝安静地睡一大觉。很多孩子在睡饱之后精神会好很多，大人也是一样，这时候不要着急赶路，给孩子一段休息的时间。

3 得传染病。出门前先打听一下目的地的情况，如果正流行传染病，那么就不要带着孩子去了。

4 想要回家。有的孩子在旅途中会突然玩到一半就想要回家，这时候父母不要批评他，告诉他爸爸妈妈就在这里，让孩子有安全感，等孩子情绪稳定之后，再带孩子去好玩的地方玩一玩，孩子就会忘记要回家的事情了。

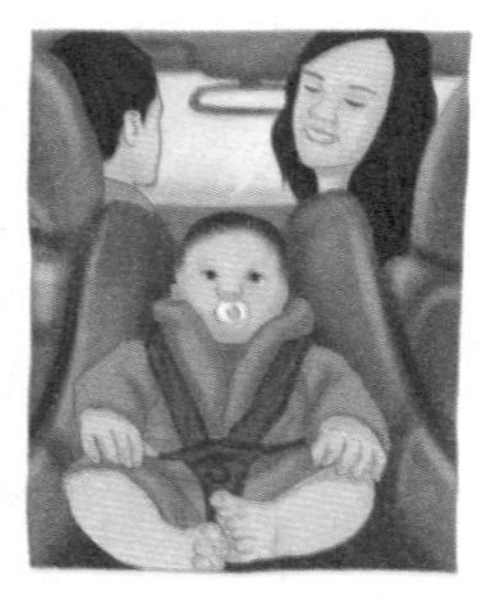
外出时将面向后的婴儿座位放在后排座位上。

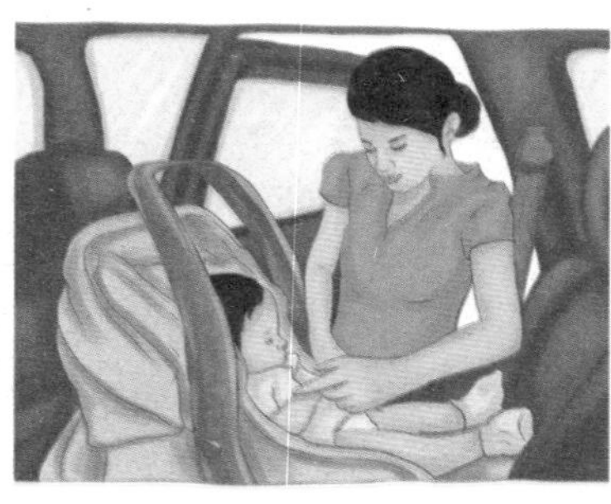
选一个较大的、直到宝宝4岁时都能允许其面向后的后向座椅。

第十章 婴幼儿安全与健康

现代的爸爸妈妈普遍缺乏护理孩子的经验，在养育孩子的过程中，一些人为和非人为的因素就会对孩子造成意外伤害。宝宝还小，危险多来自于爸爸妈妈的疏忽，防撞伤、防烫伤、防吞食异物、防脱臼、防跌伤、防触电、防溺水、防动物咬伤等都是家长必做的功课。

家庭内的安全

用水安全

要防止孩子溺水，就需要父母提高警惕，加强对孩子的看管，注意一下要点：

1 千万不要把 5 岁或 5 岁以下的宝宝单独留在浴缸，也不要让 12 岁以下的孩子来看护浴缸里的宝宝洗澡，如果爸爸妈妈必须要去接电话或者开门，那么可以把浑身肥皂泡的宝宝用浴巾一裹，抱着宝宝一起去。

2 盆里的水用完要及时倒掉，盆不用的时候要倒过来放，以免宝宝溺水。

3 如果家里有游泳池，游泳池的四周一定要有护栏，护栏高度不低于 1.5 米，栏杆间距不要大于 10 厘米，栅栏门要上锁。

4 如果家里有水井或者蓄水池，也必须要做好安全防护。

5 不要因为宝宝接受过游泳训练就放松了警惕，没有证据表明游泳训练能防止婴幼儿溺水，爸爸妈妈必须要破除这一错误观念。

烫伤

烫伤是婴幼儿意外伤害的比较常见的一种现象，最常见的非致命烫伤就是热液烫伤，其中有 20% 是由于水龙头流出的热水造成，其余多食由溅出来的食物造成。50% 的烫伤都比较严重，需要做皮肤移植手术。

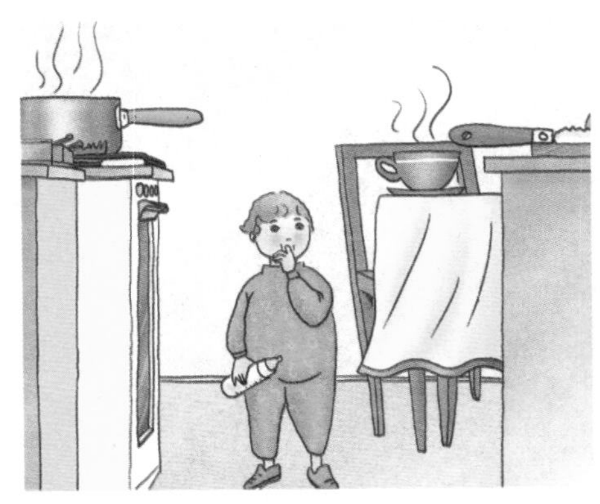

厨房

房间里的危险可能是最多的：盛着滚烫的咖啡的杯子放在桌子边，锅柄转向外，刀就放在菜板上等。

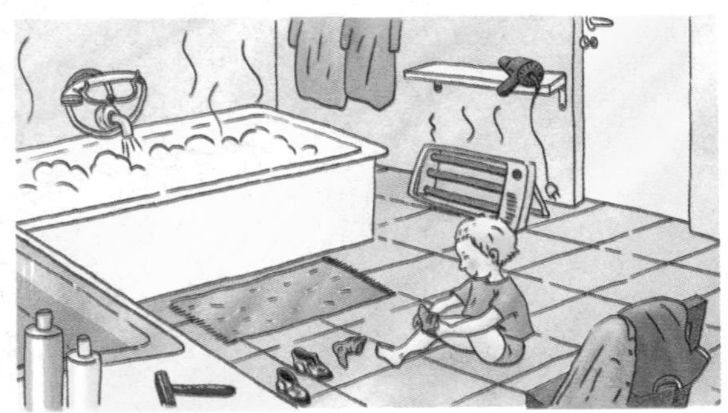

浴室

这张图的中间，孩子安静地脱着衣服，但是他的周围充满了危险：水太热；一个老式的加热器；在他能触及的地方有一个剃须刀；门上有钥匙，让孩子有可能将自己反锁在屋子里。

为了宝宝的安全，爸爸妈妈应该采取以下措施。

1 把家里热水器的温度设定在48.9℃以下。大多数热水器厂家预设温度在60~70℃之间，这个温度会导致宝宝在2秒内形成三度烫伤。而温度在48.9℃时，则需要5分钟时间才能形成烫伤。爸爸妈妈也可以给家里的水龙头和喷头等装上防烫装置。

2 爸爸妈妈把孩子放进浴缸之前一定要先用手试一下温度，即使之前已经试过也要再试一次，另外，还要摸摸水龙头的温度，以免造成烫伤。

3 爸爸妈妈在喝咖啡、热茶等热饮的时候，不要把宝宝放在大腿上，也不要把杯子放在桌子边上。

4 桌子上最好不要铺桌布，以防宝宝拖拽，造成意外烫伤。

5 打开的热水器、炉子、烤箱以及暖风机等对宝宝来说都很危险，爸爸妈妈一定要看管好宝宝，如果条件允许，最好安装散热器罩来保护宝宝远离烫伤。

铅和汞

铅元素对我们的身体是十分有害的，即使浓度非常低，也会产生一定的副作用。而汞和铅在很多方面是相似的，浓度高的时候会引起大脑的损伤，即使浓度低时也会影响大脑发育，对宝宝来说危害更不容忽视。那么爸爸妈妈应该怎么预防呢?

1 保证宝宝充足而全面的营养。研究表明饥饿的孩子容易吸收更多的铅元素，所以保证宝宝的营养对预防铅中毒是很关键的。

2 家里有无剥落或者干裂的油漆，去除松动的漆皮刷上新的油漆，尤其是门窗周围。

3 要定期用磷酸盐含量高的清洁剂擦洗地板以减少铅尘。

4 尽量不用上釉的陶器。

5 平时少吃食肉型大型鱼类，如剑鱼，因为它们寿命长，体内容易积攒汞元素。

6 将玻璃温度计换成电子温度计，玻璃温度计最好交由医院处理。

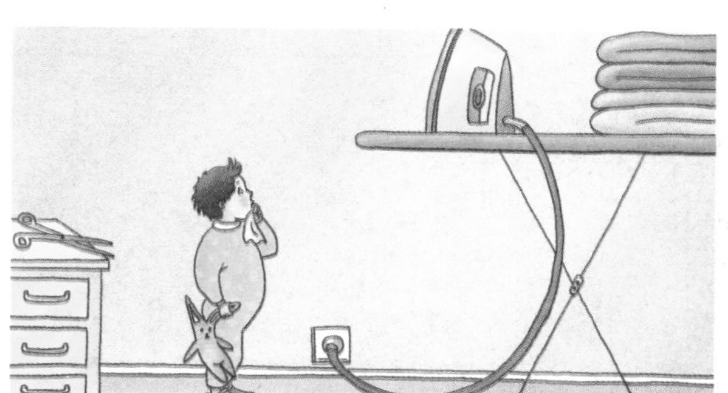

电熨斗

这个孩子迷惑地看着电熨斗，而电熨斗就放在熨衣板的边上，这很危险。而且如果他转过身，剪刀就在不远处。注意，危险！

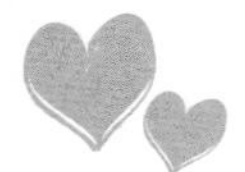

中毒

对宝宝来说，每一种药物、处方药品、家用产品等都可能是有毒的，有一些看起来可能无毒但却是有害的。最容易引起孩子中毒的食物包括：阿司匹林和其他药物、洗涤剂、杀虫剂、碱液、除草剂、家具上光液、煤油、汽油等。另外，浴室里的洗发液、护发素、香水等对宝宝来说也可能是潜在的有害物品。

1 把可能有害的药物都储放在宝宝够不到的地方。

2 最好在浴室门的高处装一个简易插销，杜绝浴室中存在的隐患。

3 爸爸妈妈每次服完药后要及时把药品收好，最好放到带有安全锁的橱柜或抽屉里。

4 最好给所有的药品都贴上醒目的标签，以免不小心拿错导致中毒。

5 把急救中心的电话号码贴在电话旁边，要醒目，如果可以最好再设置成单键拨号。

6 无论宝宝误食了什么物品，爸爸妈妈都要打电话给儿童医院或相关医生询问清楚。

异物、憋闷窒息

异物、憋闷窒息死亡在婴幼儿死亡中占很大比重。生活中细心照看宝宝，才是避免危险发生的上上策。

1 宝宝衣服的装饰物，比如小扣子、小花等要结实牢固，否则宝宝会不自觉地把它们从衣服上拽下来，放到嘴里吃。

2 对于那些喜欢把东西放到嘴里的宝宝，爸爸妈妈一定不要把任何小东西放在宝宝能够到的地方，一旦发现这种情况，要迅速哄劝宝宝取出异物。

3 定时更换宝宝的安抚奶嘴，安抚奶嘴上的防护罩一定要比宝宝的嘴大。

4 对于果冻、珍珠奶茶、葡萄、QQ 糖、果仁等宝宝喜欢但是又容易导致危险的食物，一定要在大人的指导下才能给宝宝吃。

5 宝宝喜欢从别人的碗里抓东西吃，所以最好给宝宝安置专门的餐椅，防止宝宝抓到一些不能给他吃的食物。

6 不要让宝宝吃东西的同时跑跳、游戏以及说笑，爸爸妈妈也不要故意逗戏、惊吓、打骂。

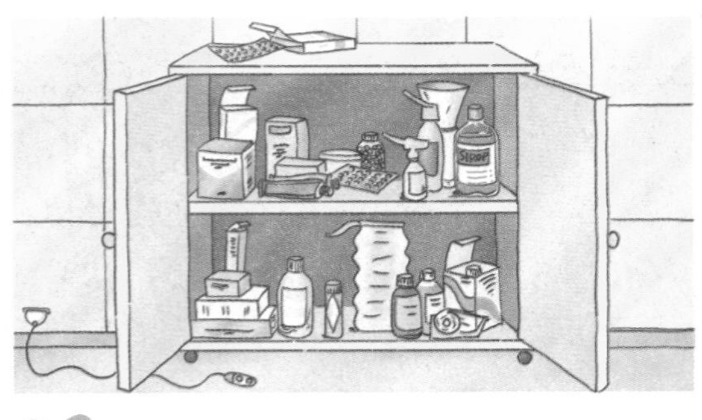

药柜

这张图片中的危险：药柜在孩子能够到的地方（60% 的儿童中毒是由药品造成的）；插线板拖在地上。

一般来说，婴幼儿被异物塞住呼吸道的紧急处理方式，对于1岁以前的宝宝和1岁以后的宝宝有不同的急救方法，爸爸妈妈一定要学会。

1岁前宝宝急救法

妈妈坐在椅子上，将左前臂架在大腿上，然后让宝宝头冲下趴在妈妈的前臂上，并使宝宝的头低于身体（左手要固定宝宝头部和颈部）。用右手掌根平稳地敲击宝宝的后背中部，5次即可。在重力和冲击力的共同作用下，异物可被排出。若呼吸仍未恢复，重复上述步骤。必要时送医院急救。

1岁以上宝宝急救法

让宝宝平躺在硬床上，妈妈站在宝宝足侧，妈妈两手重叠放在一起，十指互扣并翘起，手掌置于宝宝的肚脐处，快速向下并往前推压五下，直至异物排出。如未排出施行人工呼吸，并紧急送往医院进行急救。

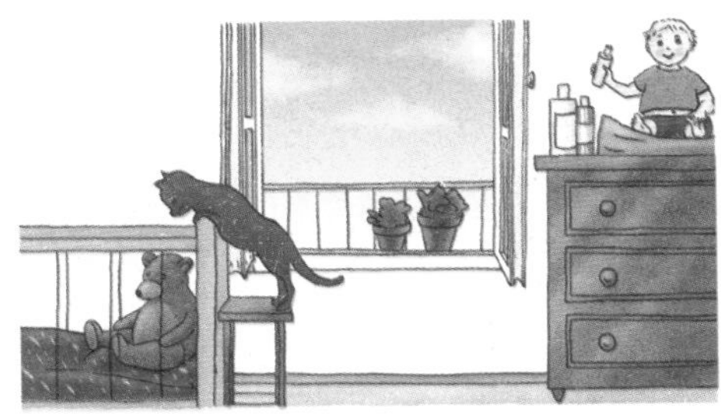

房间

孩子一个人坐在桌子上，窗户大开，猫可能会跳到床上，这么多可以造成意外的因素！请谨慎。

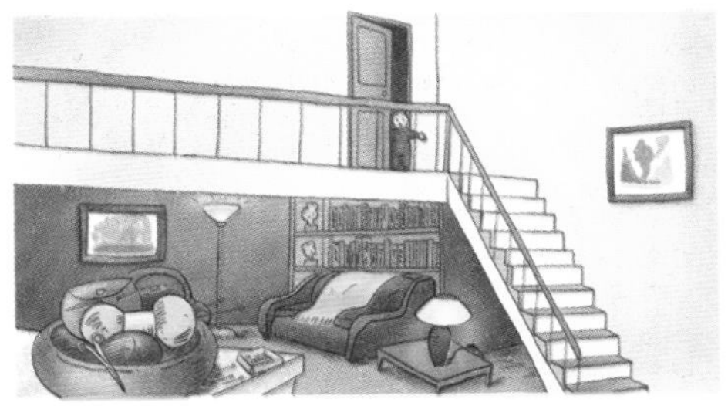

摔伤

10岁以下的儿童是发生因跌落而受伤或致死的高发人群，其中1~4岁幼儿的跌落，约有超过80%是在家中发生的。因此在家里爸爸妈妈应特别注意以下几点。

1. 注意楼梯台阶，室内楼梯、台阶要安装防滑条，在浴缸或淋浴间内也要装上扶手和铺上防滑垫，一般家具城都会有卖。
2. 儿童座椅必须保证落地面宽于座面，这样才不易翻倒。同时椅子上应有安全带，以便固定宝宝，防止宝宝攀爬。
3. 使用婴儿床时，要在里面围上缓冲垫子，床栏杆间隔不应大于6厘米。另外，不要把宝贝单独留在成人的床上。
4. 带角的家具要在棱角处安装防撞角，一般婴儿用品商店等地方有卖。
5. 窗户边不要有孩子可攀爬的桌子、凳子等家具，窗户上最好装护栏。
6. 家中的过道上不要有杂物，地面保持干燥，如果有水时，要马上擦干。

起居室

孩子一个人打开了房门。赶快去帮他下楼梯，那里没有栅栏。

针线筐必须放在宝宝够不到的地方，因为他喜欢把所有能触及的东西放进嘴里。

玩具安全

很多意外事件都是由玩具引起的，因此有必要规定玩具的安全标准。这些标准包括玩具的易燃性（着火是我们最害怕的事情）以及它们的物理和化学特性（材料、毒性等）。现在情况已经有了很大的改善，但是在市场上仍然存在危险的玩具。

父母要提高警惕，以便买到的是对孩子完全无伤害的玩具。要弄清楚玩具娃娃以及玩具熊的眼睛是玻璃的还是塑料的，哪些会碎，哪些可能弄伤孩子或者被孩子吞下去。用来加固毛绒动物耳朵或爪子的铁丝，摔碎的塑料眼镜，活动玩具上的小零件（可能被孩子拔出来放进嘴里），木制玩具上的钉子，娃娃帽子上能拿下来的别针，呼呼作响的陀螺掉出了铁轴，这些都太危险了。很多玩具都经不起不断地拍打、撞击，以及宝宝不断地轻咬或吮吸。玩具被摔碎或者零件磨损、脱落后，它们裸露的棱角就变成了真正的武器。注意橡胶薄膜制成的气球：一旦爆裂，孩子们可能会把碎片吸进去，这可能会引起严重的呼吸困难。

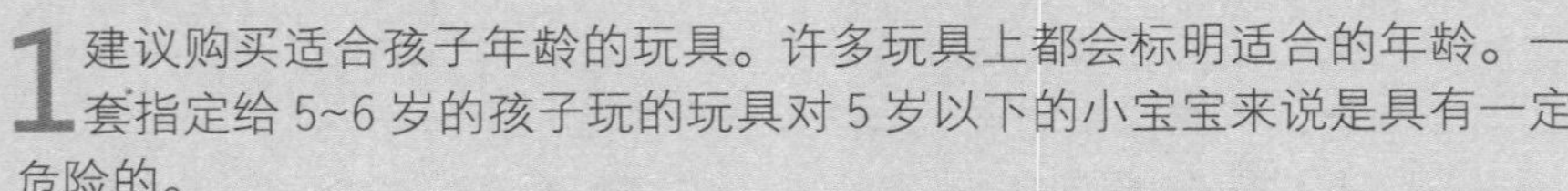

1 建议购买适合孩子年龄的玩具。许多玩具上都会标明适合的年龄。一套指定给 5~6 岁的孩子玩的玩具对 5 岁以下的小宝宝来说是具有一定危险的。

2 还要提到玩具大小的问题，因为一些玩具可能会有被宝宝吞食的可能。最好给小孩子买大玩具。最后要注意，所有的孩子都不应该玩能发射子弹的玩具手枪、飞镖和鞭炮。

3 从普遍情况看，毛绒玩具有时会成为伴随孩子许多年的伙伴。但要记得毛绒玩具是细菌的温床，还会引起过敏，所以，你一定要记得清洗（几乎所有的毛绒玩具都是可以清洗的）。如果你的孩子莫名地咳嗽，这种顽固的咳嗽（或者说这种有可能引起哮喘的咳嗽）的诱因可能就是宝宝心爱的毛绒玩具。

4 注意纽扣电池。使用纽扣电池的各种各样的电动玩具会构成危险：孩子可能会吞掉电池。这时，就必须把孩子送到医院，因为电池中有腐蚀性及毒性物质，必须尽快取出。

由于每个阶段的宝宝心智发展不同，玩具对宝宝的适用及启发程度也应有所差异。经常会有宝宝在玩玩具的过程中意外受伤，同时某类玩具因为被证明具有危险性而被收回的事件在国内外频频发生。因此玩具安全是爸爸妈妈务必要引起重视。

不同玩具有不同的功能、不同适应年龄范围等，爸爸妈妈再给宝宝买玩具时一定要参考包装上的相关标签。

另外，细菌学家做过测定，宝宝玩过 10 天的塑料玩具上的细菌集落数高达 3163 个，木制玩具达 4934 个，毛皮玩具竟达 21500 个。因此，给玩具进行定期消毒是十分必要的。

户外安全

交通事故

四五岁的小孩能跑能跳，经常会躲在车下面玩捉迷藏，如果司机突然要发动车、倒车，就很容易引发悲剧。

现在幼儿园有专门的安全教育课，也会请交警来讲交通安全和如何保护自己，如果爸爸妈妈得知有这样的课程，最好保证孩子不会缺席；最好不要让孩子去小区的停车位附近玩耍；如果是住在邻居较少的地方，爸爸妈妈要提醒宝宝不要钻到车下面，也不要到公路上玩耍。

如果家在公路附近，宝宝有可能和别的孩子打闹起来，跑到大路上，爸爸妈妈要警惕；如果家在轻轨旁边，一定不要让他们去铁路上玩耍；爸爸妈妈带着宝宝外出时，有车辆的地方要牵着宝宝的手，让宝宝走在内侧。

晒伤

宝宝的皮肤十分娇嫩，夏天一定要为宝宝防晒，以免皮肤受到紫外线的侵害，尤其对于喜欢户外活动的小孩。如果等到孩子觉得皮肤发红了再去防晒，那就晚了。所以爸爸妈妈应该提前考虑到这些问题，要在防晒的症状发生之前就减少日晒时间。

1 不要让宝宝的皮肤直接暴露在阳光下，特别是上午10点到下午2点的时候。这段时间阳光最强烈，对皮肤的危害也最大。所以一定要给孩子穿上防晒的衣服，还要戴上帽子。

2 选择适合的防晒霜。防晒霜一般分为两种：物理性防晒霜和化学性防晒霜，前者是反射光线，后者是吸收光线。对于6个月以内的宝宝来说，防晒霜会刺激宝宝的皮肤，因此最好的办法就是不要让宝宝直接晒太阳，对于6个月以上的宝宝，可以使用防晒指数（SPF）大于15的防晒品。在给宝宝搽防晒霜时，防晒霜不仅仅要涂抹在宝宝的脸上、脖子、胳膊和小手等部位，所有暴露部位都要涂抹到。外出运动或游泳时，最好选择具有防水功能的防晒霜。而且，防晒霜要在宝宝外出前半小时前涂抹，让皮肤充分吸收。如果户外运动超过2小时，最好重新涂抹一次。

被动物咬伤

大部分的宝宝都喜欢小动物，但是在抱动物或者和它们玩耍的时候，下手不知轻重，有时候会提着猫尾巴、从小狗的食盆中拿东西等的动作，动物出于本能会反咬一口。如果周围有很多小宠物，爸爸妈妈要告诉宝宝，不要吓唬动物，也不要伸手去抓他们，动物吃东西的时候不要去打扰等。如果宝宝被动物咬伤，不要惊慌，最明智的办法是迅速用肥皂水给宝宝清洗伤口，然后带到医院打疫苗。

溺水

宝宝自由走动的一个坏处就是，可能会远离爸爸妈妈的视线。

去池塘旁边看鱼，宝宝可能忍不住下去抓鱼，结果掉进水里；家住住在水边的宝宝，也有可能在玩水的时候溺水，爸爸妈妈必须向宝宝说明不允许接近河边。

宝宝学游泳必须在爸爸妈妈的看护下进行。另外，如果城市的防护措施不完善，家长们可以联合起来要求城市在危险地段增加儿童的保护设施，例如在河边建围栏等，不要等到悲剧发生了再去追究是谁的责任。

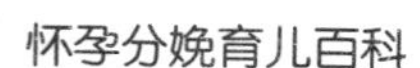

婴幼儿就医

由于宝宝不可能详细地描述出自己的病情，所以所有的异常症状都是由爸爸妈妈代为描述。因此，带宝宝去医院看病的时候，爸爸妈妈要注意以下几个问题。

1. 带好宝宝的健康档案

一份健康档案主要包括的内容有：宝宝的姓名、出生日期、性别、出生指标（身长、体重、头围、胸围、毛发、皮肤、胎记）、体格发展记录（身长、坐高、体重、头围、胸围、牙齿、视力、听力）、预防接种记录、微量元素测试记录、白细胞测试记录、过敏史、主要病史以及过往手术史。

一份具体详尽的专属健康档案对爸爸妈妈、宝宝以及医生都很重要，可以方便医生参考，尽快对宝宝的病症做出诊断，可以为治疗节省不少时间。因此，有必要给宝宝准备一个专属档案，最好同时还能准备一个健康资料袋，这些都可以为日后生病诊断提供准确的资料，帮助医生诊断和合理选择药物。

健康资料袋主要是用来收集宝宝的检查表、病历等，包括有宝宝的预防接种卡、完整的病历、X光照片或报告、心电图、B超、化验单、体检表等各种病历原始单据。这些病历单据要按照时间排好顺序，方便医生根据需要进行查找。另外，各类过敏史，如食物过敏、接触过敏、药物过敏等的记录，也要一并收入资料袋中。

2. 叙述宝宝的病情

在医生问诊的时候，爸爸妈妈要按照病情的先后来向医生叙述病情，首先要说清楚目前的症状，然后才是宝宝以前的情况。需要注意的是，在向医生描述病情的时候，应该是描述宝宝的症状，而不能做诊断式的叙述。如，你可以说“我的宝宝咳嗽，而且还有痰”，而不要说“我的宝宝感冒了”，同时还要注意不要随意夸大或缩小宝宝的病情。

当向医生反映宝宝的病情时，应从时间、体温、饮食、睡眠、排便、其他异常状态几方面来反映。

首先，向医生叙述的时候最好能说明发病时间、间隔时间等详细情况。以发热为例，从时间上区分就可以分为稽留热、间歇、不规则热、长期低热等，它们分别由不同的疾病引起。因此准确而详细地描述各种症状发生和持续、间隔的时间，对医生的诊疗大有帮助。

其次，宝宝生病后的饮食也会在不同程度上有所变化。爸爸妈妈要观察宝宝在饮食上的变化。主要向医生叙述饮食的增减情况、饮食间隔次数的变化以及宝宝有无饥饿感、饱胀感、停食等现象。如宝宝有偏食的情况，应说明是喜干还是喜稀，喜素还是喜荤，有无病后停奶、吐奶现象；同时

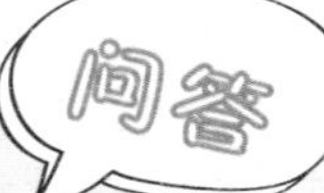

Q: 孩子发热时能出门去看医生吗?

A: 即使是高热，爸爸妈妈也可以带孩子出门，这并没有危险。孩子体温高并不等同于有危险。通常，医生更喜欢在诊所里给孩子看病，因为必要时，在给孩子检查身体时，医生需要用到一些仪器。

还要说明宝宝的饮水情况，是口干舌燥要喝水，还是总想喝水。如宝宝吃过不干净的食物，也要告诉医生。

除了饮食之外，生病的宝宝也可能伴随着睡眠异常。爸爸妈妈要向医生说明白宝宝睡眠的时间和状态，尤其是要注意与平时不同的情形。如是否久久不能入睡，是否稍有动静就会醒，睡眠中有无惊叫、哭泣、磨牙、出汗等。

大小便的状况也要反映。应该将宝宝的大小便如实地告诉医生，如大小便的颜色、次数、形状、气味以及大小便时有无哭闹等。

宝宝生病了的话，很多时候都伴随着体温的异常，因此，对体温变化的叙述是不可缺少的。如果在家已经测过体温的话，就要求爸爸妈妈向医生说明测体温的时间及次数，最高和最低时分别为多少度。还要注意说明宝宝发热有无规律性、周期性以及发热 时有无抽搐等其他伴随症状。

患有不同疾病的宝宝，根据疾病的不同，还会出现这样或那样的个体异常，这些都要在问诊的时候及时反映给医生，爸爸妈妈的叙述越准确和详细，对医生的诊治就越有用。

3. 既往病史和就诊前的诊治情况描述

除了宝宝患病时的种种异常之外，爸爸妈妈还有必要向医生说明宝宝的既往病史以及就诊前的诊治状况，以便医生根据情况做出适合的治疗方案。有的时候，还需要向医生说明出生时情况，如出生时是否顺利、妈妈妊娠是否足月、妈妈妊娠时患过什么病、吃过什么药等。

有的时候在带宝宝来医院就诊之前，爸爸妈妈会在家自行治疗过或去过其他医院治疗，这些同样要告诉毫无保留地告诉医生。有的爸爸妈妈出于怕医生反感等多种心理，不愿把宝宝就诊情况告诉医生，这样的话，最终受到危害的还是宝宝。所以，对于宝宝来医院就诊以前都要尽量详细地向医生讲明，以免重复检查浪费时间和短期内重复用药引起不良后果。

小贴士

如何让生病的宝宝舒服些

1. 避免给宝宝穿太多的衣服。在一个普通、温暖的房间里（20℃），孩子在床上，只要穿着睡袍或长睡衣就可以了。

2. 给房间通通风。在房间通风时，让孩子待在另一个房间里，并保证他不要着凉。当房间重新变暖时再把孩子送回床上。

3. 做好清洁工作。每天都要给孩子做好清洁，包括脸、脖子、手，还有脚。给孩子洗澡只要注意水温合适，浴室温度也合适（大约22℃）。尽可能经常给孩子换床单，发热的时候没有比睡在新床单上更舒服的了。

如果你感到担忧，别怕把你的这种担忧表现出来，即便是对一个小宝宝：“我为你担心，但是我们会照顾你，你的病很快就会好起来了。”当成年人对孩子们隐瞒一些事情的时候，孩子们很容易就可以感觉出来，包括担忧。

附录：家庭问题

收养

收养家庭与一般家庭有什么不同？一方面收养家庭与生养家庭拥有同等的权利；另一方面大量数据显示了他们之间的区别：在亲生父母眼中充满着对自己后代的期望的同时，大部分的养父母要面对自己的不育症经历，处理此类事宜。养父母必须经历很长一段时间的申请过程，证明自己具备潜在的教育者能力，并久久地期盼着这个宝宝。

由于缺乏准备阶段，大部分的养父母在承担收养新生儿的责任时忐忑不安，在适应阶段非常辛苦。通常是妈妈更容易亲近宝宝，很快培养起做母亲的感觉。收养年龄较大的孩子的时候，往往要长达半年之久才能达到感情上的正常状态，建立一种父母与子女之间的关系。

向孩子说明宝宝的特殊身份，对许多养父母来说是一件重大的、给自己带来恐慌的事宜。养父母应该不断提及收养事宜，可以以间接的方式，在孩子的成长过程中，根据他们的年龄不断给他们提供一些涉及这个议题的合适的画册、儿童读物、青少年读物等。

公开交流收养的话题会获得良好的效果，这是一种更好的相互信任的关系、对家长更深的感情、更加同心协力、更少的反感对生养家庭和收养家庭的区别可以持更宽容的认可态度。

离婚

如果爸爸妈妈打算离婚，要明确告诉孩子。当家庭处于一种紧张的氛围是，孩子需要明确的信息。

问题发生在父母之间而不是父母和孩子之间，但是也和孩子有关。爸爸妈妈应该告诉孩子，爸爸妈妈现在经常吵架，是因为现在他们有问题，而这只是成年人才会有的问题，而成年人之间的问题要比孩子之间的争吵严重得多。同时也告诉孩子，对家里的不愉快和紧张氛围感到很伤心，但要是装作什么都没发生，是无济于事的，如果孩子经常挨骂，也不是他的过错。

不要将孩子变成同盟者，在冲突中寻找支持者和强者。无论如何不要把孩子牵扯进来，因为孩子需要父母双方的认可，如果爸爸妈妈企图让孩子站在自己的一边，会让孩子陷入考验宝宝的忠诚度的窘境，承受长期的负罪感。

孩子需要爸爸妈妈的爱，爸爸妈妈应该多和孩子保持密切关系，抽出时间和孩子共处。对孩子发出重要信息：不管发生什么事情，爸爸妈妈都是爱你的，都会在你身边。这会收到意想不到的效果。

手足间的敌意

多个子女的家庭中，兄弟姐妹之间的敌意是他们成长过程中必然要经历的部分。兄弟姐妹间的竞争在多子女家庭中也很常见。如果这种敌意不太严重，对孩子并没什么坏处，反而可以帮助孩子们成长为更加宽容、独立和慷慨大方的人。

一般说来，爸爸妈妈关系越融洽，这种敌意存在的可能性就越小。当所有的孩子都得到想要的温暖和关爱，他们就不会去嫉妒其他兄弟姐妹了。如果孩子觉得爸爸妈妈爱他，接受宝宝原本的样子，宝宝就会安全感。

爸爸妈妈或者亲属应该区别的对待不同的孩子，要根据他们的需要分别对待。如果父母每次都给所有孩子一样的待遇，结果往往会是哪个孩子都不满足，他们充满怀疑地仔细研究是否有什么区别，反而会加重孩子的嫉妒心理。

另外，除非有身体伤害的威胁，应尽量别让自己卷入孩子们的辩论。这将迫使孩子们自己解决他们之间的争论，要比依赖父母解决问题好很多。这样的做法也能降低父母无意识的偏心所带来的风险——为战斗增加弹药。

单亲家庭

单身母亲抚养孩子

孩子一直认为爸爸始终存在于妈妈脑海中，不管是以主动形式还是被动形式，不管妈妈是否抱怨。如果妈妈刻意不谈孩子的爸爸，也不去会考虑他的所有事情，那么孩子对爸爸的寻找容易使孩子早熟。

如果孩子感到妈妈对爸爸的憎恨和敌对之情，那么他会在心中构建一个父亲的负面形象，由于这个假象存在，孩子会排斥或者害怕所有的男人。或者相反，孩子会对这个爸爸和周围的男人很痴迷、好奇。

每一位单身妈妈都应该在独立抚养孩子的过程中让孩子试着远离自己，以便将来成长为一个独立的人。妈妈还应该在抚养孩子的同时保持与外界的练习，这样能使妈妈不仅考虑孩子，也考虑自己的事情。

当孩子意识到自己被爱包围，并且妈妈心境平和，自然会和其他孩子一样健康成长。

单身爸爸

和单身妈妈抚养孩子的情况一样，单身爸爸可以采用同样的方法。

扩大家庭和朋友圈；向孩子列举一些双亲家庭的典范，告诉他们妈妈在其中的重要作用，女性以妈妈的形象出现，对孩子的成长非常有利。

大家庭

现在家庭大多是独生子，爸爸妈妈对宝宝都是呵护备至，但是爸爸妈妈大部分时间处于工作状态中，宝宝经常是交由爷爷奶奶或者姥姥姥爷来带。他们有丰富的育儿经验，而且由于血缘关系，他们从心底里热爱自己的第三代，他们对宝宝的爱不逊于爸爸妈妈。但他们毕竟是老人，行动上趋向于迟缓，这与宝宝活泼好动的天性相矛盾。而且老年人的思想趋于保守，在教养方法上与现代年轻父母有所不同。如过于趋向于宽容、不严格，常常替代宝宝做了本应宝宝自己完成的事，给予过度的保护行为，包办代替过多，容易使宝宝产生依赖性，生活自理能力差。另外在育儿细节上，他们的很多观点是不科学的。

一般来说，爸爸妈妈是宝宝的主要抚养者，爸爸妈妈应该多找时间陪宝宝，给宝宝多一点亲吻、抚摸和拥抱，另外，在育儿方面，应该和宝宝的爷爷奶奶姥姥姥爷及时沟通，及时解决问题，保证宝宝健康成长。

继父和继母

继父母与孩子的关系大多是由亲生父母而定的，亲生父母可以通过自己的行为举止影响孩子，决定孩子是否接受继父母。

虽然大多数继父母在婚前都尝试过与孩子建立联系，但是继父母不可能被孩子立即接受，年幼的孩子会比年轻的孩子更容易接受继父母。如果

继父母教育责任心太强，太急切，孩子的抵触情绪就特别大，他们希望对方立即表现爱心和接受自己的尊严。

如果要求孩子将继父母作为亲生父母，孩子会表现出倔强、敌意、掩饰情感流露、内疚感等情绪，孩子对离家在外的亲生母亲感情越深，这种情绪就表现得越强烈。即便孩子都接受了这些，他们也会有强烈的背叛父母的内疚感，特别是在继父母非常值得爱的情况下。

如果家中又有孩子降生，继父母和孩子的关系有可能会改变，夫妻共有的孩子可能会导致非亲生的孩子受到冷落。

职业妇女

职业妇女要解决好事业和孩子两方面的矛盾，而不是放弃一方面。

不要样样追求完美，应该“万事60分主义”否则自己就无法应付了；形成一套自己的梳理机制，遇到难题的时候能得到及时沟通解决；家务尽量简单化，比如可以买一些容易保存的菜放在冰箱里，不必天天去买菜了；衣服也买容易清洗的、免烫的；再忙也要给自己一点时间，放松一下，可以更好地面对现实问题；空余时间还可以和孩子一起外出游览、参观博物馆、纪念馆之类的文化场所，放松心情的同时增长见识，还能增加亲子感情。

双胞胎

养育双胞胎，必须考虑到他们之间的特殊关系，必须想方设法去促进每一个孩子的个性发展，并且为他们的分离做好准备。

1 给他们取有明显区别的名字，避免配对的名字。

2 尽量给他们穿不同的衣服，因为总是穿得一模一样不能帮助他们进行区分。

3 尽可能早让他们睡在不同的床上，如果可能的话尽可能让他们住在不同的房间。

4 从尽可能小的年纪，给他们不同的玩具，并且给每个人准备一个装玩具的抽屉。

5 从3岁起，可以给双胞胎安排一些短暂的分别：比如带其中一个去朋友家玩一下午或者去祖父家过周末。

6 爸爸妈妈要安排分别和他们在一起的时间，这样他们就与爸爸妈妈有更多的个人化接触。

7 避免总是爸爸照看其中一个，而妈妈照看另外一个，每个双胞胎都有拥有父母双方的爱护的权利。

8 爸爸妈妈不要强迫自己给双胞胎中的每一个给予机会相同的微笑、奖励或者惩罚。